浙派中医

浙派中医丛书·原著系列第二辑

通俗伤寒论

清·俞根初　著

陈　博　竹剑平　校注

全国百佳图书出版单位

中国中医药出版社

·北　京·

图书在版编目（CIP）数据

通俗伤寒论 /（清）俞根初著；陈博，竹剑平校注 .—北京：中国中医药出版社，2022.7

（浙派中医丛书）

ISBN 978 – 7 – 5132 – 7502 – 6

Ⅰ . ①通…　Ⅱ . ①俞… ②陈… ③竹…　Ⅲ . ①伤寒（中医）—研究
Ⅳ . ① R254.1

中国版本图书馆 CIP 数据核字（2022）第 045589 号

中国中医药出版社出版

北京经济技术开发区科创十三街 31 号院二区 8 号楼

邮政编码　100176

传真　010-64405721

山东润声印务有限公司印刷

各地新华书店经销

开本 710 × 1000　1/16　印张 30.5　字数 463 千字

2022 年 7 月第 1 版　2022 年 7 月第 1 次印刷

书号　ISBN 978 – 7 – 5132 – 7502 – 6

定价　128.00 元

网址　www.cptcm.com

服 务 热 线　010-64405510

购 书 热 线　010-89535836

维 权 打 假　010-64405753

微信服务号　zgzyycbs

微商城网址　https://kdt.im/LIdUGr

官 方 微 博　http://e.weibo.com/cptcm

天猫旗舰店网址　https://zgzyycbs.tmall.com

如有印装质量问题请与本社出版部联系（010-64405510）

《浙派中医丛书》组织机构

《浙派中医丛书》编委会

总 序

浙江位居我国东南沿海，地灵人杰，人文荟萃，文化底蕴十分深厚，素有“文化之邦”的美誉。就拿中医中药来说，在其发展的历史长河中，历代名家辈出，著述琳琅满目，取得了极其辉煌的成就。

由于浙江省地域不同，中医传承脉络有异，从而形成了一批各具特色的医学流派，使中医学术呈现出百花齐放、百家争鸣的繁荣景象。其中丹溪学派、温补学派、钱塘医派、永嘉医派、绍派伤寒等最负盛名，影响遍及海内外。临床各科更是异彩纷呈，涌现出诸多颇具名望的专科流派，如宁波宋氏妇科和董氏儿科、湖州凌氏针灸、武康姚氏世医、桐乡陈木扇女科、萧山竹林寺女科、绍兴三六九伤科，等等，至今仍为当地百姓的健康保驾护航，厥功甚伟。

值得一提的是，古往今来，浙江省中医药界还出现了为数众多的知名品牌，如著名道地药材“浙八味”，名老药店“胡庆余堂”等，更是名驰遐迩，誉享全国。由是观之，这些宝贵的学术流派和中医药财富，很值得传承与弘扬。

有鉴于此，浙江省中医药学会为发扬光大浙江省中医药学术流派精华，凝练浙江中医药学术流派的区域特点和学术内涵，由对浙江中医药学术流派有深入研究的浙江中医药大学原校长范永升教授亲自领衔，凝心聚力，集思广益，最终打出了“浙派中医”这面能代表浙江省中医药特色、优势和成就的大旗。此举，得到了浙江省委省政府、浙江省卫生健康委员会和浙江省中医药管理局的热情鼓励和大力支持。

《中共浙江省委 浙江省人民政府 关于促进中医药传承创新发展的实施意见》提出要“打造‘浙派中医’文化品牌，实施‘浙派中医’传承创新工程，深入开展中医药文化推进行动计划。加强中医药传统文献研究，编撰‘浙派中医’系列丛书”。浙江省中医药学会先后在省内各地多次举办有关“浙派中医”的巡讲和培训等学术活动，气氛热烈，形势喜人。

浙江省中医药研究院中医文献信息研究所为贯彻习近平总书记关于中医药工作的重要论述精神和《中共浙江省委 浙江省人民政府 关于促进中医药传承创新发展的实施意见》，结合该所的专业特长，组织省内有关单位和人员，主动申报并承担了浙江省中医药科技计划“《浙派中医》系列研究丛书编撰工程”，省中医药管理局将其列入中医药现代化专项。在课题实施过程中，项目组人员不辞辛劳，在广搜文献、深入调研的基础上，按《浙派中医丛书》编写计划，分原著系列、专题系列、品牌系列三大板块，殚心竭力地进行编撰出版，我感到非常欣慰。

我生在浙江，长在浙江，在浙江从事中医药事业已经五十余年，虽然年近九秩，但是继承发扬中医药的初心不改。我十分感谢为编写《浙派中医丛书》付出辛勤劳作的同志们。专著的陆续出版，必将为我省医学史的研究增添浓重一笔；必将会对我省乃至全国中医药学术流派的传承和创新起到促进作用。我更期望我省中医人努力奋斗，砥砺前行，将“浙派中医”的整理研究工作做得更好，把这张“金名片”擦得更亮，为建设浙江中医药强省做出更大的贡献。

葛琳仪

写于辛丑年孟春

注：葛琳仪，国医大师、浙江中医学院原院长

前 言

“浙派中医”是浙江省中医学术流派的概称，是浙江省中医药学术的一张熠熠生辉的“金名片”。近年来，在上级主管部门的支持下，浙江省中医界正在开展规模宏大的浙派中医的传承和弘扬工作，根据浙江省卫生健康委员会、浙江省文化和旅游厅、浙江省中医药管理局印发的《浙江省中医药文化推进行动计划》（2019—2025 年）的通知精神，特别是主要任务中打造“浙派中医”文化品牌——编撰中医药文化丛书，梳理浙江中医药发展源流与脉络，整理医学文献古籍，出版浙江中医药文化、“浙派中医”历代文献精华、名医学术精华、流派世家研究精华、“浙产名药”博览等丛书，全面展现浙江中医药学术与文化成就。根据这一任务，2019 年浙江省中医药研究院中医文献信息研究所策划了《浙派中医丛书》（原著、专题、品牌系列）编撰工程，总体计划出书 60 种，得到浙江省中医药现代化专项的支持，立项（项目编号 2020ZX002）启动。

《浙派中医丛书》原著系列指对“浙派中医”历代文献精华，特别是重要的代表性古籍，按照中华中医药学会 2012 年版《中医古籍整理规范》进行整理研究，包括作者和成书考证、版本调研、原文标点、注释、校勘、学术思想研究等，形成传世、通行点校本，陆续出版，尤其是对从未整理过的善本、孤本进行影印出版，以期进一步整理研究；专题系列指对“浙派中医”的学派、医派、中医专科流派等进行系统地介绍，深入挖掘其临床经验和学术思想，切实地做好文献为临床服务；品牌系列指将名医杨继洲、朱丹溪，名店胡庆余堂，名药浙八味等在浙江地域甚至国内外享有较高知名度的人、物进行整理研究编纂成书，突出文化内涵和打造文化品牌。

《浙派中医丛书》从2020年启动以来，得到了浙江省人民政府、浙江省卫生健康委员会、浙江省中医药管理局的大力支持，得到了浙江省内和国内对浙派中医有长期研究的文献整理研究人员的积极参与，涉及单位逾十家，作者上百位，大家有一个共同的心愿，就是要把“浙派中医”这张“金名片”擦得更亮，进一步提高浙江中医药大省在海内外的知名度和影响力。

2020年至今，我们经历了新冠肺炎疫情，版本调研多次受阻，线下会议多次影响，专家意见反复碰撞，尽管任务艰巨，但我们始终满怀信心，在反复沟通中摸索，在不断摸索中积累，继原著系列第一辑刊印出版后，原著系列第二辑、专题系列、品牌系列也陆续交稿，使《浙派中医丛书》三个系列均有代表著作问世。

还需要说明的是，本丛书专题系列由于各学术流派内容和特色有所不同，品牌系列亦存在类似情况，本着实事求是的原则，各书的体例不强求统一，酌情而定。

科学有险阻，苦战能过关。只要我们艰苦奋斗，协作攻关，《浙派中医丛书》的编撰工程，一定能胜利完成，殷切期望读者多提宝贵意见和建议，使我们将这项功在当代，利在千秋的大事做得更强更好。

《浙派中医丛书》编委会

2022年4月

校注说明

《通俗伤寒论》为清代名医俞根初著，约成稿于乾隆四十年(1775)，经何秀山选按整理后，其孙何廉臣等复为校勘，于1911年首次在裘吉生主编的《绍兴医药月报》上陆续刊出，1916年在绍兴医药学报社出版的医药丛书中以单行本出版。1929年8月，刊行未到大半，何廉臣谢世，何廉臣之子幼廉、筱廉力请曹炳章参订，由曹氏执笔，补其缺漏，将前印之稿，分编、分章、分节，重新编定，分为四编、十二卷、十二章，名为《通俗伤寒论》增订本，于1934年在上海六也堂书药局出版的《何氏医学丛书》中以单行本出版。

本次整理以浙江省中医药研究院图书馆馆藏的1934年《何氏医学丛书》上海六也堂书药局铅印本为底本，1916年绍兴医药学报社铅印本（简称学报本）为主校本，以《黄帝内经》《伤寒杂病论》《类证活人书》《伤寒论条辨》《伤寒六书》《景岳全书・伤寒典》以及《温疫论》等书的通行本进行参校，书中俞根初所著内容与何秀山、何廉臣、曹炳章等添加的按语以不同字体加以区别。

具体校注方法如下：

1. 原书为繁体字竖排版，现改为简体字横排版，加以现代标点。凡指方位的“右”“左”，均相应径改为“上”“下”。

2. 原书中异体字、古字、俗写字径改为通行简化字，与文中的训释有关者保留原貌，涉及篇名、人名、地名等不改。通假字，保留原字，并于首见处出注，予以书证。避讳字保留原貌。药名中的不规范用字则径直改正，不予出注。原书“症”“证”混用，现保留原貌，不予改正。

3. 对生僻字注明读音，一般采取拼音和直音相结合的方法标明之，即拼音加同音汉字；有些字无浅显的同音汉字，则只标拼音。对费解的字和词、成语、典故等，予以训释，用浅显的文句，解释其含义。只注首见者，凡重出的，则不重复出注。

4. 文中涉及书名或书名简称如《素问》《灵枢》等一律加书名号；仅引篇名也用书名号；书名与篇名同时引用时，用书名号，且书名与篇名间用间隔号隔开。

5. 底本与校本文字不一，若显系底本错讹而校本正确者，则据校本改正或增删底本原文，并出校记；如属校本有误而底本不误者，则不校注；若难以肯定何者为是，但以校本文义较胜而有一定参考价值，或两者文字均有可取需要并存者，则出校记，说明互异之处，但不改动底本原文。

6. 原书引用他人论述，特别是引用古代文献，每有剪裁省略，凡不失原义者，一般不据他书改动原文；若引文与原义有悖者，则予以校勘。

7. 各卷卷首原题有“浙绍陶里村俞根初先生遗著，山阴长乐乡何秀山选按，孙何廉臣校勘，曾孙幼廉、筱廉同校，鄞县曹赤电炳章参订”，本次整理均删。

8. 原书中《六经舌脉歌》中的“俞根初先生原著，本会文牍员周越铭补撰歌诀”,《察舌辨证歌》中的“归安吴坤安先生撰，越医何廉臣增订”,《历代伤寒书目考》中的“鄞县曹赤电炳章编选，绍兴何佗幼廉同编校”分列于标题下，由于格式统一性，文中均删，现予以说明。

9. 原书目录中有“张序、王序、杜序、曹序、何后序、何前序”，按照现代出版习惯径删。

10.《察舌辨证歌》系吴坤安撰，何廉臣增订，非俞根初之作，由于本部分对原书理解大有裨益，故加入，特此说明。

11. 本书由于年代久远，其中涉及少量含有封建迷信色彩内容，请予以鉴别，如“伤寒坏证”中“招魂法”等。

校注者

2021 年 4 月

何廉臣先生传

吾越何先生廉臣，以医学闻世，群推泰斗。己巳八月，先生寿终，哲嗣[①]幼廉、筱廉具事略，请为之传。以恕之不文，于医学未窥门径，何足以传君？第[②]夙闻绪论，兼有一日之知，故不敢以固陋辞。先生讳炳元，别字印岩，以字行，行医几五十年，浙东西妇孺无不知有何先生者。乌乎！学术、道艺深邃，如君可谓名副其实矣。君壮岁成诸生，乡试两膺[③]鹗荐[④]，以微瑕见屏，遂专力于医。初师仲圣，覃[⑤]精古方，仡仡[⑥]穷年，不以为苦，既多心得，更旁及刘、李四家，嗣从樊君开周，数年，临证诊断，益变化通神。于叶香岩、王潜斋辈专集，致力尤深，考核探索，洞其精要，诊治有得，经验益闳[⑦]，而著述益富矣。先生生平，雅不欲以术鸣，日惟孳孳于学。其著作传世荦荦[⑧]大者，如《鉴定伤寒论识》、《增订伤寒百证歌注》、《新增伤寒广要》、《鉴定伤寒论述义》、《新纂儿科诊断学》、《新医宗必读》（当代民国伟人蔡元培君为之序）、《增订时病论》、《何氏医论》、《内科通论》、《增订温病条辨》、《增订医医病书》、《温病辨正》、《勘病要诀》、《实验药物学》、

① 哲嗣：对别人的儿子的尊称。

② 第：但。

③ 膺（yīng 英）：接受，承当。

④ 鹗（è 恶）荐：比喻推举有才能的人。

⑤ 覃（tán 谈）：深入地。

⑥ 仡（yì 易）仡：勤苦貌。

⑦ 闳（hóng 红）：通“宏”，宏大。《礼记·月令》：“其器圆以闳。”

⑧ 荦（luò 络）荦：分明，显著。

《湿温时疫治疗法》、《绍兴医学会课艺》；总编《绍兴医药学报》（暨改组名《月报》）、《警察所主考医生试草》、《喉痧白喉证治全书》、《梁氏辨舌要略》及《医学答问》、《任氏医学妙谛》、《通俗伤寒论》、《廉臣医案》、《印岩医话》等书。其间或撰著，或编述，或增订，或参注，或选评，或鉴定，或校勘，或纂辑，皆损益群言，斟酌至当。而先流行社会者，若《感症宝筏》《广温热论》《叶氏吴氏医案按》，皆引掖[1]后起，有裨医术。致恕所心折者，莫如《通俗伤寒论》。是书秉承家学，根柢诸家，于温热、伤寒，沟通一贯。而君则一生服膺叶氏，师其道，宗其术，而又通变，宣氏[2]洵为独具微尚矣。读君之医案医话，知世以轻清立方者，更不可同年语也。嗟乎！君既逝矣，而世之读君书者，畴[3]能如君之方智圆神，贯西和中，融古今于一罏[4]，起死生于俄顷哉。昔龙门传扁鹊，备述方案，后世以为知言。君之贤嗣，能世其业，于医术更能发明光大之。其事略述先生治验甚详，固无容恕之赘言。特以遗著等身，未刊布者，当亦不鲜，排纂整理，亟待后人，使君之一生学术经验，均有统系，不至散漫无归。如航海者不知栖泊，则君之精神为不死矣。君生于咸丰庚申，卒于民国己巳，春秋七十，娶夫人严氏，以内助称贤，今年春葬谢墅郑家山牛羊岗之原。

予为之论曰：学医人费，世之人略诵《灵兰》[5]，未窥《金匮》，辄欲悬壶。若先生者，终其生在医海中，未尝以术自高，而日以学，自

---

①引掖：引导扶持。

②宣氏：绍兴医药学报社位于宣化坊，故以此代称何廉臣。

③畴（chóu 愁）：疑问代词，谁。《后汉书·张衡传》："畴可与乎比伉？"李贤注："畴，谁也。"

④罏（lú 炉）：一种小口的盛酒瓦器。

⑤灵兰：指《素问·灵兰秘典论》，此处代指《黄帝内经》。

励香岩、洄溪，天姿卓然，高风邈矣。如吴淮阴[1]惟知宗尚叶氏，而识力不闳，时见批缪[2]，先生能祖而匡正之，博而能精，并世医界中，如先生者，有几人哉。实茂声宏，宜贤子之昌大其业，不徒能读父书也。予于香岩、潜斋、洄溪、鞠通诸家，均辑有小传，钩提玄要，而于君之学，饮海一勺，无能穷其涯涘[3]，博大闳深，觉有清一代浙派诸家，皆倜[4]乎后矣。

庚午仲冬素藏王恕常拜手谨撰

---

①吴淮阴：指吴鞠通（1758—1836），清代医学家，江苏淮阴人，著《温病条辨》。

②批缪（miù）：亦作"纰谬"。错误。

③涯涘（sì 四）：水边，岸。引申为尽头。

④倜（tì 替）：超然特出。

何廉臣先生事略

何君讳炳元，字廉臣，别署印岩，浙江绍兴县籍。自幼攻举子业，早博青衿[①]，而乡试两荐不售，遂专习医学。先与沈兰垞、严继春、沈云臣三君，讲习古医学说，约三年，渐通轩岐经旨、仲景方义；继从名医樊开周临证三年，始知症候之传变，疗法之活泼。初君笃守古方，意在尊经。樊君则谓传世与行世迥异，江、浙滨海停江，地土原湿，先贤发明疗治湿、燥、温、暑诸法之实验，不可偏废，君方兼考明清各家学说。出以问世，效者固多，犹有不效者，乃决计出游访道，集思广益，寓苏垣仅一年，居沪江者三年。每遇名医，辄相讨论，类皆云阴阳升降、五行生克、运气流行诸玄说，即侈然[②]自足，而于切实调治之方法，精确不磨之学理，十无一二。益叹祖国之名医，何其廖落[③]若晨星耶？乃多购泰西译本，悉心研究。复令哲嗣幼廉，从东西游，饱饫新知，折中旧学，在郡垣悬壶行道四十余年。实地经验两相比较，始知西医学之未必皆可取，中医学之未必尽可弃也。历任绍兴医学会长，清季首创《绍兴医药学报》，前后出八十余期。民十[④]绍兴县警察所长考试中医，君被举为主试，遴选真才，群庆明允，备载试艺选刊。生平作著，内斟古今，外参东西，所著有《湿温时疫治疗法》《内经存真》《全体总论》《内科通论》《何氏医论》《实验药物学》《药学粹言》

---

①青衿（jīn 金）：青色交领的长衫，明清秀才的常服。借指秀才。

②侈（chǐ 尺）然：骄纵、自大貌。

③廖落：同“寥落”。形容稀疏，稀少。

④民十：民国十年，公元 1921 年。

《药学汇讲》《肺痨汇讲》《新医宗必读》《中风新诠》《痛风新诠》《内科证治全书》《妇科学粹》《勘病要诀》《新方歌诀》《继古今医案按》《叶天士医案按》《吴鞠通医案按》《儿科诊断学》《廉臣医案》《印岩医话》《伤寒论识》《伤寒百证歌注》《新增伤寒广要》《伤寒论述义》等；复将先贤遗著，参订行世，则有《重订感症宝筏》(即吴坤安《伤寒指掌》)、《重订广温热论》(原系戴北山《广瘟疫论》，经陆九芝删润而定今名)；先是君祖秀山公，选按俞根初氏《通俗伤寒论》，君复校勘而梓行之；余如吴鞠通《医医病书》、何书田《医学妙谛》，均加校增付刊；挽近总纂《全国名医验案类编》，已风行海内矣。君生于咸丰庚申十二月二十日，卒于民国己巳八月十二日，春秋七十。哲嗣幼廉、筱廉，笃学精诣，能传其业。后学不敏，读先生著述有年，情殷私淑[①]，仅采书报，摅[②]成事实，俾后之编中国医学史，既修浙省县志者，得以采择焉。

庚午孟夏后学无锡周镇小农拜手谨撰于惜分阴轩

① 私淑：没有得到某人的亲身教授而又敬仰他的学问并尊之师的，称之为私淑。
② 摅(shū 书)：抒发，表达。

绍兴何廉臣先生《增订通俗伤寒论》序

国医之学，导源于四千年前，虽秦汉所存，轩岐《内》《难》，炎帝《本经》，未必果为上古神圣所手定。要之天生丞民，既得衣裳粒食，一变邃古[1]茹毛饮血，穴居野处之风，未免脏腑官能渐以柔脆，肌肤腠理渐以通疏，于是疢疢[2]聿[3]兴，疴恙间作。圣人者出，为之医药，济其夭死，爰取草木偏颇之性质，以御阴阳迭胜之侵凌，纵使杂病繁多，或非一二人之心思才智，所能透澈其证结。然而既开其端，必有其继，作者为圣，述者为明，数千百年，其术大备。盖亦犹在唐虞三代之先，所以后之学者，推本穷源，归其功于在昔制作明备之圣皇。是为中古相传，医家者言，署名黄帝、神农所缘起。惜乎皇王时代，载籍留贻，百无一二，几令先圣危微精一心传，无以昭著于天下后世。其幸而承先启后，俾吾侪生乎今日，犹能窥见秦火以前，国学一线余绪，未坠于地者，独赖有建安纪元，吾宗长沙太守，手集之《伤寒杂病论》一编，差堪考证三千年前，审脉辨证，选药制方，具有轨范。而后六气四时之沴戾[4]，乃得借人力以补救天灾，仲师之功，不在禹下。逮乎六朝、隋、唐、宋、金、元、明，群贤继起，一脉相传，孰

① 邃（suì 岁）古：远古。
② 疢疢（chèn 趁）：泛指疾病。
③ 聿（yù 玉）：迅速。
④ 沴（lì 栗）戾：因气不和而生之灾害。

不祖述仲师，笃信惟谨。独是运会[1]迁流[2]，古今不能无递嬗[3]之变；山川修阻，南朔[4]不能无寒燠[5]之殊。加以人事日繁，嗜欲日胜，凡足以干天和而致乖气者，尤其层累叠出，变幻靡穷。所以晚近病情，大半都非仲师本论固有之证状。尝考六朝、唐人，已以温病时行名称，独标一目，借以区别于仲师伤寒，昭示同中之异。然试推敲其治疗之门径，则桂、麻、柴、葛，犹然步武南阳成规，无以拔帜立帜。金元之间，则又羌活九味、防风通圣等方风靡一世，自谓通治四时，虽药量固视经方为轻，而岂知辛燥温升相竞以劫汗为能，名为变则能通，实以大犯太阳禁例。学子因仍故习，多有利未可必而害已随之者。此固千百年来，国医之朱紫相淆，瑕瑜不掩，陈迹俱在，何庸讳言？洎[6]乎有清，人才辈出，凡百学术，胥[7]有以驾前代而上之。谈医群彦，亦复远迈近古。康雍之时，如俞氏嘉言、徐氏洄溪诸贤，著书垂教，其精警处，已非宋、金、元、明所能几及。最近百年以内，更有浙之王氏孟英、吴之陆氏九芝温热专家，审证精详，治验确当，犹推独树一帜，虽较之自唐以上不可知，而六七百年断然未有其匹，国医之学，叹观止矣。寿颐于二十年前，得见绍兴何廉臣先生，增订《广温热论》《感症宝筏》两编，皆注重于近今之病态变迁。究其原因，详其现证，救偏补弊，阐发靡遗，不拘拘于《伤寒论》百二十方成法，而变化错综，无往不合仲师矩矱[8]，可以想见其经验之富、识力之专。以之颉颃[9]，孟

---

①运会：时运际会。

②迁流：变化，演变。

③递嬗（shàn善）：依次更替，逐步演变。

④南朔：南北。

⑤寒燠（yù玉）：冷热。

⑥洎（jì既）：及，到。

⑦胥：全，都。

⑧矩矱（yuē约）：规矩法度。

⑨颉颃（xiéháng胁杭）：对抗，引申为较量。

英、九芝两家差堪，鼎峙成三而无愧色。盖求之当代作者，几有不可无一，不容有二之感想。嗣于民国纪元五六年间，更得裘氏吉生，新印《通俗伤寒论》出版，寿颐受而读之。则康、乾之际，绍医俞氏根初，裒[①]其毕生阅历所得，发挥治验，笔之于书；而同邑何秀山先生，手录俞稿，参加按语；厥后秀老文孙廉臣先生，再加勘断，泐[②]为一编。不才始知浙绍何氏，家学渊源，芝草灵根，其来有自。所述兼证、变证，审脉辨舌，罗罗清疏，如指诸掌，一仍《广温热论》《感症宝筏》之大旨，而又加密焉。后有学者，果能从是入手，深造有得，揣摩十年，以治时病，宁独事半功倍，亦且举一反三，将所以针膏肓而起废疾者，胥于是乎在？且言虽浅近，而取之无尽，用之不竭，智者见智，仁者见仁。老医宿学，得此而且以扩充见闻；即在后生小子，又何往而不一览了然，心领神悟。斯可谓之愚夫愚妇，能知能行，而圣人有所不能尽者。金针度世，玉尺量才，必如世而始克尽其医家之天职。彼一知半解之庸才，其奚足以语此？惜乎裘氏所传，仅仅原书上卷全，中卷之半，中卷下至下卷，戛然中止，迄今将二十年，未闻全帙绩成，几令此通俗适用之书，用神龙见首不见尾之概[③]。海内学士，颙颙[④]引领，望之久矣。曩[⑤]年中央国医馆成立之始，不才参与筹备之役，始识廉老次公子幼廉君，既曹炳章君于秣陵[⑥]旅舍，晤言之顷，即扣以廉臣先生全稿所勘为己任。乃岁月易逝，又已裘葛[⑦]屡更，腊得幼

---

① 裒（póu）：聚集。

② 泐（lè 勒）：书写。

③ 概：通“慨”，感慨。《汉书·季布栾布田叔传》：“夫婢妾贱人，感概而自杀，非能勇也。”

④ 颙（yóng）颙：期待盼望貌。

⑤ 曩（nǎng）：以往。

⑥ 秣陵：秦汉时期约为今南京的称谓。

⑦ 裘葛：泛指四时衣服，借指寒暑时序变迁。裘，冬衣；葛，葛布，指夏衣。

廉君手翰[①]，谓已偕同炳章君校订就绪，厘为一十二卷，付之手民[②]，行将竣事。以不才久读廉臣先生著述，于何氏家学，略谙[③]源委，谆嘱序言，借以表襮[④]此中结构。寿颐不容以不文辞，爰为参考国医学家累世变迁之涯略，以及秀山、廉臣两先生殚心竭虑，有以成就此时病之苦海慈航，为读者告。俾知何氏阴德在民，世泽方长，固未有艾[⑤]。语有之曰：读三世书，其在斯乎，其在斯乎。

时中华民国纪元甲戌季春望后三日

嘉定张寿颐山雷甫拜撰于兰溪城中天福山麓之厲庐

① 手翰：亲笔写的信。

② 手民：木工，后指雕板排字工人。

③ 谙（ān 安）：熟悉，精通。

④ 表襮（驳 bó）：亦作“表暴”。暴露，显露。

⑤ 艾：止，绝。

通俗伤寒论序

自仲圣作《伤寒杂病论》，而治法大备，辨证立方，靡不穷原竟委[①]，移步换形[②]，变化神明，洵为百世医宗矣。厥后大家踵兴[③]，立说虽异，总不能越其范围。至刘河间、陶节庵、吴又可辈，渐明温病之理，而寒温尚浑，温瘟不分。长洲叶氏起，乃著《温热论》并续论，而学者始知伤寒、温热，显然各别。往昔尚多聚讼[④]，谓热病不外伤寒．今则界说分明，各标证治，如吾邑章虚谷氏、淮阴吴鞠通氏、海宁王孟英氏、嘉善俞氏、丹阳林氏，以及杨栗山之《寒温条辨》、柳宝诒之《温热逢原》，阐发温热治理至详且尽，于是寒自寒、温自温，各有定义。盖以伏气新感，所受不同；温散辛凉，所治迥异，万不能浑也。谓《伤寒论》中，有治温法则可，谓伤寒即温病则误也。若误以治温之法治寒，则表邪必至内陷；误以治寒之法治温，则津液立见消烁。因伤寒以通阳为主，温病以救液为宗，法不同焉。故当今医家，咸尊长沙为医中之先圣，长洲为医中之亚圣，匪[⑤]虚誉也。廉臣何先生，医学宏通，著述甚富。恕常夙[⑥]所严事[⑦]，尝语曰：先祖秀山公，精医术，与根初俞先生友善。俞氏以南方少伤寒而多温热，治法必当变通，其

---

① 穷原竟委：比喻深入探求事物的始末。

② 移步换形：形容景色变化多端，亦比喻逐步起着变化。

③ 踵兴：相继兴起。

④ 聚讼：众人争辩，是非难定。

⑤ 匪：非，不。

⑥ 夙（sù 素）：平素。

⑦ 严事：师事。

学识雅与张路玉、顾松园相近，医名噪于乾嘉间。所著《通俗伤寒论》三卷，乾隆丙申，先祖序而刊之。越一百二十余年，民国丙辰，廉臣又序而印之。当时版出盛行，书即售罄，索者甚夥[①]，余当再布于世，君为撰一序可乎？予唯唯[②]，谢不敏，越岁己巳，先生归道。今哲嗣幼廉世兄，重加排校，颇为精审，前岁亦参与其事，踵请作序。恕常以前后两序，语甚明晰，而书以通俗名者，以治病之法，不能泥古，亦不能背古。根初先生之书，上宗仲圣之《伤寒》，旁通叶氏之《温热》，酌古斟今，通变宜俗，义甚明了，虽浅学亦能晓之，诚活人之宝筏，医林之通识也。既乐是书之重布，又喜幼廉兄之继志焉，爰为之序。

民国二十二年癸酉仲春

会稽素臧居士原名积文王恕常谨序

① 夥（huǒ 火）：多。

② 唯唯：恭敬的应答声。

通俗伤寒论序

古有《伤寒论》矣。长沙张先生，标六经，揭证治，胪[①]方药，纲举目张，二千年来，率奉为圭臬，迄今稽百十三方，三百九十七法，谁则敢畔援[②]而离其经？虽然执古方以治今病，时或有锲舟之谯[③]。余故友廉臣何君，究心岐黄，四十余载。其治伤寒，尤为专门名家，平日于古近中西医籍，靡不浏览而伸以己见，削稿待梓者，不下数十种。其最服膺而确有心得者，则为其大父秀山君所选按之《通俗伤寒论》。兹书也，推原六经，区分诊断，辨虚实，察舌脉，旁及兼证、夹证、坏证、复证，洒洒十二卷。如烛龙[④]照耀幽都，纤悉毕举；如温峤燃犀牛渚[⑤]，物无遁情。乃清乾隆朝越人俞君根初手著本，秀山君为加按而箧藏者也。昔班孟坚[⑥]序志艺文，谓医经者，原人血脉、经络、骨髓、阴阳、表里，以起百病之本，死生之分，用度针石汤火所施，调百药齐和之所宜。若然，治病而不明经络脏腑、表里阴阳，犹瞽[⑦]之

---

①胪（lú 卢）：陈列，陈述。

②畔援：亦作“畔换”。违离，改易。

③谯（qiáo 乔）：责备，谴责。

④烛龙：《山海经》中的神物，人面蛇身，身长千里，睁眼为白昼，闭上为夜晚，吹气为冬天，呼气为夏天。不喝水不进食，不睡觉也不休息。一呼吸就长风万里，光芒能照耀北极的阴暗。

⑤温峤燃犀牛渚：典出《异苑》卷七。东晋时期，温峤来到牛渚矶，见水深不可测，便点燃犀牛角来照看，看见水下各种奇形怪状的怪物。后比喻能敏锐地洞察事物。

⑥班孟坚：东汉史学家班固，字孟坚，编撰《汉书》。

⑦瞽（gǔ 古）：瞎眼。

无相也。今俞君之论伤寒，神明于长沙之法，变通夫长沙之方，在越言越，自出心裁。斟酌损益，必剂其平；脏腑经络，必勘其微。辨之析之，因之革之，独成一家言，由是而名之通俗，其与古《伤寒论》，一而二，二而一者也。西昌俞氏有言曰：仲景于黄岐之道，以述为作。廉臣君奉祖庭手泽，悉心校勘，将俞氏一生经验之作，发挥透辟，补苴罅漏[①]，资以疗病，犹佝偻之承蜩[②]，扁之斫轮[③]也。此其善继善述为何如？记有之医不三世，不服其药。是故三折肱，九折臂，始谓良医，知经验之不可缺也。岁己巳，廉臣君归道山，哲嗣幼廉世讲[④]，传祖砚而绍箕裘[⑤]，将取楹书[⑥]付剞劂氏[⑦]，丐[⑧]序于余。余惟何氏，自祖若父迄于孙曾，代精医术，宁止三世。今睹是编，其按勘各语，缕缕本心坎中经验，倾筐倒箧而出之。既以阐俞君之幽光，并堪上翼长沙，下饷[⑨]来学，其功德洵不可思议。余喜其家学渊源，聚精会神，将相得益彰也，故乐得而序之，以谂世之研究伤寒科者。

时民国第一甲戌寎月[⑩]

社愚弟杜子枢同甲谨序于章家桥之寓庐

---

① 补苴（jū 居）罅（xià 下）漏：补好鞋底的裂缝。比喻弥补事物的缺陷。苴，鞋底的草垫；罅，缝隙。

② 佝偻之承蜩（tiáo 条）：语出《庄子·达生》，比喻做事情专注，全神贯注，方能成功。佝偻，即驼背的人；承，粘取；蜩，蝉。

③ 扁之斫（zhuó 浊）轮：出自《庄子·天道》，指精湛的技艺。扁，即轮扁，为春秋时齐国有名的造车工人；斫轮，用刀斧砍木制造车轮。

④ 世讲：古代称朋友的后辈为世讲。

⑤ 绍箕裘：典出《礼记·学记》。比喻能继承父、祖的事业。绍，继承；箕，扬米去糠的竹器，或者畚箕之类的东西；裘，冶铁用来鼓气的风裘。

⑥ 楹书：语出《晏子春秋·内篇杂下第三十》。后指遗言、遗书。

⑦ 剞劂（jījué 肌觉）氏：指刻板印书的经营人。

⑧ 丐：乞求。

⑨ 饷（xiǎng 享）：赠送。

⑩ 寎（bǐng 丙）月：农历三月的别称。

通俗伤寒论绪言

尝考《伤寒论》一书，南阳张机述。《医林列传》云：张机，字仲景，南阳人也。举孝廉，官至长沙太守。所著论二十二篇，证外合三百九十七法，一百一十三方，其文辞简古奥雅，古今治伤寒者，未有能出其外者也。其书为诸方之祖，故后世称为医圣。至晋太医令王叔和，又编次其方论为三十六卷，金成无已注解其书为十卷。今世所传者，乃宋臣林亿等校正，即成氏所著十卷是也。唐王焘撰《外台秘要》四十卷，以伤寒冠其首，书止二卷，分三十三门。诸论伤寒，凡八家，曰仲景、曰叔和、曰华佗、曰陈廪丘、曰范汪、曰《小品》、曰《千金》、曰《经心录》，合论一十六首。至宋庞安时撰《伤寒总病论》七卷，其论汗吐下，及用水用火，和表温里，各有心得，论结胸痞气，阴阳毒、狐惑、百合病、痉湿暍、劳复、暑病、时行疫、斑疹、变哕、变黄、败坏、小儿、妊娠伤寒、暑病、刺法，温热病死生辨验等症，皆有发明，附以瘥后、禁忌等法，亦有实用。白沙许叔微撰《伤寒发微论》二卷，论二十二篇，其首论伤寒七十二候，其他论方论药，皆能发明仲景微奥之旨，故曰发微；又撰《伤寒百证歌》五卷，将仲景方论编成歌诀一百证，以便后学之记诵，其间或有仲景无方者，辄取《外台》《千金》等方以补入；又撰《伤寒九十论》一卷，阐发仲景奥义，颇多发明；《图翼伤寒论》二卷，《伤寒辨类》五卷，皆能羽翼仲景，发明深义。南阳朱肱著《伤寒活人书》二十卷，其论首设为一百一问，以畅发仲景奥义；次纂仲景一百一十三方，发明用法；又次采《外台》《千金》《圣惠》一百二十六方，以补仲景之未备；末论妇人伤寒、小儿痘疹，斯诚仲景之功臣也。厥后杨士瀛撰《伤寒活人总括》七卷，如证治赋、伤寒总括、调理通论及六经用药、伤寒各证等，编成歌括，其大旨以仲景论、《活人书》总括成书，每条以歌括冠其首，间有附益张、朱二家以外之方法，然据证定方，毫无变通。至宋元时郭白云撰《伤寒补亡论》二十卷，首设问答，次辨平脉法，次叙六经统论、证治，其间有无方者，既补以庞氏、常器之说，以下各论治法，多采《素》《难》《千金》《外台》《活人》等方论，以补仲景之缺略。又有吴蒙斋撰《伤寒活人指掌》五卷，附有图说，本宋双钟处士李知先《歌诀》也，其有指掌，亦吴氏所撰，不过以《活人书》中方论，补仲景之未备。其门人熊宗立，改编作十卷，删改语句，其间由熊氏所续论者，乃四时伤寒杂证通用之方，继以妇人、小儿伤寒方，并无其他发明，以便后学记诵耳。金成无已著《伤寒》十卷外，别撰《明理论》四卷，论五十篇，治于发热至劳复，次发明桂枝等方二十首，可谓深得仲景之旨趣也。刘完素撰《伤寒直格》三卷，以干支分配脏腑，又分四类、九气、五邪、运气有余不足为病等篇，与伤寒不相涉也；次论六经主疗之法，下列药方，益元、凉膈等三十四方，推其意，以仲景寒热不分，是书之作，实为一变也。又编《伤寒标本》二卷，以伤风、伤寒、中暑、中湿为始，至劳食复，共四十六条，下集方五十四汤，又无忧丸治食积、虫积，及增外科方，亦大变仲景之法也。后如张璧撰《伤寒保命集》二卷，其辨脉、辨伤寒各证等法及辨方，皆发仲景所未发之义，以深探仲景之奥旨者也。至元李东垣著《伤寒治法举要》一卷，首言冷热风劳虚复，续辨惑伤寒论，举治法之要三十二条，立补中方一十二方，外又立七方，此虽发仲景所未发，要其说过于温补不足，取以为法也。王海藏之《此事难知》三卷，得东垣不传之秘，储月积浸，编就成帙，其书首设问答，以辨经络脏腑、伤寒之源，次辨营卫清浊、气血表里、六经手足并传、用药禁忌之法，又其次两手阴阳之脉、三元图式、用针之法，附以杂治，可为不执仲景方论，独能探微索奥，自成一家之言也。如朱丹溪撰有《伤寒摘义问目》一卷，始议脉络，终议证与汤，立论一十九条，此亦阐扬仲景之文，有益后学者也。如滑伯仁之《伤寒例钞》三卷，先钞伤寒例，次本经总例、在经入腑、传变之证；又钞杂例、三阳经合并病、三阴经例及阴阳易、瘥后劳食复例、脉例；以脉例证，并附死证三十余条，其论虽无发明，便于后学记诵耳。又有吴绶之《伤寒蕴要》四卷，首叙或问、运气、察色、验舌、辨脉、六经传变、药性制方、煎服之法、辨伤寒温热、合病并病、两感时气、寒疫、冬温、温毒、湿温、温疟、瘟疫、中暍、中暑、霍乱、痉证、痰证、伤食、虚烦、脚气，皆各有方治；后论伤寒变证，如大头瘟、斑疹、发黄、发狂、心下满、咳喘、悸等二十三例，下辨三阳经热等二十六例，辨阴阳二证，至妇人、小儿伤寒等五十一例，末附用针之法。此书极便俗学寻例检方，其疗法虽多，而实验者鲜。厥后明彭养光撰《潜溪续编·新增伤寒蕴要》二卷，增补各种疗法，及外治法多种，以补原书之不足。元末时建安许宏，集《金镜内台方议》十二卷，其一至十卷议仲景麻黄、桂枝汤等方，十一二卷议五苓散、理中汤丸等方，其说虽以成注为主，然亦多所发明。平阳马宗素撰《伤寒医鉴》一卷，首论证、辨脉、汗下各法，终以小儿疮疹，共十一条，每条之中，引《活人书》于前，引守真语于后，以辨其非；又撰《伤寒钤法》一卷，托名仲景，以五运六气生命得病日时，编成字号歌诀，抉入麻、桂等汤，妄谈玄学，不合病理，用之反增其害，幸是书早已失传，不致流毒后世。梁锱洪撰《伤寒心要》一卷，及镇阳常德编《伤寒心镜别集》，二公论伤寒，以热病为主，用药多宗辛凉，深得河间一派。又如赵嗣宗著《活人释疑》，是书失传，其辨《活人》两感伤寒之法之误，又如论合病并病、伤寒变温热病，能反复发明仲景大旨，其说载刘宗厚《玉机微义》中。其时又有张兼善之《伤寒石髓》，黄仲理之《伤寒类证便览》，其书皆发明《伤寒》，有功仲景之学，王氏《准绳》皆引用之。他如王日休之《伤寒补疑》、盛启东之《六经证辨》、吕沧州之《伤寒内外编》，张氏缵绪[①]二论中，有节取其语，语多至理，惜未见其全书。至明王尧卿著《伤寒类证要略》二卷，其书就仲景六经，取其要而类集之，别无发明。又刘宗厚编《伤寒治例》一卷，其辨伤寒，自发热至循衣摸床止，共病八十七条，末附温疟等病八条，各有治法，于仲景原论之外，而能杂以后贤方治，尤可贵也。如陶华之《伤寒六书》六卷，一琐言，二家秘，三杀车槌法，四一提金，五截江网，六明理续论。汪苓友云：命名俚鄙，辞句重复，辨证不明，方药杂乱。又著《伤寒治例》四卷，《段段金》二卷，徐春甫云：其论雷同，别无方治，不足取法。后人朱映璧编《全生集》四卷，集陶氏之唾，余亦无实用。金坛王肯堂辑《伤寒准绳》八帙，其辨证别脉，立法用药，多采楼[②]全善《医学纲目》之义，而以仲景方论为主，后贤续法附之。伤寒之书至此可谓详且尽矣，其纂注太略，及诸方之义，不能明畅。又如方有执之注《伤寒条辨》八卷，先图说，次削例，又次辨风伤卫、寒伤营、营卫俱伤、六经证病、风瘟杂病、霍乱、阴阳易、瘥后等病，又论痉、湿、暍及辨脉法，又辨汗吐下、可不可，后附本草钞，其条辨仲景六经文，可谓详且备矣。史暗然著《伤寒论注》十四卷，其所集原方，但宗成氏旧

---

①缵绪：指清·张璐所撰《伤寒缵论》《伤寒绪论》二书，为伤寒著作，刊于1667年。

②楼：原作“娄”，据文义改。

注，所采新方皆依陶氏槌法，徒尊仲景虚名，实不知仲景奥义耳。如戈维城著《补天石》二集，其初集，伤寒统辨至预防中风，共九十八候；二集，恶风恶寒至百合病，共八十九候，其中有黄耳伤寒、赤膈伤寒，此为仲景以后诸家所未言及。但其用药错杂不纯，其辨正伤寒、类伤寒，分条辨治，各极其妙，可谓博而详，详而约矣。万历间陈养晦著《伤寒五法》五卷，其五法分经、分传、治例，其审证列方，多有失当。汪苓友云：药不分经，动辄增补，其不通更甚于陶氏杀车槌法，其药方总论五门，直焚其书可也。又如卢之繇著《伤寒疏钞金錍》十五卷，集诸家发明之学说，以羽翼仲景，畅明经文。至清顺治间，喻嘉言之著《尚论篇》五卷，其辨论畅达，颇多发明，其悖理颠倒仲景原文中之撰次亦不少。同时李士材之《伤寒括要》二卷，如伤寒总论至肉苛为上卷，五经总论至中暑、中暍为下卷，末附仲景方，并附杂方五十六，其证备，其法详，其论明而且简，书名括要，可谓名副其实矣。康熙中张隐庵之著《伤寒宗印》八卷，其次序悉依叔和编次，颇多发明，其注赤石脂禹余粮汤，复增太乙禹余粮，议论穿凿，与成注故相执拗，不足取以为法也。如程郊倩之《后条辨》十五卷，书分六集，注释详明，其间话太多，攀引经史百家及歌曲各书，于原书绝无紧要，至其每条承上启下、注释入理之处，亦非浅学所能企及，不可因其所短，而弃其所长也。郑重光之《伤寒条辨续注》十二卷，本方氏《条辨》所阙略者补注之，义理未明者发明之，故曰续注；重光另著有《伤寒论辨》三卷，亦多发明。康熙间有钱潢天来著《伤寒溯源集》十卷，其发明义理，精而且详，能正本溯源，历代注[1]《伤寒》者，可推此为上乘。张孝培之著《伤寒类疏》，其书不分卷，其大意遵

①注：原作“著”，据文义改。

叔和撰次而类疏之，末附病解类，其注仲景书解，独出己见，而不蹈袭诸家之说，可谓发前人之未发。张路玉之伤寒缵绪二论，其法、其方，诚可补仲景之未备。其子飞畴著《伤寒兼证析义》一卷，言中风、虚劳、胀满之人，有病伤寒者谓之兼证，设为问答，共十七条，末附十二经、八脉、运气、方宜等说，极为明备，但其所用方药，亦多偏僻。其时周禹载之著《伤寒三注》十六卷，其书以《条辨》《尚论篇》二书为主，二书之注，有未尽善，另出己意以补之，书名三注，可为名称其实矣。长洲汪苓友之著《伤寒辨证广注》十四卷，其书曰辨注者，辨仲景论中是伤寒则集之也，曰广注者，广以广其方论，如古今伤寒之书皆采附也，注以注其正文，不分仲景、后贤，其论皆为解释，其方皆为详考也。至若仲景论真中寒证，另集《中寒论》三卷，别开生面，亦发明仲景之南针也。他如秦之桢之《伤寒大白》四卷，其注重伤食，亦一特别识见，确从经验所得。魏荔彤之《伤寒论本义》二十卷，仿方氏例，亦多发明。沈目南之著《伤寒六经辨证治法》八卷，其能阐发经旨，多有发明，末附医征温热病论，分大邪中表、小邪中里为四卷，其论温、论燥颇多心得。又如尤在泾之著《贯珠集》八卷，其首篇言寒之浅者仅伤于卫，风之甚者并及于营，卫之实者风亦难泄，卫之虚者寒亦不固，但当分病症之有汗、无汗，以严麻黄、桂枝之辨，不必执营卫之孰虚孰实，以证伤寒、中风之殊，立为正治法、权变法、斡旋法、救逆法、类病法、明辨法、杂治法等，仲景著书之旨，如雪亮月明，令人一目了然，为古来所未有。他如《医宗金鉴》之《伤寒心法》，颇有发明，订正讹误甚多。沈金鳌之《伤寒纲目》十八卷，亦多试验发明。杭州林澜之《伤寒折衷》二十卷，前十二卷集诸家之注解，后八卷类证采各家之杂论，附舌鉴、脉法，其采王氏《准绳》为最多，每篇之下，多有折衷之发明。复有舒驰远之

《再重订伤寒集注》十卷、《杂著》五卷，其书初稿六卷，成于乾隆，重订于庚午，再重订于庚辰，其间多采前人成法，无甚新理发明。嘉庆间吴坤安之著《伤寒指掌》四卷，其书采旧法以经验发明，增新法合旧理阐扬，先师何廉臣公附刊邵仙根之评，再附以发明，铅椠[①]印行，改名《感症宝筏》，可谓名符其实矣。厥后沈尧封著《伤寒论读》十卷，王朴庄著《伤寒论注》十卷，陈尧道著《伤寒辨证》五卷，皆各有发明。惟日本丹波元简之《伤寒辑义》六卷，其书汇集历圣发明精义，可称最完善之注本，恽氏铁樵加以新学识发明，排印行世。近年，江西张隐君藏有仲景原本《伤寒杂病论》十六卷，转传长沙刘崐湘，复由其族人刘仲迈校雠[②]之，而湘省主席何芸樵氏，手写付印，使张长沙遗文仍归之长沙发皇之，岂非亦有前定乎？吾同乡周岐隐君，因其书印无多，恐失流传，亟录佚文一百六十五条，佚方八十有八，订误七十九条，别为一书，名曰《伤寒汲古》，计分三卷，仿宋铅椠行世。上述各书，或因其已通行，能发明深义者，或有讹误者，或无实用者，不厌其繁，举辨九十余种，作有系统沿革考证，俾研究伤寒者，不致有望洋之叹。其他伤寒之书，就余所藏，约计有三百五十余种之多；余所未见者，岂止此数，实不胜尽述耳。古越何廉臣先生，余之问业师也。平时研讨医学，朝夕过从，历三十余年如一日，名虽师生，亦可谓莫逆交也。先生喜阅伤寒书，于伤寒一道，尤多心得，其尝刊《伤寒丛刊》，如丹波元坚《伤寒广要》《伤寒述义》，许叔微《伤寒百证歌注》，及余所藏日本浅田栗园未刊本《伤寒论识》，先生有补以长论，有经先生批校，已次第刊印行世。惟《通俗伤寒论》一书，乃山阴俞根初老前辈所著，原书三卷，厚订一本，颇多经验心得。先师爱

① 铅椠（qiàn 欠）：古人书写文字的工具。此处指校勘。

② 雠（chóu 仇）：校对文字。

如真璧，恐其湮没，益其体例，复将其先师樊开周名医经历验方，及先师四十余年心得学理，治验良方，按证增入。惟当时随编随付医学报社排印，故体例前后略有不同，印至中卷之中，停编停印，其中卷之下，及下卷，未刊中止。至民十八年八月，先师已归道山，以致是书，功亏一篑。其哲嗣幼廉世弟，不忍先人未竟之志湮没不彰，力请炳章助其整理完全。余念先师考古证今，发明学理，实验疗法，皆四十余年心血之结晶，且有功后学之巨著，不忍任其湮没，故不辞艰苦，愿力任成之。爰将其前印之稿，以科学式体例，分编、分章、分节，重为编定，卷册匀分为十二卷，其原文不删一字，原书之中、下未成二册，悉照先师预定目录编次。整理残稿，依次编述，其原稿有未就缺失者，根据平时与先生朝夕讨论之经验学识，为其撰补；之间有实验心得，别列廉臣之后，附入发明之。历寒暑两周，始告全部杀青[1]，可谓方法美备，学理新颖。不但四季时病无一不备，而重要杂症亦无遗漏矣。得俞、何及末学三人之经验成伤寒独一无二之大观，为当今改进国医之先锋，可为后学登堂入室之锁钥，亦无不可。书竟付印，爰志其经过之始末，是为序。

中华民国念一年十二月

四明曹炳章序于绍兴和剂药局之寓庐

① 杀青：泛指书籍定稿或著作完成。

通俗伤寒论后序

前哲徐洄溪曰：医者之学问，全在明伤寒之理，则万病皆通。故仲景之书有二：《伤寒论》治时病之法也，《金匮要略》治杂症之法也。而《金匮》之方，则又半从《伤寒论》中来，则伤寒乃病中之第一症，而学医者之第一功夫也。俞东扶曰：伤寒为大病，治法为最繁，必熟读仲景书，再遍读后贤诸书，临证方有把握。仲景书为叔和编次，或有差误，而聊摄注解，殊觉稳当。续注者，张卿子、王三阳、唐不岩、沈亮宸、张兼善、张隐庵、林北海诸人，总不越其范围。程扶生《经注》尤为明白易晓，然亦不敢直指原文之错误。自方、程、喻三家，各以己意布置，而仲景原文从此遂无定局。至柯氏《来苏集》始放胆删改，而以方名编次，又是一局。徐灵胎《伤寒类方》，实宗其式。然予细绎柯氏删改处，万不及《订正仲景全书伤寒论注》之精当，先刊仲景原文，另立正误、存疑二篇，应改者注小字于旁，可删者摘诸条于后，是非判然，智愚皆晓。他如江西舒诏《伤寒集注》，大半斥为伪撰，并取数方，痛加诋毁，别拟方以换之。以视汪琥将阴阳二候分为二编，各补后贤之方，其意均欲使初学人不泥古方以害人，而汪犹拘谨，舒则放纵矣。惟吴绶《蕴要》节庵《六书》、王宇泰《伤寒准绳》、张路玉《伤寒绪论》，俱有裨于后人，即有功于仲景。

合二家之说观之，仲景《伤寒论》为千古用方之祖，且其阐明医理，尤为中国至精之本。惜其书难免错简，必参观后贤诸书，核对互勘，始有头绪。阅周澄之《读伤寒论法》，颇有见地。爰节述其说曰：

伤寒非奇症也，《伤寒论》非奇书也。仲景据其所见，笔之于书，非既有此书，而天下之人根据书而病也。读者须每读一段，即设一病者于此，以揣其病机治法，而后借证于书，不得专在文本上安排。总之读《伤寒论》，只当涵泳[①]白文，注家虽有数十，以予所见二十余种，皆不免穿凿附会，言似新奇，莫能见之行事。鄙见只当分作四会，曰伤寒初起本证治法，曰伤寒初起兼证治法，曰伤寒日久化寒并误治化寒证治，曰伤寒日久化热并误治化热证治，其霍乱、风湿、食复、劳复以杂症附之。再参之陶节庵书，及各家论温热书，互相考证，庶于读书有条理，而临证亦可有径途矣。盖经脉部位，与夫形层表里浅深之事，固不可不讲，而究不可过执也。着力乃在气化上推求，不得专在部位上拘泥。此书在唐以前已非一本，其章节离合，本无深意，论中叙证，有极简者，有极繁者，有方证不合者，有上下文义不贯者，一经设身处境，实在难以遵行，安知非错简、脱简耶？读者只应各就本文思量，不必牵扯上下文，积久自能融会贯通，此真善读《伤寒论》之活法也。

前清俞根初先生在乾嘉之间盛行四五十年，著《通俗伤寒论》十二卷。第一编第一章伤寒要诀，第二章六经方药，第二编病理诊断，第三章表里寒热，第四章气血虚实，第五章伤寒诊法，第六章伤寒脉舌，第三编证治各论，第七章伤寒本证，第八章伤寒兼证，第九章伤寒夹证，第十章伤寒坏证，第十一章伤寒复证，第四编调理诸法，第十二章瘥后调理法。其辨析诸症颇为明晰，其条列治法，温寒互用，补泻兼施，亦无偏主一格之弊。方方切用，法法通灵，其定方宗旨，谓古方不能尽中后人之病，后人不得尽泥古人之法，全在一片灵机，对症发药，庶病伤寒者真有豸[②]乎？善夫俞惺斋先生有言曰：读书

---

① 涵泳：深入领会。

② 豸（zhì 制）：通“解”，解决。《左传·宣十七年》：“使子逞其志，庶有豸乎。”

与治病，时合时离；古法与今方，有因有革。善读书斯善治病，非读死书之谓也；用古法须用今方，非执板方之谓也。专读仲景书。不读后贤书，譬之井田封建，《周礼》《周官》不可以治汉唐之天下也。仅读后贤书，不读仲景书，譬之五言七律、昆体[①]宫词，不可以代三百之雅颂[②]也。俞氏此著，勤求古训，博采众法，加以临证多年，经验丰富，故能别开生面，独树一帜，多发前人所未发，一洗阴阳五行之繁文，真苦海之慈航，昏衢[③]之巨烛也。学人诚能从此书切实研求，广为探索，则历代伤寒名家，皆堪尚友矣。廉臣研究之余，略附臆说于后，阅者谅之。

民国五年丙辰四月望

何廉臣印岩识于绍城卧龙山麓之宣化坊

---

① 昆体：即西昆体诗，大抵模拟李商隐。

② 雅颂：《诗经》内容和乐曲分类的名称。雅乐为朝廷的乐曲，颂为宗庙祭祀的乐曲。

③ 衢：大路，四通八达的道路。

通俗伤寒论前序

吾绍伤寒有专科，名曰绍派。先任溯波而负盛名者，曰俞根初，行三，凡男妇老少就诊者，统称俞三先生。日诊百数十人，一时大名鼎鼎，妇孺咸知。其学识折衷仲景，参用朱氏南阳、方氏中行、陶氏节庵、吴氏又可、张氏景岳；其立方不出辛散、透发、和解、凉泻、温补等五法；其断病，若者七日愈，若者十四日愈，若者二十一日愈，十有九验，就诊者奉之如神明。内子[1]胡患伤寒，延聘者三，次诊病即有转机，三诊热退神清，能饮稀粥，自用调养法而痊，从此成为知己。赴安镇诊病毕，即来晤谈，对余曰：勘伤寒证，全凭胆识。望形察色，辨舌诊脉，在乎识；选药制方，定量减味，在乎胆。必先有定识于平时，乃能有定见于俄顷。然临证断病，必须眼到、手到、心到，三者俱到，活泼泼地，而治病始能无误，熟能生巧，非笨伯所能模仿也。余啧啧赞叹之不已。一日，出《通俗伤寒论》示余，一一浏览，其学术手法，皆从病患实地练习熟验而得，不拘于方书也，一在于其经验耳。其著作体裁，一曰勘伤寒要诀，二曰伤寒本证，三曰伤寒兼证，四曰伤寒夹证，五曰伤寒坏证，六曰伤寒复证，七曰瘥后调理法。直捷了当，简明朴实，余遂珍藏箧中矣。嗣晤任君溯波，询及俞君方法，据云：有根初之胆识则可，无根初之胆识，则动辄得咎矣；有根初之盛名则可，无根初之盛名，则所如辄阻矣。旨哉言乎。虽然，俞

---

① 内子：古代对妻子的称呼。

氏经验多，阅历深，确有见地，岂容藐视？爰为之随选随录，随录随按，务使俞氏一生辨证用药之卓识雄心，昭昭若发蒙，而余心始慊[1]。若听其尘封蠹蚀，湮没不传，他年旧雨重逢，能毋诮让[2]我乎？余之私意，盖欲以良朋实验之专书，为吾绍留一传派，亦医林之风土记也，夫岂好博一表彰同道之虚名哉？毋亦以经验学派，有不可尽废者欤。是为序。

乾隆四十一年乙未[3]三月望

何秀山识于安昌镇之碧山书屋

① 慊（qiàn 欠）：满足。

② 诮让：责问。

③ 乙未：应为丙申。

目录

卷之四

卷之五

卷之六

卷之七

卷之一

【第一编　伤寒要诀】

第一章　伤寒总论

伤寒，外感百病之总名也。有小证，有大证，有新感证，有伏气证，有兼证，有夹证，有坏证，有复证，传变不测，死生反掌，非杂病比。奈扁鹊《难经》但言伤寒有五：一曰中风，二曰伤寒，三曰湿温，四曰热病，五曰温病。仅载脉候之异同，并无证治之陈列，语焉不详，后学何所根据。惟中风自是中风，伤寒自是伤寒，湿温自是湿温，温热自是温热，已可概见。然皆列入伤寒门中者，因后汉张仲景，著《伤寒杂病论》，当时不传于世。至晋王叔和，以断简残编，补方造论，混名曰《伤寒论》，而不名曰《四时感证论》。从此一切感证，通称伤寒，从古亦从俗也。予亦从俗，名曰《通俗伤寒论》。人皆谓百病莫难于伤寒，予谓治伤寒何难，治伤寒兼证稍难，治伤寒夹证较难，治伤寒复证更难，治伤寒坏证最难。盖其间寒热杂感，湿燥互见，虚实混淆，阴阳疑似，非富于经验，而手敏心灵，随机应变者，决不足当此重任，日与伤寒证战。谚云：熟读王叔和，不如临证多。非谓临证多者不必读书也，亦谓临证多者乃为读书耳。国初喻嘉言尝云：读书无眼，病患无命。旨哉言乎！予业伤寒专科四十余年矣，姑以心得者，历言其要。

第一节　六经形层

太阳经主皮毛，阳明经主肌肉，少阳经主腠理，太阴经主肢末，少阴经主血脉，厥阴经主筋膜。

第二节　六经气化

太阳之上，寒气治之，中见少阴；阳明之上，燥气治之，中见太阴；少阳之上，火气治之，中见厥阴；太阴之上，湿气治之，中见阳明；少阴之上，热气治之，中见太阳；厥阴之上，风气治之，中见少阳，所谓本也。本之下，中之见也；中见之下，气之标也。本标不同，气应异象。故少阳、太阴从本，少阴、太阳从标。阳明、厥阴不从标本，从乎中也。

【秀按】《内经》所言，某经之上云者，谓脏腑为本，经脉为标。脏腑居经脉之上，故称上焉。某气治之云者，谓其主治者，皆其本气也。本气根于脏腑，是本气居经脉之上也。由脏腑本气，循经脉下行。其中所络之处，名为中见也。中见之下，其经脉外走手足，以成六经，各有三阳三阴之不同。则系六气之末，故曰气之标也。或标同于本，或标同于中，标本各有不同，而气化之应，亦异象矣。故六经各有病情好恶之不一，其间少阳、太阴从本者，以少阳本火而标阳，太阴本湿而标阴，标本同气，故从本。然少阳、太阴亦有中气，而不言从中者，以少阳之中，厥阴风木也，木火同气，木从火化矣，故不从中；太阴之中，阳明燥金也，土金相生，燥从湿化矣，故不从中。少阴、太阳从本从标者，以少阴本热而标阴，太阳本寒而标阳，标本异气，故或从本，或从标。然少阴、太阳亦有中气，以少阴之中，太阳寒水也；太阳之中，少阴君火也。同于本则异于标，同于标则异于本，故皆不从中气也。至若阳明、厥阴，不从标本，从乎中者，以阳明之中，太阴湿土也，亦以燥从湿化矣；厥阴之中，少阳相火也，亦以风从火化矣，故不从标本，而从中气。要之标本生化，以风遇火则从火化，以燥遇湿则从湿化，总不离于水流湿、火就燥，同气相求之义耳。然有正化，有对化，有从化，有逆化，逆从得施，标本相移。故《内经》云：有其在标而求之于标，有其在本而求之于本，有其在本而求之于标，有其在标而求之于本。故治有取标而得者，有取本而得者，有逆取而得者，有从取而得者。知逆与从正行无问[1]，知标本者万举万当，张长沙全

---

① 问：原作“间”，据学报本改。

部《伤寒论》，悉根于此。此即六经气化之真理也，为治一切感证之首要。学者先于此，穷究其理，又能广求古训，博采众法，则临证之际，自能应用无穷矣。

【廉勘】人体脏腑经络之标本，脏腑为本居里，十二经为标居表，表里相络者为中气居中。所谓络者，乃表里互相维络，如足太阳膀胱经络于肾，足少阴肾经亦络于膀胱也。余仿此。至于六经之气，以风寒热湿火燥为本，三阴三阳为标，本标之中见者为中气。中气如少阳厥阴为表里，阳明太阴为表里，太阳少阴为表里。表里相通，则彼此互为中气。义出《内经·六微旨大论》，此皆吾国古医论人生气化之精要也。窃谓既明六经气化，尤必明全体功用，庶于临证时，增多一番悟机；即于选药制方时，更多一番治法也。爰节述其大略云：全体各器官，各有功用，如骨主支持，筋肉主运动，皮肤主被覆、保护，脑主意、思记性，心主循环、血液，亦主悟性，肺主呼吸、空气，脾主生白血球，肝主生胆汁，胆主藏胆汁，膵主生膵液（按：膵即胰，此即吾国所谓脾也，东西医所谓脾与胰。吾国王勋臣[1]谓之总提），胃主消化食物，小肠主吸收食物内之精液，大肠主吸收余液而传渣滓，肾主泌溺，男女生殖器主蕃殖[2]，此其大略也。是以就其功用而类别之：其支柱全体以为运动之基者，曰骨骼系统（有头部骨骼、干部骨骼、肢部骨骼三部，软骨、韧带皆附属之）。附着于骨骼之上，以起运动者，曰筋骨系统（其外部诸筋肉，能使之随意运动者，曰随意筋，一曰自主筋；其内脏诸筋肉，不能使之随意运动者，曰不随意筋，一曰不自主筋）。被覆于筋肉之前面，以保护之者，曰皮肤系统（在外层而无神经及血管，不知痛亦不出血者，曰表皮；在内层而有神经及血管，知痛而有血者，曰真皮。其他毛发爪甲、汗腺、皮脂腺、黏膜及结缔织，皆属之）。其他制造滋养物者，曰消化器（自口腔、咽头、食道、胃小肠、大肠以迄肛门，谓之消化管。附属于消化管之唾腺，胃腺、肠腺、肝脏、膵脏等，皆以分泌消化液者，谓之消化腺）。复输运滋养物以分布全身者，曰循环器（此血液循环之器官也。其器官之主为心脏，余为血管。自心脏歧出，

---

① 王勋臣：即清代医学家王清任（1768—1831），字勋臣，直隶玉田（今属河北）人，著有《医林改错》。

② 蕃殖：同“繁殖”。生长繁衍后代。

状如树枝，分派全身，渐成极细之无数小管，其小管复有此相合，愈合愈大，再归于心脏。其附属者，淋巴系也）。更收取全身之废料，以运输之于体外者，曰排泄器（肺脏、皮肤及泌尿器是也）。其因运输废料以致血液污暗，而又能吸收养气以使变为鲜红者，曰呼吸器（鼻腔、喉头、气管、肺脏及呼吸筋、横膈膜及肋骨内外之膜是也）。至于蕃殖人类者，曰生殖器（有男性生殖器、女性生殖器两种。其为交接之作用者，谓之交接器。为蕃殖之作用者，谓之蕃殖器官）。能统一骨骼、筋肉、皮肤、消化器、循环器、排泄器、呼吸器、生殖器，以使之各有作用者，曰神经系统（有动物性神经系统，其神经分布于动物性机关；植物性神经系统，其神经分布于植物性机关之别。其发神经之基所，曰中枢，脑脊髓及交感神经节是也，亦曰神经中枢。其分布于各部之神经，色白而状如细丝者，曰末梢，脑脊髓神经及交感神经是也，亦曰神经）。因而生特别之感觉者，曰五官器（耳、目、鼻、舌、皮肤是也）。笃志中医学者，能明乎此，则以新医学全体之功用，参合古医学，六经之气化，庶乎虚实兼到变化从心矣。惟人身百体、皮肉、筋骨，合成躯壳，其中实以脏腑，贯以脑筋，一物有一物之体用。以新医学为精确而讲，十二经标本气化及八脉奇经，十五大络，贯穿周身，联络内外而为血气运行之道路，以使之融会于全体，精义入神，以古医学占优胜。医必融贯古今中外，一炉而陶熔之，庶足为当今之医学大家也。

第三节　六经关键

太阳为开，阳明为阖，少阳为枢；太阴为开，厥阴为阖，少阴为枢。

【秀按】少阳是开阖之枢，太阳由胸而开，阳明由胸而阖也；少阴亦开阖之枢，太阴由腹而开，厥阴由腹而阖也。试即伤寒、温热证治，取譬而喻之。伤寒以阳为主，阳司开，故多治太阳、太阴，表寒散太阳，里寒温太阴也；温热以阴为主，阴司阖，故多治阳明、厥阴，实热清阳明，虚热滋厥阴也。寒热不齐，从乎中治，中为枢也，故多治少阳、少阴，或从枢而开，或从枢而阖。旋转阴阳，环应不忒[①]也。

【廉勘】唐氏容川曰：太阳膀胱，气化上行外达，充于皮毛，以卫外为固，故太阳主开；阳明胃经，主纳水谷，化津液，洒行五脏六腑，化糟粕，传入小肠、大肠，其气化主内行下达，故阳明主阖；少阳三焦，内主膈膜，外主腠理，内外出入之气，均从腠理往来，上下往来之气，均从膈膜行走，故少阳专司转枢。太阴为开者，手太阴肺主布散，足太阴脾主输运，凡血脉之周流，津液之四达，皆太阴司之，故曰太阴为开。厥阴为阖者，足厥阴肝经，主藏下焦之阴气，使血脉潜而精不泄；手厥阴心包络，主藏上焦之阴气，使阴血敛而火不作，故曰厥阴为阖。少阴为枢者，手少阴心经，内含包络，下生脾土，能为二经之转枢；足少阴肾经，上济肺经，下生肝木，亦能为二经之转枢也。此数者，为审证施治之大关键，不可不详究也。

第四节 六经部分

太阳内部主胸中，少阳内部主膈中，阳明内部主脘中，太阴内部主大腹，少阴内部主小腹，厥阴内部主少腹。

【秀按】此即六经分主三焦之部分也。《内经》云：上焦心肺主之，中焦脾胃主之，下焦肝肾主之。乃略言三焦内脏之部分。合而观之，六经为感证传变之路径，三焦为感证传变之归宿也。尝读张仲景《伤寒论》。一则曰胸中，再则曰心中，又次曰心下。曰胸胁下，曰胃中，曰腹中，曰少腹。虽未明言三焦，较讲三焦者尤为详明。

【廉勘】张长沙治伤寒法，虽分六经，亦不外三焦。言六经者，明邪所从入之门，经行之径，病之所由起、所由传也。不外三焦者，以有形之痰涎、水饮、瘀血、渣滓，为邪所抟结，病之所由成、所由变也。窃谓病在躯壳，当分六经形层；病入内脏，当辨三焦部分。详审其所夹何邪，分际清析，庶免颟顸[②]之弊。其分析法，首辨三焦部分。膈膜以上，清气主之，肺与心也；膈膜以下，浊气主之，脾胃、二肠、内肾、膀胱也。界乎

① 不忒（tè 特）：没有变更。

② 颟顸（mānhān）：原作"颟项"，据学报本改。颟顸，糊涂而马虎。

清浊之间者为膈膜，乃肝胆部分也。从膈下而上，上至胸，旁至胁，皆清气与津液往来之所，其病不外痰涎水饮，为邪所击抟，与气互结。由胃中脘，及腹中，下抵少腹，乃有渣滓瘀浊之物，邪气得以依附之而成下证。此上、中、下三焦之大要也。

第五节　六经病证

太阳标证：头痛身热，恶寒怕风，项强腰痛，骨节烦疼。无汗者寒甚于风，自汗者风重于寒。

太阳本证：渴欲饮水，水入则吐，小便不利，甚或短数淋沥，或反小便自利，蓄血如狂。

【秀按】太阳之为病，寒水之气为病也。寒为病，故宜温散；水为病，故宜利水。总以发汗为出路，利水为去路。若非水蓄而血蓄，则又以通瘀为去路。

太阳中见证：凡见太阳标证，而大便不实，小便清白，甚则男子遗精，女子带多，腰脊坠痛，痛如被杖，甚或气促而喘，角弓发痉，若目戴眼上视，尤为危候。

【秀按】此即张景岳所谓太阳未解、少阴先溃是也。必其人肾气先虚，则肾中之阳，不足以抵御阴寒，即从太阳中络直入足少阴肾经。

太阳兼证：兼肺经证，鼻塞流涕，鼻鸣喷嚏，嗽痰稀白，甚则喘而胸满。兼脾经证，肢懈嗜卧，口腻腹泻。兼胃经证，饱闷恶食，嗳腐吞酸。

【秀按】太阳经主皮毛，故《内经》云：太阳者毫毛其应。上与肺经相关，故形寒则伤肺；下与肾经相关，故汗多则溺少。若兼脾经证，必其人素禀多湿；兼胃经证，必其人新夹食滞。

少阳标证：寒热往来，耳聋胁痛。

少阳本证：目眩咽干，口苦善呕，膈中气塞。

【秀按】少阳以寒热、胁痛、耳聋为半表证，口苦、咽干、目眩为半里证者。以少阳经外行腠理，内行两胁，不居身之前后而居侧也。两耳寤则闻，寐则不闻；口、咽、目开之则见，阖之则不见。此数者，不可谓之表，亦不可谓之里，则谓之半表里而已矣。惟寒热一证，必寒已而热，热已而汗，则为少阳之寒热往来。若发热恶寒如疟状，一日二三发，其人不呕，仍是太阳表证，非少阳之半表证也。临证时亦要辨明。

少阳中见证：手足乍温乍冷，烦满消渴，甚则谵语发痉，四肢厥逆。

【秀按】少阳与厥阴为表里。若相火之邪，不从外达，势必内窜包络肝经，发现热深厥深，火旺风动之危候。

【廉勘】陆九芝曰：论经则以太阳、阳明、少阳为次，论病则太少之邪俱入阳明。窃谓太阳主皮，为躯体最外一层；少阳主腠，为躯壳上第二层。盖腠理即网膜，《金匮》所谓三焦通会元真之处也。唐氏容川注明曰：焦，古作膲，乃人身内外之网膜，周身透出，包肉连筋，剥去皮毛，即见白膜者，皆是三焦之腠理。《金匮》末注申明曰，腠即是三焦。为内外之网膜，乃交通会合五脏元真之处。理者，即网膜上之文理也。指出三焦腠理，为脏腑往来之道路，已括尽《伤寒杂病论》之病机矣。观此则少阳一经，确为独立之机关，而与各经互相联络者也。东医生理学所云皮下黏膜及结缔织，皆属于此。各脏腑包膜，亦不外此。故太少两阳，病在皮腠，证多传变；两阳合明，病归中土，故不复传。由是推之，三阳传经，亦当以太阳、少阳、阳明为次。其三阳寒热之分，身虽大热而仍恶寒者，太阳也；寒已而热，热已而汗，寒热往来者，少阳也；始虽恶寒，一热而不复恶寒者，阳明也。

少阳兼证：兼胃经证，烦闷恶心，面赤便闭，身痛足冷，斑点隐隐。兼脾经证，四肢倦懈，肌肉烦疼，唇燥口渴，膈中痞满，斑欲出而不出。兼肾经证，耳大聋，齿焦枯，腰背酸痛如折，甚则精自遗，冲任脉动。兼肺经证，喉痛红肿，咳则胁痛，甚则咯血。兼心经证，舌红齿燥，午后壮热，神昏不语，甚则郑声作笑。兼小肠经证，舌赤神呆，语言颠倒，小便赤涩，点滴如稠。兼大肠经证，胸膈硬满而呕，腹中痛，发潮热，大便秘，或反自利。

【秀按】手足少阳经，内部膈胁，外行腠理，均司相火。相火者，游行之火也。内则三焦之膜，布膻中，络心包络，循胁里，连肝而及于胆，历络三焦，多与各脏腑相通。其相通之道路，既与三焦相关，又于膈膜相会。如手太阴肺经脉，起于中焦，还循胃口，上膈；足太阴脾经脉，络胃，上膈；手少阴心经脉，出心系，下膈；手厥阴心包络脉，起于胸中，下膈。足阳明胃经脉、手太阳小肠经脉、手阳明太阳经脉，均下膈。足厥阴肝经脉，贯膈。故少阳一经，不特多中见证，抑且多各经兼证也。惟兼足少阴肾经证，则由相火炽盛，由肝及肾耳。

【廉勘】兼胃经证者，是少阳转属阳明，二阳合病，胃热已盛，就欲发斑之候；兼脾经证，由于失表，腠理闭塞，相火被湿郁遏，斑不得透之候；兼肾经证，由少阳相火大炽，逼入少阴，阴伤热盛之候；兼肺经证，由相火烁肺，热咳痰嗽，胸膈气痹之候；兼心经证，必其人心虚有痰，一经相火薰[1]蒸，痰火即蒙闭清窍，每有目睛微定、昏厥如尸之候；兼小肠经证，由相火下窜，热结小肠，小肠为火腑，两火相煽，每有逆乘心包之候；兼大肠经证，由相火炽盛，热结在里，心上痞硬，复往来寒热而呕者，热结肠痹也。由是观之，刘草窗为伤寒传足不传手者，伪言也。

阳明标证，始虽恶寒，二日自止，身大热，汗自出，不恶寒，反恶热，目痛鼻干，不得眠，或多眠睡。

阳明本证，在上脘病尚浅，咽干口苦，气上冲喉，胸满而喘，心中懊侬。在中脘，病已重，大烦大渴，胃实满，手足汗，发潮热，不大便，小便不利；在下脘，由幽门直逼小肠，且与大肠相表里，病尤深重，日晡所热，谵语发狂，目睛不和，腹胀满，绕脐痛，喘冒不得卧，腹中转矢[2]气，大便胶闭，或自利纯青水，昏不识人，甚则循衣摸床，撮空理线。

【秀按】上脘象天，部居胸中，清气居多，犹可宣上解肌，使里邪从表而出；下脘象地，内接小肠，浊气居多，法可缓下，使里邪从下而出。而其能升清降浊者，全赖中脘为之运用。故中脘之气旺，则水谷之清气上升于肺，以灌输百脉；水谷之浊气下达于大小肠，从便溺而泄。法虽多端，总以健运胃气，照顾胃液，或清或下为主。俞氏细分上、中、下三脘现证，盖以胃虽一腑，却有浅深轻重之不同，临证者不可不详辨也。

阳明中见证：四肢烦疼，口腻而淡，脘腹痞满，便如红酱，溺短数热，甚或小便不利，便硬发黄，黄色鲜明。或斑点隐隐，发而不透，神识模糊，躁扰异常。

---

① 薰：通“熏”。《汉书·龚胜传》：“薰以香，自烧，此用其根也。”

② 矢：通“屎”。人或动物排出的粪便。《左传·文公十八年》：“杀而埋之马矢之中。”

【秀按】阳明之邪，失表失清，以致陷入太阴，故多中见湿证，当辨湿重而热轻者。失于汗解，或汗不得法，湿气内留，或其人素多脾湿，湿与热合，最为浊热黏腻。热重而湿轻者，往往内郁成斑，斑不得透，毒不得解，尤为危险。急宜提透，不使毒邪陷入少、厥二阴。如大便胶闭，潮热语者，阳明证重，太阴证轻，缓缓下之可也，《内经》所谓土郁夺之是矣。总之脾胃联膜，邪入阳明，热结燥实者固多，气结湿滞者尤多。况吾绍地居卑湿，湿热病最占多数，治法甚繁，临证者尤宜详辨。

阳明兼证：兼肺经证，头胀心烦，脘闷嗽痰，痰色黄白相兼，喉燥渴饮。若热壮胸闷，呕恶足冷者，将发痧疹；若胸胁滞痛，咳嗽气喘者，肺多伏痰。兼心经证，嗌干舌燥，口糜气秽，欲寐而不得寐，或似寐而非寐，甚则郑声作笑，面色娇红。兼肾经证，口燥咽干，心下急痛，腹胀便闭，或自利酸臭水。兼包络证，口燥消渴，气上冲心，膈上热痛，神昏谵语，甚或晕厥如尸，口吐黏涎。兼肝经证，脘中大痛，呕吐酸水，或吐黄绿苦水，四肢厥逆，泄利下重，或便脓血，甚则脐间动气，跃跃震手。

【秀按】阳明最多兼证。胃热冲肺，则咳逆痰多；冲心包络，则神昏发厥；冲心则神昏谵语，或但笑而不语；下烁肝肾，则风动发痉，阴竭阳越。其变证由于失清失下者多，故阳明每多死证。总之勘伤寒证，阳明最多下证，少阴最多补证。宜下失下，宜补失补，皆致殒人。虽然，用下尚易，用补最难，难在对证发药，刚刚恰好耳。

【廉勘】阳明热盛，最多蒸脑一症，病即神昏发痉。前哲不讲及此者，皆忘却《内经》胃为五脏六腑之海、其清气上注于目、其悍气上冲于头、循咽喉、上走空窍、循眼系入络脑，数句耳。

太阴标证：四肢倦怠，肌肉烦疼，或一身尽痛，四末微冷，甚则发黄，黄色晦暗。

太阴本证：腹满而吐，食不下，时腹自痛，自利不渴，即渴亦不喜饮，胸脘痞满，嗌干口腻。热结则暴下赤黄，小便不利。若腹痛烦闷，欲吐不吐，欲泻不泻，多夹痧秽。

【秀按】太阴以湿为主气，有阳经注入之邪，有本经自受之邪。注入之邪，多湿热证；自受之邪，多风湿寒湿秽湿等证。

太阴中见证：腹痛痞满，呕吐不纳，大便胶秘，小溲不利，或下赤黄，或二便俱闭，发黄鲜明。

【秀按】湿与热合，脾胃同病。其人中气虚，则太阴证多，湿遏热郁；中气实，则阳明证多，热重湿轻。故同一满闷也，脾湿满，满在脐下少腹；胃热闷，闷在心下胃口。同一腹痛也，满而时痛者属脾，满而大实痛者属胃。同一发黄也，黄色之瘀晦者属脾，黄色之鲜明者属胃。同一格吐也，朝食暮吐为脾寒格，食入即吐为胃热格。脾胃之证，相反如是，岂可混称湿热，而以治脾者治胃、以治胃者治脾哉？总之胃为阳腑，宜通宜降；脾为阴脏，宜健宜升。胃恶燥，宜清宜润；脾恶湿，宜温宜燥。大旨如是而已。

太阴兼证：兼心经证，神烦而悸，汗出津津，似寐非寐，或不得卧。兼肝经证，心中痛热，饥不欲食，食即呕酸吐苦，胸胁满疼，甚则霍乱吐泻。

【秀按】兼心经，多血虚证，以心生血、脾统血故也。脾无血统，则脾阴将涸，势必子盗母气，阴竭阳越，故心烦不寐，汗出津津，最为虚脱危候。兼肝经，多气郁血热证，如霍乱吐泻，虽属太阴湿土为病，而致所以上吐下泻者，实属厥阴风木乘脾而郁发也，故其眼目全在阳明，必以趺阳不负为顺。如胃家实者，既吐泻则湿郁已发，而风木自息；若胃家不实而阳虚，则风木必夹寒水以凌脾，吐利不止而四逆。胃家不实而阴虚，则风木必煽相火以窜络，拘挛不伸而痉厥。至于湿竭化燥，血热生风，风动窜络之痉病，尤为太阴兼证之坏病也。

少阴标证：肌虽热而不甚恶热，反畏寒战栗，面赤目红，咽痛舌燥，胸胁烦闷而痛，痛引腰背、肩胛、肘臂，泄利下重，甚或躁扰谵语，自汗指厥。

【秀按】此少阴实热现象，故为标证。盖少阴只有虚寒，以君火藏而不用故也。凡有热象，皆相火之所为，非本病也。犹之厥阴经一切虚寒之证，亦少阴之所为，非厥阴本病也。

少阴本证：肢厥四逆，腹痛吐泻，下利清谷，引衣蜷卧，喜向里睡，甚则面赤戴阳。

【秀按】此少阴虚寒现象，故为本证。盖少阴虽属君火，以藏为用，其体常虚，惟赖太阳卫之于外，而表寒不侵，阳明镇之于中，而里寒不起。若卫阳不固，而胃阳尚强，寒邪尚不能斩关直入。惟胃阳失守，寒水无制，故厥阴之风而厥逆，夹太阴之湿而下利，则真火立见消亡，故少阴最多死证。

【廉勘】陆氏九芝，有少阴咽痛吐利寒热辨，语最明白，特节述其说曰：少阴病脉阴阳俱紧，反汗出者，法当咽痛而复吐利，此以热客于少阴之标，叔和《平脉法》所传师说伏气之病是也。先论咽痛，少阴之脉循喉咙，在初得病二三日，为阳邪结于会厌，但用生甘草解毒，桔梗排脓，半夏、鸡子白发声利咽，足矣。若夫下利胸满，心烦而咽痛，为阴虚液不上蒸者，治宜育阴复液，则猪肤汤加蜜粉者是。下利厥逆面赤而咽痛，为阴盛格阳于上者，治宜驱阴复阳，则通脉四逆汤之加桔梗者是。是盖以阴虚阴盛，皆可以致咽痛，故有必从两法而解者。再论吐利，饮食入口即吐，心下明嗢嗢[1]欲吐复不能吐者，此胸中实，不可下而可吐也。膈有寒饮而吐，且干呕者，此有水气，不可吐而可温也。吐利交作，以手足不冷为吉；若吐且利而见厥逆，吐且利而见烦躁则凶。虽有吴茱萸一法，亦未必及救矣。终论少阴下利，与厥阴下利不同。厥阴之利，多热少寒；少阴之利，多寒少热。故惟厥冷而或咳或悸，腹痛下重，是阳为阴遏之利，用四逆散；咳而呕渴，心烦不眠，是水热互结之利，用猪苓汤；小便不利，腹痛便脓血，是寒热不调之利，用桃花汤；自利清水，心下痛，二三日咽干口燥，六七日不大便，均腹满，是阳盛铄阴之利，用承气汤。凡若此者，皆为传经之邪，固属于热。若夫下利清谷，厥逆脉微，呕而汗出，引衣自盖，欲向壁卧，不喜见明，而又面赤戴阳者，则皆合于真武、附子四逆、通脉、白通诸方，为少阴虚寒之证，正与厥阴热利相反矣。少阴下利死证五条，吐利躁烦，四肢厥逆，恶寒身卷，脉不至，不烦而躁，下利止而眩冒，六七日而息高者，虽尚有吴茱萸一法，终为不治之证。苟非利止手足温，身反发热，未易求其生也。

少阴中见证：里寒外热，手足厥冷，身反不恶寒，下利清谷，腹痛干呕，面色娇红，咽痛口燥，渴而饮，饮而吐，吐而复渴，甚则烦躁欲死，扬手踯足，或欲坐卧水中。

---

①嗢（wà袜）嗢：反胃欲呕的声音。

【秀按】此阴盛格阳之证，内真寒，外假热，或下真寒，上假热。当以在下、在内之寒为主，用热药冷服之法，或可十救一二。

少阴兼证：兼肺经证，微见恶寒，发热不已，咳嗽不渴，咯痰稀白，身静蜷卧，似寐非寐。兼心包证，初起发热，即神呆不语，欲寐而不得寐，心烦躁扰，口干舌燥，欲吐黏涎而不吐，身虽热，仍欲暖盖，或目睛上视。兼脾经证，初虽头痛恶寒，继即发热不止，口燥而渴，一食瓜果，即腹痛自利，脘满而吐。兼肝经证，初起口干舌燥，心烦恶热，即吐泻如霍乱，陡然神识昏，虽醒似睡，手足瘛疭。

【秀按】传经热邪，一到少阴，经中之阴液先伤，往往邪未除而阴已竭，故死者多，生者少。况加以各经兼证，其人尚有生理乎？惟辨证之际，却有二种要诀：一辨其人真阳素虚者，阴寒为本，邪多夹水而动。其证为呕为咳，为魄汗淋漓，为腹痛下利，此少阴阴胜而胃阳亏负也。法当补火培土以御其水，固不待言，即在太阳中见证，发表药中，早宜加干姜、附子等品，以助阳御阴，庶免逼汗亡阳之患。一辨其人真阴素虚者，阳亢为本，邪多夹火而动。其证口燥咽干，心烦不寐，腹满便闭，肌肤熯[①]燥，此胃阳过胜而少阴阴涸也。法当急夺其土以救肾水，如或不宜伐阳，亦当养阴退阳，即治太阳发表药中，亦早宜加阿胶、生地等药，以回护真阴，方可得汗而解。否则阴精被劫，汗无所酿，用纯表药全然无汗者以此。

厥阴标证：手足厥冷，一身筋挛，寒热类疟，头痛吐涎，面青目赤，耳聋颊肿，胸满呕逆，甚或男子睾丸疝疼，女人少腹肿痛。

【秀按】凡阴阳气不相顺接，便为厥。厥者，手足逆冷是也。有寒厥，有热厥。厥阴热厥多而寒厥少，少阴寒厥多而热厥少。盖厥阴与少阳相表里，厥阴厥热之胜复，犹少阳寒热之往来。少阳之寒因乎热，厥阴之厥亦因乎热。热为阳邪向外，厥为阳邪陷内。厥与热总属阳邪出入阴分，热多厥少，而热胜于厥者，其伤阴也犹缓；厥多热少，而厥胜于热者，其伤阴也更急。故厥深者热亦深，厥微者热亦微。总之厥阴以厥热为眼目，凡有厥而复有热者，其厥也定为热厥。更于脉滑而喉痹、便脓血，脉沉短而囊

---

① 熯（hàn 汉）：干燥，热。

缩，脉沉疾而爪甲青，不大便而腹满硬痛，诸见厥证，所用四逆散及白虎、承气辈互推之，自可决定热厥矣。惟有厥无热，甚则一厥不复热，及大汗大下利，厥逆而恶寒者，呕而小便利，身无热而见厥者，其厥也方是寒厥，方可用当归四逆汤以温经。而脏厥吐沫之用吴茱萸汤，蛔厥吐蛔之用乌梅丸，胥准此耳。

厥阴本证：口渴消水，气上冲心，心中痛热，饥不欲食，食则吐蛔，泄利下重。误下则利不止，或便脓血，甚则晕厥如尸，手足瘛疭，体厥脉厥，舌卷囊缩，妇人乳缩，冲任脉动跃震手。

【秀按】厥阴一经，最多寒热错杂，阴阳疑似之候，必先分际清析，庶有头绪。如热而发厥，热深厥深，上攻而为喉痹，下攻而便脓血，此纯阳无阴之证也；脉微细欲绝，手足厥冷，灸之不温，凛凛恶寒，大汗大利，躁不得卧，与夫冷结关元，此纯阴无阳之证也。渴欲饮水，饥欲得食，脉滑而数，手足自温，此阳进欲愈之证也；默默不欲食，呕吐涎沫，腹胀身疼，此阴进未愈之证也。厥三日热亦三日，厥五日热亦五日，手足厥冷，而邪热在膈，水热在胃，此阴少阳多之证也；下利清谷，里寒外热，呕而脉弱，本自寒下，复误吐下，面反戴阳，此阴多阳少之证也。大抵阳脉阳证，当取少阳阳明经治法；阴脉阴证，当用少阴经治法。厥阴病见阳为易愈，见阴为难痊，其表里错杂不分，又必先治其里，后解其表。若见咽喉不利，咳唾脓血，切忌温药，仍宜分解其热，清滋其枯。尝见有周身冰冷，而一衣不着、半被不盖者，有令两人各用扇扇之者，有欲畅饮冰水者，此非伏火在内，热极恶热而何？盖肝为藏血之脏，中多络脉，邪热入络，其血必郁而化火，其气亦钝而不灵，故厥阴病以血热、络郁为眼目。观热厥之四逆散，寒厥之当归四逆汤，并以辛润通络为君，可知刚燥之非宜矣。又可知厥阴门之姜、附，实为兼少阴病虚寒而设。凡少阴病之宜清滋者，皆属厥阴；而厥阴病之宜温热者，则皆少阴也。以厥阴风化，内藏少阳相火，而少阴虽属君火，实主太阳寒水也。

厥阴中见证：头晕目眩，口苦耳聋，乍寒乍热，寒则四肢厥冷，热则干呕渴饮，呕黄绿水，或吐黑臭浊阴，或兼吐蛔，甚则蛔厥，两胁窜痛，或痉或厥。

【秀按】六经惟厥阴最难调治。盖厥阴内寄相火，本属有热无寒，纵使直受寒邪，证现四逆脉细，仲景只用当归四逆，而不用姜、附可悟也。而乌梅丸中乃桂、附、辛、姜并进者何也？因厥阴火郁，必犯阳明，阳明气实，则肝火自由少阳而散。苟胃阳不支，则木邪乘土，必撤阳明之阖，而为太阴之开，以致吐利交作，亡阳可畏，故必重用温脾。俾以就阳明之实，而不陷太阴之虚，此转绝阴为生阳，即藉生阳以破绝阴之法也。否则酸苦等味虽有清泄厥阴之长，能无害胃伤阳之弊乎。总之厥阴证，全以胃阳为用神，胃阳胜，则转出少阳而病退；胃阳负，则转入太阴而病进。亦以胃阴为后盾，胃阴胜，则能制相火而邪热外达；胃阴衰，则反竭肾水而虚阳上越。观仲景一用理中以治霍乱，一用复脉以治阴竭，其主义尤易见也。昔赵养葵、高鼓峰辈，用逍遥散加生地、疏肝益肾汤等，以治伤寒化火烁阴，暗合仲景厥阴病[1]正法。厥后叶天士乃溯源于复脉及黄连阿胶等方，前哲成法，其揆一也。

厥阴兼证：兼肺经证，气咳痰黏，胸痛窜胁，甚则咯血，或痰带血丝、血珠。兼心经证，舌卷焦短，鸦口嘬嘴，昏不知人，醒作睡声，撮空上视，面青目紫。兼脾经证，脘满而吐，腹痛自利，四肢厥逆，渴不喜饮，面色痿黄，神气倦怠。兼胃经证，胸脘满闷，格食不下，两胁抽痛，胃疼呕酸，饥不欲食，胃中嘈杂。兼肾经证，面色憔悴，两颧嫩红，喘息短促，气不接续，手足厥冷，腰膝酸软，男子足冷精泄，女子带下如注。

【秀按】六经感证，兼带厥阴者，尚可救疗。若由三阳经传至厥阴，入里极深，风木与相火，两相煽灼，伤阴最速。阴液消耗，邪热内陷包络，则神昏谵语，甚则不语如尸；内陷肝络，则四肢厥逆，甚则手足发痉，热极生风，九窍随闭。所形皆败证矣，故厥阴最多死证。惟兼肺兼胃两经，治之得法，尚可转危为安；若兼心脾肾三经，则死者多，生者少矣。

【廉勘】一切感证，邪传厥阴，当辨手足两经。手厥阴为包络，主血亦主脉，横通四布。如渴欲饮水，气上冲心，心中疼热，此由包络夹心火之热，发动于上；甚则发厥，不语如尸，此由包络黏涎瘀血，阻塞心与脑神气出入之清窍。当以涤涎祛瘀、通络开窍为君，参以散火透热，庶可救

---

①病：学报本作“门”。

疗。足厥阴为肝，主藏血亦主回血，气化属风，内含胆火。或寒热互相进退，为厥热往来；或外寒内热，为厥深者热亦深；或下寒上热，为饥不欲食，食则吐蛔；或阴搏阳回，为左旋右转之抽风；或阳回阴复，为厥热停匀而自愈。至于风之生虫，必先积湿，故虫从风化，亦从湿化。其证多寒热错杂，当以苦降、辛通、酸泄为君，或佐息风，或佐存阴可也。

第六节　六经脉象

太阳脉浮，浮为在表。浮紧浮迟，皆主表寒；浮数浮洪，皆主表热。浮而细涩，浮而软散，凡证皆虚；浮而紧数，浮而洪滑，凡证皆实。

【秀按】此以浮脉辨寒热虚实也。浮脉轻手一诊，形象彰彰，最多兼脉。如浮紧而涩，为寒邪在表；浮弦而缓，为风邪在表；浮紧而数，为邪欲传里；浮而长，为传并阳明；浮而弦，为传并少阳。要以脉中有力为有神，可用汗解。若浮而迟弱，浮而虚细，浮而微涩，皆属浮而无力为阳虚，便当温补，不可发汗。浮而尺中弱、涩、迟、细，皆内虚夹阴，急宜温补，尤忌妄汗，恐酿误汗亡阳之危候。

浮紧风寒，浮数风热，浮濡风湿，浮涩风燥，浮虚伤暑，浮洪火盛。

【秀按】同一浮脉而兼脉不同，则其病各异。盖风证多浮，寒证多紧，热证多数，湿证多濡，燥证多涩，暑证多虚，火证多洪，此外感脉候之常象也。惟感证脉无单至，最多兼脉，临证者尤宜细辨。

【廉勘】六气[①]感证，浮为风，紧为寒，虚为暑，濡为湿，涩为燥，洪为火，前哲皆[②]以此为根据。然余历所经验，亦难尽拘。假如风无定体者也，兼寒燥者紧数而浮，兼暑湿者濡缓而浮。暑湿夹秽之气，多从口鼻吸受，病发于内，脉多似数似缓，或不浮不沉而数，甚或濡缓模糊，至数不清。即燥证亦无定体，上燥主气，脉右浮涩沉数；下燥主血，脉左细弦而涩。火则无中立者也，六[③]气多从火化，火化在经在气分，脉必洪盛；化火入胃腑，与渣滓相搏，脉必沉实而小，或沉数而小，甚则沉微而伏。

---

① 气：原作“经”，据学报本改。

② 皆：学报本作“多”。

③ 六：学报本作“五”。

实而小，微而伏，皆遏象也。迨里邪既下，脉转浮缓而不沉遏，日内必得汗解。若汗后脉仍沉数者，邪未尽也；汗后脉转浮躁者，邪胜正也；汗后必身凉脉静，乃为邪尽。夫静者，沉细之谓。然脉虽沉细，而至数分明，与暑湿之涩滞模糊者不同，数日内进食虚回，则脉转圆浮矣。至若温病疫证，则又不同，温病有风温、冷温、湿温、温热、温燥、温毒之各异。风温之脉，脉必右大于左，左亦盛躁，尺肤热甚；冷温之脉，右虽洪盛，左反弦紧；湿温之脉，右濡而弱，左小而急；温热之脉，尺寸俱浮，浮之而滑，沉之数[①]涩；温燥之脉，右多浮涩沉数，左多浮弦搏指；温毒之脉，脉多浮沉俱盛，愈按愈甚。夫温病有兼风、兼冷、兼湿、兼暑、兼燥、兼毒之种种诱因，故《难经·五十难》云：温病之脉，行在诸经。不知何经之动，各随其经所在而取之。疫症虽多，总由吸受种种霉菌之毒，酿成传染诸病，其为病也，不外阳毒、阴毒。阳毒则血必实热，脉多右手洪搏，左则弦数盛躁；阴毒则气多虚寒，脉多微软无力，甚则沉微似伏，或浮大而散。病初虽由外而受，成证必由内而发，此六淫感证及一切疫证，脉象之异如此。故俞东扶谓治病之难，难在识证；识证之难，难在识脉。良有以也。窃为吾国诊断学，以切脉居其末，非谓脉不可凭，谓仅恃乎脉而脉无凭，徒泥乎脉而脉更无凭。必也观形察色，验舌辨苔，查病源，度病所，审病状，究病变，然后参之以脉，虽脉象无定，而治法在人，自不为脉所惑矣。

少阳脉弦，弦主半表半里。弦而浮大，偏于半表；弦而紧小，偏于半里。弦迟风寒，弦数风热，弦滑夹痰，弦急多痛，浮弦寒饮，沉弦悬[②]饮。浮弦而长，腠理邪郁；浮弦而数，相火已盛。弦少而实，邪实胃强；弦多而虚，正虚胃弱。右弦勒指，土败木贼；左弦细搏，水亏木旺。

【秀按】弦脉端直以长，如张弓弦，为肝胆主气之脉。肝主风木，脉多弦劲[③]；胆主相火，脉多弦数。三焦腠理，虽主行水通气，然亦主相火，脉多弦浮。故伤寒以尺寸俱弦者，为手足少阳受病。如伤寒脉弦细，头痛发热者属少阳，此阳弦头痛也，痛必见于太阳。阳脉涩，阴脉弦，证当

---

① 数：原作“散”，据学报本改。下同。

② 悬：原作“热”，据学报本改。

③ 劲：原作“动”，据学报本改。

腹中急痛，此阴弦腹痛也，痛必见于少腹。故凡病脉弦，皆阳中伏阴之象。盖初病虽在少阳，久则必归厥阴也，且多气结血郁之候，在感证表邪全盛之时。凡浮脉中按之敛直，紧脉中按之埂[①]指，滑脉中按之勒指，便当弦脉例治。和解法中，须参解结开郁之药，则弦脉渐见柔缓，而应手中和矣。若里邪传腑入脏，属邪盛而见弦滑者，十常二三，腑病居多；属正虚而见弦细者，十常六七，脏病居多。凡沉脉中按之强直，涩脉中按之细急，皆当弦脉类看，非肝阳上亢，即肝阴郁结。所以伤寒坏病，弦脉居多；杂证内伤，弦常过半。岂仅少阳一经，多见弦脉哉？

阳明脉大，大主诸实，亦主病进，统主阳盛。大偏于左，邪盛于经；大偏于右，热盛于腑。大坚而长，胃多实热；大坚而涩，胃必胀满。浮取小涩，重按实大，肠中燥结；浮取盛大，重按则空，阴竭阳越。诸脉皆大，一部独小，实中夹虚；诸脉皆小，一部独大，虚中夹实。前大后小，阳邪内陷，其证多变；乍大乍小，元神无主，其病必凶。

【秀按】大脉者，应指形阔，倍于寻常，有阴阳虚实之不同。大而洪搏，主热盛邪实；大而虚软，主阴虚阳亢。在伤寒脉大为阳盛，在杂证脉大为虚劳。同一大脉，当知阳盛者最易烁阴，胃为津液之腑，必直清阳明，而津液乃存；阴虚者不能维阳，肾为真阴之主，务交其心肾，而精血自足。尤必知阳伤及阴者，清必兼滋，张景岳所以创立玉女煎也；阴损及阳者，补必兼温，冯楚瞻所以创立全真一[②]气汤也。一清阳明实证，一补少阴虚证，皆为大脉之生死关头，临证者毋以大脉作纯实无虚证勘。

太阴脉濡，濡主湿滞气虚。浮濡风湿，沉濡寒湿。濡而兼数，湿郁化热；濡而兼涩，湿竭化燥。濡而兼微，脾阳垂绝；濡而兼细，脾阴将涸。

【秀按】濡作软读。其脉虚软少力，应指柔细，轻按浮软，重按小弱，为脾经湿滞，胃气未充之象。但气虽不充，血犹未败，不过含一种软滞之象。轻手乍来，按之却窒滞不来；重手乍去，举之却窒滞不去耳。以脉参证，湿重而气滞者，当以芳淡化湿为君，佐调气以导滞；湿着而气虚者，当以温补中气为君，佐香燥以化湿。亦不得一见濡脉，恣用峻补、峻温也。惟濡而微，急宜峻温；濡而细，急宜峻补。

---

① 埂（gěng 梗）：泛指条形隆起物。

② 一：原作“益”，根据《冯氏锦囊密录》改。

少阴脉细，甚则兼微。细主阴虚，微主阳虚。寸细而浮，心阴虚竭；尺细而沉，肾阴涸极。细而兼数，阴虚火亢；细而兼弦，水亏木旺。细而兼涩，阴枯阳结；细而兼微，阴竭阳脱。沉细欲绝，亡阴在即；沉微欲绝，亡阳顷刻。

【秀按】张长沙以脉微细为少阴主脉，微主阳气衰弱而言，细主阴血虚极而言。微者薄也，微薄如纸，指下隐然，属阳气虚；细者小也，细小如发，指下显然，属阴血虚。盖卫行脉外，阳气虚，则约乎外者怯，脉故薄而微。故少阴脉微欲绝，仲景用通脉四逆汤主治。营行脉中，阴血虚，则实其中者少，脉故小而细。故厥阴脉细欲绝，仲景用当归四逆汤主治，一主回阳，一主救阴。两脉阴阳各异，最宜细辨。若形盛脉细，少气不足以息，及病热脉细，神昏不能自持，皆脉不应病之危候。

厥阴脉涩，涩主阴虚化燥。初病右涩，湿滞血结；久病左涩，血虚精极。右寸浮涩，上燥主气；左关尺涩，下燥主血。两寸弦涩，心痛亡血；两关弦涩，络中瘀结；两尺涩弱，阴阳并竭。举之浮涩，按之数盛，阴虚伏热；举之浮大，按之反涩，阳盛夹积。

【秀按】涩脉往来涩滞，轻刀刮竹，如雨沾沙，俱极形似。良由血虚液燥，不能濡润经脉，脉道阻滞，所以涩滞不利也。凡物少雨露滋培，势必干涩；人少血液灌溉，亦必干涩。故以涩脉属阴虚化燥之病。此惟三阳经邪热，传入厥阴经为然。若初病见涩数模糊，多属痰食胶固。或浮涩数盛，亦有雾伤皮腠，湿流关节之候。兼有伤寒阳明腑实不大便而脉涩，温病大热而脉涩，吐下微喘而脉涩，水肿腹大而脉涩，消瘅大渴而脉涩，痰证喘满而脉涩，妇人怀孕而脉涩，皆脉证相反之候。故前哲有舍脉从证、舍证从脉之名论。

第七节 六经舌苔

太阳表证初起，舌多无苔而润，即有亦微白而薄，甚或苔色淡白。惟素多痰湿者，苔多白滑，舌色淡红；素禀血热者，苔虽微白，舌色反红。若传入本腑，膀胱蓄溺，苔多纯白而厚，却不干糙；膀胱蓄热，苔多白兼微黄，薄而润滑。

【秀按】太阳气化主水，而性本寒。寒为阴邪，白为凉象，故苔色多白。白润白薄，是其本象。若白滑者，风寒兼湿也；白滑而腻者，风寒兼湿夹痰也。或薄或厚者，视其痰湿之多少也。惟苔色淡白，白而嫩滑，素体虚寒也。

【廉勘】苔色白而薄者，寒邪在表。固已，然必白浮滑薄。其苔刮去即还者，太阳经表受寒邪也。若全舌白苔，浮涨浮腻，渐积而干，微厚而刮不脱者，寒邪欲化火也。如初起白薄而燥刺者，温病因感寒而发，肺津已伤也。内薄而黏腻者，湿邪在于气分也。故同一苔色薄白，一主寒邪在表，一主气郁不舒，一主肺津受伤。

少阳主半表半里。偏于半表者，舌多苔色白滑，或舌尖苔白，或单边白，或两边白；偏于半里者，舌多红而苔白，间现杂色，或尖白中红，或边白中红，或尖红中白，或尖白根黑，或尖白根灰。若白苔多而滑，黄灰苔少者，半表证多；红舌多而白苔少，或杂黄色灰色者，半里证多。如边白滑润，虽中心黄黑，仍属半表半里。惟白苔粗如积粉，两边色红或紫者，温疫伏于膜原也。苔白如碱者，膜原伏有浊秽也。

【秀按】手少阳经，外主腠理，内主三焦膜原。故《伤寒论》曰：胸中有寒，丹田有热，舌上苔白者，不可攻之。盖胸中即上焦，丹田即下焦。若有苔白而滑腻及滑厚者，寒饮积聚膈上，伏热积于下焦。但宜苦辛和解，不可纯攻其里也。故尖白根黄，或根黑，或中黄，或半边苔灰，半边苔白，皆半表半里证，但看白色之多少。白色多者，表邪尚多，宜和解兼表，张氏柴胡桂姜汤、俞氏柴胡枳桔汤，皆使上焦得通，津液得下，胃气因和，则津津自汗而解。若黄黑灰多，或生芒刺，或黑点干裂，苔色虽白，纵表邪未尽，而里热已结，急宜和解兼下，张氏大柴胡汤、俞氏柴胡陷胸汤，正为此设，使其邪从下泄也。若足少阳经，纯乎胆火用事，舌多鲜红，即白中带红，亦多起刺，急宜和解兼清，俞氏柴胡白虎汤、俞氏蒿芩清胆汤，皆清相火而泄胆热也。

【廉勘】凡寒邪已离太阳之表，未入阳明之里，正手少阳经也，故谓之半表半里。虽司通气行水，而内含相火。若气滞则水停，水停则火郁，水与火互结，则为湿热，上则归并胸膈膜，下则归并腹统膜。故凡白苔浮滑而带腻、带涨，刮之有净、有不净者，乃寒邪已传手少阳经，正半表半里之部分也。故俞氏柴胡枳桔汤，适合此证。若舌苔粗如积粉，扪之糙涩，刮之不尽，湿热已结于胸膈腹膜之原，故谓之膜原。原指膜中空隙处言，外通肌肉，内近胃腑，为内外交界之地，实一身之半表半里也。故在外之邪，必由膜原入内；在内之邪，必由膜原达外。吴又可创制达原饮，具有卓识。惟知母直清阳明之热，白芍疏泄厥阴之火，与少阳经殊未惬合。俞氏去知母、白芍二味，加枳、桔、柴、青四味，较原方尤为精当。盖枳、桔轻苦微辛，轻宣上焦，厚朴、草果温通中焦，青皮、槟榔直达下焦，柴胡达膜以疏解半表，黄芩泻火以清泄半里，使一味甘草以和诸药也。为治湿温时疫初起之良方，即寻常湿热类疟，用之亦有殊功。惟伏邪内舍于营，由少阴而转出少阳者，如春温证，少火皆成壮火，舌如淡红嫩红，或白中带红，尚为温病之轻证，一起即纯红鲜红，甚则起刺，此胆火炽而营分化热，则为温病之重证矣。

阳明居里。舌苔正黄，多主里实；黄白相兼，邪犹在经。微黄而薄，邪浅中虚；黄而糙涩，邪已入腑。浅黄薄腻，胃热尚微；深黄厚腻，胃热大盛。老黄焦黄，或夹灰黑，或起芒刺，胃热已极。黄滑痰火，黄腻湿热。黄而垢腻，湿热食滞；黄起黑点，温毒夹秽。黄厚不燥，舌色青紫，多夹冷酒，或夹冷食；黄而晦黯，多夹痰饮，或夹寒瘀。

【秀按】苔黄而滑者，为热未结，不可便攻；黄而燥者，为热已盛，峻下无疑。黄而生芒刺黑点者，为热已极；黄而生瓣裂纹者，为胃液干，下证尤急。亦有根黄厚腻，舌尖白而中不甚干，亦不滑，而短缩不能伸出者，此胶滞[1]宿食郁伏胃中也。又有苔却黄厚，甚则纹裂，而舌色青紫，舌质不干者，此阴寒夹食也。诸黄苔虽属胃热，但须分缓急轻重下之，且有佐温、佐热、佐消、佐补之不同，临证者尤宜细辨。

【廉勘】白苔主表，亦主半表半里。黄苔虽专主里，然有带白之分。临证时，但看舌苔带一分白，病亦带一分表。故黄白相兼，或灰白微黄，慎不可轻投三黄，一味苦泄。其中每有表邪未解，里热先结者，或气分郁热，或湿遏热伏，虽胸脘痞闷，宜从开泄，宣畅气机以达表。即黄薄而滑，亦为无形湿热，中有虚象，尤宜芳淡轻化，泄热透表。必纯黄无白，

① 胶滞：为胶固黏滞的意思。

邪方离表而入里。如老黄，或深黄，或焦黄，邪方离经而入腑。然黄色不一，亦当详辨。试述刘吉人察舌新法以明辨之。

（一）正黄色苔。乃胃热正色，为伤寒已传阳明之里，为温病始传之候。其为湿温、温热，当以脉之滑涩有力、无力，分别用药。

（二）嫩黄色苔。由白而变为黄，为嫩黄色，为胃浊初升之候，亦为胃阳初醒之候。

（三）老黄色苔。为胃阳亢[①]盛之候。若厚腐堆起，此饮食浊气上达之候，为湿温化热之始，为温热灼液之候。

（四）牙黄色苔。胃中浊腐之气始升。牙黄无孔，谓之腻苔，中焦有痰也。

（五）水黄色苔。如鸡子黄白相间染成之状，乃黄而润滑，为痰饮停积，湿温正候，或为温热病而有水饮者，或热入胃，误服燥药，变生此苔者，宜以脉证分别断之。

（六）黄腐苔。苔色如豆渣炒黄堆铺者，下证也。如中有直裂，气虚也，亦不可下，当补气，以气不足运化也。

（七）黄如蜡敷苔，湿温痰滞之候，故苔无孔而腻。

（八）黄如虎斑纹苔，乃气血两燔之候。

（九）黄如粟米色苔，颗粒分明，乃胃阳亢盛之候。

（十）黄如炒枳壳色苔，为胃阳盛极，阳亢阴虚之候，胃汁干槁，故苔色如枳壳炒过状，枯而不润。

（十一）黄如沉香色苔。为胃热极盛，胃液将枯之候。

（十二）黄色兼灰色苔。此风温兼湿，阳气抑郁，故苔无正色，先当疏气开郁。

（十三）黄黑相间如锅焦粑苔，摸之刺手，看之不泽，为胃中津液焦灼，口燥舌干之候。然有阳气为阴邪所阻，不能上蒸而化津液者，当以脉诊断之。脉滑有力鼓指者，火灼津也；脉涩无力鼓指者，痰饮瘀血阻抑阳气，不能化生津液也。

太阴主湿。舌多灰苔，甚则灰黑。灰而滑腻，湿重兼寒；灰而淡白，

---

① 亢：原作“明”，据学报本改。

脾阳大虚。灰而糙腻，湿滞热结；灰而干燥，脾阴将涸。灰生腻苔而舌质粗涩干焦，刮之不能净者，湿竭化燥之热证也；灰黑腻苔而舌质嫩滑湿润，洗之不改色者，湿重夹阴之寒证也。凡舌苔或灰或黑，或灰黑相兼，病多危笃，切勿藐视。

【秀按】灰如草灰，黑如墨黑，虽同为湿浊阴邪，然舌已结苔，毕竟实热多而虚寒少。除舌灰而润，并无厚苔，亦不变别色，舌色淡黑、黑中带白、舌质滑润者为阴寒证外，余如黄苔而转灰黑者，不论尖灰、尖黑、中灰、中黑、根灰、根黑，纯灰色、纯黑色，凡舌质干涩及生刺点裂纹，起瓣起晕，均为伤寒传经之热证，亦为温热伤脏之火证。不拘在根、在中、在尖，均宜急下以存津液，佐消、佐补，临证酌用可也。惟夏月中暑，苔多灰黑，或灰滑厚腻，或黑滑腻厚，均为湿痰郁热，亦不可与传经证同论。如屡下而灰黑不退，屡清而灰黑愈增，其舌或润或不润，而舌形圆大胖嫩；更有苔不甚燥，而舌心虽黑或灰，无甚苔垢，均为伤阴之虚证，急宜壮水滋阴。固不得用硝、黄，亦不可用姜、附。

少阴主热，中藏君火；多属血虚，舌色多红。淡红浅红，血亏本色；深红紫红，血热已极；鲜红灼红，阴虚火剧；嫩红干红，阴虚水涸。舌红转绛，血液虚极。绛润虚热，绛干燥热。绛而起刺，血热火烈；绛而燥裂，阴伤液竭。

【秀按】心开窍于舌，故舌红为心之正色，舌绛为心之真脏色。真脏脉现者病多危，真脏色现者病尤危。故不论脉证如何，见绛舌多不吉。凡心经血热则舌正红，色如红花；热毒重则舌深红，色如红缎；热毒尤重则舌娇红，色如桃花；热毒重而血瘀则舌紫红，色如胭脂。此皆为红色舌。尖红者心火上炎也，根红者血热下烁也。通红无苔，及似有苔黏腻者，血热又夹秽浊也；红星、红斑、红裂、红碎者，热毒盛极也。红中兼有白苔者，客寒包火也；红中兼有黑苔者，邪热传肾也；红中夹两条灰色者，湿热兼夹冷食也；红中起白点者，心热灼肺也；红中兼黄黑有芒刺者，心热转入胃腑也。若淡红者，血虚也；淡红无苔，反微红兼黄白苔者，气不化液也；甚则淡红带青者，血分虚寒也。惟红色柔嫩，如朱红柿，望之似润，扪之无津者，此为绛色舌，多由汗下太过。血液告竭，病多不治，张长沙炙甘草汤，用之亦多不及救。

厥阴气化主风，风从火化，舌多焦紫。亦有寒化，舌多青滑。舌见青紫，其病必凶。深紫而赤，肝热络瘀，或阳热酒毒；淡紫带青，寒中肝肾，或酒后伤冷。

【秀按】舌色见紫，总属肝脏络瘀。因热而瘀者，舌必深紫而赤，或干或焦；因寒而瘀者，舌多淡紫带青，或滑或黯。他如痰瘀郁久，久饮冷酒，往往现紫色舌。惟紫而干晦，如煮熟猪肝色者，肝肾已坏，真脏色现也，必死。

【廉勘】肝多络脉而藏血，血色青紫。凡皮肤上现青筋者，皆络脉也。故舌现青紫，确为厥阴肝病之正色。惟手厥阴包络，其舌仍现红色。

第八节　六经治法

太阳宜汗，少阳宜和，阳明宜下，太阴宜温，少阴宜补，厥阴宜清。

【秀按】此千古不易之法。但病有合并，方有离合，故治有先后缓急彼此之殊。须如星家之推命，纵同此八字，而取用神有大不同者，取用或差，全不验矣。医家亦然，病不外此六经，治不外此六法，而错综变化之间，倘取用不真，纵方能对证，往往先后倒施，缓急失机而贻祸，况方不对证乎？故能读古书，犹非难事，善取用神，实医者之第一难也。

太阳、太阴、少阴，大旨宜温；少阳、阳明、厥阴，大旨宜清。

【秀按】壬癸归，己土湿化；甲乙归，戊土燥化。此治伤寒、温清两法之大局也。

吾四十余年阅历以来，凡病之属阳明、少阳、厥阴，而宜凉泻清滋者，十有七八；如太阳、太阴、少阴之宜温散温补者，十仅三四。表里双解，三焦并治，温凉合用，通补兼施者，最居多数。

【秀按】时代不同，南北异辙，其大端也。且也受病有浅深，气体有强弱，天质有阴阳，性情有刚柔，筋骨有坚脆，肢体有劳逸，年力有老少，风俗有习惯，奉养有膏粱[①]、藜藿[②]之殊，心境有忧劳、和乐之别，医必详辨其时、其地、其人之种种不同，而后对证发药。一病一方，方方合

①膏粱：美味的饭菜。借指富贵人家。

②藜藿：粗劣的饭菜。借指贫困人家。

法，法法遵古，医能是，是亦足以对病患而无愧矣！

阳道实，故风寒实邪，从太阳汗之；燥热实邪，从阳明下之；邪之微者，从少阳和之。阴道虚，故寒湿虚邪，从太阴温之；风热虚邪，从厥阴清之；虚之甚者，从少阴补之。阳道虽实，而少阳为邪之微，故和而兼补；阴道本虚，而少阴尤虚之极，故补之须峻。

【秀按】此六经证治，须用六法之原理也，故俗称伤寒无补法者谬。惟用补法、下法，较汗、和、温、清四法为尤难，难在刚刚恰好耳。

伤寒证治，全藉阳明。邪在太阳，须藉胃汁以汗之；邪结阳明，须藉胃汁以下之；邪郁少阳，须藉胃汁以和之。太阴以温为主，救胃阳也；厥阴以清为主，救胃阴也。由太阴湿胜而伤及肾阳者，救胃阳以护肾阳；由厥阴风胜而伤及肾阴者，救胃阴以滋肾阴。皆不离阳明治也。

【秀按】伤寒虽分六经。而三阳为要，三阳则又以阳明为尤要，以胃主生阳故也。若三阴不过阳明甲里事耳，未有胃阴[①]不虚而见太阴证者，亦未有胃阴不虚而见厥阴证者。至于少阴，尤为阳明之底板。惟阳明告竭，方致少阴底板外露；若阳明充盛，必无病及少阴之理。盖少阴有温、清二法，其宜温者，则由胃阳偏虚，太阴湿土偏胜而致；其宜清者，则由胃阴偏虚，厥阴风木偏胜而致。阳明偏虚，则见太阴厥阴；阳明中竭，则露少阴底板。故阳明固三阴之外护，亦三阳之同赖也。如太阳宜发汗，少阳宜养汗，汗非阳明之津液乎。

风寒风湿，治在太阳；风温风火，治在少阳；暑热燥火，治在阳明；寒湿湿温，治在太阴；中寒治在少阴；风热治在厥阴。

【秀按】六淫之邪，惟寒湿伤阳；风暑燥火，则无不伤阴。故治四时杂感，以存津液为要。

【廉勘】凡六淫邪气郁勃，既不得从表透达，则必向里而走空隙。而十二脏腑之中，惟胃为水谷之海，上下有口，最虚而善受。故六经之邪，皆能入之。邪入则胃实，胃实则津液干，津液干则死。故有不传少阳及三阴之伤寒，必无不犯阳明之伤寒。所以治法在二三日内，无论汗出不彻，或发汗不得，或未经发汗，但见口干烦闷，舌苔白燥，或按之涩，纵有太

---

①阴：原作“阳”，据学报本改。

阳表证，亦是邪从火化。此时急撤风药，惟宜轻清和解，以存津液，阴液既充，则汗自涌出肌表而解，此发表时存津液之法也。若热既入里，邪从火化，火必就燥。张长沙承气诸方，皆急下之以存津液，不使胃中津液，为实火燔灼枯槁而死，此攻里时存津液之法也。但今人肠胃脆薄者多，血气充实者少，故后贤又制白虎承气、养荣承气、增液承气，参入润燥濡液之剂，频频而进，令胃中津液充足，实邪自解。阴气外溢则得汗，阴液下润则便通，奏效虽迟，立法尤稳。

凡伤寒病，均以开郁为先。如表郁而汗，里郁而下，寒湿而温，火燥而清，皆所以通其气之郁也。病变不同，一气之通塞耳。塞则病，通则安，无所谓补益也。补益乃服食法，非治病法。然间有因虚不能托邪者，亦须略佐补托。

【秀按】病无补法，开其郁，通其塞而已。固也，但其中非无因病致虚，及病不因虚而人虚之证，自宜通补并进。然通者自通其病，补者自补其虚，虽两相兼，仍两不相背也。其要诀，治寒病须察其有无热邪，治热病须察其有无寒邪，治虚病须察其有无实邪，治实病须察其有无虚邪。留心久久，自能识病于病外，而不为病所欺弄矣。

【廉勘】邪实于表为表实，邪实于里为里实。既有实邪，断不宜补于邪实之时。表实者宜发表，里实者攻其里而已。若遇有内伤宿[①]病之人，适患外感时病，不得用峻汗峻攻之法，必参其人之形气盛衰、客邪微甚，本病之新久虚实，向来之宜寒宜热、宜燥宜润、宜降宜升、宜补宜泻。其间或夹痰，或夹瘀，或夹水，或夹火，或夹气，或夹食，务在审证详明，投剂果决，自然随手克应。故治外感或夹内伤，首必辨其虚中实、实中虚。

第九节　六经用药法

俞根初曰：太阳宜汗，轻则杏、苏、橘红，重则麻、桂、薄荷，而葱头尤为发汗之通用。

---

① 宿：学报本作“夙”。

【秀按】木贼草去节烘过，发汗至易；浮萍发汗，类似麻黄，当选。

少阳宜和，轻则生姜、绿茶，重则柴胡、黄芩，浅则木贼、青皮，深则青蒿、鳖甲，而阴阳水尤为和解之通用。

阳明宜下，轻则枳实、槟榔，重则大黄、芒硝，滑则桃杏、五仁，润则当归、苁蓉，下水结则甘遂、大戟，下瘀结则醋炒生军，下寒结则巴豆霜，下热结则主生军。应用则用，别无他药可代，切勿以疲药塞责，药稳当而病反不稳当也。惟清宁丸最为缓下之通用，麻仁脾约丸，亦为滑肠之要药。

太阴宜温，轻则藿、朴、橘、半，重则附、桂、姜、萸，而香、砂尤为温运之和药，姜、枣亦为温调之常品。

少阴宜补滋阴，轻则归、芍、生地，重则阿胶、鸡黄，而石斛、麦冬尤生津液之良药。补阳，刚则附子、肉桂，柔则鹿胶、虎骨，而黄连、官桂，尤交阴阳之良品。

厥阴宜清，清宣心包，轻则栀、翘、菖蒲，重则犀、羚、牛黄，而竹叶、灯心，尤为清宣包络之轻品。清泄肝阳，轻则桑、菊、丹皮，重则龙胆、芦荟，而条芩、竹茹，尤为清泄肝阳之轻品。

第十节　六淫病用药法

俞根初曰：风寒暑湿燥火，为六淫之正病，亦属四时之常病。选药制方，分际最宜清析，举其要而条列之。

一、风病药

风为百病之长，善行数变，自外而入，先郁肺气，肺主卫，故治风多宣气泄卫药，轻则薄荷、荆芥，重则羌活、防风，而杏、蔻、橘、桔，尤为宣气之通用。且风郁久变热，热能生痰，故又宜用化痰药，轻则蜜炙陈皮，重则瓜蒌、川贝，及胆星、竺黄、蛤粉、枳实、荆沥、海粉之属，而竹沥、姜汁，尤为化痰之通用。但风既变热，善能烁液，故又宜用润燥药，轻则梨汁、花露，重则知母、花粉，而鲜地、鲜斛，尤为生津增液之良药。至主治各经风药，如肺经主用薄荷，心经主用桂枝，脾经主用升麻，肝经主用天麻、川芎，肾经主用独活、细辛，胃经主用白芷，小肠经主用藁本，大肠经主用防风，三焦经主用柴胡，膀胱经主用羌活，前哲虽有此分别，其实不必拘执也。

二、寒病药

外寒宜汗，宜用太阳汗剂药；里寒宜温，宜用太阴温剂药。固已，惟上焦可佐生姜、蔻仁；中焦可佐川朴、草果，或佐丁香、花椒；下焦可佐小茴、沉香，或佐吴萸、乌药，随证均可酌入。

三、暑病药

《内经》云：在天为热，在地为火，其性为暑。又曰：炎暑流行。又曰：暑者，热极重于温也。专主夏令之热病言，以夏令日光最烈也，故经曰夏伤于暑。国初张凤逵《治暑全书》曰：暑病首用辛凉，继用甘寒，终用酸泄敛津。虽已得治暑之要，而暑必夹湿，名曰暑湿；亦多夹秽，名曰暑秽，俗曰热痧；炎风如箭，名曰暑风；病多晕厥，名曰暑厥；亦多咳血，名曰暑瘵。至于外生暑疖热疮，内则霍乱吐利，尤数见不鲜者也。故喻西昌谓夏月病最繁苛，洵不诬焉。用药极宜慎重，切不可一见暑病，不审其有无兼症夹症，擅用清凉也。以予所验，辛凉宣上药，轻则薄荷、连翘、竹叶、荷钱，重则香薷、青蒿，而芦根、细辛，尤为辛凉疏达之能品；甘寒清中药，轻则茅根、菰根、梨汁、竹沥，重则石膏、知母、西参、生甘，而西瓜汁、绿豆清，尤为甘寒清暑之良品；酸泄敛津药，轻则梅干、冰糖，重则五味、沙参、麦冬，而梅浆泡汤，尤为敛津固气之常品。若暑湿乃浊热黏腻之邪，最难骤愈。初用芳淡，轻则藿梗、佩兰、苡仁、通草，重则苍术、石膏、草果、知母、蔻仁、滑石，而炒香枇杷叶、鲜冬瓜皮瓤，尤为芳淡清泄之良药；继用苦辛通降，轻则栀、芩、橘、半，重则连、朴、香、楝，佐以芦根、灯草，而五苓配三石，尤为辛通清泄之重剂。暑秽尤为繁重，辄致闷乱烦躁，呕恶肢冷，甚则耳聋神昏。急用芳香辟秽药，轻则葱、豉、菖蒲、紫金片锭，重则蒜头绛雪，而鲜青蒿、鲜薄荷、鲜佩兰、鲜银花，尤为清芬辟秽之良药。外用通关取嚏、执痧挑痧诸法，急救得法，庶能速愈。暑风多夹秽浊，先郁肺气。首用辛凉轻清宣解，如芥穗、薄荷、栀皮、香豉、连翘、牛蒡、瓜蒌皮、鲜茅根、绿豆皮、鲜竹叶等品，均可随证选用。身痛肢软者，佐络石、秦艽、桑枝、蜈蚣草、淡竹茹等一二味可也。继用清凉芳烈药，泄热辟秽，如青蒿、茵陈、桑叶、池菊、山栀、郁金、芦根、菰根、芽茶、青萍、灯心等品；秽毒重者，如金汁甘中黄、大青叶、鲜石菖蒲等，亦可随加；如识蒙窍阻，神昏苔腻者，轻则紫金锭片，重则至宝丹等，尤宜急进。暑厥乃中暑之至急证，其人面垢肢冷，神识昏厥，急用芳香开窍药，如行军散、紫雪等最效；神苏后，宜辨兼证夹证，随证用药。暑瘵，乃热劫络伤之暴证，急用甘凉咸降药，西瓜汁和热童便服，历验如神；鲜茅根煎汤磨犀角汁，投无不效。暑疖，乃热袭皮肤之轻证，但用天荷叶、满天星杵汁，调糊生军末搽上，屡多奏效。惟热霍乱最为夏月之急证，急进调剂阴阳药，阴阳水磨紫金锭汁一二锭，和中气以辟暑秽；继用分利清浊药，地浆水澄清，调来复丹灌服一二钱，解暑毒以定淆乱，最良。次辨其有否夹食、夹气。食滞者消滞，如神曲、楂炭、枳实、青皮、陈佛手、陈香团皮、焦鸡金、嫩桑枝等选用；气郁者疏气，如香附、郁金、陈皮、枳壳、白蔻仁、青木香等选用。若干霍乱证，其人吐泻不得，腹痛昏闷，俗名绞肠痧，病虽险急而易愈。急用涌吐法，川椒五七粒和食盐拌炒微黄，开水泡汤，调入飞马金丹十四五粒，作速灌服，使其上吐下泻，急祛其邪以安正，历验如神。

四、湿病药

《内经》云：脾恶湿。湿宜淡渗，二苓、苡、滑是其主药。湿重者脾阳必虚，香砂、理中是其主方；湿着者肾阳亦亏，真武汤是正本清源之要药。他如风湿宜温散以微汗之，通用羌、防、白芷，重则二术、麻、桂，所谓风能胜湿也；寒湿宜辛热以干燥之，轻则二蔻、砂、朴，重则姜、附、丁、桂，所谓湿者燥之也；湿热宜芳淡以宣化之，通用如蔻、藿、佩兰、滑、通、二苓、茵、泽之类，重则五苓、三石，亦可暂用以通泄之，所谓辛香疏气、甘淡渗湿也。惟湿火盘踞肝络，胆火内炽，血瘀而热，与湿热但在肺脾胃气分者迥异，宜用苦寒泻火为君，佐辛香以通里窍，如栀、芩、连、柏、龙、荟、清麟丸等，略参冰、麝、归须、泽兰，仿当归龙荟丸法，始能奏效。

五、燥病药

《内经》云：燥热在上。故秋燥一症，先伤肺津，次伤胃液，终伤肝血肾阴。故《内经》云：燥者润之。首必辨其凉燥、温燥。凉燥温润，宜用紫菀、杏仁、桔梗、蜜炙橘红等，开达气机为君。恶风怕冷者，加葱白、生姜、辛润以解表；咳嗽胸满者，加蜜炙苏子、百部，通润以利肺；夹湿者，加蔻仁四分，拌研滑石，辛滑淡渗以祛湿；痰多者，加瓜蒌仁、半夏、姜汁、荆沥等，辛滑流利以豁痰；里气抑郁，大便不爽，或竟不通而腹痛者，加春砂仁三分，拌捣郁李净仁、松仁、光桃仁、柏子仁、蒌皮、酒捣薤白等，辛滑以流利气机，气机一通，大便自解。后如胃液不足，肝逆干呕者，用甜酱油、蔗浆、姜汁等，甘咸辛润，以滋液而止呕；阳损及阴，肝血肾阴两亏者，用当归、苁蓉、熟地、杞子、鹿胶、菟丝子等，甘温滋润以补阴，且无阴凝阳滞之弊。温燥凉润，宜用鲜桑叶、甜杏仁、瓜蒌皮、川贝等，清润轻宣为君。热盛者，如花粉、知母、芦根、菰根、银花、池菊、梨皮、蔗皮等，酌加三四味以泄热，热泄则肺气自清，肺清则气机流利，每多化津微汗而解；如咳痰不爽，甚则带血者，酌加竹沥、梨汁、藕汁、芽根汁、童便等，甘润咸降，以活痰而止血；若痰活而仍带血者，加犀角汁、鲜地汁等，重剂清营以止血；胃阴虚燥者，酌加鲜石斛、鲜生地、蔗浆、麦冬等，以养胃阴；便艰或秘者，酌加海蜇、荸荠、白蜜和姜汁一二滴，甘咸辛润，滋液润肠以通便。总之，上燥则咳，嘉言清燥救肺汤为主药；中燥则渴，仲景人参白虎汤为主药；下燥则结，景岳济川煎为主药。肠燥则隔食，五仁橘皮汤为主药；筋燥则痉挛，阿胶鸡子黄汤为主药。阴竭阳厥，坎气潜龙汤为主药；阴虚火旺，阿胶黄连汤为主药。生津液以西参、燕窝、银耳、柿霜为主药，养血则归身、生地、阿胶、鸡血藤胶，益精则熟地、杞子、龟胶、鱼鳔、猪羊脊髓，在用者广求之。此总论凉燥、温燥、实燥、虚燥用药之要略也。

六、火病药

郁火宜发，发则火散而热泄。轻扬如葱、豉、荷、翘，升达如升、葛、柴、芎，对证酌加数味以发散之。《内经》所谓身如燔炭，汗出而散也。透痧斑如角刺、蝉衣、芦笋、西河柳叶，痧斑一透，郁火自从外溃矣。实火宜泻，轻则栀、芩、连、柏，但用苦寒以清之；重则硝、黄、龙、荟，必须咸苦走下以泻之。虚火宜补，阳虚发热，宜以东垣补中益气为主药，李氏所谓甘温能除大热是也；阳浮倏热，宜以季明六神汤为主药，张氏所谓解表已复热，攻里热已复热，利小便愈后复热，养阴滋清，热亦不除，元气无所归着，保元、归脾以除虚热是也。阴虚火旺，由心阴虚者，阿胶黄连汤为主药；由肝阴虚者，丹地四物汤为主药；由脾阴虚者，黑归脾汤为主药；由肺阴虚者，清燥救肺汤为主药；由肾阴虚者，知柏地黄汤为主药；由冲任阴虚者，滋任益阴煎为主药。若胃未健者，则以先养胃阴为首要，西参、燕窝、银耳、白毛石斛、麦冬等品，是其主药。惟阴火宜引，破阴回阳为君，附、姜、桂是其主药，或佐甘咸如炙草、童便，或佐介潜如牡蛎、龟版，或佐镇纳如黑锡丹，或佐交济如磁朱丸，或若纳气如坎气、蛤尾，或佐敛汗如五味、麻黄根，皆前哲所谓引火归原、导龙入海之要药。

【廉勘】阴火者，命门中之元阳也，一名元气，又名真火。视之不见，求之不得，附于气血之内，宰乎气血之先，而其根本所在，即道经所谓丹田，《难经》所谓命门，《内经》所谓七节之旁、中有小心。阴阳阖辟存乎此，呼吸出入系乎此。无火而能令百体皆温，无水而能令百体皆润。此中一线未绝，则生气一线未亡，非解剖法所能知，非显微镜所能窥。故古昔大医，诊病决死生者，不视病之轻重，而视元气之存亡。元气不伤，虽病甚不死；元气或伤，虽病轻亦死。而其中又有辨焉。有先伤元气而病者，此不可治者也；有因病而伤元气者，此不可不预防者也。亦有因误治而伤及元气者，亦有元气虽伤未甚，尚可保全者，全在临证时，于四诊中细心详审也。病至阴火上升，元阳外越，有猝中证，有久病证。猝中多阳被阴逼，不走即飞；久病多阴竭阳厥，非枯则槁。药一误投，祸不旋踵。至若方药，俞氏滋补剂中，法已大备，兹不赘述。

第十一节　三焦内部病用药法

俞根初曰：上焦主胸中、膈中，橘红、蔻仁是宣畅胸中主药，枳壳、桔梗是宣畅膈中主药。中焦主脘中、大腹，半夏、陈皮是舒畅脘中主药，川朴、腹皮是疏畅大腹主药；下焦主小腹、少腹，乌药、官桂是温连小腹主药，小茴、橘核是辛通少腹主药。而棉芪、芪皮为疏达三焦外膜之主药，焦山栀为清宣三焦内膜之主药，制香附为疏达三焦气分之主药，全当归为辛润三焦络脉之主药。

第十二节　用药配制法

俞根初曰：麻黄配桂枝，重剂发汗；苏叶合葱豉，轻剂发汗。柴胡配黄芩，固为和解；麻黄合石膏，亦为和解。蝉、蚕配生军，为升降和解；茹、橘合苏枝，是旁达和解。元明粉配白蜜，急性润下；陈海蜇合地栗，慢性润下。楂、曲配制军，是下食滞；桃、红合醋军，是下瘀积。礞、沉配制军，是下痰火；遂、戟合制军，是下水积。黄芪配当归、苁蓉，是润下老人气秘；桃仁合松柏、二仁，是润下产妇血秘。莱菔汁配瓜蒂，是急吐痰涎；淡盐汤合橘红，是缓吐痰涎。杜牛膝汁，吐喉闭毒涎；制净胆矾，吐脘中毒食。杏、蔻配姜、橘，是辛温开上；香、砂合二陈，是辛温和中。附、桂配丁、沉，是辛温暖下；葱、豉配栀、芩，是辛凉解肌。杏、橘合栀、翘，是轻清宣上；芩、连配姜、半，是苦辛清中。五苓合三石，是质重导下；芦笋配灯心，是轻清宣气。桑叶合丹皮，是轻清凉血；知母配石、甘，是甘寒清气；犀、羚合鲜地，是咸寒清血。橘、半配茯苓，则消湿痰；蒌、贝合竹沥，则消燥痰；姜、附配荆沥，则消寒痰；海粉合梨汁，则消火痰。神曲配谷芽、麦芽，则消谷食；山楂合卜子，则消肉食；乌梅配蔗浆、葛花，则消酒积；商陆合千金霜，则消水积。参、芪配术、草，是补气虚；归、地合芍、芎，是补血虚。燕窝配冰糖，是补津液；枣仁合茯神，是补心神；熟地配杞子，是补肾精；桂、仲合川断，是补筋节。枳壳配桔梗，善开胸膈以疏气；桃仁合红花，善通血脉以消瘀。此皆配制之要略，足开后学之悟机。

第十三节　六经总诀

以六经钤[①]百病，为确定之总诀；以三焦赅[②]疫证，为变通之捷诀。

【秀按】病变无常，不出六经之外。《伤寒论》之六经，乃百病之六经，非伤寒所独也。惟疫邪分布充斥，无复六经可辨，故喻嘉言创立三焦

① 钤（qián 前）：可解读为锁，引申为关键要领的意思；或为威慑管束的意思。
② 赅（gāi 该）：概括，包括。

以施治。上焦升逐，中焦疏逐，下焦决逐，而无不注重解毒，确得治疫之要。

【廉勘】俞东扶曰：《内经》云热病者皆伤寒之类也，是指诸凡骤热之病，皆当从类伤寒观。盖不同者但在太阳，其余则无不同。温热病只究三焦，不讲六经，此属妄言。仲景之六经，百病不出其范围，岂以伤寒之类，反与伤寒截然两途乎？叶案云：温邪吸自口鼻。此亦未确，仲景明云伏气之发，李明之、王安道俱言冬伤于寒、伏邪自口内而发，奈何以吴又可《温疫论》牵混耶？惟伤寒则足经为主，温热则手经病多耳。要诀在辨明虚实，辨得方可下手，平素精研仲景《伤寒论》者，庶有妙旨。此与杨栗山所云，温病与伤寒，初病散表前一节治法虽曰不同，而或清或攻后一节治法原无大异，其言适合。由此观之，定六经以治百病，乃古来历圣相传之定法；从三焦以治时证，为后贤别开生面之治[1]法。其实六经、三焦，皆创自《内经》，本不必左袒右袒，况以六经赅全体，亦属生理上代名词。今新医学分四系统及六器，赅全体以论病证，又是一新式代名词。吾国医家，若能融贯古今，会通新旧，依据现今生理学上，阐明病理证治，搜罗古今良方，切实发挥，吾知中医进化之速率，决在泰西医学之上。兹不具论，姑述发明三焦者。《内经》云：伤于风者上先受，伤于湿者下先受。又曰：燥热在上，湿气居中；风寒在下，火游行其间。又曰：病在上，取之下；病在中，旁取之；病在下，取之上。是《内经》论病施治，亦不执定六经也。厥后喻西昌从疫证创立三焦治法，叶长洲从《内经》六元发明三焦治法，分出卫气营血浅深辨法，吴淮阴乃演其说曰：治上焦如羽，治中焦如衡[2]，治下焦如权。又曰：补上焦如鉴之空，补中焦如衡之平，补下焦如水之注。廉臣细参吴氏《条辨》峙立三焦，远不逮俞氏发明六经之精详，包括三焦而一无遗憾。噫！《通俗伤寒论》，真堪为后学师范。

六经须分看，亦须合看，总以心中先明六经主病，然后手下乃有六经治法。

【秀按】仲景六经，为千古不易之定法。百病传变，本是六经之气化，凡病发何经，或始终只在一经，或转属他经，或与他经合病并病，各经各

---

① 治：原作“活”，据学报本改。

② 衡：原作“恒”，据学报本改。

有各经之证可验。医必先审定确系那一经之病证，再按各经之主气，定其微甚，卜其生死，乘其所值之经气而救治之。治伤寒然，治杂症亦然。

【廉勘】陆九芝曰：六经之病以证分。于读书时先明何经作何证，则于临证时，方知何经为何证。病者不告以我病在何经也，故必先读书而后临证，乃能明体达用。诚哉是言。

凡勘外感病，必先能治伤寒；凡勘伤寒病，必先能治阳明。阳明之为病，实证多属于火，虚证多属于水，暴病多属于食，久病多属于血。

【秀按】伤寒六经并重，而俞氏独注重阳明者，以风寒、暑湿、湿温、温热，一经传到阳明，皆成燥火重病，其生其死，不过浃辰[①]之间。即日用对病真方，尚恐不及。若仅视同他病，力求轻稳，缓缓延之，而病多有迫不及待者。俞氏善用凉泻，故能善治阳明，而名医之名，亦由此得。其实临证审病，火化、水化，伤食、蓄血，分析极清。即所用方法，轻重合度，非率尔操觚[②]者比。

【廉勘】陆九芝曰：病在阳明之经，虽大不大，一用芩、连、膏、知，即能化大为小；病到阳明之腑，不危亦危，非用硝、黄、枳、朴，不能转危为安。病应下，下之安，乃为稳当，勿专认不敢下而致危者为稳当也。语最谛当。

凡伤寒证，恶寒自罢，汗出而热仍不解，即转属阳明之候。当此之时，无论风寒暑湿，所感不同，而同归火化。

【秀按】风寒暑湿，悉能化火，故火病独多。火必就燥，阳明专主燥气，故久必归阳明。

伤寒本无定体，中阳溜经，中阴溜腑。惟入阳经气分，则太阳为首；入阴经血分，则少阴为先。

【秀按】《灵枢·病形》篇曰：中于面则下阳明，中于项则下太阳，中于颊则下少阳，其中于膺背、两胁，亦中其经。又曰：中于阴者常从胻臂始。柯韵伯注《伤寒论》云：本论太阳受邪，有中项、中背之别，中项则头项强痛，中背则背强几几也；阳明有中面、中膺之别，中面则目痛鼻干，中膺则胸中痞硬也；少阳有中颊、中胁之别，中颊则口苦咽干，中胁

---

① 浃辰：古代以干支纪日，称自子至亥一周十二日为"浃辰"。
② 操觚（gū 姑）：原指执简写字，后即指写文章。觚，古代书写用的木简。

则胁下痞硬也。此岐伯中阳溜经之义。其云邪中于阴，从跻臂始者，谓自经及脏，脏气实而不能容，则邪还于腑。故本论三阴，皆有自利证，是寒邪还腑也。三阴皆有可下证，是热邪还腑也，此岐伯中阴溜腑之义。至于太阳主通体毫毛，为肤表之第一层，故风寒必首伤太阳；然亦有不从太阳，而竟至手太阴肺经者，以肺主皮毛，《内经》所谓风寒客于人，病入舍于肺是也。手少阴经属心，心主血，病入阴经血分，自当先传少阴；然亦有不先传少阴，而竟至足厥阴肝经者，以肝主藏血，《内经》所谓风气通于肝，入则发惊骇是也。又云风寒虽入舍于肺，弗治，病即传而行之肝也。此皆扩充伤寒本无定体之义。故伤寒有循经传、越经传、并经传、逆经传、首尾传，各种传变之不同。

传经之病，以阴气之存亡为生死；直中之病，以阳气之消长为安危。

【秀按】此特言其常耳。若论其变，三阳亦有寒证，当视其胃阳之消长，以判安危；三阴尽多热证，当视其肾阴之存亡，以决生死。传经证当活看，直中证尤当活看。朱南阳《活人书》拘泥传经为热，直中为寒，执一不通，《活人书》直使人不活矣，贻误后学匪浅。

凡勘伤寒，先明六气。风寒在下，燥热在上，湿气居中，火游行其间。不病则为六元，病即为六淫。

【秀按】热指暑言。四时之序，春为风，夏为暑，长夏为湿，秋为燥，冬为寒，皆有外因，火则本无外因。然《内经》言百病之生，皆生于风、寒、暑、湿、燥、火，则并及于火而为六，病则名曰六淫。盖以风、暑、湿、燥、寒感于外，火即应之于内，则在内之火，即此在外之五气有以致之，故火但曰游行其间，后贤所以有五气皆从火化之说也。

【廉勘】气交之病，未有不因此六者。六气之病，前哲王秉衡皆主外因，爰述其说曰：伤寒为外感之总名，仲景《伤寒论》，统论外感之祖书。风、暑、湿、燥、寒，乃天地之气行于四时者也。惟夏令属火，日光最烈。《内经》云：岁火太过，炎暑流行。明指烈日之火而言。然春、秋、冬三时之暖燠，无非离照之光热，因皆不可以暑称。故轩岐于五气之下，赘一火字。且其言暑，明曰在天为热，在地为火，其性为暑，是暑赅热与火二者而言，经旨已深切着明矣。而人之火病独多者，以风、寒、暑、湿，悉能化火，五志过动，无不生火，则又天气与人性交合化火之大源也。

四时六气，分主六经。春主厥阴风木，秋主阳明燥金，冬主太阳寒水，各行气令。惟春分以后，秋分以前，少阳相火、少阴君火、太阴湿土，三气合行其事，故病以夏月为最繁且杂。

【秀按】时至夏令，天之热气下，地之湿气上，人在气交之中，交其炎蒸，无隙可避，故凡病最多湿热。或肢懈神倦，肌肤痱起，胸膺痤出，头面疖生，甚则吐泻疟痢，神昏痉厥，消渴痈疽，无所不病。且以温、热二气，预伤金、水二脏，为秋冬发病之根。故病之繁而且苛者，莫如夏月为最。抑有进者，厥阴风木之后，少阳相火，虽分主六十日，而相火实随触而动，四时皆然，不定主于春夏之间，故病以火证为最多。阴虚者多病燥热，阳虚者多病湿热，惟夏令暑、湿、火三气交合，相火尤为酷烈，少火悉成壮火，往往煎熬真阴。阴虚则病，阴竭则死。

【廉勘】程钟龄曰：四时六气，春兼四气，风、寒、湿、火是也；冬兼三气，风、寒、火是也；夏兼五气，风、寒、暑、湿、火是也；秋兼四气，风、寒、燥、火是也；冬兼三气，风、寒、火是也。气愈杂，治愈难；各气分见，治尚易；六气杂至，治甚难。惟英医合信氏曰：病有因于天时者，春夏多温热病，秋多疟痢，冬多肺病而已。

凡勘伤寒，首辨六气，次辨阴阳虚实。阴证必目瞑嗜卧，声低息短，少气懒言，身重恶寒；阳证必张目不眠，声音响亮，口臭气粗，身轻恶热。虚证必脉细，皮寒，气少，泄利前后，饮食不入；实证必脉盛，皮热，腹胀，闷瞀，前后不通。

【秀按】此辨阴阳虚实之总诀。

伤寒新感，自太阳递入三阴；温热伏邪，自三阴发出三阳。惟疫邪吸自口鼻，直行中道，流布三焦，一经杂见二三经证者多，一日骤传一二经，或二三经者尤多。

【秀按】伤寒之邪，自表传里。里证皆表证所侵入；温热之邪，自里达表，表证皆里证所浮越。惟疫邪由膜原中道，随表里虚实乘隙而发，不循经络传次，亦不能一发便尽。吴又可发明九传，及热结旁流，胶闭而非燥结，皆为特识。

凡病伤寒而成温者，阳经之寒变为热，则归于气，或归于血；阴经之寒变为热，则归于血，不归于气。

【秀按】伤寒由气分陷入血分，温热由血分转出气分。故伤寒多始自太阳，温热多始自阳明，或始自少阴，此即热归于气或归于血之明辨也。

病无伏气，虽感风寒暑湿之邪，病尚不重，重病皆新邪引发伏邪者也。惟所伏之邪，在膜原则水与火互结，病多湿温；在营分则血与热互结，病多温热。邪气内伏，往往屡夺屡发，因而殒命者，总由邪热炽盛，郁火熏蒸，血液胶凝，脉络窒塞，营卫不通，内闭外脱而死。

【秀按】伏气有二：伤寒伏气，即春温夏热病也；伤暑伏气，即秋温冬温病也。所伏之气不同，而受病之体质各异，故治法与伤寒伤暑正法亦异。且邪伏既久，气血亦钝而不灵，灵其气机，清其血热，为治伏邪第一要义。但人之脏性有阴阳，体质有强弱，故就中又有轻重虚实之分焉。

【廉勘】伏气温病，有兼风、兼寒、兼湿、兼毒之不同；伏气热病，有兼气、兼湿、兼燥之不同。惟伏暑之邪，古无是说，至深秋而发者，始见于华氏《指南》。霜未降者轻，霜既降者重，冬至尤重。然竟有伏至来春始发者，由于秋暑过酷，冬令仍温，收藏之令不行，中气因太泄而伤，邪热因中虚而伏，其绵延淹滞，较《指南》所论更甚。调治之法则尤难，非参、芪所能托，非芩、连所能清。惟藉轻清灵通之品，缓缓拨醒其气机，疏透其血络，始可十救一二。若稍一呆钝，则非火闭，即气脱矣。临证者不可不细审也。

六经实热，总清阳明；六经虚寒，总温太阴；六经实寒，总散太阳；六经虚热，总滋厥阴。

【秀按】此治六经寒热虚实之总诀，非博历知病者不能道。

外风宜散，内风宜息。表寒宜汗，里寒宜温。伤暑宜清，中暑宜开，伏暑宜下。风湿寒湿，宜汗宜温。暑湿芳淡，湿火苦泄。寒燥温润，热燥凉润。上燥救津，中燥增液，下燥滋血，久必增精。郁火宜发，实火宜泻，暑火宜补，阴火宜引。

【秀按】此治四时六淫之总诀。风无定性，视寒热燥湿为转移，故风寒温散，风热凉散，风燥辛润，风湿辛燥。寒与暑为对待，燥与湿为对待，各宜对证发药，惟火证独多。如风寒湿闭郁表气，郁而化火者，治宜辛温发散；内伤饮食生冷，遏而化火者，治宜辛热消导。此二者，皆为郁火，《内经》所谓火郁发之也。外感温暑燥热，增助内热成火者，治宜辛凉甘润；内伤饮食辛热，致火得热愈炽者，治宜苦寒消导。此二者，皆为实火，丹溪所谓气有余便是火，《内经》所谓实者泻之是也。气不足，致令脾阳郁而成火者，李东垣所谓阳虚发热也，治宜甘温以补中气，少佐甘凉以泻浮火；肾水虚，致令肝火冲而上炎者，朱丹溪所谓阴虚发热也，治宜甘平以滋真水，少佐酸辛以泄相火。此二者，皆为虚火，《内经》所谓精气夺则虚，虚者补之是也。若夫郁火、实火、虚火之外，别有一种阴火者，此即阴盛格阳之火，亦即阴极似阳之火，木华《海赋》所谓阳冰不治、阴火潜然者也。其于病也，虽见种种火象，如面赤戴阳，除中能食，手足躁扰，欲入泥水中坐，而用药则惟大辛大热，直破其阴以回阳，少佐甘咸，以引火归原。惟温热伏邪，最多假阴火证，如热壅于上，气不下行，而见热深厥深，两足如冰，或两手亦冷，确似下寒上热之证者，切不可误认为阴火，辄用桂、附，而曰迎阳破阴、导龙归海，以致酷烈胃液，烁涸肾阴，祸不旋踵。吾辈其审慎之。

伤寒一发汗而表寒即解，温热一发汗而里热愈炽。故伤寒以发表为先，温热以清里为主。伤寒多伤阳，故末路以扶阳为急务；温热多伤阴，故末路以滋阴为要法。扶阳、滋阴，均宜侧重阳明。

【秀按】伤寒注重寒水，表分实寒，自宜发汗；里气虚寒，自宜扶阳。温热归重燥火，初治清里，末治滋阴。前哲确定之成法。如伏热发于上焦，虚烦懊侬，与栀豉汤；伏热发于中焦，干燥烦渴，与白虎汤；伏热发于下焦，小便赤热，与猪苓汤。上焦清宣，中焦清降，下焦清利，此皆清里之法也。惟滋阴一法，其先后缓急之间，最宜分际清析。但俞氏独重阳明者，以胃为十二经之海，五脏六腑之大源也。以余所验，未经汗下和解者，为阳盛致燥之阳明，以清火泻阳为急；已经汗下和解者，为阴枯致燥之阳明，以润燥滋阴为主。滋阴药之先后宜否，当以此为标准。

邪留气分，每易疏透，轻则自汗而解，重则解以战汗、狂汗；邪留血分，恒多胶滞，轻则发疹而解，重则解以发斑、发疮。

【秀按】气，轻清也。正虚邪实，邪气与正气争，则发战汗出而解；正不虚，邪已甚，正气欲逼邪外出，与邪气竞争，则发狂汗出而解；邪正俱衰，阴阳自和，则不战不狂，汗自出而解。邪之从自汗、战汗、狂汗而解者以此。至于血，重浊也。邪留血分，则邪气遏伏甚重，急则从疹斑解，稍缓则从疮疡解，皆为外解。若邪不从外解而传里，则依附胃肠糟粕，必从大便解。伤寒重病然，温热伏邪然，时行疫病亦然。

《内经》治伤寒，只有汗、下两法。谓未入于腑者，可汗而已；已入于腑者，可下而已。又云：发表不远热，攻里不远寒。治法何等直捷。余谓发表不但一汗法，凡发疹、发斑、发瘖、发痘，使邪从表而出者，皆谓之发表；攻里亦不仅一下法，凡导痰、蠲饮、消食、去积、通瘀、杀虫、利小便、逐败精，使邪从里而出者，皆谓之攻里。

【秀按】此语极为明通。凡邪从外来，必从外去，发表固为外解，攻里亦为外解，总之使邪有出路而已。即有人虚证实者，不过佐以托邪之法。护正之方，究当以祛邪为主。邪早退一日，正即早安一日。此为治一切感证之总诀。

邪去正乃安，故逐邪以发表、攻里为先；正足邪自去，故扶正以滋阴补阳为主。古人去病补虚，总不外发表、攻里、滋阴、补阳四大要法。

【秀按】凡治伤寒，必先去病，病去则虚者亦生，病留则实者亦死。不拘风寒、暑湿、温热、疫疠，总以逐邪为功。宜发则发，宜攻则攻。不必论邪之同异。惟四损四不足，如大劳大欲及大病久病后，气血两虚，阴阳并亏，名为四损。若感时邪，正气先亏，邪气自陷，此为内伤兼外感。凡遇此等，不可以常法正治，当从其损而调之。损其肺者益其气，损其心者调其营卫，损其脾者调其饮食、适其寒温，损其肝者缓其中，损其肾者益其精。调之不愈者，稍以常法治之。一损二损，轻者或可挽回，重者治之不及；三损四损，化源已绝，枯魄独存，虽卢扁亦无所施其技矣。若四不足。

（一）气不足，如气不足以息，言不足以听，或欲言而不能，感邪虽重，反无胀满痞塞之证；

（二）血不足，如面色痿黄，唇口刮白，或因吐衄血崩，或因产后亡血过多，或因肠风脏毒所致，感邪虽重，面目又无阳色；

（三）阴不足，如五液干枯，肌肤甲错，感邪虽重，应汗不汗；

（四）阳不足，如四肢厥逆，下利清谷，肌体恶寒，恒多泄泻，至夜益甚，或口鼻冷气，感邪虽重，反无发热、燥渴、苔刺等症。

此为虚中夹实。若遇此等，宜急峻补，虚证补回。感邪未尽，稍从感症法治之。但必辨虚多实多，或标急本急，细参现证脉舌。如虚多实少而为本急者，先补其虚以顾本；实多虚少而为标急者，先去其实以治标。若补后虚证不退，反[①]加变证者危，去邪后正随邪去，反现脱象者死。

【廉勘】凡时感病，夹脾虚者难治，夹肾虚者尤难治。盖外感邪气，多从汗下清泄而外解。若夹脾虚者，脾阳虚则表不能作汗，脾阴虚则里不任攻下。或得汗矣，则阳气随汗而脱；或得下矣，则阴气从下而脱。即纯用清泄，中气亦不克支持。每致[②]药愈凉而邪愈遏，脾气不得上升，往往中满便泄，气怯神倦，卒至自汗气脱而死。又夹肾虚者，有阴虚、阳虚之分。阳虚者，一经汗下清利，则脱绝之症随见；阴虚者，一经汗下温散，则枯竭之症随见。往往邪未去而正气即脱，到此虚实关头，必须时时诊察。

---

①反：原作“及”，据学报本改。

②每致：原无，据学报本补。

第二章　六经方药

百病不外六经，正治不外六法。按经审证，对证立方，六法为君，十法为佐，治寒伤已无余蕴。虽然，病变不常，气血有素。穷不常之病变，须门门透彻；葆有素之气血，要息息通灵。斯可言医治之方药矣。姑详述之。

【秀按】后汉张仲景著《伤寒杂病论》，传一百一十三方，方方皆古；立三百九十七法，法法遵经。又以六经钤百病，为不易之定法。以此病例彼病，为启悟之捷法。故历代名贤，奉为正宗，正宗则诚正宗矣。然就余临证经验，尚不敷用者，以其间兼证、夹证、变证、坏证，证证不同，还须旁采耳。余临证时，凡遇纯实证，每参以张子和法；纯虚证，每参以张景岳法；实中夹虚证，虚中夹实证，每参以张石顽法。庶几博采众法，法法不离古人，而实未尝执古人之成法也。

【廉勘】张长沙著《伤寒杂病论》一书，集汉以前之大成，至宋始分《伤寒论》《金匮要略》两书。元张子和专著《儒门事亲》一书，明张景岳著有《类经》《全书》及《质疑录》三种，前清国初张路玉著有《千金方衍义》《医通》两书，皆博古通今、可法可传之良书。先祖虽服膺四张，而景岳、路玉之书，尤喜研求，故内伤杂证，较为专长。盖因当时会诊，与城中金氏士峨、下方桥陈氏念义两前哲居多，故崇拜明清二张，良有以也。余则师事樊师开周，专从叶法，凡类于叶法者，靡不讲求而研究之。噫！祖书徒读，愧守箕裘；医术歧趋，悲深风木。想先祖有灵，应亦责我背道而驰乎。

第一节　发汗剂

苏羌达表汤　辛温发汗法　俞氏经验方

苏叶（钱半至三钱）　防风（一钱至钱半）　光杏仁（二钱至三钱）　羌活（一钱至钱半）　白芷（一钱至钱半）　广橘红（八分至一钱，极重钱半）　鲜生姜（八分至一钱）　浙苓皮（二钱至三钱）

俞根初曰：浙绍卑湿，凡伤寒恒多夹湿，故予于辛温中佐以淡渗者，防其停湿也；湖南高燥，凡伤寒最易化燥，仲景于辛温中佐以甘润者，防其化燥也。辛温发汗法虽同，而佐使之法则异。治正伤寒证，每用以代麻、桂二汤，辄效。

【秀按】人有皮肉筋骨以成躯壳，皆谓之表；其中有脏腑以实之，则谓之里。而其能入里出表，全在经络，故谓之传经。方以苏叶为君，专为辛散经络之风寒而设；臣以羌活，辛散筋骨之风寒，防风、白芷辛散肌肉之风寒；佐以杏、橘，轻苦微辛，引领筋骨肌肉之风寒，俾其从皮毛而出；使以姜、苓，辛淡发散为阳，深恐其发汗不彻，停水为患也。立法周到，故列为发汗之首剂。

俞氏加减法：如风重于寒者，通称伤风，咳嗽痰多，原方去羌活、生姜，加仙半夏（三钱）、前胡（二钱）、苦桔梗（钱半）。

葱豉桔梗汤　辛凉发汗法　俞氏经验方

鲜葱白（三枚至五枚）　苦桔梗（一钱至钱半）　焦山栀（二钱至三钱）　淡豆豉（三钱至五钱）　苏薄荷（一钱至钱半）　青连翘（钱半至二钱）　生甘草（六分至八分）　鲜淡竹叶（三十片）

【秀按】《肘后》葱豉汤，本为发汗之通剂，配合刘河间桔梗汤，君以荷、翘、桔、竹之辛凉，佐以栀、草之苦甘，合成轻扬清散之良方，善治风温、风热等初起证候，历验不爽。惟刘氏原方尚有黄芩一味，而此不用者，畏其苦寒化燥，涸其汗源也。若风火证初起，亦可酌加。

俞氏加减法：如咽阻喉痛者，加紫金锭（两粒，磨冲）、大青叶（三钱）；如胸痞，原方去甘草，加生枳壳（二钱）、白蔻末（八分，冲）；如发疹，加蝉衣（十二只）、皂角刺（五分）、大力子（三钱）；如咳甚痰多，加苦杏仁（三钱）、广橘红（钱半）；如鼻衄，加生侧柏叶（四钱）、鲜茅根（五十支，去衣）；如热盛化火，加条芩（二钱）、绿豆（二两）煎药；如火旺就燥，加生石膏（八钱）、知母（四钱）。

九味仓廪汤 益气发汗法 俞氏经验方

潞党参（一钱至钱半） 羌活（八分至一钱） 薄荷（一钱至钱半） 茯苓（二钱至三钱） 防风（一钱至钱半） 前胡（一钱至钱半） 苦桔梗（一钱至钱半） 清炙草（六分至八分） 陈仓米（三钱至四钱）

【秀按】此方妙在参、苓、仓米，益气和胃，协济羌、防、薄、前、桔、甘，各走其经以散寒，又能鼓舞胃中津液，上输于肺以化汗，正俞氏所谓藉胃汁以汗之也。凡气虚者，适感非时之寒邪，混厕[1]经中，屡行疏表不应，邪伏幽隐不出，非藉参、苓、米辅佐之力，不能载之外泄也。独怪近世医流，偏谓参、苓助长邪气，弃而不用，专行群队升发，鼓激壮火飞腾，必至烁竭津液不已，良可慨焉。

七味葱白汤 养血发汗法 俞氏经验方 方载王氏《外台》

鲜葱白（三枚至四枚） 生葛根（一钱至钱半） 细生地（钱半至三钱） 淡豆豉（二钱至三钱） 原麦冬（一钱至钱半） 鲜生姜（一片或两片） 百劳水（四碗，煎药）

以长流水盛桶中，以竹杆扬之数百，名百劳水。

【秀按】葱白香豉汤，药味虽轻，治伤寒寒疫，三日以内，头痛如破，及温病初起烦热，其功最著。配以地、麦、葛根养血解肌，百劳水轻宣流利，以[2]治虚人风热，伏气发温，及产后感冒，靡不随手获效，真血虚发汗之良剂。凡夺血液枯者，用纯表药全然无汗，得此阴气外溢则汗出。

加减葳蕤汤 滋阴发汗法 俞氏经验方

生葳蕤（二钱至三钱） 生葱白（二枚至三枚） 桔梗（一钱至钱半） 东白薇（五分至一钱） 淡豆豉（三钱至四钱） 苏薄荷（一钱至钱半） 炙草（五分） 红枣（两枚）

---

①厕：间杂。

②以：原作"即"，据学报本改。

【秀按】方以生玉竹滋阴润燥为君，臣以葱、豉、薄、桔疏风散热，佐以白薇苦咸降泄，使以甘草、红枣甘润增液，以助玉竹之滋阴润燥，为阴虚体感冒风温，及冬温咳嗽，咽干痰结之良剂。

参附再造汤　助阳发汗法　俞氏经验方　方从陶节庵再造散加减

高丽参（一钱至钱半）　淡附片（五分）　川桂枝（一钱）　羌活（八分）　绵芪皮（钱半，酒洗）　北细辛（三分）　清炙草（八分）　防风（八分）

【秀按】阳虚者阴必盛，故君以附、桂破阴；阴盛者气必弱，故臣以参、芪扶气；佐羌、防、细辛，以温散阴寒；使以甘草，以缓辛、附、羌、防之性。专治伤寒夹阴，阳虚不能作汗，尺脉迟弱者，方义固高出前辈，但稍嫌羌防冗杂。然无害于温补助卫之大旨，且足为专用麻、桂、羌、防等发汗，而汗不出者进一解。

香苏葱豉汤　理气发汗法　俞氏经验方　方载张氏《医通》妇科门

制[①]香附（钱半至二钱）　新会皮（钱半至二钱）　鲜葱白（二枚至三枚）　紫苏（钱半至三钱）　清炙草（六分至八分）　淡香豉（三钱至四钱）

【秀按】女子善怀，每多抑郁，故表郁无汗，以香苏饮为主方。盖香附为气中血药，善疏气郁；紫苏为血中气药，善解血郁。况又臣以葱、豉轻扬发表，佐以陈皮理气，炙草和药，又气血调和，则表郁解而津津汗出矣。此为妊妇伤寒之主方，既能疏郁达表，又能调气安胎。血虚者可略加归、芎，参严氏紫苏饮子法，专门产科者注意之。

葱豉荷米煎　和中发汗法　俞氏经验方

鲜葱白（一枚，切碎）　淡香豉（二钱）　苏薄荷（四分，冲）　生粳米（三十粒）

【秀按】此即《肘后》葱豉粳米煎加薄荷，《内经》所谓因其轻而扬之也。治小儿伤寒初起一二日，头痛身热，发冷无汗。药虽轻稳，用之辄效，医者勿以平淡而忽之。查王氏《外台》，有升麻、葛根者，甚则有加麻黄者，有加麻、葛、栀子者，有加栀、芩、石膏、葛根者，有加童便者，有加葛根、生姜、粳米者，有加葛根、粳米者，有加葳蕤、粳米、鼠

---

①制：学报本作“生”。

屎者，有加冬花、麦冬、桔梗、甘草、槟榔、生地汁者，有加天冬、百部、紫菀、川贝、葛根、白前、广皮、生姜者，有加杏仁、童便者，有加生地、生姜、童便者，有加葳蕤、羚角、人参者，对证选用，投无不效。

新加三拗汤 宣上发汗法 俞氏经验方

带节麻黄（六分） 荆芥穗（二钱） 苦桔梗（一钱） 金橘饼（一枚） 苦杏仁（一钱半） 苏薄荷（一钱） 生甘草（五分） 大蜜枣（一枚）

【秀按】太阳经为一身之外卫，主皮毛，而皮毛又为肺之合，故足太阳与手太阴二经之病，往往互见。如《伤寒论》头痛恶寒，固太阳经症，鼻鸣而喘，即肺经症矣。此以麻黄汤去桂枝为君，而麻黄留节，发中有收；苦杏仁留尖取其发，留皮取其涩，略杵取其味易出；甘草生用，补中有散。三味与仲景法相拗[①]故名，俞氏佐以荆、薄疏风，桔、甘宣上，使以橘饼、蜜枣辛甘微散，变仲景峻剂为平剂，以治风伤肺、寒伤太阳、头痛恶寒、无汗而喘、咳嗽白痰等证，效如桴鼓。可谓屡用达药，善于化裁者矣。

麻附五皮饮 温下发汗法 俞氏经验方

麻黄（一钱） 淡附片（八分） 浙苓皮（三钱） 大腹皮（二钱） 细辛（五分） 新会皮（钱半） 五加皮（三钱） 生姜皮（一钱）

【秀按】此以仲景麻附细辛汤，合华元化五皮饮为剂。君以麻黄，外走太阳而上开肺气；臣以辛、附，温化肾气；佐以五皮，开腠理以达皮肤。为治一身尽肿，化气发汗之良方。

【廉勘】麻黄虽为发汗之峻品，而用于水肿证，其力较减，其性反缓者，以水气抵抗之力大也。妙在下行之性，又能利溺，故前哲于水肿证，多用麻黄者以此。惜世俗无普通医识，辄畏麻黄如虎，致良药见弃，良可慨焉！但必须先煎数沸，掠去浮沫，以减麻烈之性，庶无流弊。

小青龙汤 化饮发汗法 俞氏经验方 载张氏《伤寒论》

麻黄（八分） 姜半夏（三钱） 炒干姜（八分，拌捣五味子三分） 川桂枝（一钱） 北细辛（五分） 白芍（一钱） 清炙草（六分）

【秀按】风寒外搏，痰饮内伏，发为痰嗽气喘者，必须从小青龙加减

---

① 拗：不顺从。

施治。盖君以麻、桂辛温泄卫，即佐以芍、草酸甘护营，妙在干姜与五味拌捣为臣，一温肺阳而化饮，一收肺气以定喘。又以半夏之辛滑降痰，细辛之辛润行水，则痰饮悉化为水气，自然津津汗出而解。若不开表而徒行水，何以解风寒之搏束？若一味开表，而不用辛以行水，又何以去其水气？此方开中有阖，升中有降，真如神龙之变化不测。设非风寒而为风温，麻、桂亦不可擅用，学人宜细心辨证，对证酌用也。

加减法：渴者，去姜半夏，加天花粉（三钱）；喘者，去麻黄，加苦杏仁（三钱）；小便不利，少腹满者，重加茯苓（六钱）；误饮冷水，寒与水相搏，其人噎者，再加淡附片（一钱）；但咳而不上气，脉右浮滑者，去桂枝、芍、草，加川朴（钱半）、苦杏仁（三钱）、生石膏（四钱）、淮小麦（三钱）；咳而上气，喉中作水鸡声者，亦去桂枝、芍、草，加射干（二钱）、款冬花（三钱）、紫菀（四钱）、大枣（二枚）。如汗解后，肺有支饮而呕者，去麻、桂、白芍，加浙茯苓（四钱）；饮去呕止，其人形肿者，加苦杏仁（三钱）；如胃热上冲，面热如醉者，加酒炒生锦纹（一钱）；如咳而上气，烦躁而喘，脉右浮滑，心下有水而肺胀者，原方加石膏（八钱）。

越婢加半夏汤　蠲痰发汗法　俞氏经验方　载《金匮要略》

蜜炙麻黄（一钱）　姜半夏（四钱）　鲜生姜（一钱）　生石膏（四钱）生粉　甘草（八分）　大黑枣（四枚，泡去皮）

【秀按】外感风寒，激动肺脏痰火，发为喘嗽，目突如脱，右脉浮大者，则以越婢加半夏汤为正治。方用麻黄、生姜开表为君，以辛散外来之风寒；石膏清里为臣，以寒降上逆之肺火；妙在姜半夏之辛滑涤痰，以开肺气之壅塞；使以草、枣，滋补中气，缓和诸药。俾肺窍中之痰涎净尽，则火无所根据傍而自出矣。此为辛散风寒，整肃痰火之良方。

方歌　本会文牍员周越铭新撰

苏羌达表汤

苏羌达表汤芷防，苓皮杏朴与生姜，
辛温略佐淡渗法，伤寒夹湿治称良。

加减法：风重于寒咳嗽多，方中羌活生姜去，加半前胡与桔梗，痰消风解病斯愈。

葱豉桔梗汤

葱豉桔梗汤薄翘，栀子生甘竹叶标，
风热风温及风火，辛凉发汗此为昭。

加减法：喉痛大青与紫金，胸痞去甘枳蔻入，发疹蝉衣皂角蒡，咳痰杏桔加之吉。鼻衄茅根柏叶襄，化火条芩绿豆汁，燥甚石膏知母添，俞氏加减妙无极。

九味仓廪汤

九味仓廪仗参苓，薄前甘桔羌防米，
体虚散表不伤津，发汗妙在兼益气。

七味葱白汤

七味葱白葛根襄，地冬淡豉及生姜，
煎药需用百劳水，养血发汗此方长。

加减葳蕤汤

加减葳蕤葱豉桔，薄薇草枣品同集，
阴虚体质感风温，方能发汗兼滋液。

参附再造汤

参附再造佐芪皮，辛桂羌防炙草宜，
法取助阳以作汗，伤寒阴甚用无疑。

香苏葱豉汤

香苏葱豉制原良，新会皮同炙草尝，
理气发汗兼开郁，娠妊伤寒是主方。

葱豉荷米汤

葱豉荷米共成煎，耳病伤寒此法传，
独取清轻平淡品，和中发汗笑如仙。

新加三拗汤

新加三拗麻杏桔，薄荷芥穗及生甘，
金桔饼一蜜枣一，上焦发汗肺宜宣。

麻附五皮饮

麻附五皮广[1]腹苓，生姜五加及细辛，

伤寒水气无从出，发汗须兼温下灵。

小青龙汤

小青龙汤麻桂辛，味姜芍草夏同珍，

汗无喘咳寒兼饮，唯有长沙旧法尊。

加减法：渴除半夏加花粉，喘去麻黄加杏仁，冷饮致噎宜附片，溺阻腹满重加苓。但咳去桂并芍草，朴杏石膏小麦斟，上气亦除芍草桂，加射冬花菀枣灵。解后肺有支饮呕，除麻桂芍亦加苓，饮去呕止形还肿，方内宜增苦杏仁。胃热上冲面如醉，佐以酒炒生锦纹，烦躁喘急是肺胀，石膏重用始能平。

越婢加半夏汤

越婢加半汤石甘，麻黄半夏枣姜兼，

咳逆气喘脉浮大，外散风寒内涤痰。

第二节　和解剂

柴胡枳桔汤　和解表里法轻剂　俞氏经验方

川柴胡（一钱至钱半）　枳壳（钱半）　姜半夏（钱半）　鲜生姜（一钱）　青子芩（一钱至钱半）　桔梗（一钱）　新会皮（钱半）　雨前茶（一钱）

【秀按】柴胡疏达腠理，黄芩清泄相火，为和解少阳之主药，专治寒热往来，故以之为君；凡外感之邪，初传少阳三焦，势必逆于胸胁，痞满不通，而或痛或呕或哕，故必臣以宣气药，如枳、桔、橘、半之类，开达其上中二焦之壅塞；佐以生姜，以助柴胡之疏达；使以绿茶，以助黄芩之清泄。往往一剂知，二剂已。惟感邪未入少阳，或无寒但热，或无热但寒，或寒热无定候者，则柴胡原为禁药。若既见少阳证，虽因于风温暑湿，亦有何碍。然此尚为和解表里之轻剂，学人可放胆用之。

---

①广：新会陈皮。

柴芩双解汤 和解表里法重剂 俞氏经验方

柴胡（钱半） 生葛根（一钱） 羌活（八分） 知母（二钱） 炙草（六分） 青子芩（钱半） 生石膏（四钱，研） 防风（一钱） 猪苓（钱半） 白蔻末（六分，冲）

【秀按】少阳相火，郁于腠理而不达者，则作寒热，非柴胡不能达，亦非黄芩不能清，与少阳经气适然相应，故以为君；若表邪未罢，而兼寒水之气者，则发寒愈重，证必身疼无汗，故必臣以葛根、羌、防之辛甘气猛，助柴胡以升散阳气，使邪离于阴，而寒自已；里邪已盛，而兼燥金之气者，则发热亦甚，证必口渴恶热，亦必臣以知母、石膏之苦甘性寒，助黄芩引阴气下降，使邪离于阳，而热自已；佐以猪苓之淡渗，分离阴阳，不得交并；使以白蔻之开达气机，甘草之缓和诸药。而为和解表里之重剂，亦为调剂阴阳、善止寒热之良方也，善用者往往一剂而瘳。

【廉勘】此王肯堂得意之方，俞氏加减而善用之，以奏殊功。全凭辨证精确，若率尔引用，适中王孟英柴、葛、羌、防随手乱投之诮矣，学人审慎之。

柴胡达原饮 和解三焦法 俞氏经验方

柴胡（钱半） 生枳壳（钱半） 川朴（钱半） 青皮（钱半） 炙草（七分） 黄芩（钱半） 苦桔梗（一钱） 草果（六分） 槟榔（二钱） 荷叶梗（五寸）

【秀按】《内经》言邪气内薄五脏，横连膜原。膜者，横膈之膜；原者，空隙之处。外通肌腠，内近胃腑，即三焦之关键，为内外交界之地，实一身之半表半里也。凡外邪每由膜原入内，内邪每由膜原达外，此吴又可治疫邪初犯膜原，所以有达原饮之作也。今俞氏以柴、芩为君者，以柴胡疏达膜原之气机，黄芩苦泄膜原之郁火也。臣以枳、桔开上，朴、果疏中，青、槟达下，以开达三焦之气机，使膜原伏邪，从三焦而外达肌腠也。佐以荷梗透之，使以甘草和之。虽云达原，实为和解三焦之良方，较之吴氏原方，奏功尤捷。然必湿重于热，阻滞膜原，始为适宜。若湿已开，热已透，相火炽盛，再投此剂，反助相火愈炽，适劫胆汁而烁肝阴，酿成火旺生风，痉厥兼臻之变矣。用此方者其审慎之。

蒿芩清胆汤 和解胆经法 俞氏经验方

青蒿脑（钱半至二钱） 淡竹茹（三钱） 仙半夏（钱半） 赤茯苓（三钱） 青子芩（钱半至三钱） 生枳壳（钱半） 陈广皮（钱半） 碧玉散（包，三钱）

【秀按】足少阳胆，与手少阳三焦，合为一经，其气化一寄于胆中以化水谷，一发于三焦以行腠理。若受湿遏热郁，则三焦之气机不畅，胆中之相火乃炽，故以蒿、芩、竹茹为君，以清泄胆火；胆火炽，必犯胃而液郁为痰，故臣以枳壳、二陈，和胃化痰；然必下焦之气机通畅，斯胆中之相火清和，故又佐以碧玉，引相火下泄；使以赤苓，俾湿热下出，均从膀胱而去。此为和解胆经之良方，凡胸痞作呕，寒热如疟者，投无不效。

【廉勘】青蒿脑清芬透络，从少阳胆经领邪外出，虽较疏达腠理之柴胡力缓，而辟秽宣络之功，比柴胡为尤胜，故近世喜用青蒿而畏柴胡也。

柴胡桂姜汤 和解偏重温通法 俞氏经验方 载《金匮要略》

柴胡（二钱至三钱） 川桂枝（钱半） 姜（钱半） 清炙草（一钱） 花粉（三钱至四钱） 生牡蛎（二钱） 黄芩（一钱） 阴阳水（四碗，分二次煎）

【秀按】夏伤暑邪，深伏阴分，至深秋新感冷风，重伤卫阳，发为痎疟。其证寒多热少，肢冷胁痛，故当温和其阳，微和其阴。阳分君以柴胡，而分量独重者，以正疟不离乎少阳也；阴分君以花粉，而分量亦独重者，以救液为急务也。臣以桂枝、干姜，和太阳阳明之阳；即以黄芩、牡蛎，和少阳阳明之阴。佐以甘草调和阴阳，使以阴阳水，分其阴阳，俾得其平也。此为和解三阳，偏重温通之良方，然识见不到者，亦勿轻试。

【廉勘】阴阳水有三。

（一）新汲水与百沸汤和匀；

（二）河水与井水合用；

（三）井泉水与天雨水同煎。

拙见主天雨水，与煎沸清泉水和匀，尤见妙用之深意。故阴阳水一名生熟汤，良有以也。至此方《金匮要略》云，初服微烦，复服汗出即愈。前清王晋三曰：和得其当，一剂如神。然以予所验，惟营阴充足，内伏暑湿之邪，本不甚重，而重感风寒表邪者，始易见功。但服一剂，即周身津津汗出而解。此亦惟藜藿体相宜，若膏粱体切勿轻用。

柴平汤　和解偏重温燥法　俞氏经验方

川柴胡（一钱）姜半夏（钱半）川朴（二钱）清炙草（五分）炒黄芩（一钱）赤苓（三钱）制苍术（一钱）橘皮（钱半）鲜生姜（一钱）

【秀按】凡寒热往来，四肢倦怠，肌肉烦疼者，名曰湿疟。故以小柴胡合平胃二方加减，取其一则达膜，一则燥湿，为和解少阳阳明，湿重热轻之良方。仲夏初秋，最多此证，历试辄验。但疟愈即止，不可多服耳。多服则湿去燥来，反伤胃液，变证蜂起矣。

新加木贼煎　和解偏重清泄法　俞氏经验方

木贼草（钱半）淡香豉（三钱）冬桑叶（二钱）制香附（二钱）鲜葱白（三枚）焦山栀（三钱）粉丹皮（二钱）枯草（三钱）清炙草（五分）鲜荷梗（五寸）

【秀按】木贼草味淡性温，气清质轻，色青中空，节节通灵，与柴胡之轻清疏达，不甚相远，连节用之，本有截疟之功，故张景岳代柴胡以平寒热，俞氏加减其间。君以木贼，领葱、豉之辛通，从腠理而达皮毛，以轻解少阳之表寒；臣以焦栀，领桑、丹之清泄，从三焦而走胆络，以凉降少阳之里热；佐以制香附疏通三焦之气机，夏枯草轻清胆腑之相火；使以甘草和之，荷梗透之。合而为和解少阳，热重寒轻之良方。

柴胡白虎汤　和解偏重清降法　俞氏经方验

川柴胡（一钱）生石膏（八钱，研）天花粉（三钱）生粳米（三钱）青子芩（钱半）知母（四钱）生甘草（八分）鲜荷叶（一片）

【秀按】柴胡达膜，黄芩清火，本为和解少阳之君药；而臣以白虎法者，以其少阳证少而轻，阳明证多而重也；佐以花粉，为救液而设；使以荷叶，为升清而用。合而为和解少阳、阳明，寒轻热重，火来就燥之良方。

柴胡陷胸汤　和解兼开降法　俞氏经验方

柴胡（一钱）姜半夏（三钱）小川连（八分）苦桔梗（一钱）黄芩（钱半）瓜蒌仁（杵，五钱）小枳实（钱半）生姜汁（四滴，分冲）

【秀按】陶节庵曰：少阳证具，胸膈痞满，按之痛，若用柴胡枳桔汤未效，用小柴胡合小陷胸汤，一剂即瘳。妙在苦与辛合，能通能降。且瓜蒌之膜瓤，似人胸中之膜膈，善涤胸中垢腻，具开膈达膜之专功。故为少阳结胸之良方，历试辄验，学者珍重之。

【廉勘】小陷胸汤加枳、桔，善能疏气解结，本为宽胸开膈之良剂。俞氏酌用小柴胡中主药三味，以其尚有寒热也。减去参、草、枣之腻补，生姜用汁，辛润流利，亦其善于化裁处。

大柴胡汤 和解兼轻下法 俞氏经验方 载张氏《伤寒论》

柴胡（二钱） 姜半夏（钱半） 小枳实（钱半） 鲜生姜（一钱） 黄芩（钱半） 生赤芍（一钱） 生锦纹（六分） 大黑枣（二枚，去皮）

【秀按】少阳证本不可下，而此于和解中兼以缓下者，以邪从少阳而来，渐结于阳明。而少阳证未罢，或往来寒热，或胸痛而呕，不得不借柴胡、生姜以解表，半夏、黄芩以和里。但里证已急，或腹满而痛，或面赤燥渴，或便秘溺赤，故加赤芍以破里急，枳实、生军以缓下阳明将结之热。佐以大枣，以缓柴胡、大黄发表攻里之烈性，而为和解少阳阳明、表里缓治之良方。但比小柴胡专于和解少阳一经者，力量较大，故称大。

小柴胡汤 和解兼益气法 俞氏经验方 载张氏《伤寒论》

川柴胡（一钱） 姜半夏（一钱） 东洋参（八分） 清炙草（六分） 青子芩（一钱） 鲜生姜（八分） 大红枣（二枚）

【秀按】半表证，即往来寒热，胸胁苦满，指在腠理之风寒而言；半里证，即口苦、咽干、目眩，指在胆腑之里热而言。寒热互拒，所以有和解一法，君以柴胡解少阳在经之表寒，黄芩和少阳在腑之里热；犹恐表邪退而里气虚，故臣以半夏、参、草和胃阳以壮里气而御表；使以姜、枣助少阳生发之气，调营卫以解表。盖里气虚则不能御表，表邪反乘虚而入，识透此诀，始识仲景用参之精义。盖上焦得通，津[①]液得下，胃气因和，不强逼其汗，而自能微汗以解。此为和解少阳风寒，助胃化汗之良方。

【廉勘】小柴胡汤，惟风寒正疟，邪在少阳者，可以按法而投。若温热暑湿诸疟，邪从口鼻而受，肺胃之气，先已窒滞，病发即不饥恶谷，脘

---

①津：原作“精”，据学报本改。

闷苔黄，苟不分别，但执此汤奉为圣法，则参、甘、姜、枣温补助邪，骤则液涸神昏，缓则邪留结痞，且有耗伤阴液而成疟痨者，此王孟英阅历有得之言也，用此方者其审慎之。

柴胡四物汤 和解兼补血法 俞氏经验方

柴胡（八分） 仙半夏（一钱） 归身（一钱） 生白芍（二钱） 条芩（八分） 清炙草（六分） 生地（钱半） 川芎（七分）

【秀按】少阳证初病在气，久必入络。其血在将结未结之间，而寒热如疟，胸胁窜痛，至夜尤甚者，陷入于足厥阴之肝络也。若但据寒热现状，便投小柴胡原方，则人参、姜、枣温补助阳，反令血愈亏而热愈结。热结则表里闭固，内火益炽，立竭其阴而肝风内动矣。此方君以柴胡入经和气，即臣以川芎入络和血，妙在佐以归、地、白芍之养血敛阴，即使以半夏、甘草之辛甘化阳。庶几阴阳和，俾阴液外溢则汗出，而寒热胁痛自止矣。此为疏气和血，妊妇寒热之良方。

加减小柴胡汤 和解兼通瘀法 俞氏经验方

鳖血柴胡（一钱） 光桃仁（三钱） 归尾（钱半） 粉丹皮（二钱） 酒炒黄芩（一钱） 杜红花（一钱） 生地（二钱） 益元散（三钱，包煎）

【秀按】妇人中风七八日，经水适断者，此为热入血室，其血必结，寒热如疟，发作有时。此方君以柴、芩和解寒热，臣以归尾、桃仁破其血结，佐以生地、丹皮凉血泄热，以清解血中之伏火，使以益元滑窍导瘀，从前阴而出。此为和解寒热，热结血室之良方。

【廉勘】叶天士先生曰：妇人经水适来适断，邪陷血室，仲景立小柴胡汤，提出所陷热邪，用参、枣扶胃气，以冲脉隶属阳明也。此惟虚者为合治，若热邪陷入，与血相结者，当从陶氏小柴胡汤去参、草、姜、枣，加生地、桃仁、楂肉、丹皮或犀角等。若本经血结自甚，必少腹满痛，身体重滞，两侧连胸背皆拘束不遂，每多谵语如狂，当从小柴胡汤去参、草、枣，加酒炒延胡、归尾、桃仁、制香附、枳壳等，去邪通络，正合其病。往往延久，上逆心包，胸中痹痛，即陶氏所谓血结胸也。王海藏出一桂枝红花汤，加海蛤、桃仁，原为表里上下一齐尽解之理，此方甚为巧妙。

柴胡羚角汤 和解偏重破结法 俞氏经验方

鳖血柴胡（二钱） 归尾（二钱） 杜红花（一钱） 碧玉散（三钱，包煎） 羚角片（三钱，先煎） 桃仁（九粒） 小青皮（钱半） 炒穿甲（一钱） 吉林大参（一钱） 醋炒生锦纹（三钱）

临服调入牛黄膏（一钱）。

【秀按】妇人温病发热，经水适断，昼日明了，夜则谵语，甚则昏厥，舌干口臭，便闭溺短，此为热结血室，乃少阳内陷阳明厥阴之危候。外无向表之机，内无下行之势，是证之重而又重者也。此方君以鳖血柴胡，入经达气，入络利血，提出少阳之陷邪；羚角解热清肝，起阴提神。臣以归尾、桃仁，破其血结；青皮下其冲气。佐以穿甲、碧玉散、炒生军，直达瘀结之处，以攻其坚，引血室之结热，一从前阴而出，一从后阴而出。妙在人参大补元气，以协诸药而神其用；牛黄膏清醒神识，以专治谵语如狂。此为和解阴阳，大破血结，背城一战之要方。

附：牛黄膏 凉透血络芳香开窍法 方出刘河间《六书》

西牛黄（二钱） 广郁金（三钱） 丹皮（三钱） 梅冰（一钱） 飞辰砂（三钱） 生甘草（一钱）

上药研至极细，用药汤频频调下。

【廉勘】热入血室，当分经适来因受病而止、经适来受病而自行、经适断而受病三种，则实与虚自见。如经水适来，因热邪陷入而搏结不行者，必有瘀血，察其腰胁及少腹，有牵引作痛拒按者，必以清热消瘀为治。如因邪热传营，逼血妄行，致经水未当期而至者，必有身热、烦躁、不卧等证，治宜凉血以安营。如经水适断而受邪者，经行已净，则血室空虚，邪必乘虚而陷，治宜养营以清热。如伏邪病发，而经水自行者，不必治经水，但治其伏邪，而病自愈。临证必须询其经期，以杜热入血室。

方歌 同上

柴胡枳桔汤

柴胡枳桔青芩广，半夏生姜谷雨茶，

和解表里此轻剂，但见少阳证可加。

柴芩双解汤

柴芩双解葛羌防，膏母猪苓蔻草襄，
和解阴阳推重剂，用之的当效非常。

柴胡达原饮

柴胡达原枳桔芩，槟青朴果草荷梗，
开达三焦是主方，湿开热透用宜慎。

蒿芩清胆汤[①]

蒿芩清胆竹茹珍，枳壳用生合二陈，
方内更加碧玉散，既清相火化痰凝。

柴芩桂姜汤

柴芩桂姜合花粉，甘草蛎芩并奏功，
水取阴阳调剂美，方原和解重温通。

柴平汤

柴胡平胃朴苍芩，陈夏姜甘与赤苓，
和解中多温燥品，少阳湿疟用偏灵。

新加木贼煎

方号新加木贼煎，栀丹葱豉略加甘，
桑荷香附偕枯草，和解方中清泄兼。

柴胡白虎汤

柴胡白虎用如何，芩粉膏知米草荷，
和解又添清降法，阳明证重用无讹。

柴胡胸陷汤

柴胡胸陷[②]连夏蒌，黄芩枳实桔梗投，
煎成冲入生姜汁，和解功从开降收。

大柴胡汤

大柴胡汤枳夏芩，赤芍枣姜生锦纹，

① 蒿芩清胆汤：依照原文该方组成歌诀缺“赤茯苓”一味。
② 胸陷：原作“陷胸”，据学报本乙转。

和解法中兼缓下，少阳未罢及阳明。

小柴胡汤

小柴胡汤芩夏草，稍入洋参加姜枣，

表邪退热里气虚，和解方加益气妙。

柴胡四物汤

柴胡四物义何居，和解阴阳补血俱，

夏草黄芩还并入，辛甘合化病能除。

加减小柴胡汤

方名加减小柴胡，芩丹归地桃红入，

滑窍益元散并加，善治热邪陷血室。

柴胡羚角汤

柴胡羚角归桃红，青皮碧玉穿山集，

人参锦纹牛黄膏，此方和解兼破结。

牛黄膏

牛黄膏中佐郁金。辰砂丹草及梅冰。

凉透血络兼开窍。得此清营效倍灵。

第三节 攻下剂

调胃承气汤 缓下胃腑结热法 俞氏经验方

生锦纹（一钱，酒浸） 清炙草（五分） 鲜生姜（一片） 元明粉（五分） 大红枣（两枚）

【秀按】调胃者，调和胃气也。大黄虽为荡涤胃肠之君药，而用酒浸，佐甘草者，一藉酒性上升，一藉炙草甘缓，皆以缓大黄之下性。然犹恐其随元明粉咸润直下，故又使以姜、枣之辛甘，助胃中升发之气。元明粉之分量，减半于大黄，合而为节节弥留之法。否则大黄随急性之元明粉，一直攻下，而无恋膈生津之用，何谓调胃耶？此为阳明燥热、初结胃腑之良方。

小承气汤 直下小肠结热法 俞氏经验方

生川军（三钱，酒洗） 小枳实（二钱） 薄川朴（一钱）

【秀按】小肠火腑，非苦不通，故君以生军之苦寒，以涤小肠；臣以枳实之苦降，直达幽门；但苦非辛不通，故佐以厚朴之苦辛，助将军一战成功也。此为阳明实热、蕴结小肠之良方。若热结旁流，加川连一钱尤妙。

大承气汤　峻下大肠结热法　俞氏经验方

元明粉（三钱）　生锦纹（四钱）　小枳实（二钱）　薄川朴（一钱）

【秀按】大肠与胃同为燥金之腑，《易》曰：燥万物者莫熯乎火。燥非润不降，火非苦不泻。故君以元明粉润燥软坚，生川军荡实泻火；臣以枳实去痞，原朴泄满。合而为痞满燥实坚、大肠实火之良方。加甘草，名三一承气汤。

【廉勘】唐容川曰：三承气汤，不但药力有轻重之分，而其主治亦有部位之别。故调胃承气汤，仲景提出心烦二字，以见胃络通于心，而调胃承气，是注意在治胃燥也。故以大黄、芒硝泻热润燥，合之甘草，使药力缓缓留中，以去胃热，故名调胃也。大承气汤，仲景提出大便已硬四字，是专指大肠而言。大肠居下，药力欲其直达，不欲其留于中宫，故不用甘草；大肠与胃，同禀燥气，故同用硝、黄以润降其燥；用枳、朴者，取木气疏泄，助其速降也。若小承气汤，则重在小肠，故仲景提出腹大满三字为眼目。盖小肠正当大腹之内，小肠通身接连油网，油是脾所司，膜网上连肝系，肝气下行，则疏泄脾土，而膏油滑利。肝属木，故枳、朴秉木气者，能疏利脾土，使油膜之气，下达小肠而出也；又用大黄归于脾土者，泻膏油与肠中之实热，此小承气所以重在小肠也。其不用芒硝，以小肠不秉燥气，故不取硝之咸润。至大承气亦用枳、朴者，以肝木之气，从油膜下接大肠，《内经》所谓肝与大肠通也。三承气汤，药力皆当从胃中过，从大肠而去，但其命意，则各有区别，用者当审处焉。观此，则吴鞠通调胃承气、导赤承气二方，似觉多事。

三仁承气汤　缓下脾脏结热法　俞氏经验方

大麻仁（三钱，炒香）　松子仁（三钱，研透）　小枳实（钱半，炒香）　大腹皮（二钱）　光杏仁（三钱，勿研）　生川军（一钱，蜜炙）　油木香（五分）　猪胰（略炒，一钱）

【秀按】脾与胃以膜相连，膜者脂膜也，上济胃阴，下滋肠液，皆脾所司。若发汗利小便太过，则胆火炽盛，烁胃熏脾，胃中燥而烦实，实则大便难，其脾为约，约则脾之脂膜枯缩矣。故君以麻、杏、松仁等多脂而香之物，濡松①脾约，以滋胃燥；然胃热不去，则胆火仍炽，又必臣以生军、枳实，去胃热以清胆火，所谓釜底抽薪是也；佐以油木香、大腹皮者，以脾气喜焦香，而油木香则滑利脂膜，脾络喜疏通，而大腹皮又能直达脾膜也。妙在使以猪胰，善去油腻而助消化，以洗涤肠中垢浊。此为胃燥脾约、液枯便闭之良方。

陷胸承气汤　肺与大肠并治法　俞氏经验方

瓜蒌仁（六钱，杵）小枳实（钱半）生川军（二钱）仙半夏（三钱）小川连（八分）风化硝（钱半）

【秀按】肺伏痰火，则胸膈痞满而痛，甚则神昏谵语，肺气失降，则大肠之气亦痹，肠痹则腹满便闭。故君以蒌仁、半夏，辛滑开降，善能宽胸启膈；臣以枳实、川连，苦辛通降，善能消痞泄满；然下既不通，必壅乎上，又必佐以硝、黄，咸苦达下，使痰火一齐通解。此为开肺通肠、痰火结闭之良方。

犀连承气汤　心与小肠并治法　俞氏经验方

犀角汁（两瓢，冲）小川连（八分）小枳实（钱半）鲜地汁（六瓢，冲）生锦纹（三钱）真金汁（一两，冲）

【秀按】心与小肠相表里，热结在腑，上蒸心包，症必神昏谵语，甚则不语如尸，世俗所谓蒙闭证也。便通者宜芳香开窍，以通神明；若便秘而妄开之，势必将小肠结热，一齐而送入心窍，是开门揖盗也。此方君以大黄、黄连，极苦泄热，凉泻心小肠之火；臣以犀、地二汁，通心神而救心阴；佐以枳实，直达小肠幽门，俾心与小肠之火，作速通降也；然火盛者必有毒，又必使以金汁，润肠解毒。此为泻心通肠、清火逐毒之良方。

白虎承气汤　清下胃腑结热法　俞氏经验方

生石膏（八钱，细研）生锦纹（三钱）生甘草（八分）白知母（四钱）元明粉（二钱）陈仓米（三钱，荷叶包）

---

①松：原作“油”，据学报本改。

【秀按】胃之支脉，上络心脑，一有邪火壅闭，即堵其神明出入之[1]窍，故昏不识人，谵语发狂，大热大烦，大渴大汗，大便燥结，小便赤涩等症俱见。是方白虎合调胃承气，一清胃经之燥热，一泻胃腑之实火。此为胃火炽盛、液燥便闭之良方。

桃仁承气汤　急下肠中瘀热法　俞氏经验方

光桃仁（三钱，勿研）　五灵脂（二钱，包）　生蒲黄（钱半）　鲜生地（八钱）　生川军（二钱，酒洗）　元明粉（一钱）　生甘草（六分）　犀角汁（四匙，冲）

【秀按】下焦瘀热，热结血室，非速通其瘀，而热不得去。瘀热不去，势必上蒸心脑，蓄血如狂，谵语；下烁肝肾，亦多小腹窜疼，带下如注，腰痛如折，病最危急。此方以仲景原方去桂枝，合犀角地黄及失笑散，三方复而为剂，可谓峻猛矣。然急证非急攻不可，重证非重方不效，古圣心传，大抵如斯。但必辨证精切，明告病家，此为背城一战之策，效否亦难预必，信则服之，否则另请高明可也。

解毒承气汤　峻下三焦毒火法　俞氏经验方

银花（三钱）　生山栀（三钱）　小川连（一钱）　生川柏（一钱）　青连翘（三钱）　青子芩（二钱）　小枳实（二钱）　生锦纹（三钱）　西瓜硝（五分）　金汁（一两，冲）　白头[2]蚯蚓（两支）

先用雪水六碗，煮生绿豆（二两），滚取清汁，代水煎药。

【秀按】疫必有毒，毒必传染，症无六经可辨，故喻嘉言从三焦立法，殊有卓识。此方用银、翘、栀、芩，轻清宣上，以解疫毒，喻氏所谓升而逐之也；黄连合枳实，善疏中焦，苦泄解毒，喻氏所谓疏而逐之也；黄柏、大黄、瓜硝、金汁，咸苦达下，速攻其毒，喻氏所谓决而逐之也；即雪水、绿豆清，亦解火毒之良品。合而为泻火逐毒、三焦通治之良方。如神昏不语。人如尸厥，加局方紫雪，消解毒火，以清神识，尤良。

养荣承气汤　润燥兼下结热法　俞氏经验方　载吴又可《温疫论》

鲜生地（一两）　生白芍（二钱）　小枳实（钱半）　真川朴（五分）

① 之：学报本此下有“气”字。
② 头：学报本改作“颈”。

油当归（三钱） 白知母（三钱） 生锦纹（一钱）

【秀按】火郁便闭，不下则无以去其结热；液枯肠燥，不润则适以速其亡阴。方以四物汤去川芎，重加知母，清养血液以滋燥，所谓增水行舟也；然徒增其液，而不解其结，则扬汤止沸，转瞬[1]即干，故又以小承气去其结热。此为火盛烁血、液枯便闭之良方。

【廉勘】吴鞠通重用细生地、元参、麦冬，合调胃承气，名曰增液承气汤，从此方套出，皆为热结液枯、肠燥便闭而设。

厚朴七物汤 攻里兼解表法 俞氏经验方 载《金匮要略》

薄川朴（二钱） 生锦纹（酒浸，一钱） 鲜生姜（一钱） 大红枣（四枚） 小枳实（钱半） 川桂枝（八分） 清炙草（六分）

【秀按】腹满而痛，大便不通，为内实气滞之的证，故君以小承气法，疏气机以泄里实；但肢冷身热，表邪未净，佐桂枝汤去白芍之酸收，解表邪而和营卫。此为太阳阳明、攻里解表之良方。

柴芩清膈煎 攻里兼和解法 俞氏经验方

川柴胡（八分） 生锦纹（酒浸，钱半） 生枳壳（钱半） 焦山栀（三钱） 青子芩（钱半） 苏薄荷（钱半） 苦桔梗（一钱） 青连翘（二钱） 生甘草（六分） 鲜淡竹叶（三十六片）

【秀按】少阳表邪，内结膈中，膈上如焚，寒热如疟，心烦懊憹，大便不通。故君以凉膈散法，生军领栀、芩之苦降，荡胃实以泄里热；佐以枳、桔，引荷、翘、甘、竹之辛凉，宣膈热以解表邪；妙在柴胡合黄芩，分解寒热。此为少阳阳明、攻里清膈之良方。

六磨饮子 下气通便法 俞氏经验方

上沉香（一钱） 尖槟榔（一钱） 小枳实（一钱） 广木香（一钱） 台乌药（一钱） 生锦纹（一钱，各用原支）

用开水各磨汁两匙，仍和开水一汤碗服。

【秀按】胃为阳腑，宜通宜降。五磨饮子，本为气郁上逆而设，得锦纹汁，则疏气滞，降实火，尤为得力。此为郁火伤中、痞满便秘之良方，功用甚多，学人宜注意之。

---

① 瞬：原作“身”，据学报本改。

枳实导滞汤 下滞通便法 俞氏经验方

小枳实（二钱） 生锦纹（钱半，酒洗） 净楂肉（三钱） 尖槟榔（钱半） 薄川朴（钱半） 小川连（六分） 六和曲（三钱） 青连翘（钱半） 老紫草（三钱） 细木通（八分） 生甘草（五分）

【秀按】凡治温病热症，往往急于清火，而忽于里滞。不知胃主肌肉，胃不宣化，肌肉无自而松，即极力凉解，反成冰伏。此方用小承气合连、槟为君，苦降辛通，善导里滞；臣以楂、曲疏中，翘、紫宣上，木通导下；佐以甘草和药。开者开，降者降，不透发而自透发。每见大便下后，而疹斑齐发者以此。此为消积下滞、三焦并治之良方。

加味凉膈煎 下痰通便法 俞氏经验方

风化硝（一钱） 煨甘遂（八分） 葶苈子（钱半） 苏薄荷（钱半） 生锦纹（一钱，酒洗） 白芥子（八分） 片黄芩（钱半） 焦山栀（三钱） 青连翘（钱半） 小枳实（钱半） 鲜竹沥（两瓢） 生姜汁（两滴，同冲）

【秀按】凡温热者，多夹痰火壅肺。其证痰多咳嗽，喉有水鸡声，鼻孔煽张，气出入多热，胸膈痞胀，腹满便秘，甚则喘胀闷乱，胸腹坚如铁石，胀闷而死。急救之法，惟速用此方。凉膈散为君，以去其火；臣以枳、葶、芥、遂，逐其痰而降其气；佐以竹沥、姜汁，辛润通络，庶可转危为安。若畏其峻险而不用，仍以疲药塞责，则百不救一矣。

陶氏黄龙汤 攻补兼施法 俞氏经验方 载陶氏《六书》

生锦纹（钱半，酒浸） 真川朴（六分） 吉林参（钱半，另煎） 清炙草（八分） 元明粉（一钱） 小枳实（八分，蜜炙） 白归身（二钱） 大红枣（二枚）

【秀按】此方为失下证，循衣撮空，神昏肢厥，虚极热盛，不下必死者立法。故用大承气汤急下以存阴，又用参、归、草、枣，气血双补以扶正。此为气血两亏、邪正合治之良方。

【廉勘】以上十六方，名承气者十方，暗用承气而另易方名者六方，温清消补，气血痰食，无法不备，可谓法良意美矣。然用承气者有八禁焉：一者表不解，如恶寒未除，小便清长，知病仍在表也，法当汗解。二者心下硬满，心下为膈中、上脘之间，硬满则邪气尚浅，若误攻之，恐利遂不止。三者合面赤色，面赤为邪在表，浮火聚于上，而未结于下，故未可攻。又面赤而娇艳，戴阳证，尤宜细辨。四者平素食少，或病中反能食。盖平素食少，则胃气虚，故不可攻。然病中有燥粪，即不能食，若反能食，则无燥粪，不过便硬耳，但须润之，亦未可攻也。五者呕多，呕属少阳，邪在上焦，故未可攻也。六者脉迟，迟为寒，攻之则呃。七者津液内竭，病患自汗出，小便自利，此为津液内竭，不可攻之，宜蜜煎导而通之。八者小便少，病患平日小便日三四行，今日再行，知其不久即入大肠，宜姑待之，不可妄攻也。知此八禁，庶免误投。

五仁橘皮汤　滑肠通便法　俞氏经验方

甜杏仁（三钱，研细）　松子仁（三钱）　郁李净仁（四钱，杵）　原桃仁（二钱，杵）　柏子仁（二钱，杵）　广橘皮（钱半，蜜炙）

【秀按】杏仁配橘皮，以通大肠气闭；桃仁合橘皮，以通小肠血秘。气血通润，肠自滑流矣，故以为君。郁李仁得橘皮，善解气与水互结，洗涤肠中之垢腻，以滑大便，故以为臣。佐以松、柏通幽，幽通则大便自通。此为润燥滑肠，体虚便闭之良方。若欲急下，加元明粉二钱，提净白蜜一两，煎汤代水可也。夹滞，加枳实导滞丸三钱；夹痰，加礞石滚痰丸三钱；夹饮，加控涎丹一钱；夹瘀，加代抵当丸三钱；夹火，加当归龙荟丸三钱；夹虫，加椒梅丸钱半。或吞服，或包煎，均可随证酌加。此最为世俗通行之方，时医多喜用之，取其润不滞气，下不伤阴[①]耳。

增附丸方

枳实导滞丸　缓下食滞法　方载李明之《脾胃论》

小枳实（五钱）　六神曲（五钱）　青子芩（三钱）　赤苓（三钱）　生晒术（三钱）　制锦纹（一两）　小川连（三钱）　泽泻（二钱）

礞石滚痰丸　峻攻痰火法　方载王隐君《养生主论》

青礞石（一两，火硝煅研）　沉香（五钱）　川锦纹（八两，酒蒸）青子芩（八两，酒洗）

控涎丹　峻攻痰涎法　方载《丹溪心法》

---

① 阴：原作“饮”，据学报本改。

白芥子（一两） 煨甘遂（一两） 红牙大戟（一两）

生姜汁糊丸。

代抵当丸 峻攻瘀热法 方载王氏《准绳》

生川军（四两，酒炒） 炒川甲（一两） 元明粉（一两） 归尾（一两） 光桃仁（三十枚） 蓬莪术（一两，醋炒） 紫瑶桂（三钱） 细生地（一两）

当归龙荟丸 峻泻肝火法 方载《丹溪心法》

龙胆草（一两） 当归（一两） 小川连（一两） 川黄柏（一两） 芦荟（五钱） 广木香（钱半） 青子芩（一两） 生山栀（一两） 生川军（五钱） 青黛（五钱） 麝香（五分）

椒梅丸 缓攻虫积法 方载《张氏医通》

炒川椒（三钱） 乌梅肉（一钱） 小川连（一钱）

饴糖为丸。

（附方完）

雪羹合更衣丸 肝与小肠并治法 俞氏经验方

淡海蜇（四两） 大荸荠（六个） 更衣丸（钱半，或吞服，或包煎）

【秀按】雪羹之方，始见于王晋三《古方选注》。谓海蜇味咸，荸荠味甘微咸，皆性寒而质滑，有清凉内沁之妙。凡肝经热厥，少腹攻冲作痛，诸药不效者，用以泄热止痛，捷如影响。然以予所验，功不止此。凡痰喘胸痞，呕吐胀满，便闭滞下，癥瘕疳黄等病，由于肝火为患者，皆可酌用。即宜下之证，而体虚不任硝、黄者，随证佐以枳、朴等品，每收默效。惟俞氏谓其力薄，辄佐以更衣丸，屡奏殊功。

蠲饮万灵汤 急下停饮法 俞氏经验方

芫花（五分，酒炒） 煨甘遂（八分） 姜半夏（六钱） 浙茯苓（八钱） 大戟（一钱，酒炒） 大黑枣（十枚） 炒广皮（三钱） 鲜生姜（一钱）

【秀按】停饮为患，轻则痞满呕吐，重则腹满肢肿，甚则化胀成臌，非峻逐之。无以奏功。此方君以芫花之辛辣，轻清入肺，直从至高之分，去郁陈莝；又以甘遂、大戟之苦泄，配大枣甘而润者缓攻之，则自胸及胁腹之饮，皆从二便出矣。此仲景十枣汤之功用也，俞氏臣以二陈汤去甘草者，遵仲景痰饮以温药和之之法。佐以生姜之辛，合十枣之甘，则辛甘发散，散者散，降者降，停饮自无容留之地矣。名曰万灵，洵不愧也。

张氏济川煎 增液润肠兼调气法 俞氏经验方 方载《景岳全书》

淡苁蓉（四钱） 淮牛膝（二钱，生） 升麻（五分，蜜炙） 油当归（三钱） 福泽泻（钱半） 枳壳（七分，蜜炙）

【秀按】大便秘一证，有热结，有气滞，有液枯。热结则诸承气为正治，固已。气滞必求其所以滞之者，而为之去其滞，如食滞则枳实导滞，痰滞则加味凉膈，瘀滞则桃仁承气，饮滞则蠲饮万灵，寒滞则厚朴七物，热滞则六磨饮子，皆足奏功。液枯多兼热结，则养荣承气为正治。若液枯而兼气滞，轻则五仁橘皮，重则张氏济川。夫济川煎，注重肝肾。以肾主二便，故君以苁蓉、牛膝，滋肾阴以通便也；肝主疏泄，故臣以当归、枳壳，一则辛润肝阴，一则苦泄肝气，妙在升麻升清气以输脾，泽泻降浊气以输膀胱；佐蓉、膝以成润利之功。张景岳谓病浅虚损，而大便不通，则硝、黄攻击等剂，必不可用。若势有不得不通者，宜此方主之。此用通于补之剂也，最妙，俞氏引用，良有以也。谤之者，妄辟滋润之说，为庸医逢迎富贵之诡术，亦未免信口雌黄矣。

方歌

调胃承气汤

调胃承气酒浸黄，元明性急草先黄，
再加姜枣甘辛味，恋膈生津缓下方。

小承气汤

小承气汤酒洗军，佐以枳实达幽门，
火腑非苦难通下，川朴加之合凑勋。

大承气汤

大承气汤原峻剂，君以元明合锦纹，
枳朴为臣除痞满，须知急下可存津。

三仁承气汤

三仁承气松麻杏，军枳腹皮油木香，
方用猪胰资洗涤，不使垢浊稍留肠。

陷胸承气汤

陷胸承气蒌仁枳，连夏生军风化硝，
痰火中停胸痞满，苦咸直达一齐消。

犀连承气汤

犀连承气枳实黄，地汁还偕金汁尝，
小肠热结迷心窍，便秘断宜用此方。

白虎承气汤

白虎承气膏知米，锦纹甘草及元明，
渴[1]烦汗热证俱见，清下为宜效自呈。

桃仁承气汤

桃仁承气即调胃，犀角地黄失笑同，
三方合一颇峻猛，急证自宜用急攻。

解毒承气汤

解毒承气生军枳，芩连栀柏与银翘，
瓜硝金汁白蚯蚓，绿豆清同雪水熬。

养荣承气汤

养荣承气地芍归，参合小承加知母，
夜哭肠燥最为宜，方能解结兼滋补。

厚朴七物汤

厚朴七物枳实草，锦纹桂枝合姜枣，
身热腹满便不通，此方攻里兼解表。

柴芩清膈煎

柴芩清膈薄荷翘，栀桔生军枳壳标，
引用生甘鲜竹叶，清宣攻里法兼操。

① 渴：原作“泻”，据学报本改。

六磨饮子

六磨饮用沉木香，锦纹乌药枳槟榔，
各磨浓汁水和服，郁火伤中法最良。

枳实导滞汤

枳实导滞生军朴，楂曲槟连紫草翘，
甘草木通成一剂，三焦并治积全消。

加味凉膈煎

加味凉膈蒡黄硝，芥遂栀芩枳薄翘，
竹沥还同姜汁入，胸痞腹胀此为昭。

陶氏黄龙汤

陶氏黄龙军枳朴，元明参草枣归身，
应下失下成昏厥，邪盛正虚法可循。

五仁橘皮汤[①]

五仁橘皮君橘皮，松桃郁李柏仁嘉，
肠中秘结须通润，速下元明白蜜加。

附：丸方

枳实导滞丸

导滞丸与汤又殊，锦纹枳实术苓俱，
川连泽泻六神面，食滞中宫缓下须。

礞石滚痰丸

礞石滚痰川锦纹，沉香为佐合青芩，
缓攻痰火端宜此，每服三钱效益灵。

控涎丹

丹号控涎取峻攻，甘遂白芥各一两，
红芽大戟分量同，姜汁糊丸涤饮仗。

代抵当丸

代抵当丸亦峻攻，生军川甲元明桂，

① 五仁橘皮汤：依照原方该方组成歌诀缺“苦杏仁”一味。

归地桃仁蓬术加，瘀热此丸吞服美。

当归龙荟丸

当归龙荟芩柏连，山栀青黛木香兼，
麝香还并生军入，法本丹溪峻泻肝。

椒梅丸

椒梅丸内佐[1]川连，饴糖为衣制昔传，
虫积缓攻宜用此，苦寒味和佐辛酸。

雪羹合更衣丸

海蜇荸荠号雪羹，更衣丸入效弥彰，
包煎吞服皆从便，抑木还偕治小肠。

蠲饮万灵汤

蠲饮万灵遂芫花，夏苓大戟广皮夸，
鲜姜十枣同加入，停饮渐成胀满嘉。

张氏济川煎

张氏济川苁蓉膝，当归枳壳妙同煎，
升麻主升泽泻降，润肠调气法俱全。

第四节　温热剂

藿香正气汤　温中化浊法　俞氏经验加减方

杜藿梗（三钱）　薄川朴（钱半）　新会皮（二钱）　白芷（二钱）　嫩苏梗（钱半）　姜半夏（三钱）　浙苓皮（四钱）　春砂仁（八分，分冲）

【秀按】吾绍地居卑湿，时值夏秋，湿证居十之七八，地多秽浊，人多恣食生冷油腻，故上吸秽气、中停食滞者甚多。方以藿、朴、二陈温中为君；臣以白芷、砂仁，芳香辟秽；佐以苏梗、苓皮，辛淡化湿。合而为温化芳淡、湿滞夹秽之良方。惟温热暑燥，不夹寒湿者，不可妄用。

【廉勘】藿香正气散，原方有桔梗、甘草、白术、腹皮、苏叶，同为

① 佐：原作"左"，据学报本改。

粗末，每服三钱。用姜三片，红枣一枚，煎服。治风寒外感，食滞内停，或兼湿邪，或吸秽气，或伤生冷，或不服水土等证。的是良方，故叶案引用颇多，以治湿[①]热、寒湿等症。吴鞠通新定其名：一加减正气散（藿香梗二钱，厚朴二钱，光杏仁二钱，茯苓皮二钱，广皮二钱，六神曲钱半，麦芽钱半，绵茵陈二钱，大腹皮一钱），为苦辛微寒法，治三焦湿郁，升降失司，脘连腹胀，大便不爽等症；二加减正气散（藿香梗三钱，广皮二钱，厚朴二钱，茯苓皮三钱，木防己三钱，大豆卷二钱，川通草二钱，生苡仁三钱），为苦辛淡法，治湿郁三焦，脘闷便溏，脉糊舌白，一身尽痛等症；三加减正气散（杜藿香三钱，茯苓皮三钱，厚朴二钱，广皮钱半，苦杏仁三钱，滑石五钱），为苦辛寒法，治秽湿着里，脘闷舌黄，气机不宣，久则酿热等症；四加减正气散（藿香梗三钱，厚朴二钱，茯苓三钱，广皮钱半，草果一钱，炒楂肉五钱，六神曲二钱），为苦辛温法，治秽湿着里，脉右缓，舌白滑，邪阻气分等症；五加减正气散（藿香梗二钱，广皮钱半，茯苓三钱，厚朴二钱，大腹皮钱半，生谷芽一钱，苍术二钱），为苦辛温法，治秽湿着里，脘闷便泄等症。前五法，均用正气散加减，而用药丝丝入扣，叶氏可谓善用成方，精于化裁者矣。惟昔老名医赵晴初先生《存存斋医话》三集云：吴鞠通《温病条辨》中，正气散加减有五方，主用藿、朴、陈、苓。

（一）加神曲、麦芽升降脾胃之气，茵陈宣湿郁，大腹皮泄湿满，杏仁利肺与大肠；

（二）加防己、豆卷走经络湿郁，通草、苡仁淡渗小便，以实大便；

（三）加杏仁利肺气，滑石清湿中之热；

（四）加草果开发脾阳，楂、曲运中消滞；

（五）加苍术燥脾湿，大腹皮宽肠气，谷芽升胃气。

细参五方，虽无甚精义，然治湿温症，亦大都如是也。但就廉臣所验，湿温变证最多。首辨其湿重热轻、热重湿轻、湿热并重；次辨其兼风、兼寒、兼暑、兼秽；三辨其夹症，如夹宿痰、停饮、生冷、油腻、气郁、血瘀、房劳、失血、脾泄、内痔、脚气、七疝等，及经水适来适断、崩漏淋带、胎前产后、痘瘖惊痫等；四辨其变证，如变疟痢、肿胀、黄

① 湿：原作“温”，据学报本改。

疸、霍乱、沉昏、咳嗽、痰饮、水气、疝气、着痹、淋带、便血、痔疮、痈脓等。全在医者对症发药，药随病为转移，方随证为增减，庶几因物付物，而不为病变所穷。吴氏加减五方，但治湿温寒湿本症耳，他未之及。

仁香汤 温中流气法 俞氏经验方

白蔻仁（六分，分冲） 杜藿香（钱半） 广木香（六分） 生香附（钱半） 春砂仁（八分，同煎） 白檀香（五分） 母丁香（四分） 广陈皮（钱半） 生甘草（三分） 淡竹茹（三钱）

【秀按】凡素有肝气，一受痧秽，即胸膈烦闷，络郁腹痛，夏秋最多，吾绍通称痧气。故以二仁、五香为君，芳香辟秽，辛香流气；臣以广皮疏中，竹茹通络；使以些许生甘，以缓和辛散之气。此为疏肝快脾、辟秽散痧之良方。用处虽多，亦勿过投，免致耗气劫液。

神术汤 温中疏滞法 俞氏经验方

杜藿香（三钱） 制苍术（钱半） 新会皮（二钱炒香） 炒楂肉（四钱） 春砂仁（一钱，杵） 薄川朴（二钱） 清炙草（五分） 焦六曲（三钱）

【秀按】素禀湿滞，恣食生冷油腻，成湿霍乱者甚多。陡然吐泻腹痛，胸膈痞满，故君以藿、朴、橘、术温理中焦，臣以楂、曲消滞，佐以砂仁运气，使以甘草，缓其燥烈之性。此为温中导滞、平胃快脾之良方。

苓术二陈煎 温中利湿法 俞氏经验方 载景岳《新方八阵》

带皮苓（四钱） 淡干姜（五分炒黄） 广皮（二钱） 泽泻（钱半） 生晒术（一钱） 姜半夏（三钱） 猪苓（钱半） 清炙草（五分）

【秀按】脾气虚寒者，最易停湿，往往腹泻溺少，脉缓舌白，肢懈神倦，胃钝气滞。故君以苓、术、姜、半温中化湿，臣以二苓、泽泻化气利溺，佐以橘皮疏滞，使以甘草和药。此为温脾健胃、运气利湿之良方。

大橘皮汤 温化湿热法 俞氏经验方

广陈皮（三钱） 赤苓（三钱） 飞滑石（四钱） 槟榔汁（四匙，冲） 杜苍术（一钱） 猪苓（二钱） 泽泻（钱半） 官桂（三分）

【秀按】湿温初起，如湿重热轻，或湿遏热伏，必先用辛淡温化，始能湿开热透。故以橘、术、温中燥湿为君，臣以二苓、滑、泽化气利溺，佐以槟榔导下，官桂为诸药通使。合而为温通中气、导湿下行之良方。

桂枝橘皮汤　温调营卫法　俞氏经验方

桂枝尖（一钱，蜜炙）　生白芍（钱半）　鲜生姜（一钱）　广陈皮（钱半炒）　清炙草（六分）　大红枣（二枚，去核）

【秀按】桂枝汤，本为太阳经中风而设；臣以广皮和中，以疏草、枣之甘滞；而白芍分量，又重于桂枝。故为脾受寒湿、调和营卫之良方。

香砂理中汤　温健脾阳法　俞氏经验方

广木香（一钱）　东洋参（钱半）　炒川姜（一钱）　春砂仁（一钱）　生晒术（二钱，炒）　清炙草（八分）

【秀按】脾为阴脏，宜温宜健。如夏月饮冷过多，寒湿内留，上吐下泻，肢冷脉微，脾阳惫甚，中气不支者，则以理中汤为正治。故君以参、术、草，守补中气；即臣以干姜，温健中阳；此佐以香、砂者，取其芳香悦脾，俾脾阳勃发也。合而为提补温运、暖培中阳之良方。

理阴煎　温理脾阴法　俞氏经验方　载景岳《新方八阵》

直熟地（四钱，用砂仁四分拌捣）　归身（二钱）　干姜（六分，炒黄）　清炙草（一钱）

【秀按】上焦属阳，下焦属阴，而中焦则为阴阳交会之枢。脾阳虚而胃阴尚可支持者，治以香砂理中汤，固已。若脾阴亏而胃阳尚能支持者，当君以归、地甘润和阴，佐以姜、草辛甘和阳。故景岳谓为理中汤之变方，与黑地黄丸药异法同。此为滋补脾阴、温运胃阳之良方。

香砂二陈汤　温运胃阳法　俞氏经验方

白檀香（五分）　姜半夏（三钱）　浙茯苓（三钱）　春砂仁（八分，杵）　炒广皮（二钱）　清炙草（五分）

【秀按】胃有停饮，或伤冷食，每致胸痞脘痛，呕吐黄水，俗皆知为肝气痛，实则胃脘痛也。妇女最多，男子亦有。皆由多吃瓜果或冷酒、冷菜等而成，感寒感热，俱能触发。故以二陈温和胃阳为君，臣以茯苓化气蠲饮，佐以香砂运气止痛，使以甘草和药。此为温运胃阳、消除积饮之良方。痛甚者。加白蔻末（二分）、拌捣瓦楞子（四钱）；呕甚者，加控涎丹（八分，包煎），速除其饮。

胃苓汤　温利胃湿法　俞氏经验方　载景岳《古方八阵》

杜苍术（钱半） 炒广皮（钱半） 生晒术（钱半） 泽泻（钱半） 薄川朴（二钱） 带皮苓（四钱） 猪苓（钱半） 官桂（四分）

【秀按】夏令恣食瓜果，寒湿内蕴，每致上吐下泻，肢冷脉伏。由胃阳为寒水所侵，累及脾阳，不得健运。故以二术、橘、朴为君，温胃健脾；臣以二苓、泽泻，导水下行，利小便以实大便；佐以官桂暖气散寒，为诸药通使。此为温通胃阳、辛淡渗湿之良方。呕甚者，加姜半夏（三钱）、生姜汁（一匙，分冲）；腹痛甚者，加紫金片（三分，烊冲）；足筋拘挛者，加酒炒木瓜（钱半）、络石藤（三钱）。

白术和中汤 温和脾胃法 俞氏经验方

生晒术（钱半） 新会皮（钱半，炒） 焦六曲（三钱） 佛手花（五分） 浙茯苓（四钱） 春砂仁（一钱，杵） 五谷虫（三钱，漂净） 陈仓米（三钱，荷叶包）

【秀按】脾胃主中气，过服消克，则中气虚，气虚则滞，滞则中满，甚或成臌。多由湿聚为满，气壅为胀，中空无物，按之不坚，亦不痛，或时胀时减，病名气虚中满。湿证夹食，中期最多此证。用药最难，纯补则胀满愈甚，分消则中气愈虚。故以苓、术培中化湿为君，臣以陈皮、砂仁运中，神曲、谷虫导滞，佐以佛手花疏气宽胀，使以荷叶包陈仓米，升清气以和胃，补而不滞，疏而不削。此为温和脾胃、条畅气机之良方。若寒气盛，加炒干姜（八分）、淡吴萸（五分）、紫瑶桂（三分）；若湿热盛，加川连（六分）、川朴（一钱）。兼大便闭结者，吞服枳实导滞丸（三钱），以胀满多夹宿滞也；下后，随用此汤渐磨而化之。若兼络瘀，加新绛（钱半）、旋覆花（三钱，包煎）、青葱管（五寸，冲）。

加味小建中汤 温和肝脾法 俞氏经验方 载《医门法律》

生白芍（三钱） 饴糖（三钱） 鲜生姜（八分，蜜煨） 广橘白络（各一钱炒） 川桂枝（一钱，蜜炙） 清炙草（八分） 大红枣（二枚，去核） 春砂仁（六分，分冲）

【秀按】脾主中气而统血，贯注四旁，输运上下，为胃行其津液，而主一身之营阴卫阳者也。故中气立，则营卫流行，而不失其和，阴阳相循，而不极于偏。如过服香燥，耗气劫阴，则营卫不和，症多寒热类疟，四肢疼，手足烦热，咽干口燥，里急腹痛，肝乘脾之证见焉。故以芍、草、饴糖为君，酸得甘助而生阴，以缓肝之急。臣以桂枝、姜、枣，甘与辛合而生阳，以健脾之气，而不加参、术扶气者，恐助肝气之横逆也。故但曰小建中，俞氏仿喻西昌法。佐以橘白、橘络，使以砂仁者，深虑甘药太过，令人气滞中满耳。此为温和肝脾、调剂营卫之良方[1]。

神香圣术煎 热通脾肾法 俞氏经验方 载景岳《新方八阵》

冬白术（五钱，炒香）紫瑶桂（一钱） 公丁香（二分） 川姜（二钱，炒黄） 广陈皮（一钱，炒） 白蔻仁（六分）

【秀按】恣食生冷油腻，及过用克伐，或寒中太阴，致伤脾阳以及肾阳者，症必上吐下泻，胸膈痞满，胁肋胀痛，气怯神倦，甚至眶陷脶[2]瘪，四肢厥冷，脉微似伏，证极危笃。故以白术、干姜为君，暖培脾阳；即臣以肉桂温肾；佐以陈皮和中；妙在使以丁、蔻，兴发气机，以速姜、桂通阳之烈性。此为热通脾肾、寒湿霍乱之主方。

【廉勘】此方治直中阴寒，吐泻腹痛，脘满肢冷，俗名瘪脶痧证，一剂知，二剂已，曾用有验。不得因其虚痞、虚胀，而畏重用白术也。呕甚者，加生姜汁（一瓢，冲）；筋吊者，加酒炒木瓜（二钱）、络石藤（五钱）。但必辨其舌苔白滑，或黑润胖大，小便清白，大便有生菜汁腥气，始可用此方急救。

附子理中汤 热壮脾肾法 俞氏经验方

黑附块（五钱） 别直参（三钱） 清炙草（八分） 川姜（三钱，炒黄） 冬白术（三钱，炒香） 生姜汁（一瓢，冲）

【秀按】猝中阴寒，口食生冷，病发而暴，忽然吐泻腹痛，手足厥逆，冷汗自出，肉瞤筋惕，神气倦怯，转盼[3]头项若冰，浑身青紫而死。惟陡进纯阳之药，迅扫浊阴，以回复脾肾元阳，乃得功收再造。故以附、姜，辛热追阳为君；即臣以参、术，培中益气；佐以炙草和药；使以姜汁，去阴浊而通胃阳。妙在干姜温太阴之阴，即以生姜宣阳明之阳，使参、术、姜、附收功愈速。此为热壮脾肾、急救回阳之要方。

---

① 方：原作“法”，据学报本改。

② 脶（luó 罗）：手指纹。

③ 盼：原无，据学报本补。

【廉勘】脾主统血，若[1]寒中太阴，其血必凝。王清任《医林改错》中，于方内加桃仁、红花。余遵其法，加光桃仁九粒，杜红花八分，又灸中脘丹田，治之多效。惟汗出如油，气喘不休者，亦不及救。

方歌

藿香正气汤

藿香正气朴苓苏，广夏春砂白芷俱，
吸受湿秽兼停食，温化芳香辛淡扶。

一加减正气[2]散

第一加减藿香散，杏朴三皮曲麦茵，
便不爽兮脘腹胀，三焦湿郁症堪陈。

二加减藿香散

藿香第二正气方，广茯朴通薏豆防，
脘闷便溏身又痛，更兼舌白脉微茫。

三加减藿香散

第三加减正气方，杏朴陈苓滑藿香，
脘闷舌黄湿着里，气机宣用苦辛良。

四加减藿香散

第四正气霍苓陈，朴果神楂气分因，
脉右缓兼苔白滑，苦辛温法变通神。

五加减藿香散

加减藿香第五方，腹陈苓朴谷芽苍，
湿邪着里从何见，脘闷还兼便泄溏。

仁香汤

仁香砂蔻藿檀丁，木附陈皮茹草斟，
脘闷腹疼痧秽杂，疏中通络气流行。

---

①若：原作"非"，据学报本改。
②正气：原作"藿香"，据学报本改。下皆同。

神术汤

神术藿香楂草朴，春砂新会妙同陈，
霍乱湿盛胸中痞，法用温中导滞灵。

苓术[1]二陈煎

术苓二陈广夏猪，干姜泽泻草同施，
此方疏滞兼利溺，湿泻脾虚胃钝治。

大橘皮汤

大橘皮汤术二苓，槟榔滑泽桂同烹，
中焦气滞宜温连，湿热还须导下行。

桂枝橘皮汤

桂枝橘皮芍草襄，臣以大枣与鲜姜，
脾受寒湿诚宜此，营卫调和法最良。

香砂理中汤

香砂理中温健方，实因生冷损脾阳，
木香分量砂仁等，生术东参炙草姜。

理阴煎

理阴熟地与归身，方内干姜炙草呈，
此是理中汤变法，辛温甘润补脾阴。

香砂二陈汤

香砂二陈苓夏广，槟香炙草砂仁仗，
脘痛实由饮冷多，胃阳虚弱宜温养。

胃苓汤

胃苓苍朴广苓猪，桂术还兼泽泻施，
脾胃两伤成吐泻，温中健运效原奇。
呕加半夏生姜汁，腹痛紫金片入宜，
足筋拘挛加何品，络石藤与木瓜治。

① 苓术：原作“术苓”，据学报本乙转。下同。

白术和中汤

白术和中苓广佐，谷虫六曲与春砂，
培中消运兼疏导，陈米还偕佛手花。
寒盛加姜吴萸桂，湿热川连厚朴佳，
便闭导滞丸吞服，络瘀青葱绛覆加。

加味小建中汤

方名加味小建中，橘络一钱橘白同，
砂仁六分原方入，不令甘药滞中宫。

神香圣术煎

神香圣术广皮姜，丁蔻功能桂术襄，
方用扶脾温肾法，病伤寒湿效非常。
若兼呕甚应开痞，姜汁一瓢加入良，
筋吊还须添络石，木瓜酒炒品同商。

附子理中汤

附子理中热补方，阴寒猝中此为长，
妙在姜汁通阳气，术附参姜效倍彰。

第五节　滋补剂

清燥养营汤　滋阴润燥法　俞氏经验方　载吴又可《温疫论》

鲜生地（五钱至八钱）　知母（三钱）　归身（一钱）　新会皮（钱半）　生白芍（二钱至三钱）　花粉（三钱）　生甘草（八分）　梨汁（两瓢，冲）

【秀按】吴氏谓数下后，两目加涩，舌肉枯干，津不到咽，唇口燥裂。缘其人阳脏多火，重亡津液而阴亏也。故君以地、芍、归、甘，养营滋液；即臣以知母、花粉，生津润燥；佐以陈皮运气疏中，防清滋诸药碍胃滞气也；使以梨汁，味甘而鲜，性凉质润，醒胃气以速增津液也。此为滋营养液、润燥清气之良方。

阿胶黄连汤　滋阴清火法　俞氏经验方　从仲景方加味

陈阿胶（钱半，烊冲）　生白芍（二钱）　小川连（六分，蜜炙）　鲜

生地（六钱） 青子芩（一钱） 鸡子黄（一枚，先煎代水）

【秀按】手少阴心主血，中含热气，故《内经》云：少阴之上，热气治之。凡外邪夹火而动者，总属血热。其证心烦不寐，肌肤枯燥，神气衰弱，咽干溺短。故君以阿胶、生地，滋肾水而凉心血（阿胶必须真陈，庶不碍胃；生地用鲜，庶不凝阴）。但少阴只有热气，能温血而不致灼血。若夹肝胆之相火，激动心热，轻则咽干心烦，欲寐而不能寐；重则上攻咽喉而为咽痛，下奔小肠而便脓血。故臣以白芍配芩、连，酸苦泄肝以泻火，而心热乃平；白芍合生地，酸甘化阴以滋血，而心阴可复。妙在佐鸡子黄，色赤入心，正中有孔，能通心气以滋心阴。此为润泽血枯、分解血热之良方。

阿胶鸡子黄汤 滋阴息风法 俞氏经验方

陈阿胶（二钱，烊冲） 生白芍（三钱） 石决明（五钱，杵） 双钩藤（二钱） 大生地（四钱） 清炙草（六分） 生牡蛎（四钱，杵） 络石藤（三钱） 茯神木（四钱） 鸡子黄（二枚，先煎代水）

【秀按】血虚生风者，非真有风也，实因血不养筋，筋脉拘挛，伸缩不能自如，故手足瘛疭，类似风动，故名曰内虚暗风，通称肝风。温热病末路多见此症者，以热伤血液故也。方以阿胶、鸡子黄为君，取其血肉有情，液多质重，以滋血液而息肝风；臣以芍、草、茯神木，一则酸甘化阴以柔肝，一则以木制木而息风；然心血虚者，肝阳必亢，故佐以决明、牡蛎，介类潜阳；筋挛者络亦不舒，故使以钩藤、络石，通络舒筋也。此为养血滋阴、柔肝息风之良方。

【廉勘】阿胶、鸡子黄二味，昔吾老友赵君晴初，多所发明。试述其说曰：族孙诗卿妇患肝风症，周身筋脉拘挛，神志不昏，此肝风不直上巅脑而横窜筋脉者。余用阿胶、鸡子黄、生地、制首乌、女贞子、白芍、甘草、麦冬、茯神、牡蛎、木瓜、钩藤、络石、天仙藤、丝瓜络等，出入为治，八剂愈。病患自述病发时，身体如入罗网，内外筋脉牵绊拘紧，痛苦异常，服药后辄觉渐松。迨后不时举发，觉面上肌肉蠕动，即手足筋脉抽紧，疼痛难伸。只用鸡子黄两枚，煎汤代水，溶入阿胶三钱，服下当即痛缓，筋脉放宽，不服他药，旋发旋轻，两月后竟不复发。盖二味血肉有情，质重味浓，大能育阴息风，增液润筋，故效验若斯。吴鞠通先生曰鸡子黄为定风珠，立有大定风珠、小定风珠二方，允推卓识。观此一则，足见俞与赵所见略同，宜乎后先辉映也。

坎气潜龙汤 滋阴潜阳法 俞氏经验方

净坎气（一条，切寸） 青龙齿（三钱） 珍珠母（六钱，杵） 生白芍（三钱） 大生地（四钱） 左牡蛎（六钱，杵） 磁朱丸（四钱，包煎）东白薇（三钱）

先用大熟地八钱，切丝，用开水泡取清汁，代水煎药。

【秀按】肾中真阳寄于命门，为生气之根；真阳如不归根，即发生龙雷之火。命门为精室之门，前通外肾，后通督脉，与肝肾、冲任各有关系。冲隶于肝，任隶于肾。若肾经阴虚，则阳无所附而上越，任阴不足，则冲气失纳而上冲。故仲景谓阴下竭，阳上厥。欲潜其阳以定厥，必先滋其阴以镇冲，故以坎气、二地为君。坎气即初生脐带，一名命蒂，以其前通神阙，后通命门，最得先天之祖气。二地质重味厚，填精益髓，善滋后天之真阴。庶几阴平阳秘，龙雷之火，不致上升。况又臣以龙、牡、珠母，滋潜龙雷；佐以磁朱，交济心肾，阳得所附，火安其位矣；妙在使以芍、薇，一为敛肝和阴所必要，一为纳冲滋任之要药。君佐合度，臣使咸宜。此为补肾滋任、镇肝纳冲之良方。然必右脉浮大，左脉细数，舌绛心悸，自汗虚烦，手足躁扰，时时欲厥者，始为恰合。若肢厥脉细，额汗如珠，宜再加人参、附子、五味等品，急追元阳以收汗。但病势危笃如斯，亦多不及救矣。

当归四逆汤 滋阴通脉法 俞氏经验 从仲景方加减

全当归（三钱） 桂枝尖（五分） 北细辛（三分，蜜炙） 鲜葱白（一枚，切寸） 生白芍（三钱） 清炙草（五分） 绛通草（一钱） 陈绍酒（一瓢，冲）

【秀按】心主经脉，肝主络脉，而心包主络，亦主脉，横通四布，既辅心经之行血，亦助肝络之摄血。若肝不摄血，心包之血又不四布，则手足厥寒，且不能横通于经脉，则血行于脉中者少，故脉细欲绝。由是推之。肝与心及心包同病，不独足厥阴肝专受其累也。故以归、芍荣养血络为君；即臣以桂、辛，辛通经脉，使经气通畅，络气自能四布；尤必佐以绛、通、葱、酒者，一取其速通经隧，一取其畅达络脉；使以炙草，辛得甘助而发力愈速也。此为养血滋阴、活络通脉之良方。如宿病寒疝，小腹痛甚，口吐白沫者，则加吴茱萸以止疝痛，生姜汁以止吐沫，亦属仲景成法。

复脉汤 滋阴复脉法 俞氏经验 从仲景方加减 一名炙甘草汤

大生地（一两） 真人参（钱半，另煎冲） 炒枣仁（二钱） 桂枝尖（五分） 陈阿胶（二钱，烊冲） 大麦冬（五钱） 清炙草（三钱） 陈绍酒（一瓢，分冲） 生姜汁（两滴，冲） 大红枣（三枚，对劈）

【秀按】脉之动虽属心，而迫之使动者则在肺。肺主气，气主呼吸，一呼一吸，谓之一息，以促心血之跃动而发脉。病而至于心动悸，心主脉而本能动，动而至于悸，乃心筑筑然跳，按其心部动跃震手也，是为血虚。脉结代者，缓时一止为结，止有定数为代，脉行十余至一止，或七八至及五六至一止，皆有定数，是为血中之气虚。故重用胶、地、草、枣，大剂补血为君；尤必臣以参、麦之益气增液，以润经隧而复脉，和其气机以去其结代；然犹恐其脉未必复，结代未必去，又必佐以桂、酒之辛润行血，助参、麦益无形之气，以扩充有形之血，使其捷行于脉道，庶几血液充而脉道利，以复其跃动之常；使以姜、枣调卫和营，俾营行脉中，以生血之源，卫行脉外，以导血之流。此为滋阴补血、益气复脉之第一良方。

四物绛覆汤 滋阴濡络法 俞氏经验方

细生地（四钱，酒洗） 生白芍（钱半，酒炒） 真新绛（钱半） 广橘络（一钱） 全当归（二钱，酒洗） 川芎（五分，蜜炙） 旋覆花（三钱，包煎） 青葱管（三寸，切冲）

【秀按】《内经》云：血主濡之。血虚则脉络郁涩，络涩则血郁化火，每致郁结伤中，脘胁窜痛，甚则络松血溢，色多紫黯。故以生地、归、芍滋阴养血为君，臣以绛、复、川芎辛润通络，佐以橘络舒络中之气，使以葱管通络中之瘀。此为轻清滋阴、辛润活络之良方。痛甚者，加桃仁（七粒）、蜜炙延胡（钱半），活血止痛；夹火者，加川楝子（钱半）、丹皮（钱半），苦辛泄热。

新加酒沥汤 滋阴调气法 俞氏经验 从张石顽酒沥汤加味

细生地（四钱） 白归身（钱半） 广橘白（八分） 苏薄荷（三分） 生白芍（三钱） 清炙草（六分） 川柴胡（四分，蜜炙） 玫瑰花（三朵，冲） 陈绍酒（二匙，分冲） 淡竹沥（两瓢，与酒和匀同冲）

【秀按】丹溪谓气血调和，则百病不生；气血抑郁，则百病蜂起。路玉谓气郁则液凝为痰，血郁则络瘀作痛。窃谓气血暴郁，血多虚而气多滞，必先调气，继则活络，最忌辛燥克削，重伤气血。故以归、地、芍、草，养血柔肝为君，遵肝苦急、急食甘以缓之之经旨；臣以橘白、柴、荷，清芬疏气，以肝喜散、急食辛以散之也；佐以竹沥、绍[①]酒涤痰行血，以肝性刚，宜柔宜疏是也；使以玫瑰花者，色能活血，香能疏气，足为诸药之先导。此为滋阴养血、调气疏郁之良方。

补阴益气煎　滋阴补气法　俞氏经验方　载景岳《新方八阵》

潞党参（三钱，米炒） 淮山药（三钱，杵） 新会皮（一钱） 升麻（三分，蜜炙） 大熟地（四钱，炒松） 白归身（钱半，醋炒） 清炙草（五分） 鳖血柴胡（五分）

【秀按】男子便血，妇人血崩，无论去血多少，但见声微气怯，面白神馁，心悸肢软者，气不摄血，血从下脱也。若用清凉止血方，必致气脱。故以滋补阴气之党参，滋填阴血之熟地为君。景岳称为两仪，本为气血双补之通用方。臣以薯、归滋脾阴而养肝血，归身醋炒，尤得敛血之妙用。佐以升、柴、橘皮，升清气而调胃气，柴胡用鳖血拌炒，虽升气而不致劫动肝阴。使以甘草和药，缓肝急而和脾阴。此为滋阴养血、血脱益气之良方。惟党参甘平益气，究嫌力薄，膏粱体宜易吉林大参，补气之功为尤胜。阴虚有火者，加莹白童便，咸平止血以降阴火，尤有专功。自汗者，加绵芪皮（二三钱）固表气以收汗，淮小麦（三四钱）养心血以敛阴。皆历试辄验之要法。

加味金匮肾气汤　滋阴纳阳法　俞氏经验方　从仲景方加减

大熟地（六钱） 淮山药（三钱，杵） 丹皮（钱半，醋炒） 淡附片（钱半） 山萸肉（二钱） 浙茯苓（三钱） 泽泻（钱半） 紫瑶桂（五分，炼丸吞） 北五味（一钱，杵） 莹白童便（一杯，分冲）

---

① 绍：学报本作“陈”。

【秀按】伤寒夹阴，误服升散，及温热多服清凉克伐，以致肾中虚阳上冒，而口鼻失血，气短息促者，其足必冷，小便必白，大便必或溏、或泻。上虽假热，下显真寒。阳既上越，阴必下虚。宜于滋阴之中，暂假热药冷服以收纳之。故以六味地黄为君，壮水之主，以镇阳光；臣以桂、附，益火之源，以消阴翳；妙在佐以重用五味，酸收咸降，引真阳以纳归命门；使以莹白童便，速降阴火以清敛血溢。此为滋补真阴、收纳元阳之良方。

【廉勘】以上十方，俞氏皆以滋阴为君，参合他法以推展之，可谓善用成方，多所化裁者矣，足开后学选药制方之法门。

救逆四逆汤　回阳破阴法　俞氏经验方　载仲景《伤寒论》

川附子（三钱，炮，去皮脐）　川干姜（三钱，炮）　清炙草（二钱）

【秀按】少阴病初起，不头痛身热，即恶寒肢厥，战栗蜷卧，甚则吐泻腹痛，脉沉或伏，此名直中阴经真寒证，俗名阴证伤寒。若兼面色青，囊缩舌短者，此名夹阴中寒。证皆危险，故急以附、姜破阴救阳为君，佐以炙草和中。辛得甘助，则有温补之功；甘与辛合，更擅调剂之长。此为破阴回阳、少阴中寒之主方。吐多者，加生姜汁（两匙，冲）、公丁香（一分）；泻多者，加炒冬术（三钱）、煨肉果（钱半）；舌短囊缩，小腹绞痛者，加盐水炒吴茱萸（一钱）、酒炒木瓜（钱半）。

桂枝加附子汤　回阳摄阴法（轻剂）　俞氏经验方　载仲景《伤寒论》

川桂枝（二钱）　东白芍（三钱）　煨干姜（一钱）　炮附子（三钱）　清炙草（二钱）　大红枣（三枚，劈）

【秀按】伤寒发汗过多，汗漏不止，恶风，小便难，四肢微急，此为亡阳之轻证。故以桂、附辛热回阳为君；即臣以白芍之酸收摄阴，炙草之甘缓和阳；佐以煨姜；使以大枣，一为调卫以助阳，一为和营以维阴。此为回阳摄阴、调营护卫之良方。

真武汤　回阳摄阴法（重剂）　俞氏经验方　载仲景《伤寒论》

炮附子（四钱）　生白芍（三钱）　浙茯苓（三钱）　鲜生姜（二钱）　生冬术（二钱）

【**秀按**】《内经》云：阳气者，精则养神，柔则养筋。若外感证，发汗过多，津液亏少，阳气偏虚，自汗不止，筋失所养而惕惕跳动，肉失所养而瞤然蠕动，目眩心悸，振振欲擗地者，此为亡阳之重证。故以附、姜辛热回阳为君；臣以白术培中益气，茯苓通阳化气，以助附、姜峻补回阳之力；尤必佐白芍阴药以维系者，庶几阳附于阴而内返矣。此为回阳摄阴、急救亡阳之祖方。若少阴腹痛下利，内有水气者，本方宜重用茯苓（少则六钱，多则八钱，或一两），以通肾阳而利水；白芍宜用酒炒，以免阴凝之弊。兼咳者，加干姜（八分）、五味子（五分），同捣如泥，以散水寒而止饮咳；下利者，去白芍，加干姜（一钱）以散寒水而培脾阳；呕者，加姜半夏（三钱）、生姜（取汁一小匙，冲）；小便利者，去茯苓，以小便既利，不当更渗以竭津液也。此皆仲景治阴水症加减之成法。学者须知同一真武汤，一治少阴误汗亡阳，一治少阴寒水洋溢，同而不同有如此，始可以用仲景之经方。

【廉勘】真武汤，加减得法，用处甚多。如俞东扶于盛暑时，以此汤治寒霍乱症，吐泻腹疼，恶寒不渴，肢冷脉微，取效甚速，一也。如王孟英治痰喘汗多，气逆脘疼，不食碍眠，肢冷便溏，面红汗冷，脉弦软无神，苔白不渴，乃寒痰上实，肾阳下虚也。以此汤加干姜、五味、人参、杏仁、川朴等品，一剂知，二剂已，二也。而善用此方者，首推叶天士先生。如治脾阳伤极，由误攻寒痞，变成单腹胀，以此方加川朴；又治食伤脾阳，腹胀足肿，以此方去芍、姜，加草果仁、厚朴、广皮；又治浊阴窃据脾肾，跗肿腹满，以此方去芍、姜，加川朴、草蔻、泽泻；又治肿胀由足入腹，食谷不能运，脉细软，以此方去芍，加厚朴、荜茇；又治脾肾虚寒，泻多腹满，小便不利，以此方去芍、姜，加人参、益智仁、菟丝子。其他加减颇多，不能尽述。

通脉四逆汤　回阳通脉法　俞氏经验方　载仲景《伤寒论》

川附子（五钱，炮，去皮脐）　川姜（四钱）　清炙草（二钱）　鲜葱白（五枚，杵汁，分冲）

【**秀按**】阳气即生气也，阴霾即死气也。是以阳被阴逼，不走即飞。

但其间有结有散，结则尚可破散其阴以通阳，散则宜随阳之所在而返[①]回。故脉沉或伏者仅阴之结，但用四逆汤。脉微欲绝而面赤者，乃阴盛格阳也，故于四逆汤加葱白。由是推之，葱白之为用大矣。考葱之为物，寸根着土，即便森然，以其得生阳之气盛，故于死阴中得一线生阳，即可培植而生发。葱白形虽中空，具从阴达阳之性，而内含稠涎，外包紧束，能使阳仍不离于阴。所以病至下利清谷，里寒外热，手足厥逆，脉微欲绝，身反不恶寒，面赤色，一派阴霾用事，只有外热面赤，身不恶寒数症，可以知阳未尽灭。然阴盛于内，格阳于外，已经昭著，故必重用附、姜，尤赖得生阳气盛之葱白，培种微阳，庶几春回黍谷矣。此为回复残阳、急通脉道之主方。咽痛者，加桔梗（一钱），宣肺气以止痛；呕者，加生姜汁（一小匙，冲），宣逆气以和胃；呃逆者，加公丁香（九支）、柿蒂（三十个），降气逆以止呃；大腹痛者，加紫瑶桂（五分）、生白芍（三钱），温通脾络以止痛；小腹绞痛者，加盐水炒吴茱萸（五分）、小茴香（四分），温运肝气以止疼；痛甚者，加蜜炙延胡（钱半）、明乳香（六分），活血通络以止痛；利虽止而脉微不出者，加吉林大参（钱半），提神益气以生脉。

回阳急救汤　回阳生脉法　俞氏经验方　载陶节庵《伤寒六书》

黑附块（三钱）　紫瑶桂（五分）　别直参（二钱）　原麦冬（三钱，辰砂染）　川姜（二钱）　姜半夏（一钱）　湖广术（钱半）　北五味（三分）　炒广皮（八分）　清炙草（八分）　真麝香（三厘，冲）

【秀按】少阴病下利脉微，甚则利不止，肢厥无脉，干呕心烦者，经方用白通加猪胆汁汤主之。然不及此方面面顾到，故俞氏每用之以奏功。揣其方义，虽仍以四逆汤加桂，温补回阳为君，而以千金生脉散为臣者，以参能益气生脉，麦冬能续胃络脉绝，五味子能引阳归根也。佐以白术、二陈，健脾和胃，上止干呕，下止泻利。妙在使以些许麝香，斩关直入，助参、附、姜、桂，以速奏殊功。浅学人每畏其散气而不敢用，岂知麝香同冰片及诸香药用，固属散气，同参、术、附、桂、麦、味等温补收敛药用，但显其助气之功，而无散气之弊矣。此为回阳固脱、益气生脉之第一良方。

---

①返：学报本作“追”，义胜。

【廉勘】此节庵老名医得心应手之方。凡治少阴中寒，及夹阴伤寒，阳气津液并亏，暨温热病凉泻太过，克伐元阳，而阳虚神散者多效。妙在参、术、附、桂，与麝香同用。世俗皆知麝香为散气通窍之药，而不知麝食各种香药，含英咀华[1]，蕴酿香精而藏于丹田之间，故西医药物学中，推为壮脑补神之要药。阅过香港曹锡畴《麝香辨》者，皆深悉之，惜吾国医界尚多茫茫耳。陶、俞二家，于西医学未曾进行之前，能深信麝香功用，配合于温补回阳之中，殊有卓识。吴鞠通辄诋其谬，亦未免所见不广，信口雌黄者矣。以余所验，服此方后，脉渐渐缓出者生，不出者死，暴出者亦死，手足不温者亦死。若舌卷囊缩，额汗如珠不流，两目直视者，速死。

附姜白通汤　回阳通格法　俞氏经验方　载喻嘉言《医门法律》

川附子（五钱，炮，去皮脐）　干姜（四钱）　葱白（五茎，取汁冲）　猪胆（半枚，取汁冲）

【秀按】猝中阴寒，厥逆呕吐，下利色青气冷，肌肤凛栗无汗，脉微欲绝，甚则十指腡纹绉瘪，俗名瘪腡痧证，实则为盛阴没阳之候。故以大剂附、姜回阳为君；臣以葱汁，得生阳之气独盛，以辛通脉道；反佐以一味胆汁者，恐阳药一饮即吐，格拒而不得入也。此为温热回阳、苦辛通格之良方。然必内外兼治，庶几能奏捷效。故嘉言外治两法：一用葱一大握，以带轻束，切去两头，留白二寸许，以一面熨热，安脐上，用熨斗盛炭火，熨葱白上面，取其热气从脐入腹，甚者连熨二三饼；二用艾灸关元、气海，各二三十壮。内外协攻，务在一时之内，令得阴散阳回，身温不冷，脉渐出者。次服附姜归桂汤，以驱营分之寒。若病患畏胆汁太苦者，代以莹白童便亦可。

附姜归桂汤　回阳温营法　俞氏经验方　载喻氏《医门法律》

川附子（二钱，炮）　川姜（一钱，炮）　紫瑶桂（八分）　当归（二钱）　净白蜜（两匙，冲）

【秀按】中寒暴病，用附、姜回阳后，继用此方者，因附、姜专主回阳，而其所中之阴寒，必先伤营，故加归、桂驱营分之寒，庶几药病相

① 含英咀华：嘴里含着花朵，品味花的芬芳。英、华，指花朵。

当。冲以白蜜者，柔和阳药之刚烈也。此为回阳暖血、温和营分之良方。

附姜归桂参甘汤 回阳兼补血气法 俞氏经验方 载喻氏《医门法律》

淡附片（一钱） 白归身（钱半） 老东参（一钱） 嫩闽姜（六分） 川姜（八分，炮） 官桂（六分） 清炙草（八分） 大红枣（两枚）

【秀按】阴寒渐衰，阳气将回，病势已有转机。故君以附、姜轻剂，温和阳气；即臣以归、桂暖血，参、草益气；佐以闽姜，使以大枣，调和营卫也。此为轻剂回阳、双补血气之良方。若阳已回，身温色活，手足不冷，吐利渐除者，本方附、姜、官桂，可减其半，加蜜炙绵芪（一钱）、土炒於术（一钱）、酒炒白芍（钱半）、五味子（十二粒），温和平补，俾不致有药偏之害。

正阳四逆汤 回阳攻毒法 俞氏经验方 载陶氏《伤寒全生集》

生附子（三钱，炮，去皮脐） 清炙草（一钱） 真麝香（五厘，冲） 川姜（三钱，炮不可焦） 皂荚炭（八分） 生姜汁（两匙，冲）

【秀按】猝中阴毒，吐利腹疼，身如被杖，四肢厥逆，冷过肘膝，昏沉不省，心下硬满，面唇手指皆有黑色，舌卷囊缩，烦躁冷汗自出，或时呻吟，六脉或沉伏，或沉微欲绝，汤药每多不受。此皆阴寒毒瓦斯入深，乃最危最急之证，较中寒证尤笃。故用生附子以毒攻毒为君；臣以干姜回阳，皂荚、麝香速通经隧；佐以炙草和药；使以姜汁和胃，且姜汁、炙草二味，更有和解附毒之功，调剂合法。此为回阳急救、直攻阴毒之良方。然必内外兼治，庶可十救一二。外治法：先以通关散（生半夏一钱，细辛五分，川芎五分，青藜芦五分，麝香五厘），嗅鼻取嚏，以通清窍；次用麝香（三厘）、皂荚末（三分）、肉桂末（二分）、硫黄（二分），共研细末，以葱汁调黏，填入脐中，再以生姜薄片贴于脐上，放大艾火于姜片上，蒸二七壮。炙关元、气海二七壮。必将阴退阳复，手足温暖即止。知人事者生，昏沉不省，过一周时必死。或仍用喻西昌熨脐法，亦能通阳气而利小便。

新加八味地黄汤 补阳镇冲法 俞氏经验方

厚附块（钱半） 大熟地（六钱，炒松） 山萸肉（八分） 紫石英

（四钱，杵） 紫瑶桂（五分） 淮山药（三钱，杵） 浙茯苓（四钱） 泽泻（钱半）

先用铁落（五钱）、镇元黑锡丹（三钱），用水六碗，煎成四碗，取清汤代水煎药。

【秀按】肾气虚喘，动则喘甚，腰痛足冷，小便不利，肾水上泛为痰，嗽出如沫而味咸。故以八味地黄温补肾气为君，去丹皮者，恐其辛散肺气也；臣以紫石英温纳冲气；妙在佐以铁落合黑锡丹，重镇冲逆，以纳气定喘。用之得当，奏效如神。此为温补肾阳、镇纳虚喘之良方。气虚自汗者，加蜜炙绵芪皮（三钱）、五味子（三分）；小便利者，去苓、泽，防其损津液也。

方歌 同上

清燥养营汤

清燥养营归地芍，生甘知粉广陈皮，
两瓢梨汁同为使，甘润生津[1]法最宜。

阿胶黄连汤

阿胶黄连青子芩，生地用鲜芍用生，
先煎鸡子黄代水，清火滋阴独擅能。

阿胶鸡子黄汤

汤号阿胶鸡子黄，炙甘地芍茯神襄，
决明络石钩藤牡，滋液息风极妙方。

坎气潜龙汤

坎气潜龙生地均，牡蛎龙齿珍珠母，
生芍白薇磁朱丸，肾肝冲任能兼顾。

当归四逆汤

当归四逆桂辛葱，生芍炙甘与绛通，
煎成绍酒同冲服，通脉滋阴最有功。

---

① 津：原作“泽”，据学报本改。

复脉汤

复脉参地麦阿胶，枣仁甘桂偕姜枣，

一瓢绍酒药同冲，脉形结代用之效。

四物绛覆汤

四物地芍与归芎，绛覆合成橘络葱，

方取滋阴兼活络，络中血瘀奏殊功。

新加酒沥汤

新加酒沥地芍草，橘薄归柴玫瑰花，

竹沥和匀绍酒服，滋阴调气法堪嘉。

补阴益气煎

补阴益气参归地，陈甘淮药合升柴，

阴虚有火加童便，自汗芪皮小麦佳。

加味金匮肾气汤

加味肾气萸淮地，桂附泽苓五味丹，

童便一杯和冲服，滋阴妙合纳阳堪。

救阳四逆汤

救阳四逆姜甘附，直中阴经用此先，

肢厥脉形沉或伏，吐泻腹痛内真寒。

加减法：吐多姜汁丁香入，泻甚术同肉果添，小腹如绞疼难忍，吴萸盐炒木瓜兼。

桂枝加附子汤

桂枝加附炙甘草，白芍煨姜与红枣，

伤寒过汗欲亡阳，固卫和营为最要。

真武汤

真武术附与鲜姜，白芍茯苓共一方，

温补尤宜兼敛涩，亡阳急救此为长。

加减法：腹痛水气苓加重，白芍还须酒炒良，兼咳干姜合五味，下利去芍入干姜。呕加半夏生姜汁，溺长不用茯苓襄，方虽同属少阴证，误汗寒水辨宜详。

通脉四逆汤

通脉四逆附川姜，葱白还偕炙草襄，

天地不通成否象，阴霾力扫即回阳。

加减法：咽痛桔梗宜肺气，呕加姜汁以和胃，呃逆丁香柿蒂加，腹痛白芍同瑶桂。小腹绞痛不可言，小茴吴萸加之美，痛甚加蜜炙延胡，乳香六分诚可贵。倘如利止脉不出，吉林大参斯为最。

回阳救急汤

回阳救急桂附姜，术参橘半味冬襄，

八分炙草三厘麝，但得阳生脉渐张。

附姜白通汤（下附灸法）

附姜白通善通格，猪胆取汁偕葱白，

片时阴散可回阳，猝中阴寒宜此法。

附姜归桂汤

附姜归桂义何具，温营回阳法并施，

但恐阳药多刚烈，白蜜冲和用得宜。

附姜归桂参甘汤

附姜归桂参甘汤，闽姜红茶合同尝，

回阳兼能补血气，病机已转服称良。

加减法：吐利渐除体亦温，本方姜附可减半，芪术芍味酌同加，温和平补无偏判。

正阳四逆汤

正阳四逆附姜甘，附子用生取攻毒，

皂炭生姜汁麝香，能通经隧功神速。

新加八味地黄汤

新加八味地黄汤，桂附萸淮苓泽紫，

铁落锡丹代水煎，温补肾阳纳冲气。

如见气虚自汗多，加炙芪皮与五味，

小便通利去泽苓，防损津液伤[1]肾气。

---

① 伤：原作“寒”，据学报本改。

第五节　清凉剂

玳瑁郁金汤　清宣包络痰火法　俞氏经验方

生玳瑁（一钱，研碎） 生山栀（三钱） 细木通（一钱） 淡竹沥（两瓢，冲） 广郁金（二钱，生打） 青连翘（二钱，带心） 粉丹皮（二钱） 生姜汁（两滴，冲） 鲜石菖蒲汁（两小匙，冲） 紫金片（三分，开水烊冲）

先用野菰根（二两）、鲜卷心竹叶（四十支）、灯心（两小帚，约重五六分），用水六碗，煎成四碗，取清汤分作二次煎药。

【秀按】邪热内陷包络，郁蒸津液而为痰，迷漫心孔，即堵其神明出入之窍，其人即妄言妄见，疑鬼疑神，神识昏蒙，咯痰不爽，俗名痰蒙。故以介类通灵之玳瑁，幽香通窍之郁金为君。一则泄热解毒之功，同于犀角；一则达郁凉心之力，灵于黄连。臣以带心翘之辛凉，直达包络以通窍；丹皮之辛窜，善清络热以散火。引以山栀、木通，使上焦之郁火，屈曲下行，从下焦小便而泄。佐以姜、沥、石菖蒲汁，辛润流利，善涤络痰。使以紫金片芳香开窍，助全方诸药透灵。妙在野菰根功同芦笋，而凉利之功，捷于芦根。配入竹叶、灯心，轻清透络，使内陷包络之邪热，及迷漫心孔之痰火，一举而整肃之。此为开窍透络、涤痰清火之良方。服一剂或二剂后，如神识狂乱不安，胸闷气急，壮热烦渴，此内陷包络之邪热，欲达而不能遽达也。急用三汁宁络饮，徐徐灌下令尽，良久渐觉寒战，继即睡熟，汗出津津而神清。若二时许不应，须再作一服。历试辄效。

三汁宁络饮　开窍透络兼解火毒法　秀山经验方

白颈活地龙四条，水洗净，入砂盆内研如水泥，滤取清汁；更用龙脑、西黄、辰砂各一分，研匀；生姜汁半小匙，鲜薄荷汁二小匙。用井水半杯，调三汁及脑、黄、辰砂三味。

【秀按】此方芳香开窍，辛润活络，灵验异常。如嫌西黄价昂，用九制胆星八分代之，亦验。

犀地清络饮 清宣包络瘀热法 俞氏经验方

犀角汁（四匙，冲） 粉丹皮（二钱） 青连翘（钱半，带心） 淡竹沥（二瓢，和匀） 鲜生地（八钱） 生赤芍（钱半） 原桃仁（九粒，去皮） 生姜汁（二滴，同冲）

先用鲜茅根（一两）、灯心（五分），煎汤代水，鲜石菖蒲汁两匙，冲。

【秀按】热陷包络神昏，非痰迷心窍，即瘀塞心孔，必用轻清灵通之品，始能开窍而透络。故以千金犀角地黄汤凉通络瘀为君。臣以带心翘透包络以清心，桃仁行心经以活血。但络瘀者必有黏涎，故又佐姜、沥、菖蒲三汁，辛润以涤痰涎，而石菖蒲更有开心孔之功。妙在使茅根交春透发，善能凉血以清热；灯心质轻味淡，更能清心以降火。此为轻清透络、通瘀泄热之良方。如服后二三时许不应，急于次煎中调入牛黄膏，以奏速效。

犀羚三汁饮 清宣包络痰瘀法 俞氏经验方

犀角尖（一钱） 带心翘（二钱） 东白薇（三钱） 皂角刺（三分） 羚角片（钱半） 广郁金（三钱，杵） 天竺黄（三钱，老式） 粉丹皮（钱半） 淡竹沥（两瓢） 鲜石蒲汁（两匙） 生藕汁（二瓢。三汁和匀同冲）

先用犀、羚二角，鲜茅根（五十支，去衣）、灯心（五分）、活水芦笋（一两），煎汤代水，临服调入至宝丹（四丸），和匀化下。

【秀按】邪陷包络，夹痰瘀互结清窍，症必痉厥并发，终日昏睡不醒，或错语呻吟，或独语如见鬼，目白多现红丝，舌虽纯红，兼罩黏涎，最为危急之重证。故以犀、羚凉血息风，至宝芳香开窍为君；臣以带心翘宣包络之气郁，郁、丹通包络之血郁，白薇专治血厥，竺黄善开痰厥；尤必佐角刺、三汁轻宣辛窜，直达病所以消痰瘀；使以芦笋、茅根、灯心轻清透络。庶几痰活瘀散，而包络复其横通四布之常矣。此为开窍透络、豁痰通瘀之第一良方。但病势危笃至此，亦十中救一而已。

【廉勘】至宝丹不应，《局方》紫雪及新定牛黄清心丸，或吴氏安宫牛黄丸等，亦可随时应急。录方于后，以备临证时酌用。

局方至宝丹　摘录吴氏《温病条辨》方

犀角　朱砂　玳瑁　琥珀（以上各一两）　牛黄　麝香（以上各五钱）

以安息香一两重汤炖化，和诸药为丸，计一百丸，蜡护。

【廉勘】原方尚有雄黄一两，龙脑三钱半，金银箔各五十张，研细为衣。许氏《本事方》中，又加人参、制南星、天竺黄三味。此方荟萃各种灵异，皆能补心体，通心用，除邪秽，解热结。徐洄溪云：安神定魂必备之方，真神丹也。

局方紫雪　吴氏从《本事方》去黄金加一丹字

滑石　石膏　寒水石　元参　升麻（以上各一斤）　灵磁石　朴硝　焰硝（以上各二斤）　犀角　羚角　青木香　沉香（以上各五两）　公丁香（一两）　炙甘草（半斤）　辰砂（三钱）　麝香（一两二钱）

【廉勘】《和剂局方》尚有黄金一百两，徐洄溪以金箔一万页代之。原方火硝四斤，朴硝十斤，徐氏谓二硝太多，只有十分之一。方氏喉科，原方去二硝，加西瓜硝八钱，梅冰三钱，专治咽痛喉风，重腭痰核，舌疔紫疱等症，最妙。此方辟秽开窍，泻火散结。徐洄溪云：邪火毒火，穿经入脏，无药可治，此能消解，其效如神。

新定牛黄清心丸　摘录王氏《温热经纬》方

西黄　雄黄　川连　子芩　山栀　广郁金　辰砂　犀角（各一两）　珍珠粉（五钱）　梅冰　麝香（各二钱五分）

上研末，树胶水丸，每重一钱，金箔为衣，蜡匮，去蜡用。

此方即万氏牛黄丸，加犀、朱、冰、麝、雄黄等五味。治热陷心包，昏狂谵妄，较万方力大。重症用此，轻症仍用万方。

安宫牛黄丸　摘录吴氏《温病条辨》方

西牛黄　犀角　广郁金　川连　生山栀　雄黄　黄芩　金箔　朱砂（以上各一两）　梅冰　麝香（各二钱五分）　真珠粉（五钱）

上研细匀，树胶水丸，每丸重一钱，金箔为衣，蜡护。脉虚者，人参汤下；脉实者，银花薄荷汤下。每服一丸，大人病重体实者，日再服，甚至日三服。小儿服半丸，不知，再服半丸。

【廉勘】此方芳香化秽浊而利诸窍，咸寒保肾水而安心体，苦寒通火腑而泻心用，专治热陷包络，神昏谵语，兼治飞尸猝厥，五痫中恶，及大人小儿痉厥之因于热者，多效。吴鞠通先生谓安宫牛黄丸最凉，紫雪次之，至宝又次之。主治略同，而各有所长，临用对证斟酌可也。

连翘栀豉汤 清宣心包气机法 俞氏经验方

青连翘（二钱） 淡香豉（三钱，炒香） 生枳壳（八分） 苦桔梗（八分） 焦山栀（三钱） 辛夷净仁（三分，拌捣） 广郁金（三钱） 广橘络（一钱） 白蔻末（四分，分作二次冲）

【秀按】凡外邪初陷于心胸之间，正心包络之部分也。若一切感症，汗吐下后，轻则虚烦不眠，重即心中懊侬，反复颠倒，心窝苦闷，或心下结痛，卧起不安，舌上苔滑者，皆心包气郁之见证。故以清芬轻宣、心包气分主药之连翘，及善清虚烦之山栀、豆豉为君；臣以夷仁拌捣郁金，专开心包气郁；佐以轻剂枳、桔，宣畅心包气闷，以达归于肺；使以橘络疏包络之气，蔻末开心包之郁。此为清宣包络、疏畅气机之良方。

五汁一枝煎 清润心包血液法 俞氏经验方

鲜生地汁（四大瓢） 鲜茅根汁（两大瓢） 鲜生藕汁（两大瓢） 鲜淡竹沥（两大瓢） 鲜生姜汁（两滴） 紫苏旁枝（二钱，切寸）

上先将紫苏旁枝煎十余沸，取清汤盛盖碗中，和入五汁，重汤炖温服。

【秀按】心包邪热，开透整肃后，血液必枯，往往血虚生烦，愦愦无奈，心中不舒，间吐黏涎，呻吟错语。故以鲜地、茅根、藕汁三味，清润心包血液为君；臣以姜、沥二汁，辛润流利，以涤络痰；妙在佐紫苏旁枝，轻清宣络，以复其旁通四布[1]之常。此为清润心包、濡血增液之良方。

增减黄连泻心汤 清泄包络心经实火法 俞氏经验 从仲景方加减

小川连（八分） 青子芩（钱半） 飞滑石（六钱） 淡竹沥（两瓢） 小枳实（钱半） 仙半夏（钱半） 生苡仁（五钱） 生姜汁（两滴，同冲）

先用冬瓜子（一两）、丝通草（二钱）、灯心（五分），煎汤代水。鲜石菖蒲叶（钱半），搓熟生冲。

【秀按】肺胃痰火湿热，内壅心经包络，每致神昏谵语，心烦懊侬，

① 布：原作“本”，据学报本改。

惟舌苔黄腻，与舌绛神昏，由于心血虚燥者不同。故以连、芩、枳、半，苦辛通降，以除痰火为君；臣以滑、苡、瓜、通，凉淡泄湿；佐以姜、沥二汁，辛润涤痰；妙在使以菖蒲、灯心，芳淡利窍，通神明以降心火。此为泻心通络、蠲痰泄湿之良方。

导赤清心汤 清降包络心经虚热法 俞氏经验 从导赤泻心汤加减

鲜生地（六钱） 辰茯神（二钱） 细木通（五分） 原麦冬（一钱，辰砂染） 粉丹皮（二钱） 益元散（三钱，包煎） 淡竹叶（钱半） 莲子心（三十支，冲） 辰砂染灯心（二十支） 莹白童便（一杯，冲）

【秀按】热陷心经，内蒸包络，舌赤神昏，小便短涩赤热，必使其热从小便而泄者，以心与小肠相表里也。但舌赤无苔，又无痰火，其为血虚热盛可知。故以鲜地凉心血以泻心火，丹皮清络血以泄络热为君；然必使其热有去路，而包络心经之热乃能清降，故又臣以茯神、益元、木通、竹叶，引其热从小便而泄；佐以麦冬、灯心均用朱染者，一滋胃液以清养心阴，一通小便以直清神识；妙在使以童便、莲心咸苦达下，交济心肾以速降其热。是以小便清通者，包络心经之热，悉从下降，神气即清矣。此为清降虚热、导火下行之良方。服后二三时许，神识仍昏者，调入西黄（一分）以清神气，尤良。

清肝达郁汤 清疏肝郁法 俞氏经验方 从加味逍遥散加减

焦山栀（三钱） 生白芍（钱半） 归须（一钱） 川柴胡（四分） 粉丹皮（二钱） 清炙草（六分） 广橘白（一钱） 苏薄荷（四分，冲） 滁菊花（钱半） 鲜青橘叶（五片，剪碎）

【秀按】肝喜畅遂条达，达则无病，俗所谓肝气病者，皆先由肝郁不伸也。郁于胸胁，则胸满胁痛；郁于肠间，则腹满而痛，甚则欲泄不得泄，即泄亦不畅。故以丹溪逍遥散法，疏肝达郁为君；然气郁者多从热化，丹溪所谓气有余便是火也，故又以栀、丹、滁菊清泄肝火为臣；佐以青橘叶清芬疏气，以助柴、薄之达郁。此为清肝泄火、疏郁宣气之良方。暴怒气盛者，加制香附（三钱）、醋炒青皮（八分），暂为平气以伐肝；肠鸣飧泄者，加乌梅炭（三分）、白僵蚕（钱半），升达肠气以泄肝；疝气肿痛者，加小茴香（二分）、炒橘核（三钱）、炒香荔枝核（钱半），疏泄肝气以止痛；因于湿热食滞，腹中痛甚者，加局方越鞠丸（三钱），疏畅六郁以定疼。

【廉勘】逍遥散法，养血疏肝，在妇科中尤为繁用。如此方去栀、丹，加制香附（二钱），苏丹参（三钱）调气活血，费伯雄推为调经之总方。经迟因于血气虚寒者，加鹿角胶（三分，蛤粉拌炒松）、瑶桂心（三分）以暖肝温经；因于血络凝滞者，加真新绛（钱半）、旋覆花（三钱，包煎）、光桃仁（九粒）以活络调经。经早因于血热者，加鲜生地（四钱）、丹皮（二钱）、霜桑叶（二钱）以凉血清经；因于血热液亏者，加生地（四钱）、生玉竹（三钱）、辰砂染麦冬（二钱）以养血增液，使血液充足而经自调。经闭因于络瘀者，加大黄䗪虫丸（三钱，或吞服，或绢包同煎），轻者但用益母膏（五钱，冲），消瘀以通经闭；因于血枯者，加杞菊六味丸（四钱，绢包煎）、陈阿胶（钱半），原方柴胡（用鳖血拌炒），去薄荷，易玫瑰花（二朵，冲）。惟妇女情欲不遂，左脉弦出寸口，经闭或经痛经乱者，加制香附（二钱）、泽兰（三钱）、鲜生地（五钱）、广郁金（三钱，杵）以和肝理脾，清心开郁；或崩或漏，因恚怒伤肝而气盛者，加制香附（三钱）、醋炒青皮（一钱），伐其气以平之。血热者，加鲜生地（五钱）、焦山栀（三钱）、鲜茅根（四十支），凉其血以清之。子宫痛极，手足不能伸舒，因于湿火下注者，加龙胆草（八分）、青子芩（二钱）、清麟丸（三钱，包煎），急泻湿火以整肃之；外用细生地（三钱）、当归（二钱）、生白芍（钱半）、川芎（一钱）、明乳香（一钱），同捣成饼，纳入阴中以止痛。阴痒因于湿热生虫者，加龙胆草（一钱）、川楝子（钱半）、蛇床子（钱半，盐水炒），以杀其虫而止痒；外用桃仁、光杏仁（各九粒），同雄精[①]（二分），研成膏，蘸雄鸡肝中，纳入阴中，虫入鸡肝中，引其虫以外出，阴痒即止。阴疮溃烂出水者，防有梅毒，加土茯苓（四钱）、炒黑丑（二钱）、杜牛膝（五钱）、生川柏（八分），以清解梅毒；外用子宫棉塞入阴中，多用硼酸水洗涤子宫，以清其毒火。血风疮症，遍身起痦瘰如丹毒状，或痒或痛，搔之成疮者，多由于风湿血燥，加鲜生地（五钱）、小川连（八分），以凉血润燥，清疏风湿。

---

① 雄精：是雄黄矿中的结晶体，属斜方晶系，色橙黄，半透明。

增减旋覆代赭汤　清降肝逆法　俞氏经验　从仲景方加减

旋覆花（三钱，包煎）吴茱萸（一分，拌炒）小川连（六分）制香附（二钱）代赭石（三钱，拌）仙半夏（钱半）新会皮（钱半）沉香汁（二匙，冲）

先用鲜刮淡竹茹（四钱）、鲜枇杷叶（一两，去毛净，剪去大筋），煎汤代水。

【秀按】肝性刚而善怒，轻则嗳气胸痞，重则呃逆胃胀，皆有肝气横逆也。故以旋、赭重降气逆为君。臣以茱、连、橘、半，苦辛通降，以清肝和胃；沉香、香附，辛香流气，以疏肝平逆。妙在佐以竹茹，肝气中结者使之旁达。使以杷叶，肝气上逆者使之清降。此为清肝降逆、佐金制木之良方。然惟初病在气，气盛而血尚不亏，脉弦苔腻者，始为相宜。呃逆甚者，加公丁香九支，柿蒂（三十个），辛通苦涩以止呃；痞胀甚者，加真川朴（钱半）、槟榔汁（两匙，冲），辛开重降以宽胀；因于食滞者，加莱菔子（钱半，拌炒春砂仁八分），消食和气以导滞；因于便秘者，加苏子（钱半，拌捣郁李净仁四钱），辛滑流气以通便。

连茹绛覆汤　清通肝络法　俞氏经验从仲景方加味

小川连（四分，醋炒）真新绛（钱半）玫瑰瓣（三朵，拌炒丝瓜络三钱）淡竹茹（三钱）旋覆花（三钱，包煎）青葱管（三寸）广郁金汁（四匙，冲）

【秀按】肝病初虽在气，久必入络。症多筋脉拘挛，胸胁窜疼，脉弦而涩者，皆由肝络血郁不舒也。络郁则化火而横窜，故以连、茹、绛、覆，清通肝络为君；臣以玫瓣拌炒瓜络，辛香酸泄以活络；佐以郁金活血疏郁；使以葱管宣气通络。此为清通肝络、行血止疼之良方。火盛痛甚者，加蜜炙延胡（钱半）、醋炒川楝子（钱半），酸苦泄肝，以清火而止疼；瘀结痛剧者，加光桃仁（二十粒）、杜红花（八分）、紫金片（三分，开水烊冲）；肠燥便秘者，加元明粉（三钱）、净白蜜（一两），煎汤代水，甘咸润燥以通便；血枯液结者，加鲜生地（六钱）、归身（二钱）、原麦冬（三钱）、南沙参（三钱），甘润增液以滋血。

龙胆泻肝汤　凉泻肝火法　俞氏经验　载《和剂局方》

龙胆草（一钱） 生山栀（三钱） 鲜生地（五钱） 川柴胡（五分） 青子芩（二钱） 细木通（八分） 生甘梢（八分） 归须（一钱） 车前子（二钱炒） 泽泻（钱半）

【秀按】肝为风木之脏，内寄胆腑相火。凡肝气有余，发生胆火者，症多口苦胁痛，耳聋耳肿，阴湿阴痒，溺血赤淋，甚则筋痿阴痛。故以胆、通、栀、芩，纯苦泻肝为君；然火旺者阴必虚，故又臣以鲜地、生甘，甘凉润燥，救肝阴以缓肝急；妙在佐以柴胡轻清疏气，归须辛润舒络；使以泽泻、车前，咸润达下，引肝胆实火从小便而去。此为凉肝泻火、导赤救阴之良方。然惟肝胆实火炽盛，阴液未涸，脉弦数、舌紫赤、苔黄腻者，始为恰合。

羚角钩藤汤 凉息肝风法 俞氏经验方

羚角片（钱半，先煎） 霜桑叶（二钱） 京川贝（四钱，去心） 鲜生地（五钱） 双钩藤（三钱，后入） 滁菊花（三钱） 茯神木（三钱） 生白芍（三钱） 生甘草（八分） 淡竹茹（五钱，鲜刮，与羚角先煎代水）

【秀按】肝藏血而主筋，凡肝风上翔，症必头晕胀痛，耳鸣心悸，手足躁扰，甚则瘛疭，狂乱痉厥，与夫孕妇子痫，产后惊风，病皆危险。故以羚、藤、桑、菊，息风定痉为君；臣以川贝善治风痉，茯神木专平肝风；但火旺生风，风助火势，最易劫伤血液，尤必佐以芍、甘、鲜、地，酸甘化阴，滋血液以缓肝急；使以竹茹，不过以竹之脉络，通人之脉络耳。此为凉肝息风、增液舒筋之良方。然惟便通者，但用甘咸静镇，酸泄清通，始能奏效；若便闭者，必须犀、连、承气，急泻肝火以息风，庶可救危于俄顷。

连梅安蛔汤 清肝安蛔法 俞氏经验方

胡连（一钱） 炒川椒（十粒） 白雷丸（三钱） 乌梅肉（两朵） 生川柏（八分） 尖槟榔（二枚，磨汁冲）

【秀按】肝火入胃，胃热如沸，饥不欲食，食则吐蛔，甚则蛔动不安，脘痛烦躁，昏乱欲死者，此为蛔厥。故以连、柏、椒、梅之苦辛酸法，泻肝救胃为君；佐以雷丸、槟榔专治蛔厥，使蛔静伏而不敢蠕动，或竟使蛔从大便泻出。此为清肝安蛔、止痛定厥之良方。

芩连二陈汤 清肝和胃法 俞氏经验方

青子芩（二钱） 仙半夏（钱半） 淡竹茹（二钱） 赤茯苓（三钱） 小川连（八分） 新会皮（钱半） 小枳实（钱半） 碧玉散（三钱，包煎） 生姜汁（二滴） 淡竹沥（两瓢，和匀同冲）

【秀按】肝阳犯胃，症多火动痰升，或吐黏涎，或呕酸汁，或吐苦水，或饥不欲食，食即胃满不舒，甚则胀痛，或嘈杂心烦。故以芩、连、橘、半，苦降辛通，调和肝胃为君；臣以竹茹、枳实，通络降气；佐以赤苓、碧玉，使胃中积聚之浊饮，从小便而泄；使以姜、沥二汁，辛润涤痰，以复其条畅之性。此为清肝和胃、蠲痰泄饮之良方。

加味白头翁汤 清肝坚肠法 俞氏经验方

白头翁（三钱） 生川柏（五分） 青子芩（二钱） 鲜贯仲（五钱） 小川连（八分，醋炒） 北秦皮（八分，醋炒） 生白芍（三钱） 鲜茉莉花（十朵，冲）

【秀按】厥阴热痢，赤痢居多，虽属小肠，而内关肝脏。故以仲景白头翁汤，疏肝达郁，纯苦坚肠为君；臣以芩、芍，酸苦泄肝；佐以鲜贯仲洗涤肠中垢腻，使从大便而泄，乃痢者利也之意；使以茉莉清芬疏气，助白头翁轻清升达之力。此为清肝坚肠、泄热止痢之良方。

香连治中汤 清肝健脾法 俞氏经验方

广木香（八分） 潞党参（二钱，米炒） 黑炮姜（三分） 炒广皮（一钱） 小川连（六分，醋炒） 生冬术（钱半） 清炙草（五分） 小青皮（六分）

【秀按】《内经》谓肝与大肠通。凡大便飧泄，肠鸣腹痛，欲泄而不得畅泄，即泄亦里急气坠，脉左弦右弱者，虽多由肝气下逼而致，然脾阳每因泄而衰。故以香、连，调气厚肠为君；即臣以参、术、姜、甘，温运脾阳；佐以广皮调气和中；使以青皮泄肝宽肠。此为清肝健脾、和中止泻之良方。

龟柏地黄汤 清肝益肾法 俞氏经验方

生龟板（四钱，杵） 生白芍（三钱） 砂仁（三分，拌捣大熟地五

钱） 生川柏（六分，醋炒） 粉丹皮（钱半） 萸肉（一钱） 淮山药（三钱，杵） 辰茯神（三钱） 青盐陈皮（八分）

【秀按】肝阳有余者，必须介类以潜之，酸苦以泄之。故以龟板、醋柏介潜酸泄为君。阳盛者阴必亏，肝阴不足者，必得肾水以滋之，辛凉以疏之。故臣以熟地、萸肉酸甘化阴，丹、芍辛润疏肝。一则滋其络血之枯，则阳亢者渐伏；一则遂其条畅之性，则络郁者亦舒。但肝强者脾必弱，肾亏者心多虚。故又佐以山药培补脾阴，茯神交心肾。使以青盐陈皮咸降辛润，疏畅胃气以运药。此为清肝益肾、潜阳育阴之良方。此惟胃气尚强，能运药力者，始为相宜。若胃气已弱者，必先养胃健中，复其胃气为首要。此方亦勿轻投。

桑丹泻白汤 清肝保肺法 俞氏经验方

霜桑叶（三钱） 生桑皮（四钱） 淡竹茹（二钱） 清炙草（六分） 粉丹皮（钱半，醋炒） 地骨皮（五钱） 川贝母（三钱，去心） 生粳米（三钱） 金橘（一枚，切碎） 大蜜枣（一枚，对劈）

【秀按】肝火烁肺，咳则胁痛，不能转侧，甚则咳血，或痰中夹有血丝、血珠，最易酿成肺痨，名曰木扣金鸣。故以桑、丹，辛凉泄肝为君；臣以桑皮、地骨泻肺中之伏火，竹茹、川贝涤肺中之黏痰；佐以炙草、粳米，温润甘淡，缓肝急以和胃气；使以橘、枣微辛甘润，畅肺气以养肺液。此为清肝保肺、蠲痰调中之良方。然惟火郁生热，液郁为痰，因而治节不行，上壅为咳喘肿满者，始为相宜。若由风寒而致者切忌，误服多成痨嗽。学者其审慎之。

新加玉女煎 清肝镇冲法 俞氏经验方 从景岳方加味

生石膏（六钱，研） 紫石英（四钱，研） 淮牛膝（钱半） 大熟地（六钱，切丝） 灵磁石（四钱，研） 东白薇（四钱） 石决明（五钱，杵） 原麦冬（三钱，朱染） 知母（二钱，秋石一分化水炒） 青盐陈皮（一钱）

先用熟地丝，泡取清汤；先煎三石，百余沸，代水煎药。

【秀按】冲为血室，上属阳明胃腑，下隶厥阴肝脏。平人则胃腑化汁变血，从肝络下输冲脉。若肝夹胆火化风上翔，则冲气上而冲心，心中痛热，甚则为气咳，为呃逆，为晕厥，故名冲咳、冲呃、冲厥。多是冲阳从中直上，成此亢逆之各证。故以三石、白薇镇逆纳冲为君；臣以牛膝、决明降逆气而潜肝阳，麦冬、熟地养胃液以滋肾阴；佐以秋石水炒知母，咸苦达下；使以青盐陈皮，辛润疏中。此为清肝镇冲、育阴潜阳之良方。

滋任益阴煎　清肝滋任法　俞氏经验　从补阴丸封髓丹配合

炙龟板（四钱，杵）　春砂仁（三分，拌捣）　大熟地（四钱）　猪脊髓（一条，洗切）　生川柏（六分，蜜炙）　白知母（二钱，盐水炒）　炙甘草（六分）　白果（十粒，盐炒）

【秀按】任隶于肾，主精室，亦主胞胎。凡肝阳下逼任脉，男子遗精，妇女带多，以及胎漏小产等症，虽多属任阴不固，实由于冲阳不潜。故以龟板滋潜肝阳，熟地滋养任阴为君；臣以知、柏，直清肝肾，治冲任之源以封髓；佐以脊髓、炙草，填髓和中；使以白果敛精止带。此为清肝滋任、封固精髓之良方。

新加白虎汤　清肝胃辛凉心肺法　俞氏经验　从仲景方加减

苏薄荷（五分，拌研生石膏八钱）　鲜荷叶（一角，包陈仓米三钱）　白知母（四钱）　益元散（三钱，包煎）　鲜竹叶（三十片）　嫩桑枝（二尺，切寸）

先用活水芦笋二两，灯心五分，同石膏粉先煎代水。

【秀按】胃为十二经之海，邪热传入胃经，外而肌腠，内而肝胆，上则心肺，下则小肠膀胱，无不受其蒸灼。是以热汗烦渴，皮肤隐隐见疹，溺短赤热，甚则咳血昏狂。但尚为散漫之浮热，未曾结实。邪既离表，不可再汗；邪未入腑，不可早下。故以白虎汤法辛凉泄热，甘寒救液为君，外清肌腠，内清腑脏。臣以芦笋化燥金之气，透疹瘖而外泄；益元通燥金之郁，利小便而下泄。佐以竹叶、桑枝，通气泄热。使以荷叶、陈米，清热和胃。妙在石膏配薄荷拌研，既有分解热郁之功，又无凉遏冰伏之弊，较长沙原方尤为灵活。此为辛凉甘寒、清解表里三焦之良方。如疹瘖不得速透者，加蝉衣（九只）、皂角刺（四分）；有斑者，加鲜西河柳叶（三钱）（【廉勘】西河柳清轻走络，性虽温发，加入清凉剂中，不厌其温，只见其发，勿拘执鞠通之说可也）、大青叶（四钱）；昏狂甚重者，加局方紫雪（五分），药汤调服；口渘渴甚者，加花粉（三钱）、雪梨汁（一杯，冲），西瓜汁尤良；有痰甚黏者，加淡竹沥（一钟）、生姜汁（一滴），和匀同冲；血溢者，加鲜刮淡竹茹（四钱）、鲜茅根（八钱，去皮）、清童便（一杯，冲）。

【廉勘】以上六经正治六法，统计一百零一方，方方有法，法法不同，真可谓门门透澈，息息通灵者矣。先祖谓伤寒专科，必先通杂证，而后能善治感证。今观俞氏方法，益信而有征，但必列一百一方者。推其意，大抵仿陶氏《肘后》百一方例耳。从此知其学虽博古通今，而宗旨则信而好古，直可新定其名曰六经百一选方，与《肘后》百一方后先辉映。至若佐治十法，佳方甚多，列入下卷，以补助正法之不备。

方歌 同上

玳瑁郁金汤

玳瑁郁金汤栀翘，木通丹皮紫金片，
竹沥菖蒲姜汁冲，煎汤灯竹菰根善。

三汁宁络饮

犀角清络粉丹皮，连翘赤芍桃仁列，
灯草茅根代水煎，冲用竹沥姜蒲汁。

犀羚三汁饮

犀羚三汁竹菖蒲，翘郁薇丹皂竹黄，
灯草茅根芦笋等，犀羚二味共煎汤。

局方至宝丹（附方）

局方至宝犀角砂，琥玳同将一两加，
牛麝五钱安息化，和丸蜡护解邪夸。

局方紫雪（附方）

紫雪丹方羚角犀，四香五石朴硝施，
元升炙草神砂入，开窍驱邪配合奇。

新定牛黄清心丸（附方）

新定牛黄梅麝雄，芩连栀郁砂珠粉，

犀角胶丸金箔衣，心包热陷斯堪拯。

安宫牛黄丸（附方）

安宫犀角郁牛黄，雄片连芩栀郁香，
更有砂珠金箔入，芳香通窍重奇方。

连翘栀豉汤

连翘栀豉一方传，桔橘蔻仁生枳壳，
辛夷净仁捣郁金，邪陷心胸功效卓。

五汁一枝煎

五汁一枝生地藕，茅根竹沥与生姜，
先将紫苏旁枝煮，并汁和匀润液良。

增减黄连泻心汤

增减泻心连芩夏，枳实滑石苡仁同，
瓜仁通草灯心煮，竹沥菖蒲姜汁冲。

导赤清心汤

导赤清心丹地通，茯神莲枣益元散，
竹叶灯心童便冲，心包虚热功能擅。

清肝达郁汤

清肝达郁丹栀芍，橘草归柴苏薄荷，
滁菊花同鲜橘叶，宣疏清泄法如何。

加减法：怒加制附小青皮，飧泄僵蚕乌梅炭。疝气橘核荔枝茴，腹痛越鞠丸同赞。丹皮栀子皆宜去，香附丹参二味标。经迟血气虚寒甚，可入桂心鹿角胶。血滞桃仁同绛覆，两方合用法堪操。经早多由血分热，凉血清经四字包。桑叶丹皮鲜生地，方中加入此为高。液亏玉竹偕冬地，血液既充经自调。经闭䗪虫丸可取，轻者但服益母膏。血枯调肝兼养血，杞菊六味加阿胶。方内薄荷易玫瑰，柴胡还宜鳖血炒。费氏推此为总方，调经功不让逍遥。更有室寡师尼辈，平时情欲不能遂。经闭经痛经乱多，此方加味法诚美。香附泽兰地郁金，和肝理脾功称最。崩漏香附炒青皮，血热茅根山栀地。子宫痛极不能伸，龙胆草加青芩既。更用三钱青麟丸，急泻湿火功神异。阴痒虫因湿热生，胆草蛇床金铃备。外治用药纳阴中，方后查明不可废。阴疮溃烂防梅毒，膝柏黑丑兼土茯。硼酸水常涤子宫，务清其火解其毒。更有一种血风疮，状如丹毒且痒。此由风湿血燥成，鲜地川连力可仗。

增减旋覆代赭汤

增减旋覆代赭汤，橘半萸连合二香，
肝逆自应清降法，竹茹杷叶水煎尝。

加减法：呃逆丁香柿蒂加，痞胀川朴槟榔妙。食滞钱半莱菔子，八分砂仁同拌炒。便秘郁李宜四钱，苏子钱半拌且捣。

连茹绛覆汤

连茹绛覆郁青葱，玫瑰瓣拌丝瓜络，
清通肝络法精详，病久血郁用之确。

加减法：火盛痛甚延胡楝，瘀结紫金桃杏仁，肠燥元明净白蜜，液枯归地麦沙参。

龙胆泻肝汤

龙胆泻肝通泽柴，车前鲜地草归偕，
栀芩一派清凉品，胆火肝邪力可排。

羚角钩藤汤

羚角钩藤桑菊襄，川贝地芍茯神木，
水用茹甘羚角煎，肝风鼓荡功推独。

连梅安蛔汤

连梅安蛔椒柏佐，尖槟榔与白雷丸，
蛔虫动扰成昏厥，欲使蛔安首泻肝。

芩连二陈汤

芩连二陈橘半茹，枳实赤苓碧玉散，
姜汁还偕竹沥冲，清肝和胃功堪断。

加味白头翁汤

加味白头连柏芩，白芍秦皮贯众灵，
鲜茉莉花加十朵，厥阴久痢法堪钦。

香连治中汤

香连治中参术施，炮姜甘草广青皮，
中阳久泻多衰弱，抑木还须并健脾。

龟柏地黄汤

龟柏地黄砂仁拌，萸淮丹芍茯陈皮，
清肝益肾推良法，胃气如衰勿乱施。

桑丹泻白汤

桑丹泻白骨桑皮，贝母竹茹甘草米，
金橘铺[1]同蜜枣加，方既清肝兼保肺。

新加玉女煎

新加玉女地麦薇，知母膝决清盐皮，
石膏紫石灵磁等，镇逆清肝效最奇。

滋任益阴煎

滋任益阴柏草龟，知母白果加猪髓，
砂仁拌捣熟地黄，大补阴丸合封髓。

新加白虎汤

新加白虎薄知膏，陈米还须荷叶包，
竹叶桑枝益元散，芦根灯草水煎熬。

① 铺（bù 不）：用糖渍的干果。

卷之三

【第二编　病理诊断】

第三章　表里寒热

凡勘伤寒，必先明表里寒热。有表寒，有里热，有表里皆寒，有表热，有里热，有表里皆热，有表寒里热，有表热里寒，有里真热而表假寒，有里真寒而表假热。发现于表者易明，隐伏于里者难辨；真寒真热者易明，假寒假热者难辨。今试举其要以析言之。

第一节　表寒证

凡头痛身热，恶寒怕风，项强腰痛，骨节烦疼者，皆表寒证，皆宜汗解，《内经》所谓体若燔炭、汗出而散者是也。但要辨无汗者，寒甚于风，为正伤寒，必须使周身大汗淋漓而解，苏羌达表汤为主，随证加减；自汗者，风重于寒，为冷伤风，必兼鼻塞声重，咳嗽喷嚏，但须漐漐微汗而解，苏羌达表汤去羌活、生姜，加荆芥、前胡、桔梗为主。若发热恶寒如疟状，一日二三发，其人不呕，乃是太阳表证，苏羌达表汤主之。惟寒已而热，热已而汗者，则为少阳之寒热往来，症多目眩耳聋，口苦善呕，膈满胁痛，必须上焦得通，津液得下，胃气因和，津津汗出而解，谓之和解，轻者柴胡枳桔汤，重者柴胡陷胸汤选用。若发寒时身痛无汗，发热时口渴恶热，太阳表证未罢，阳明里证已急，则为少阳寒热之重证，柴芩双解汤主之。如身热微恶寒，无汗而微喘，头额目痛，肌肉烦疼，此风寒由皮毛袭于阳明肌肉也，仍宜发汗，苏羌达表汤去羌活，加葱豉主之。总之有一分恶寒即有一分表证。虽有大汗、微汗之不同，而同归汗解，太阳发表，少阳和解，阳明解肌，其理一也。

第二节　里寒证

凡伤寒不由阳经传入，而直入阴经，肢厥脉微，下利清谷者，名曰中寒。仲景所谓急温之，宜四逆汤者是也。

第三节　表里皆寒证

凡身受寒邪，口食冷物，徒然腹痛吐泻，肢厥脉沉，此为两感寒证。轻者神术汤加干姜、肉桂，重者附子理中汤加姜汁半夏。

第四节　表热证

温暑证，始虽微恶风寒，一发热即不恶寒，反恶热，汗自出，口大渴，目痛鼻干，齿板燥，心烦不得眠者，虽皆为阳明表热，但要辨身干热而无汗者，尚须辛凉解肌，使热从外达，葱豉桔梗汤为主，随证加减。身大热而自汗者，只宜甘寒存津，使热不劫阴，新加白虎汤主之。

第五节　里热证

凡伤寒邪传入里，温热病热结于里，皆属阳明腑证。手足汗，发潮热，不大便，小便不利，腹胀满，绕脐痛，心烦恶热，喘冒不得卧，腹中转矢气，甚则谵语发狂，昏不识人，大便胶闭，或自利纯青水。仲景所谓急下之，而用三承气汤者是也。

第六节　表里皆热证

凡伏气温热，至春感温气而发，至夏感暑气而发，一发即渴不恶寒，反潮热恶热，心烦谵语，咽干舌燥，皮肤隐隐见斑，甚则手足瘛疭，状如惊痫，仲景所谓热结在里，表里俱热，白虎加人参汤主之是也。但要辨其便通者，但须外透肌腠，内清脏腑，新加白虎汤为主，柴芩清膈煎亦可酌用。便闭者，急以攻里泻火为首要，白虎承气、犀连承气二汤为主；夹痰者，陷胸承气汤、加味凉膈煎选用；夹食者，枳实导滞汤选用；夹血瘀者，桃仁承气汤选用；夹温毒者，解毒承气汤选用；若血虚者，养荣承气汤选用；气血两亏者，陶氏黄龙汤选用。

第七节　表寒里热证

凡温病伏暑将发，适受风寒搏束者，此为外寒束内热，一名客寒包火。但要辨表急里急，寒重热重。外寒重而表证急者，先解其表，葱豉桔梗汤加减；伏热重而里证急者，先清其里，柴芩清膈煎加减。

第八节　表热里寒证

凡病人素体虚寒，而吸热冒暑，此为标热本寒。只宜轻清治标，标邪一去，即转机而用温化、温补等剂，庶免虚脱之虞。

第九节　里真热而表假寒

凡口燥舌干，苔起芒刺，咽喉肿痛，脘满腹胀，按之痛甚，渴思冰水，小便赤涩，得涓滴则痛甚，大便胶闭，或自利纯青水，臭气极重，此皆里真热之证据。惟通身肌表如冰，指甲青黑，或红而温，六脉细小如丝，寻之则有，按之则无，吴又可所谓体厥脉厥是也。但必辨其手足自热而至温，从四逆而至厥，上肢则冷不过肘，下肢则冷不过膝，按其胸腹，久之又久则灼手，始为阳盛格阴之真候。其血必瘀，营卫不通，故脉道闭塞而肌肤如冰。治宜先用烧酒浸葱白、紫苏汁出，用软帛浸擦胸部、四肢，以温助血脉之运行，内治宜桃仁承气汤急下之，通血脉以存阴液。然病势危笃如斯，亦十难救一矣。

第十节　里真寒而表假热

其证有二：一寒水侮土证，吐泻腹痛，手足厥逆，冷汗自出，肉瞤筋惕，语言无力，纳少脘满，两足尤冷，小便清白，舌肉胖嫩，苔黑而滑，黑色止见于舌中，脉沉微欲绝，此皆里真寒之证据。惟肌表浮热，重按则不热，烦躁而渴欲饮水，饮亦不多，口燥咽痛，索水至前，复不能饮，此为无根之阴火。乃阴盛于内，逼阳于外，外假热而内真阴寒，格阳证也。法宜热壮脾阳，附子理中汤救之。一肾气凌心证，气短息促，头晕心悸，足冷溺清，大便或溏或泻，气少不能言，强言则上气不接下气，苔虽黑色直底舌尖，而舌肉浮胖而嫩，此皆里真虚寒之证据。惟口鼻时或失血，口燥齿浮，面红娇嫩带白，或烦躁欲裸形，或欲坐卧泥水中，脉则浮数，按之欲散，或浮大满指，按之则豁豁然空。虽亦为无根之阴火，乃阴竭于下，阳越于上，上假热而下真虚寒，戴阳证也。治宜滋阴纳阳，加味金匮肾气汤救之。总而言之，伤寒变证百出，总不外表里寒热四字。表里寒热，亦不一致，总不外此章精义。此十者，皆辨明表里寒热之要诀也，学者其慎思而笃行之。

【秀按】此辨表里寒热之总诀，初学务熟读而切记。

【廉勘】尚不难辨，即假寒假热，能熟用温度计，以测病状发热之高低，试验精透者，亦不难辨，惟用药最难，冷用犀、羚、牛黄，热用附、桂、硫黄，补用人参、熟地，泻用大黄、芒硝，幸中病机，胆小者尚诋其猛，不幸而死，则庸医杀人，异口同声，故名医用药，辄多避重就轻。

第四章　气血虚实

凡勘伤寒，既明病所之表里，病状之寒热，尤必明病人之气血，病体之虚实。《内经》云：精气夺则虚，邪气盛则实。窃思精赅血液而言，气赅阴阳而言，盛与衰为对待。不曰衰则虚，而曰夺则虚者，知其必有所劫夺，而精血精液阴气阳气乃虚。劫夺者何？非情志内伤，即邪气外侵。故经曰邪之所凑，其气必虚者，盖谓邪凑气分则伤气，邪凑血分则伤血。气血既伤，则正气必虚，医必求其所伤何邪而先去其病，病去则虚者亦生，病留则实者亦死。虽在气血素虚者，既受邪气，如酷暑严寒，却为虚中夹实，但清其暑、散其寒以去邪，邪去则正自安，若不去其邪，而先补其虚，则病处愈实，未病处愈虚，以未病处之气血，皆挹而注于病处，此气血因夺而虚之真理也。医可不深思其理而漫曰虚者补之乎？然间有因虚不能托邪者，亦须略佐补托，如仲景《伤寒论》中，轻则佐草、枣，佐草、米，重则佐芍、草、枣，或佐参、草、枣之类是也。兹姑不具论，第论气血，气有盛衰，盛则实，衰则虚；血有亏瘀，亏则虚，瘀则实。析而言之，有气虚，有气实，有血虚，有血实，有气血皆虚，有气血皆实，有气虚血实，有气实血虚，有气真虚而血假实，有血真实而气假虚。试举其要而述之。

第一节　气虚证

肺主宗气而运行周身，脾胃主中气而消化水谷，肾中命门主藏元阳（两肾之间，有命门中藏一点是元阳），而主一身之元气。肺气虚者，气喘息促，时时自汗，喉燥音低，气少不能言，言而微，终日乃复言；中气虚者，四末微冷，腹胀时减，复如故，痛而喜按，按之则痛止，不欲食，食不能化，大便或溏或泻，肢软微麻；元气虚者，虚阳上浮，则咽痛声嘶，耳鸣虚聋，两颧嫩红带白，头晕心悸，时或语言蹇涩，时或口角流涎，瞳神时散时缩，时而下眼皮跳，时而眼睛发直，时而语无头尾，言无伦次，时而两手发战，时而手足发麻，时而筋惕肉瞤，时而睡卧自觉身重，时而心口一阵发空，气不接续者，此皆病人平素气虚之证据。若偶感外邪，必先权衡其标本缓急，标急治标，本急顾本，选和平切病之品，一使其病势渐减，一使其正气渐复，虽无速效，亦无流弊。

第二节　气实证

肺气实而上逆，则有胸痞头眩、痰多气壅等症，甚则喘不得卧，张口抬肩；胃气实而中满，则有嘈杂懊侬、嗳腐吞酸等症，甚则食不能进，呕吐呃逆；肠气实而下结，则有腹胀满，绕脐痛，大便燥结胶闭，或夹热下利，或热结旁流等症，甚则喘冒不得卧，潮热谵语；肝气实而上冲，则有头痛目眩、呕酸吐苦等症，甚则消渴，气上冲心，心中痛热，横窜则有肢厥筋挛，手足瘛疭等症，下逼则有腹痛便泄，里急后重等症，甚或男子睾丸疝疼，女子小腹肿痛，阴肿阴痛，带下崩中。其中必有痰热、湿热、食滞、郁结、伏火、内风等因，治必先其所因，伏其所主，对症发药，药宜专精，直去其邪以安正。

第三节　血虚证

心主血而藏神，虚则心烦不寐，精神衰弱，甚则五液干枯，夜热盗汗；脾统血而运液，虚则唇口燥裂，津不到咽，甚则舌肉干枯，肌肤甲错；肝藏血而主筋，虚则血不养筋，筋惕肉瞤，甚则一身痉挛，手足瘛疭。至于两颧嫩红，唇淡面白，尤其血虚之显然者也。治必辨其因虚致病者，养血为先，或佐润燥清火，或佐息风潜阳，随其利而调之。若因病致虚，去病为要，病去则虚者亦生。断不可骤进蛮补，补住其邪，使邪气反留连而不去。

第四节　血实证

实者，瘀血蓄血是也。瘀由渐积，蓄由猝成。瘀在腠理，则乍寒乍热。瘀在肌肉，则潮热盗汗。瘀在经络，则身痛筋挛。瘀在三焦，上焦则胸膈肩髆刺疼，心里热，舌紫黯；中焦则脘腹窜痛，腰脐间刺痛痹着；下焦则少腹胀满刺痛，大便自利而黑如漆色。至若化肿化胀，成痨成臌，尤其瘀之深重者也。惟蓄血由外邪搏击，如六淫时疫及犬咬蛇伤等因，皆能骤然蓄聚。《内经》所谓蓄血在上喜忘，蓄血在下如狂是也。皆当消瘀为主，轻者通络，重者破血，寒瘀温通，热瘀凉通，瘀化则心血自生。若妇人切须详察，恐孕在疑似之间。

第五节　气血皆虚证

凡呼吸微，语言懒，动作倦，饮食少，身洒淅，体枯瘠，头眩晕，面㿠白，皆真虚纯虚之候。前哲所谓气血两亏，急用八珍汤、十全大补汤等峻补之是也。

第六节　气血皆实证

有因本体素强者，有因外感邪盛者。本体素强者病必少，即有病，必多表里俱实证，应发表则发表，应攻里则攻里，去病务绝其根株。若外感邪盛，如皮热肺实，脉盛心实，腹胀脾实，闷瞀肝实，前后不通肾实，《内经》所谓五实是也，先其所急以泻之。

第七节　气虚血实证

有上虚而下实者，即血分伏热证。外证虽多似虚寒，而口微渴，便微结，溺微赤，脉细数，治必先清其血络，灵其气机。其甚者咽燥渴饮，五心烦热，溺少便结，又当救液以滋阴。有阴实而阳虚者，即阳陷入阴证，体重节痛，口苦舌干，夜热心烦，便溏溺数。证虽似湿盛阴胜，热结火炎，然洒洒恶寒，惨惨不乐，脉伏且牢，则为清阳不升，胃气虚陷之候。初用升阳以散火，继用补中益气以提陷，切忌滋阴降火。

第八节　气实血虚证

有脱血后而大动怒气者，必先调气以平肝，继则养血兼调气；有阴虚证而误服提补者，先救药误以消降之，继用甘凉救液以清滋之。尤必明其气血偏胜，调剂之以归于平。

第九节　气真虚而血假实证

即阴盛格阳证，《顾氏医镜》[1]所谓大虚有盛候是也。

第十节　血真实而气假虚证

即阳盛格阴证，《内经》所谓大实有羸状是也。

总而言之，纯虚证不多见，纯实证则常有。虚中夹实，虽通体皆现虚象，一二处独见实证，则实证反为吃紧；实中夹虚，虽通体皆先实象，一二处独见虚证，则虚证反为吃紧。景岳所谓独处藏奸是也，医必操独见以治之。

① 顾氏医镜：原作《内经》，根据《顾氏医镜》改。

第五章　伤寒诊法

凡诊伤寒时病，须先观病人两目，次看口舌，以后以两手按其胸脘至小腹，有无痛处，再问其口渴与不渴，大小便通与不通，服过何药，或久或新，察其病之端的，然后切脉辨证。以症证脉，必要问得其由，切得其象。以问证切，以切问证，查明其病源，审定其现象，预料其变证，心中了了，毫无疑似，始可断其吉凶生死，庶得用药无差，问心无愧，慎毋相对斯须[1]便处方药。此种诊法，最关紧要，此余数十年临证之心法也。试举其要以析言之。

第一节　观两目法

《内经》云：五脏六腑之精者，上注于目。目系则上入于脑，脑为髓海，髓之精为瞳子。凡病至危，必察两目，视其目色，以知病之存亡也，故观目为诊法之首要。凡开目欲见人者，阳证；闭目不欲见人者，阴证。目瞑者，鼻将衄；目暗者，肾将枯；目白发赤者，血热；目白发黄者，湿热；目眵多结者，肝火上盛；目睛不和者，热蒸脑系。目光炯炯者，燥病，燥甚则目无泪而干涩；目多昏蒙者，湿病，湿甚则目珠黄而眦烂。眼胞肿如卧蚕者，水气；眼胞上下黑色者，痰气。怒目而视者，肝气盛；横目斜视者，肝风动。阳气脱者，目不明；阴气脱者，目多瞀。目清能识人者轻，精昏不识人者重。阳明实证可治，少阴虚证难治。目不了了，尚未可治之候；两目直视，则为不治之疾。热结胃腑，虽日中亦谵语神昏，目中妄有所见，热入血室。惟至夜则低声自语，目中如见鬼神状，瞳神散大者元神虚散，瞳神缩小者脑系枯结。目现赤缕，面红娇艳者，阴虚火旺；目睛不轮，舌强不语者，元神将脱。凡目有眵有泪，精采内含者，为有神

① 斯须：片刻，一会儿。

气，凡病多吉；无眵无泪，白珠色蓝，乌珠色滞，精采内夺，及浮光外露者，皆为无神气，凡病多凶。凡目睛正圆，及目斜视上视，目瞪目陷，皆为神气已去，病必不治；惟目睛微定，暂时即转动者痰，即目直视、斜视、上视，移时即如常者，亦多因痰闭使然，又不可竟作不治论。

【廉勘】肝脉交巅入脑，由脑系而通于目，故肝开窍于目，目则受灵机于脑，脑为元神之腑，故《内经》曰头倾视深，精神将夺。俞氏以观目为诊法之首要，洵得诊断学之主脑。盖因神以心为宅，以囟为门，而其所出入之窍，得以外见者惟目，以心脉上连目系，而目系上通于脑。故瞳神散大者，心神虚散；目不了了者，脑被火燥；目眶陷下者，脑气虚脱；目瞪直视者，脑髓无气。又兼舌强不语者，脑与心神气俱脱，故昏厥如尸。王清臣[①]《医林改错》曰：脑髓中一时无气，不但无灵机，必死一时。足以发明目睛定轮、昏厥不语之精义。宋《和剂局方》，定出至宝、紫雪两方，一以犀、玳、麝香为君，一以犀、羚、麝香为君，诚得治脑之要诀。以犀、羚、玳瑁，虽皆为异类通灵之品，而实有清脑退炎之功。麝香尤足奋兴神经，而为壮脑提神之要药。彼诋中医无治脑之法者，真可谓门外汉矣。

第二节　看口齿法

《内经》曰：口唇者，声音之扇。《难经》曰：口唇者，肌肉之本。经又谓脾在窍为口，其华在唇，以脾主肌肉也，与肺最相关系。盖呼气从口而出，吸气从鼻而入，故足太阴脾与手太阴肺同为一经。然口主饮食，无不先通于胃，而口内廉泉、玉英二穴，由足少阴肾化气上行，以生津液，故《内经》谓津液之道。经又云：女子七岁，肾气盛，齿更；三七，肾气平均，故真牙生而长极。男子八岁，肾气实，齿更；三八，真牙生；五八，齿槁；八八，则齿发去。若上齿龈为足阳明胃络，下齿龈为手阳明大肠络，亦载《内经》，故唇齿相依，为口出声、调语、纳食、咯痰之机关，而与肺、脾、肾、肠各有相维相系之处。虚实寒热从此分，死生亦

① 王清臣：笔误，应为王清任。

从此决，为诊法上第二要诀。凡口与鼻气粗，疾出疾入者，为外感邪气有余；口与鼻气微，徐出徐入者，为内伤正气不足。此辨内外虚实之大法也。若口臭口燥者，胃热；口有血腥味者，亦胃热。口淡乏味者，胃伤津液；口腻无味者，胃有湿滞。口干不喜饮者，脾湿内留；口咸吐白沫者，肾水上泛。口甜者，脾瘅；口苦者，胆热。口辛者，肺热入胃；口酸者，肝热犯胃。口干舌燥者，心热；口燥咽痛者，肾热。口燥咬牙者，风痉；口噤难言者，风痰。口角流稀涎者，脾冷；口中吐黏涎者，脾热。口吐紫血者，胃络受伤；口唾淡血者，脾不摄血。口张大开者，脾绝；口出鸦声者，肺绝。环口黧黑者，死；口燥齿枯者，死。口如鱼嘴尖起者，死；口中气出不返者，死。凡唇焦赤者，脾热；唇燥裂者，亦脾热。唇焦而红者，吉；唇焦而黑者，凶。唇干而焦者，脾受燥热；唇淡而黄者，脾积湿热。唇淡白者，血虚，又主吐涎失血；唇红紫者，血瘀，又主虫啮积痛。唇红而吐血者，胃热；唇白而吐涎者，胃虚。唇红如朱者，血热而心火旺极；唇白如血者，血脱而脾阳将绝。唇紫声哑者，虫积；唇茧舌裂者，毒积。上唇有疮，虫食其脏者为狐；下唇有疮，虫食其肛者为蜮。唇燥舌干者，心脾热极；唇肿舌焦者，脾肾热极。唇蹇而缩，不能盖齿者，脾绝；唇卷而烦，兼连舌短者，亦脾绝。唇口颤摇不止者，死；唇吻反青气冷者，死。凡病齿燥无津者，死；齿焦而枯者，液涸。咬牙龂齿者，风动而口筋牵引；但咬不龂者，热盛而牙关紧急。前板齿燥，脉虚者，中暑；下截齿燥，脉芤者，便血。上齿龈燥者，胃络热极，多吐血；下齿龈燥者，肠络热极，多便红。经行多而齿忽啮人者，冲任涸竭，病必危；虚损久而齿忽啮人者，心肾气绝，病不治。

【廉勘】叶香岩先生曰：齿为肾之余，龈为胃之络。凡病看舌后，亦须验齿。齿垢，由肾热蒸胃浊所结。其色如糕者，则枯败而津气俱亡，胃肾两竭，为无治。齿焦，肾水枯，无垢则胃液竭，多死；有垢，则火虽盛而液尚未竭，当微下之。齿光燥如石者，胃热甚也，宜辛凉泄胃；齿如枯骨色者，肾液枯也，宜甘咸救肾。若上半截润，水不上承，心火炎上也，宜清火救水。热邪耗肾液者，齿色必黄，黄如酱瓣，症多险，宜救肾；热邪耗胃津者，齿色必紫，紫如干漆，尚可治，宜安胃。齿缝流血而痛者，胃火冲激也，宜清胃；不痛而出于牙根者，肾火上炎也，宜滋肾。此皆叶先生经验之心得，足补俞氏之未备。

第三节　看舌苔法

《内经》云：心在窍为舌。舌者，声音之机也。又云：足太阴脾之脉，络胃，上夹咽，连舌本，散舌下；足少阴肾经之脉，循喉咙，夹舌本。由是推之，舌为心、肾、脾、胃之外候。心主血，故舌色本红，成无己所谓舌者心之苗，本红而泽。伤寒三四日，舌上有膜，白滑如苔，甚者或燥或涩，或黄或黑，是数者，热气之浅深也。脾主湿而胃主燥，肾主五液，舌上生苔者，由胃热蒸脾湿所结，故苔白而滑，或黑滑者，皆脾湿上潮也。若舌生黄苔，则热已入胃，甚则焦黑，或生芒刺，或糙或涩，或燥或干，甚或卷短者，皆由胃热已极，燥气上灼，肾阴下竭，不能由廉泉、玉英输出津液以上布舌本也。故舌本主心肾所属，舌膜主三焦内膜所统，舌苔主脾胃气蒸。心属上焦，故舌尖主上焦；肾属下焦，故舌根主下焦；脾胃属中焦，故舌中主中焦。而各脏腑之表里寒热，气血虚实，毕形于舌者，皆由脏腑之经气，由三焦膜络为之传递，以分布于舌本也。故舌上有苔，则辨其苔之现色；无苔，则辨舌肉之本色。及其性质，于诊法上为第三要诀。其诊法，已详前六经舌苔中，及后列辨舌举要，兹不赘。

【秀按】元人杜清碧《舌镜》，尚嫌其简，国初张诞先《舌鉴》似嫌其繁，繁简得中，其惟俞氏之辨舌乎？

【廉勘】茂名梁特岩先生曰：舌居肺上，腠理与胃肠相连，腹中邪气，熏蒸酝酿，亲切显露，有病与否，昭然若揭，亦确然可恃。参之望、闻、问、切，以判表里、寒热、虚实之真假，虽不中不远矣。申江周雪樵同社友曰：舌膜与消化部各器具连，故能显胃肠等消化部之病。又与循环器、呼吸器有密切之关系。验苔之法，以润燥为两大纲。血热而多则色红，血寒而少则色淡（与牙龈、唇色盖皆相同）。若胃有燥粪，胆汁无事，则逆流而上，其色即黄，其所以色黑者，表明血中有毒也。而舌与心、肺、肝、胃、大小肠等相关，故苔色为治病一要据。西医柯为良曰：凡舌上面有刺，刺中有脑蕊，能主尝味，亦有苔，用以察病，最为有益。合而观之，辨舌为诊断上之最要，中西一致，实有可据。张诞先著《舌鉴》，列图疏方，繁而寡要。惟叶香岩先生《温热论》，辨舌色独出手眼，洵不传之妙法也。故从石氏芾南重订本，附录其说，以见向往钦佩之忱。

（一）初起舌苔白而欠津者，燥热伤肺津也。宜轻清泄热，为其上者上之也。如杏仁、桔梗、牛蒡之类，辛润以解搏束；桑叶、蒌皮之类，轻清以解燥热；佐山栀皮、连翘壳之微苦、微燥，以燥属金，微苦能胜之也。舌苔白而底绛者，湿遏热伏也。须防其变干，宜辛淡轻清，泄湿透热，不使湿邪遏热为要。如三仁汤，蔻仁易蔻皮，稍佐芦根之类，以清化之。初病舌苔白燥而薄，为胃肾阴亏。其神不昏者，宜小生地、元参、麦冬等味以救阴，银花、知母、芦根、竹叶等味以透邪，尤须加辛润以透达；若神即昏者，加以开闭，如普济丹、宁上丸之类，迟则内闭外脱不治。舌苔白燥而厚者，调胃承气汤下之，佐以清润养阴之品，如鲜生地、元参、梨汁、芦根之类。若舌苔白腻不燥，自觉闷极，属脾湿重，宜加减正气散、三仁汤之类，去杏仁、芦根、滑石，加省头草、神曲，辛淡开化，芳香逐秽。舌胀大不能出口，属脾湿胃热郁极，毒延于口，前法加生大黄汁利之，舌胀自消。舌苔白厚黏腻，口甜，吐浊涎沫，为脾瘅，乃脾胃湿热气聚，与谷气相搏，满则上溢，亦宜加减正气散，加省头草、神曲。舌苔如碱色，或白苔夹一二条黄色，乃宿滞夹秽浊之邪，前法加宣中消滞药，否恐结闭，不能透出膜原。白苔厚如积粉，四边舌肉紫绛，乃湿土郁蒸之温邪，发为温疫，仿达原饮、三仁汤加减透邪，以防传陷。苔白不燥，或黄白相兼，或灰白不渴，慎不可投苦泄清下。此湿郁未达，或素多痰饮，虽中脘痞痛，亦不可攻，宜用开泄，如杏、蔻、橘、桔，轻苦微辛以宣通气滞。

（二）舌苔黄浊，胸膈按痛，或自痛，或痞胀，此湿热混合，宜苦降辛通，蒌贝温胆、小陷胸、半夏泻心、黄芩滑石汤之类。然黄要有地质之黄，乃可用苦辛重剂。若消黄光滑，乃无形湿热，已见虚象，宜蒌、贝、栀、翘之类，微辛微苦，轻清开化，大忌苦辛重剂。舌苔老黄、灰黄如沉香色，而又地质，不滑而涩，或中有断纹，或中心厚痞，此邪已传里，与宿滞相结，脘腹必满必痛，皆当下之。若未见此样舌苔，恐湿聚太阴为满，寒热湿错杂为痛，或湿阻气机为胀，仍当从辛淡温法开化。若苔黄薄而干，与前白薄而干者同治。

（三）热邪传营，舌色必绛而无苔。其有舌绛，中兼黄白苔者，及似苔非苔者，此气分遏郁之热烁津，非血分也。宜用前辛润达邪，轻清泄热法。最忌苦寒冰伏，阴柔滋腻，致气分之邪，遏伏内陷，反成纯绛无苔。其有不因冰伏，而舌纯绛鲜泽、神昏者，乃邪传包络，宜犀角、鲜地黄、银、翘、郁金、鲜石菖蒲、竹沥、姜汁等味，清化之中佐辛润开闭。若其人平素多痰，外热一陷，里络即闭，须兼用宁上普济丹丸之类，迟恐闭极昏厥。舌绛望之若干，扪之有津，此平昔津亏，湿热熏蒸浊痰，蒙闭心包，以轻清泄热，佐宁上丸开之。舌色紫暗，扪之湿，乃其人胸膈中素有宿瘀，与热相搏，宜鲜地黄、犀角、丹皮、丹参、赤芍、郁金、花粉、桃仁、藕汁等味，凉血化瘀。否则瘀热为伍，阻遏机窍，遂变如狂、发狂之症。舌紫而肿大，乃酒毒冲心，前法加生大黄汁利之。舌绛欲伸出口，而抵齿难骤伸者，此痰阻舌根，肝风内动，宜于清化剂中加竹沥、姜汁、胆星、川贝等味，以化痰热，切勿滋腻遏伏火邪。舌绛为燥邪火伤营也，宜犀角鲜地黄汤。其有因寒凉阴柔遏伏者，往往愈清愈燥，愈滋愈干，又宜甘平甘润，佐以辛润透邪，其津乃回。若舌有碎点黄白者，欲生疳也。舌与满口生白衣如霉苔，或生糜点，谓口糜，因其人胃肾阴虚，中无砥柱，湿热用事，混合蒸腾，症多难治，酌用导赤、犀角、地黄之类救之。舌生大红点者，热毒乘心也，导赤、犀角加黄连、金汁治之，或稍加生大黄汁利之。舌心绛干，乃胃热上烁心营，宜清心胃；舌尖绛干，乃心火上炎，以导赤以泻其腑。舌绛而光亮，绛而不鲜，甚至干晦枯痿者，或淡而无色如猪腰样者，此胃肝肾阴涸极，而舌无神气者也，急宜加减炙甘草汤，加沙参、玉竹、鸡子黄、生龟板等味，甘平濡润以救之。

（四）黑为肾色。苔黑燥而厚，此胃肠邪结，伤及肾阴，急宜大承气咸苦下之；苔黑燥而不甚厚，调胃承气微和之，或增液承气垫下之。若舌淡黑，如淡黑色而津不满者，此肾虚无根之火上炎，急用复脉、生脉、六味辈救之；舌苔灰黑青黯而滑润者，及舌虽无苔不燥，而又如烟煤隐隐者，无热不渴，或见肢凉，此虚寒证，水来克火之象，急宜理阴煎之类温之。若舌短缩，为肝肾气竭，难治。

第四节　按胸腹

《内经》云：胸腹者，脏腑之郭也。考其部位层次，胸上属肺，胸膺之间属心。其下有一横膈，绕肋骨一周，膈下属胃，大腹与脐属脾，脐四周又属小肠，脐下两腰属肾，两肾之旁及脐下又属大肠，膀胱亦当脐下，故脐下又属膀胱。血室乃肝所司，血室大于膀胱，故小腹两旁，谓之少腹，乃血室之边际，属肝；少腹上连季胁，亦属肝；季胁上连肋骨，属胆。胸与腹向分三停，上停名胸，在膈上，心肺包络居之，即上焦也；膈下为胃，横曲如袋，胃下为小肠，为大肠，两旁一为肝胆，一为脾，是为中停，即为中焦也；脐以下为下停，有膀胱，有冲任，有直肠，男有外肾，女有子宫，即下焦也。故胸腹为五脏六腑之宫城，阴阳气血之发源。若欲知其脏腑何如，则莫如按胸腹，名曰腹诊。其诊法，宜按摩数次，或轻或重，或击或抑，以察胸腹之坚软，拒按与否，并察胸腹之冷热，灼手与否，以定其病之寒热虚实。又如轻手循抚，自胸上而脐下，知皮肤之润燥，可以辨寒热；中手寻扪，问其痛不痛，以察邪气之有无。重手推按，察其硬否，更问其痛否，以辨脏腑之虚实，沉积之何如，即诊脉中浮中沉之法也。惟左乳下虚里脉，脐间冲任脉，其中虚实，最为生死攸关。故于望、闻、问、切四诊之外，更增一法，推为诊法上第四要诀。先按胸膈胁肋，按之胸痞者，湿阻气机，或肝气上逆；按之胸痛者，水结气分，或肺气上壅；按其膈中气塞者，非胆火横窜包络，即伏邪盘踞膜原；按其胁肋胀痛者，非痰热与气互结，即蓄饮与气相搏。胸前高起，按之气喘者，则为肺胀；膈间突起，按之实硬者，即是龟胸。若肝病须按两胁，两胁满实而有力者肝平，两胁下痛引小腹则肝郁。男子积在左胁下者属疝气，女子块在右胁下者属瘀血。两胁空虚，按之无力者为肝虚；两胁胀痛，手不可按者为肝痈。惟夏病霍乱痧胀者，每多夹水、夹食、夹血，与邪互并，结于胸胁。水结胸者，按之疼痛，推之辘辘；食结胸者，按之满痛，摩之嗳腐；血结胸者，痛不可按，时或昏厥。因虽不同，而其结痛拒按则同。次按满腹，凡仲景所云胃家者，指上、中二脘而言。以手按之痞硬者，为胃家实；按其中脘，虽痞硬而揉之辘辘有声者，饮癖也。如上、中、下三脘，以指抚之，平而无涩滞者，胃中平和而无宿滞也。凡满腹痛，喜按者属虚，拒按者属实；喜暖手安抚者属寒，喜冷物按放者属热。按腹而其热灼手，愈按愈甚者伏热；按腹而其热烙手，痛不可忍者内痈。痛在心下脐上，硬通拒按，按之则痛益甚者，食积；痛在脐旁小腹，按之则有块应手者，血瘀。腹痛牵引两胁，按之则软，吐水则痛减者，水气。惟虫病按腹有三候：腹有凝结如筋而硬者，以指久按，其硬移他处，又就所移者按之，其硬又移他处，或大腹，或脐旁，或小腹，无定处，是一候也；右手轻轻按腹，为时稍久，潜心候之，有物如蚯蚓蠢动，隐然应手，是二候也；高低凸凹，加畎亩[①]状，熟按之，起伏聚散，上下往来，浮沉出没，是三候也。若绕脐痛，按之磊磊者，乃燥屎结于肠中，欲出不出之状。水肿胀满症，按之至脐，脐随手移左右，重手按之近乎脊，失脐根者必死，此诊胸腹之大法也。然按胸必先按虚里（在左乳三寸下，脉之宗气也。【廉勘】即左心房尖，与脉总管口衔接之处）。按之微动而不应者，宗气内虚；按之跃动而应衣者，宗气外泄。按之应手，动而不紧，缓而不急者，宗气积于膻中也，是为常；按之弹手，洪大而搏，或绝而不应者，皆心胃气绝也，病不治。虚里无动脉者，必死；即虚里搏动而高者，亦为恶候。孕妇胎前症最忌，产后三冲症尤忌。虚损痨瘵症，逐日动高者切记。惟猝惊疾走大怒后，或强力而动肢体者，虚里脉动虽高，移时即如平人者，不忌。总之虚里为脉之宗气，与寸口六部相应。虚里脉高者，寸口脉亦多高；寸口脉结者，虚里脉亦必结。往往脉候难凭时，按虚里脉确有可据。虽多属阴虚火旺之证，或血虚风动之候，阴竭阳厥之际。然按之确有三候：浅按便得，深按不得者，气虚之候；轻按洪大，重按虚细者，血虚之候；按之有形，或三四至一止，或五六至一止，积聚之候。按腹之要，以脐为先，脐间动气，即冲任脉，在脐之上下左右。经云：动气在右，不可发汗，汗则衄而渴，心烦，饮水即吐；动气在左，不可发汗，汗则头眩，汗不止，筋惕肉瞤。动气在上，不可发汗，汗则气上冲，正在心中；动气在下，不可发汗，汗则无汗，心大烦，骨筋痛，目眩，食入则吐，舌不得前。又云：动气在右，不可下，下之则津液内竭，咽燥鼻干，头眩心悸；动气在左，不可下，下之则腹内拘急，食不下，动气更剧，虽有身热，卧

① 畎（quǎn 犬）亩：田间，田地。

则欲卷。动气在上，不可下，下之则掌握烦热，身浮汗泄，欲得水自灌；动气在下，下之则腹满头眩，食则圊[①]谷，心下痞。且不可涌吐，涌吐则气上逆而晕厥；亦不可提补，提补则气上冲而眩痉。故脐名神阙，是神气之穴，为保生之根。凡诊脐间动脉者，密排右三指，或左三指，以按脐之上下左右。动而和缓有力，一息二至，绕脐充实者，肾气充也；一息五六至，冲任伏热也；按之虚冷，其动沉微者，命门不足也；按之热燥，其动细数，上支中脘者，阴虚气冲也；按之分散一息一至者，为元气虚败；按之不动，而指如入灰中者，为冲任空竭之候。且可辨其假寒假热：按冲任脉动而热，热能灼手者，症虽寒战咬牙，肢厥下利，是为真热而假寒；若按腹两旁虽热，于冲任脉久按之，无热而冷，症虽面红口渴，脉数舌赤，是为真寒而假热。总之冲任脉动，皆伏热伤阴、阴虚火动之证。平人则发病，病人则难治，惟素有肝热者，亦常有之，尚无大害。若素禀母体气郁，一病温热夹食，肠中必有积热，热盛则冲任脉动，动而底者热尚轻，动而高者热甚重，兼虚里脉亦动跃者必死。如能积热渐下，冲任脉动渐微，及下净而冲任脉不动者多生。若冲任脉动跃震手，见于久泻久痢者，乃下多亡阴之候，病终不治。

【廉勘】虚里冲任，皆出自《内经》。经云：胃之大络，名曰虚里，动而应衣者，宗气泄也。虚里无动脉者，死。又云：冲为血海，又为气街。其脉起于少腹之内胞中，夹脐左右上行，并足阳明之脉，至胸中而散，上夹咽。任主胞胎，其脉起于少腹之内，胞室之下，出会阴之分，上毛际，循脐中央，至膻中，上喉咙，绕唇，终于唇下之承浆穴，与督脉交。李志锐所谓饮食入胃，取汁变赤，由营卫上入于心，由心分布其重浊之汁；如冲脉化血，精华之汁，入任脉化精。冲是一身之总血管，任是一身之总精管者是也。俞氏按胸以诊虚里，按腹以诊冲任，较诊太溪、趺阳，尤为可据。故腹诊之法，迄今崇拜西医如日人，亦谓诊断尚之必要。

---

① 圊（qīng 清）：厕所。

第五节　问口渴否

《难经》云：问而知之之谓工。工于问者，即其现证以求其病源，定其病名，察其病所，明其病情，度其病势，防其病变。兹必先问其口渴与否，以胃为十二经之海。凡伤寒传变，必归阳明；伤寒证治，全藉阳明。欲知里证之寒热，全在渴不渴辨之，此勘伤寒之精要也，于诊法上为第五要诀。凡症属寒者，口多不渴；症属实热者，口多燥渴。凡渴喜热饮者，皆属痰饮阻中，否则气不化津。渴喜冷饮者，饮多者火就燥，饮少者湿化火。阳明实热之渴，大渴引饮；太阴湿热之渴，渴不引饮。少阴虚热之渴，口燥而渴不消水；厥阴风火之渴，口苦而渴则消水。自利而渴者，阳明热泻；自利不渴者，太阴寒泻。胃中液干而欲饮，饮必喜冷而能多；膀胱蓄水而欲饮，饮必吐水而不多。先渴后呕者，水停心下；先呕后渴者，火烁胃液。口中干而消渴者，总属肝胃热病；口中和而不渴者，多属脾肾寒证。

第六节　询二便

《内经》云：中气不足，溲便为之变。变也者，如中气不足以御寒。溲则澄澈清冷，甚则膀胱不约而遗溺；便则溏泻飧泄，甚则大小肠直倾而洞泄。中气不足以制热。溲则水液浑浊，甚则膀胱不利为癃；便则胶闭燥结，甚则大小肠胶结为痢。溲由前阴出，便由后阴出，寒自寒，热自热，皆有形色之可辨。若询之疑似，则令病家取至庭中，观其形，望其色，藉以审疑难大症，切不可嫌其秽亵，庶免讹传误听之弊。以此区辨，则寒热虚实立判，于诊法上为第六要诀。

【廉勘】观察二便，西医于诊断上最为注重。谓二便中往往含有微菌、微虫，必以化学药品，投入二便之中，细细辨析，以判其病毒之所在。此种诊断，实堪效法。

凡肠寒者溺白，肠热者溺黄。清白如冷水者为阴寒，浑白如米泔者为湿热。红黄色者为实热，淡黄色者为虚热。深红老黄者为肝阳盛，浅红淡黄者为肾阴虚。清长而利者，心阳虚而肾气下陷也；短涩而痛者，心火盛而膀胱热结也。溺自遗而不知者，病必死；溺极多而虚烦者，病亦危。小儿由睡中遗溺者，谓之尿床，肾与膀胱虚寒也；小儿初溲黄赤色，落地良久，凝如白膏者，谓之溺白，肝热逼成肾疳也。如饮一溲一，色赤凝如白膏，味甜无臭者，三消症中之下消也。溺时点滴，尿管痛如刀割者，砂淋、石淋、血淋、膏淋、劳淋等之五淋症也。轻为湿火，重为淋毒。溺时不痛，色凝如膏，细白稠黏者，精浊之候；色如米泔，浑浊滑流者，溺浊之候。一为房事伤肾，一为湿火下注。太阳蓄血在膀胱，验其小便之利与不利；阳明蓄血在肠胃，验其大便之黑与不黑。大抵虚寒之证，大便必或溏或泻；实热之证，大便必既燥且结。故凡大便形如鸭粪而稀者，寒湿；形如蟹渤而黏者，暑湿。下利清谷有生腥气者，为阴寒；有酸臭气者，为积热。大便色青，形稀而生腥气重者为脾肾虚寒，汁黏而臭秽气重者为肝胆实热。大便老黄色者为实热，淡黄色者为虚热。大便红如桃浆者为血热，黑如胶漆者为瘀热。大便白色者属脾虚，亦主胆黄；酱色者属脾湿，亦主肠垢。大便褐色者火重，黑色者火尤重。大便酸臭如坏醋者，伤食滞；腥臭如败卵者，伤乳积。大便急迫作声者，小肠热；肛门热灼而痛者，直肠热。

第七节　查旧方

问其所服何药，某药稍效，某药不效者，明其有否药误，以便核前之因，酌己之见，默为挽救。亦不必吹毛求疵，信口雌黄，有伤雅道。如果病已垂危，无可挽救，慎勿贪功奏技，而达众处方，以招铄金之谤。而最为吾绍惯习，不究其病之寒热虚实，标本阴阳，而病家专好议药以责问医者，医家专好议方以伤残同道，酿成一议药不议病之恶俗。此喻西昌所以定议病式，有先议病后议药之名论也。

第八节　察新久

新病易治，久病难已，暴病无虚，久病无实，夫人而知之。然新病猝中，如中风、中寒、中暑、中湿、中恶、中毒，及痰中、虚中、食厥、色厥之类，何尝易治？亦未尝无虚证。久病如顽痰、蓄饮、气滞、血瘀，及三痼、六郁之类，尽多实证似虚，果能审症详明，投剂果决，自然病势渐减，逐日见功，亦未必难已。问其病之新久者，欲察其为外感，为内伤，为外感夹内伤，为内伤夹外感，为实为虚，为实中夹虚，为虚中夹实，以定病之准的而已。总而言之，在医者博历知病，多诊识脉，屡用达药，有真学问，肯负责任，而病人又深信不疑，善为调养，二难并，两美合，何至有世无良医，病多不治之长叹也哉！至于切脉之道，一载六经脉象，一载诊脉举要，兹不赘述。

【秀按】俞氏诊法，简而得要，固足为后学典型。喻西昌议病式，繁而得当，亦足为后学模范。试述其式：某年某月，某地某人，年纪若干，形之肥瘦长短若何？色之黑白枯润若何？声之清浊长短若何？人之形志苦乐若何？病始何日？初服何药，次后再服何药？某药稍效，某药不效？现在昼夜孰重？寒热孰多？饮食喜恶多寡？二便滑涩有无？脉之三部九候，何候独异？二十四脉中，何脉独见，何脉兼见？其证或内伤，或外感，或兼内外，或不内外？依经断为何病？其标本先后何在？汗、吐、下、和、寒、温、补、泻何施？其药宜用七方中何方，十剂中何剂？五气中何气，五味中何味？以何汤名为加减和合？其效验定于何时？一一详明，丝毫不爽，起众信从，尤为医门矜式，不必演文可也。其自释义云，某年者，年上之干支，治病先明运气也；某月者，治病先明四时也；某地者，辨高卑燥湿，五方异宜也。某龄、某形、某声、某气者，用之合脉以图万全也。形志苦乐者，验七情劳逸也。始终何日者，察久近传变也。历问病症药物验否者，以之斟酌已见也。昼夜寒热者，辨气分血分也。饮食二便者，察肠胃乖和者。三部九候，何候独异者，推十二经脉受病之所也；二十四脉见何脉者，审阴阳表里无差忒也。依经断为何病者，名正则言顺，事成如律度。标本先后何在者，识轻重次第也。汗、吐、下、和、寒、温、补、泻何施者，求一定不差之法也。七方大、小、缓、急、奇、耦、复，乃药之制不敢滥也。十剂宣、通、补、泻、轻、重、滑、涩、燥、湿，乃药之宜不敢泛也。五气中何气，五味中何味者，用药最上之法，寒、热、温、热、平，合之酸、辛、甘、苦、咸也。引汤名为加减者，循古不自由也。

刻板于何时者，逐款辨之不差，以病之新久定痊期也。若是则医案之在人者，工拙自定。积之数十年，治千万人而不爽也。

【廉勘】前清国初张石顽老人，于诊法多所发明，爰为节述其说，以补俞氏之不逮。

（一）辨形

细观肌之滑涩，以征津液之盛衰；理之疏密，以征营卫之强弱；肉之坚软，以征胃气之虚实；筋之粗细，以征肝血之充馁；骨之大小，以征肾气之勇怯；爪之刚柔，以征胆液之淳清；指之肥瘦，以征经气之荣枯；掌之厚薄，以征脏气之丰歉；尺之寒热，以征表里之阴阳。至于深闺窈窕，往往密护屏帏，不能望见颜色，但须验其手腕色泽之苍白肥瘠，已见一斑。若夫肌之滑涩，理之疏密，肉之坚软，筋之粗细，骨之大小，爪之刚柔，指之肥瘦，掌之厚薄，尺之寒热，及乎动静之安危，气息之微盛，更合之以脉，参之以证，则气血之虚实，情性之刚柔，形体之劳逸，服食之精粗，病苦之逆顺，皆了然心目矣。

（二）辨色

色贵明润，不欲沉夭。凡暴感客邪之色，不妨昏蕴滞浊；病久气虚，只宜瘦削清癯。若病邪方锐而清白少神，虚羸久困而妩媚鲜泽，咸非正色。五色之中，青黑黯惨，无论病之新久，总属阳气不振。惟黄色见于面目，而不至索泽者，皆为向愈之候。若眼胞上下如烟煤者，寒痰也；眼黑颊赤者，热痰也。眼黑而行步艰难呻吟者，痰饮入骨；眼黑而面带土色，四肢痿痹，屈伸不便者，风痰也。病人见黄色光泽者，为有胃气，不死；干黄者，为津液之槁，多凶。目睛黄者，非瘅即衄，目黄大烦为病进。平人黑气起于口、鼻、耳、目者，危。若赤色见于两颧，黑气出于神庭，乃火气入于心肾，暴亡之兆也。他如黄属脾胃，若黄而肥盛，胃中有痰湿也；黄而枯癯，胃中有火也；黄而色淡，胃气本虚也；黄而色黯，津液久耗也。黄为中央之色，其虚实寒热之机，又当以饮食、便溺消息之。色白属肺，白而淖泽，肺胃之充也。肥白而按之绵软，气虚有痰也；白而消瘦，爪甲鲜赤，气虚有火也；白而夭然不泽，爪甲色淡，肺胃虚寒也。白而微青，或臂多青脉，气虚不能统血；若兼爪甲色青，则为阴寒之证矣。白为气虚之象，纵有失血发热，皆为虚火，断无实热之理。苍黑属肝与肾。苍而理粗，筋骨劳绩也；苍而枯槁，营血之涸也。黑而肥泽，骨髓之充也；黑而瘦削，阴火内戕也。苍黑为下焦气旺，虽犯客寒，亦必蕴为邪热，绝无虚寒之候也。赤属心，主三焦。深赤色坚，素禀多火也；赤而䐃坚，营血之充也。微赤而鲜，气虚有火也；赤而索泽，血虚火旺也。赤为火炎之色，只虑津枯血竭，亦无虚寒之患。大抵火形人，从未有肥盛多湿者，即有痰嗽，亦燥气耳。此皆望诊之大要也。

（三）辨声

声虽发于肺，实发自丹田。其轻清重浊，虽由基始，要以不异平时为吉。而声音清朗如常者，形病气不病也。始病即气壅声浊者，邪干清道也；病未久而语声不续者，其人中气本虚也。脉之呻吟者，痛也；言迟者，风也；多言者，火之用事也。声如从室中言者，中气之湿也；言而微，终日乃复言者，正气夺也。衣被不敛，言语善恶，不避亲疏者，神明之乱也。出言懒怯，先重后轻者，内伤元气也；出言壮厉，先轻后重者，外感客邪也。攒眉呻吟者，头痛也；噫气以手抚心者，中脘痛也；呻吟不能转身，坐而下一脚者，腰痛也；摇头以手扪腮者，齿颊痛也；吟呻不能行步者，腰脚痛也；诊时吁[①]气者，郁结也；摇头而言者，里痛也。形羸声哑者，劳瘵，咽中有肺花疮也；暴哑者，风痰伏火，或怒喊哀号所致也；语言蹇涩者，风痰也；诊时独言独语，不知首尾者，思虑伤神也；伤寒坏病，声哑唇口有疮者，狐惑也；平人无寒热，短气不足以息者，痰火也。此皆闻证之大要也。

前清咸同间石芾南先生，于问证颇为扼要，爰为节述其说，以补俞氏之未备。病，藏于中者也；症，形于外者也。工于问者，非徒问其证，殆欲即其证见，以求其病因耳。法当先问其人之平昔，有无宿痰，有无恚怒忧思，饮食喜淡喜浓，喜燥喜润，嗜茶嗜酒，大便为燥为溏。妇人问其有无胎产，月事先期后期，有无胀痛。再问其病，初起何因，前见何症，后变何症，恶寒恶热孰重孰轻，有汗无汗，汗多汗少，汗起何处，汗止何处，口淡口苦，渴与不渴，思饮不思饮，饮多饮少，喜热喜凉（喜热饮不皆属寒，尝有郁遏不通者，亦喜热饮，以热则流通故也），思食不思食，

①吁：叹息。

能食不能食，食多食少，化速化迟，胸心胁腹有无胀痛，二便通涩，大便为燥为溏，小便为清为浊，色黄色淡（二便最为紧要，乃病之外见者）。种种详诘，就其见证，审其病因，方得轩岐治病求本之旨，此皆问诊之大要也。他如寇宗奭曰：未诊先问，最为有准。如看妇人病，尤必先问经期。张子和云：凡看妇病，当先问孕。若孕在疑似间，不可轻用破气行血药。彭用光曰：凡看产妇病，须问恶露多少有无，及少腹中有无结块。何西池曰：凡妇人经停四五个月，当问其乳头、乳根黑否，乳房升发否。若系垢苔，必每月行经，须问其经行多少，及腹中果动否，此皆妇科扼要之问法也。至若景岳十问歌：一问寒热二问汗，三问头身四问便，五问饮食六问胸，七聋八渴俱当辨，九问旧病十问因，再兼服药参机变，妇人尤必问经期，恶露有无产后验。亦属问法之要略。惟赵晴初老医，谓诊病虽须详问，又当色脉合参，不可徇病患之言，为其所惑。

第六章　伤寒脉舌

脉舌已详前论总诀之中，兹又一再叮咛，重语以申明之者，诚以切脉辨舌，为临证断病、医生行道之必要。证有疑似凭诸脉，脉有疑似凭诸舌。前论只详六经脉舌，而切脉则诊法若何，部分若何，常脉怪脉若何，辨舌则形质若何，苔色若何，真苔假苔若何，未曾一一申论。故特分切脉举要、辨舌举要两道，以作临病之指南针。然脉理精微，心中易了，指下难明；舌色显著，既能目睹，又可手扪，辨舌较切脉为尤易。舌色之确切，究不同脉理之微茫。但其苔之易于变化，较脉象为尤速。即假苔染苔，亦必细观而详问。故临证切脉辨舌，全凭活法推求，可意会不可言传，经验多，心思细，自能得诊宗三昧，今试晰言其要。

◎甲　切脉举要

第一节　诊法

切脉时，男先诊左，女先诊右。以中指先按关部（即手掌后高骨下动脉应指处），次下前后二指，前指按寸口，后指按尺部。人长则疏排三指，人短则密排三指。人瘦则肌肉薄，宜轻取；人肥则肌肉厚，宜重取。初排指于皮肤上，轻手诊之曰浮举，浮以候神。凡脉浮举有力不劲疾者，为有神；浮举无力而涣散者，为无神。继乃排指于皮肤之下，肌肉之间，略重诊之曰中寻，中以候胃。凡脉中候有力，应手中和而搏指者，为有胃；中候虽有力，应手急劲而勒指者，为无胃。终则重指切至肌肉之下，筋骨之间，重手诊之曰沉按，沉以候根。凡脉沉按有力有神，能应指而如按鼓上者，为有根；沉按无力无神，不应指而如入灰中者，为无根。沉按寸口数大，两尺弦劲勒指者，亦为无根；沉按寸口应指，两尺沉微欲绝者，尤为无根。以两尺为根中之根也。至证之阴阳寒热，在沉按中区分，为予数十年历验之秘诀。总之，脉以胃、神、根三字为最要，此诊寸关尺九候之要诀。

【秀按】十二经动脉，上部动脉在头，中部动脉在手，下部动脉在足，是为三部。一部三候，是为九候。上部天，两额之动脉，足少阳之颔厌也；上部地，两颊之动脉，足阳明之地仓、大迎也；上部人，耳前之动脉，手少阳之和髎也。中部天，手太阴之太渊、经渠也；中部地，手阳明之合谷也；中部人，手少阴之神门也。下部天，足厥阴之五里也；下部地，足太阴之太溪也；下部人，足太阴之箕门也。下部之天以候肝，地以候肾，人以候脾胃之气；中部天以候肺，地以候胸中之气，人以候心；上部天以候头角之气，地以候口齿之气，人以候耳目之气。下部天，女子则取太冲，下部人，胃气则候于阳明之冲阳，仲景谓之趺阳，此为《内经》三部九候之诊法。追战国时秦越人出，著《八十一难经》，曰脉有三部九候者，寸关尺也，九候者，浮中沉也。从此脉皆诊于两手，以图简便。俞氏虽亦从《难经》诊法，而和盘托出，洵诊法之要诀也。

第二节 部分

《内经》云：善诊者，按脉先别阴阳，审清浊，而知部分；按尺寸，浮沉滑涩，而知病所生。又云：寸以射上焦，关以射中焦，尺以射下焦。此言三焦之脉位也。射者，言十二经之血气，皆自下而射于其上。故经曰：气口成寸，以决死生。但迫之使射，营周于身者，则由于心，故经曰心主脉。脉之所以阴阳相贯，如环无端者，则在于经络，故经曰经脉，络曰络脉。经起中焦，恒随营气下行极而上，故其诊在寸；络起下焦，恒附营气上行极而下，故其诊在尺。经故曰经络皆实，寸脉急而尺缓。经虚络满者，尺部热满，脉口（即寸口）寒涩；经气有余，络气不足者，脉口热满，尺部寒涩。而经脉、络脉之往来运行，如环不绝者，则在于肺。故《内经》云：脉气流经，经气归于肺，肺朝百脉。又云：人一呼脉再行，一吸脉再行。盖一呼一吸为一息，脉来一息四至为平脉。诊脉之道，独取寸口，以决五脏六腑之生死者，则宗《难经》寸口者脉之大会，手太阴之动脉也。营卫相会，为五脏六腑所终始，故独取寸口（即寸、关、尺三部）。至若两手寸、关、尺脉位，分配脏腑部分，《内经》虽有尺内两旁则季胁也（季胁包藏脏腑），尺外以候肾，尺内以候腹中（内外者，一部中之内外，浮为外，沉为内，非两条脉也，辨见《金鉴》。柯韵伯云：凡脏腑近背者，皆候于外；近腹中者，皆候于内。《金鉴》谓五脏皆当候于内，六腑皆当候于外。《内经》内外字，是传写之误）。中附上（关部），左外以候肝，内以候膈（按心、肺居膈上，肝、脾、肾居膈下[①]，五脏俱注于膈。肝、脾、肾、胆、三焦，俱贯膈而上心；心包络、肾、三焦、肠、胃之脉，俱从膈而下。是膈为十一经必由之道）；右外以候胃，内以候脾。上附上（寸部），右外以候肺，内以候胸中；左外以候心，内以候膻中。前以候前，后以候后（关前以候前，关后以候后）。上竟上者，胸、喉中事也；下竟下者，少腹、腰、股、膝、胫、足中事也之明交。但细观《灵枢》经脉，虽各有起止，各有支别，而视一气贯通。故特借手太阴一经之动脉，以候五脏六腑经气之有余、不足。诊病之表里寒热、气血虚实，区区一寸之脉位，不必拘分，亦难尽验。故予诊脉分部之法，首遵《内经》阴阳清浊之理。凡主表、主上、主气属阳分，而轻清者皆侧重于寸口；主里、主血、主下属阴分，而重浊者皆侧重于尺部。次遵仲景《伤寒论》脉法，以寸口、趺阳、少阴三者并列而论，是即寸、关、尺三部之之别号。盖推测仲景撰用《八十一难》，及每览越人入虢之诊，慨然叹其才秀之语气，知仲景亦必取寸、关、尺三部为诊法。由是以推，两寸主上焦，心生血而主脉，肺藏气而朝百脉，血气者人之神，则左右不能畸重，故通称寸口。两关主中焦，《内经》谓胃者水谷之海，五脏六腑之气，皆出于胃，变见于气口。故诊法一以胃气为本，趺阳即阳明之冲阳，故特称趺阳，其注意专重右关。两尺主下焦，为脉道根中之根，内肾、阴器之攸关，故特称少阴，其注意专重左尺。询先得我心之导师，此为诊脉活法推求之要诀。

【秀按】喻西昌释仲景《平脉》首条曰：条中明说三部，即后而趺阳、

---

①下：原作“上”，据文义改。

少阴，俱指关、尺而言。然何以只言趺阳少阴？盖两寸主乎上焦，营卫之所司，不能偏于轻重，故言寸口；两关主乎中焦，脾胃之所司，宜重在右，故言趺阳；两尺主乎下焦，肾之所司，宜重在左，故言少阴。与俞氏所见皆同。

【廉勘】陈修园《伤寒论读法》云：仲景一部书，全是活泼之天机。凡寸口与趺阳、少阴对举者，其寸口是统寸、关、尺而言；与关、尺并举者，是单指关前之寸口而言。然心营肺卫，应于两寸，即以论中所言之寸口，俱单指关前之寸口而言，亦未始不可。足太溪穴属肾，趺阳穴属胃，仲景用少阴、趺阳字眼，犹云肾气、胃气。少阴诊之于尺部，趺阳诊之于关部，不拘拘于穴道上所诊，亦何不可。然仲景不言关、尺，止言少阴趺阳者何也？盖两寸主乎上焦，营卫之所司，不能偏轻偏重，故可以概言寸口。两关主乎中焦，脾胃之所司，左统于右，若剔出右关二字，执着又不赅括，不如止言趺阳之为得。两尺主乎下焦，两肾之所司，右统于左，若剔出左尺二字，执着又不能赅括，不如止言少阴之为得。至于人迎穴在结喉，为足阳明之动脉，诊于右关，更不待言矣。而且序文指出三部二字，醒出论中大眼目，其说与俞氏所见亦同。若论脉位不必拘分，亦难尽验。真多诊识脉，阅历有得之言。昔吴草庐曰：医者以寸、关、尺，辄名之曰此心脉、此肺脉、此脾脉、此肝脉、此肾脉者，非也。五脏六腑，凡十二经，两寸、关、尺，皆手太阴之一脉也，分其部位，以候他脏之气耳。脉行始于肺，终于肝，而复会于肺，肺为出气之门户，故名气口，而为六脉之大会，以占一身焉。故诊察脉位，分而不分，不分而分，全在临诊时一篇灵机。又按英医合信氏曰：中国所分三部九候，实难凭信。盖周身脉管，皆由心系总管而出，散布四肢百体，流行贯通，岂两手寸许之管，五脏六腑遂遍系于此耶？且直通一贯，何以知三指分部，寸、关、尺必不紊耶？故谓一脉可验周身之病则可，谓某部之脉，独决某经之病则不可。合二说而观之，手脉分寸、关、尺，按部可知其五内病所，却是一疑问题。考总脉管由心左下房而出，直插上房，而上离二寸许，即回屈而下，变作一拱，拱之上，歧为三大支，左二右一，离右支寸许，复歧为二，一由颈右达脑，一由右肩达手，此即右手寸口脉之源也。其左二支，一由颈左达脑，一由左肩达手，此即左手寸口脉之源也。周身皆有动脉，寸口独分三部之理由，惟唐容川解释，语尚明通，试节述其说曰：脉为血脉，西医名为脉管，脉管之内，《内经》名营，脉管之外，皆其网膜，《内经》名腠理，为卫气往来之所。故诊脉有单论脉管者，脉管只是一条，数则均数，迟则均迟，细则均细，大则均大，皆是应心而动，故无三部之分。知此，则凡脉管中营分所主者，如小、散、芤、涩、革、弱等脉理均可识矣。亦有单论气分者，气附脉行，脉动而气亦应之，气升则脉浮，气降则脉沉，气盛则脉洪，气衰则脉微，皆是随气呈露，故有寸浮尺沉、寸洪尺微之异。随气之部分，而异其强弱，所以有三部之别。知此，则凡脉管外气分所主者，如弦、紧、滑、濡、牢、结等脉理均可识矣。总之，辨脉能知气在脉外，血在脉中，脉之动根于心，气之原生于肺，于仲景一切脉法，自然贯通。

第三节　脉象

张长沙《四言脉诀》

王肯堂《伤寒准绳·脉法》曰：此诀后人以为出王叔和，今按《脉经》载仲景论脉，止此一条，则之非叔和自撰也。爰述其说，以为诊脉之总诀。

问曰：脉有三部，阴阳相乘。营卫血气，在人体躬。呼吸出入，上下于中。因息游布，津液流通。随时动作，效象形容。春弦秋浮，冬沉夏洪。察色观脉，大小不同。一时之间，变无常经。尺寸参差，或短或长。上下乖错，或存或亡。病辄改易，进退低昂。心迷意惑，动失纪纲。愿为具陈，令得分明。

师曰：子之所问，道之根源。脉有三部，尺寸及关。营卫流行，不失衡铨。肾沉心洪，肺浮肝弦。此自经常，不失铢分。出入升降，漏刻周旋。水下二刻，一周循环。当复寸口，虚实见焉。变化相乘，阴阳相干。风则浮虚，寒则牢坚。沉潜水蓄，支饮急弦。动则为痛，数则热烦。设有不应，知变所缘。三部不同，病各异端。太过可怪，不及亦然。邪不空见，中必有奸。审察表里，三焦别焉。知其所舍，消息诊看。料度脏腑，独见若神。为子条记，传与贤人。

崔真人《四言脉诀》

宋南康名医，崔希范隐君，著《四言脉诀》，《东垣十书》用以冠首，《金鉴》四诊采集成编，精密简明，易诵易记，特为增删以录出之，俾后学奉为准绳。

脉为血府，气血之神。心机舒缩，逼令循行。资始于肾，资生于胃。阴阳相贯，本乎营卫。营行脉中，卫行脉外。脉不循行，营壅卫败。气如橐籥[①]，血如波澜。血脉气息，上下循环。十二经中，皆有动脉。惟手太阴，寸口取决。脉之大会，息之出入。脉行六寸，一呼一吸。初持脉时，令仰其掌。掌后高骨，是谓关上。关前为阳，关后为阴。阳寸阴尺，先后推寻。心肝居左，肺脾居右。肾与命门，两尺推究。左大顺男，右大顺女。男左女右，各宜分主。关前一分，十二经注。左为人迎，右为气口。神门决断，两在关后。人无二脉，病死不愈。男女脉同，惟尺则异。脉有七诊，曰浮中沉。上下左右，消息求寻。又有九候，举按轻重。三部浮沉，各候五动。寸候关上，关后膈下。尺候于脐，下至跟踝。左脉候左，右脉候右。病随所在，不病者否。浮主心肺，沉主肾肝。脾胃中洲，浮沉之间。专主中气，脉宜和缓。命门元阳，右尺同断。春弦夏洪，秋毛冬石。四季和缓，是谓平脉。太过实强，病生于外。不及虚微，病生于内。四时百病，胃气为本。脉贵有神，不可不审。

【秀按】此总括《内》《难》二经脉理诊法之精义，句句名言，字字金玉，学者当熟读之。

调停自气，呼吸定息。四至五至，平和之则。三至为迟，迟则为冷。六至为数，数即热症。转迟转冷，转数转热。迟数既明，浮沉当别。浮沉迟数，辨内外因。外因于天，内因于人。天有阴阳，风雨晦冥。人喜怒忧，思悲恐惊。外因之浮，则为表证。沉里迟阴，数则阳盛。内因之浮，虚风所为。沉气迟冷，数热何疑。浮数表热，沉数里热。浮迟表虚，沉迟冷结。表里阴阳，风气冷热。辨内外因，脉证参别。脉理浩繁，总括于四。既得提纲，引申触类。浮脉法天，轻手可得。泛泛在上，如水漂木。有力洪大，来盛去悠。无力虚大，迟而且柔。虚甚则散，涣漫不收。有边

---

① 橐籥（tuóyuè 驼月）：古代鼓风吹火用的器具，此喻肺主气，司呼吸，调节气机的功能。

无中，其名曰芤。浮小为濡，绵浮水面。濡甚则微，不任寻按。沉脉法地，近于筋骨。深深在下，沉极为伏。有力为牢，实大弦长。牢甚则实，愊愊[1]而强。无力为弱，柔小如绵。弱甚则细，如蛛丝然。迟脉属阴，一息三至。小駃于迟，缓不及四。三损一败，病不可治。两息夺精，脉已无气。浮大虚散，或见芤革。浮小濡微，沉小细弱。迟细为涩，往来极难。促则来数，一止即还。结则来缓，止而复来。代则来缓，止不能回。数脉属阳，六至一息。七疾八极，九至为脱。浮大者洪，沉大牢实。往来流利，是谓之滑。有力为紧，弹如转索。数见寸口，有止为促。数见关中，动脉可候。厥厥动摇，状如小豆。长则气治，过于本位。长而端直，弦脉应指。短则气病，不能满部。不见于关，惟尺寸候。

【秀按】此总括各脉常象之精义。

一脉一形，各有主病。数脉相兼，则见诸症。浮脉主表，里必不足。有力风热，无力血弱。浮迟风虚，浮数风热。浮紧风寒，浮缓风湿。浮虚伤暑，浮芤失血。浮洪虚火，浮微劳极。浮细阴虚，浮散虚剧。浮弦痰食，浮滑痰热。沉脉主里，主寒主积。有力痰食，无力气郁。沉迟虚寒，沉数热伏。沉紧冷痛，沉缓水蓄。沉牢痼冷，沉实热极。沉弱阴虚，沉细痹湿。沉弦饮痛，沉滑宿食。沉伏吐利，阴毒聚积。迟脉主脏，阳气伏潜。有力为痛，无力虚寒。数脉主腑，主吐主狂。有力为热，无力为疮。滑脉主痰，或伤于食。下为蓄血，上为吐逆。涩脉少血，或中寒湿。反胃结肠，自汗厥逆。弦脉主饮，病属胆肝。弦数多热，弦迟多寒。浮弦支饮，沉弦悬痛。阳弦头痛，阴弦腹痛。紧脉主寒，又主诸痛。浮紧表寒，沉紧里痛。长脉气平，短脉气病。细则血少，大则病进。浮长风痫，沉短宿食。血虚脉虚，气实脉实。洪脉为热，其阴则虚。细脉为湿，其血则虚。缓大者风，缓细者湿。缓涩血少，缓滑内热。濡小阴虚，弱小阳竭。阳竭恶寒，阴虚发热。阳微恶寒，阴微发热。男微虚损，女微泻血。阳动汗出，阴动发热。为痛与惊，崩中失血。虚寒相搏，其名为革。男子失精，女子失血。阳盛则促，肺痈阳毒。阴盛则结，疝瘕积郁。代则气衰，或泄脓血。伤寒心悸，女胎三月。

---

① 愊（bì 必）愊：郁结貌。

【秀按】此为各脉主病之大要。

脉之主病，有宜不宜。阴阳顺逆，凶吉可推。中风浮缓，急实则忌。浮滑中痰，沉迟中气。尸厥沉滑，猝不知人。入脏身冷，入腑身温。风伤于卫，浮缓有汗。寒伤于营，浮紧无汗。暑伤于气，脉虚身热。湿伤于血，脉缓细涩。伤寒热病，脉喜浮洪。沉微涩小，症反必凶。汗后脉静，身凉则安。汗后脉躁，热甚必难。阳病见阴，病必危殆。阴病见阳，虽困无害。上不至关，阴气已绝。下不至关，阳气已竭。代脉止歇，脏绝倾危。散脉无根，形损难医。饮食内伤，气口急滑。劳倦内伤，右脉大弱。欲知是气，下手脉沉。沉极则伏，涩弱久深。六郁多沉，滑痰紧食。气涩血芤，数火细湿。滑主多痰，弦主留饮。热则滑数，寒则弦紧。浮滑兼风，沉滑兼气。食伤短疾，湿留濡细。疟脉自弦，数弦者热。弦迟者寒，代散者折。泄泻下痢，沉小滑弱。实大浮洪，发热则恶。呕吐反胃，浮滑者昌。弦数紧涩，结肠者亡。霍乱之候，脉代勿讶。厥逆迟微，是则可怕。咳嗽多浮，聚肺关胃。沉紧小危，浮濡易治。喘急息肩，浮滑者顺。沉涩肢寒，散脉逆症。病热有火，洪数可医。沉微无火，无根者危。骨蒸发热，脉数而虚。热而涩小，必殒其躯。劳极诸虚，浮软微弱。土败双弦，火炎急数。诸病失血，脉必见芤。缓小可喜，数大可忧。瘀血内蓄，却宜牢大。沉小涩微，反成其害。遗精白浊，微涩而弱。火盛阴虚，芤濡洪数。三消之脉，浮大者生。细小微涩，形脱可惊。小便淋闭，鼻头色黄。涩小无血，数大何妨。大便燥结，须分气血。阳数而实，阴迟而涩。癫乃重阴，狂乃重阳。浮洪吉兆，沉急凶殃。痛脉宜虚，实急者恶。浮阳沉阴，滑痰数热。喉痹之脉，数热迟寒。缠喉走马，微伏则难。诸风眩晕，有火有痰。左涩死血，右大虚看。头痛多弦，浮风紧寒。热洪湿细，缓滑厥痰。气虚弦软，血虚微涩。肾厥弦坚，真痛短涩。心腹之痛，其类有九。细迟从吉，浮大延久。疝气弦急，积聚在里。牢急者生，弱急者死。腰痛之脉，多沉而弦。兼浮者风，兼紧者寒。弦滑痰饮，濡细肾着。大乃肾虚，沉实闪肭。脚气有四，迟寒数热。浮滑者风，濡细者湿。痿病肺虚，脉多微缓。或涩或紧，或细或濡。风寒湿气，合而为痹。浮涩而紧，三脉乃备。五疸实热，脉必洪数。涩微属虚，切忌发渴。脉得诸沉，责其有水。浮气与风，沉石在里。沉数为阳，沉迟为阴。浮大出厄，虚小可惊。胀满脉弦，脾受肝克。湿热数洪，阴寒迟弱。浮为虚满，紧则中实。浮大可治，虚小危极。五脏为积，六腑为聚。实强者生，沉细者死。中恶腹胀，紧细者生。脉若浮大，邪气已深。痈疽浮数，恶寒发热。若有痛处，痈疽所发。脉数发热，若痛者伤。不数不热，不疼阴疮。未溃痈疽，不怕洪大。已溃痈疽，洪大可怕。肺痈已成，寸数而实。肺痿之形，数而无力。肺痈色白，脉宜短涩。不宜浮大，唾糊呕血。肠痈实热，滑数可知。数而不热，关脉芤虚。微涩而紧，未脓当下。紧数脓成，切不可下。

【秀按】此为脉证宜忌之大要。

【廉勘】昔赵晴初老友曰：是病应得是脉者为顺，不应得是脉者为逆。此余三十余年阅历，为诊脉辨证之要诀。

妇人之脉，以血为本。血旺易胎，气旺难孕。少阴动甚，谓之有子。尺脉滑利，妊娠可喜。滑疾不散，胎必三月。但疾不散，五月可别。左疾为男，右疾为女。女腹如箕，男腹如釜。关或滑大，代促无妨。舌青脉伏，其胎必伤。尺滑带数，胎气过强。沉迟而涩，其胎防僵。六七月后，脉喜实长。八月弦实，沉细不祥。神门微紧，胎必防伤。大劳惊仆，胎血难藏。沉细短涩，终多凶殃。足月脉乱，反是吉象。临产六至，脉号离经。沉细急数，胎已下临。浮大难产，急于色征。面舌唇色，忌黑与青。面赤舌青，子死母活。面青舌赤，母死子活。面舌俱青，口喷热秽。若胎在腹，子母俱殒。新产之脉，缓滑为吉。实大弦牢，诸病皆逆。沉细虚弱，产后相合。涩疾血崩，血脱阴竭。

【廉勘】古人论孕，脉多主尺，皆以左疾左大为男，右疾右大为女。独张石顽老人，谓寸口滑实为男，尺中滑实为女，两寸俱滑实为双男，两尺俱滑实为双女，右尺左寸俱滑实，为一男一女，自信历验不爽。以余所验，亦不尽然。惟孙真人《千金方》云：左乳房有核是男，右乳房有核是女。名医周八先生曰：左乳胀为男，右乳胀为女。历验多准。又中指之末名冲良穴，凡妇人血旺者，孕则此穴脉动，亦多经验。他如尺脉涩微，经期定愆；尺大而旺，有胎可庆；滑疾而代，亦为有胎；将产之脉，脉必离经；产后血崩，尺不上关，其血已尽，大命将倾。皆为专门妇科之要诀。惟以脉辨胎，不如用闻症筒按腹，听婴儿之声为有据。

小儿之脉，七至为平。更察色证，与虎口纹。

【廉勘】孟河马良伯《脉法韵语》曰：小儿之脉，宜定至息。二至为殃，三至亦卒。五至为虚，四至损怯。六至平和，九十至剧。浮缓伤风，浮洪风热。浮紧伤寒，沉细乳积。沉紧腹痛，弦紧喘息。紧促痘疹，急惊弦疾。虚软慢惊，疟痢弦急。弦细为虫，便秘数实。此为四五六岁小儿脉候之要诀。若数月至二三岁，总以腹诊、问诊、望色、望苗窍为有据。若虎口纹（即手络）看法，起于滑伯仁。歌曰：小儿三岁下，虎口看三关。紫热红伤寒，青惊白是疳。淡红淡黄者，斯为无病看。又谓纹见下节风关为轻，纹见中节气关为重，纹见上节命关为危。若紫黑色直透三关，为大危。是为要诀，历试辄验。其说亦本于《内经》。《灵枢》曰：凡诊络脉，脉色青则寒且痛，赤则有热。胃中寒，手鱼之络多青矣。胃中有热，鱼际络赤。其暴黑者，留久痹也。其有赤有黑有青者，寒热气也。其青短者，少气也。足见经义之渊博。

奇经八脉，其诊又别。直上直下，浮则为督。牢则为冲，紧则任脉。寸左右弹，阳跷可决。尺左右弹，阴跷可别。关左右弹，带脉当诀。尺外斜上，至寸阴微。尺内斜上，至寸阳微。督脉为病，脊强癫痫。任脉为病，男多七疝。女子带下，瘕聚癥坚。冲脉为病，逆气里急。上冲则咳，为厥为呃。带主带下，腰痛精失。阳维寒热，目眩僵仆。阴维心痛，胸刺胁筑。阳跷为病，阳缓阴急。阴跷为病，阴缓阳急。癫痫瘛疭，寒热恍惚。八脉主病，各有所属。

【秀按】此为奇经八脉证各殊之总诀。

雀啄连连，止而又作（肝绝）。屋漏水流，半时一落（胃绝）。弹石沉弦，按之指搏（肾绝）。乍密乍疏，乱如解索（脾绝）。本息末摇，鱼翔相若（心绝）。虾游冉冉，忽然一跃（大肠绝）。釜沸空浮，绝无根脚（绝肺）。七怪一形，医休下药。

【廉勘】此为五脏及胃大肠绝脉之诀，前哲张心在，名为七怪脉。

七怪之外，又有真脏。肝真脏脉，中沉急劲。如按弓弦，如循刀刃（即脉但弦无胃曰死）。心真脏脉，紧而不柔。前曲后居，如操带钩（即脉但钩无胃曰死）。脾真脏脉，乍数乍疏。如鸟之啄，代而中阻（但脉代无胃曰死）。肺真脏脉，无根空虚。轻散无绪，如风吹羽（即脉但毛无胃曰死）。肾真脏脉，坚搏牵连。散乱而劲，如夺索然（即脉但石无胃曰死）。

【廉勘】此五真脏脉，断其必死之总诀。

平人无脉，移于外络。兄位弟乘，阳溪列缺。六阴六阳，反关歧出。脉不足凭，色症为别。

【秀按】此为平人异脉，医当舍脉从证之总诀。

【廉勘】崔真人《脉诀》一卷，为宋道士崔嘉彦隐君撰，焦竑《国史经籍志》始载之。厥后元李东垣、明李濒湖均采之，前清《四库提要》及《医宗金鉴》均收之。其书之简而得要，便于记诵，足为后学读本，无待言矣。俞氏又加增删，尤为精实，惟七怪脉及真脏脉，未会摭拾，即儿科脉诀暨虎口纹，亦语焉而不详。爰采张氏心在、石氏芾南、马氏良伯、滑氏伯仁，诸前哲学说以增补之，勉图完善。

第四节　钩玄①

凡脉浮、大、数、动、滑为阳，沉、涩、弱、弦、微为阴。阴病见阳脉者生，阳病见阴脉者死。此为仲景按脉阴阳、断病死生之总诀。

【秀按】阳病见阴脉者，如伤寒邪已传里，温病热结在里，不大便，潮热谵语，脉沉细者死；甚则不识人，独语如见鬼状，循衣摸床，微喘直视，脉涩者死之类。阴病见阳脉者，如始虽为沉、为涩、为弱、为弦、为微，继即微浮、微大、微数、微动、微滑。如厥阴中风，脉微浮为欲愈；少阴自利，脉暴微为欲解之类。但阴脉虽喜见阳，若忽然暴见，乃阳不附阴，孤阳飞越，又是脱象。如少阴下利，厥逆无脉，服汤脉暴出者死，微续者生之类。

凡脉气来虚微，是为不及，病在内；气来实强，是为太过，病在外。此为扁鹊按脉强弱、断病虚实之总诀。

【秀按】凡脉沉虚微细，涩结短芤，皆为无力而气来虚弱者，其证多虚；浮洪弦牢，长紧疾促，皆为有力而气来实强者，其证多实。然沉虚微细等脉，固多虚证，而气滞血瘀者，往往多沉细如丝等脉，凝寒痼冷者，

①钩玄：探求事物的精髓、精义。

往往多沉极似伏之脉，则又当舍脉从症也。

凡初时脉来疾去迟，及出疾入迟，名曰内虚外实；初持脉来迟去疾，及出迟入疾，名曰内实外虚。此为仲景按脉来去出入、断病内外虚实之总诀。

【秀按】初持脉，来疾去迟，言自尺内至于寸口，为心肺盛而肝肾虚；此出疾入迟，言自筋骨出于皮肤，以脉盛于表，故曰内虚外实。初持脉，来迟去疾，言自寸口下于尺内，为心肺虚而肝肾旺；此出迟入疾，言自皮肤入于筋骨，以脉盛于内，故曰内实外虚。

凡脉头大本小，病在表；来微去大，病在里。上微头小者，则汗出；下微本大者，不得尿。此为仲景按脉浮沉来去、断病表里通塞之总诀。

【秀按】脉来头小本大者，言脉初来虽小，取之则渐渐大，故为病在表；脉来微去大者，言浮取则微，沉取则大，故谓病在里。上微头小者，言浮取虽微，而前小后大，故为表气通泄而自汗；下微本大者，言沉取之微，而按久益大，为里邪郁闭而关格不通，故不得尿。此症头无汗者可治，有汗则死者。盖同是邪关膀胱，一则阳气未脱，一则阳气已脱也。

凡脉浮为在表，沉为在里。数为在腑，迟为在脏。诸阳浮数为乘腑，诸阴迟涩为乘脏。此为仲景按脉浮数沉迟为纲，断阳病由表入腑，阴病由里入脏之总诀。

【秀按】浮沉以手之轻重得之，迟数以息之至数辨之，皆为显而易见。故张长沙取以为纲，以测病之在表、在里、在腑、在脏。仲景云：热极伤络，故诸阳入络乘腑，脉多浮数，甚则弦细搏数；极寒伤经，故诸阴中经连脏，脉多迟涩，甚则沉微欲绝。

凡察九候，独小独大，独疾独迟，独热独寒，独陷下，皆为病脉。此为岐伯按脉三部九候，何候独异，断病所在之总诀。

【秀按】六脉中有一脉独乖者，即当于独乖之一脉求之，景岳所谓操独见也。若素小素大，六阴六阳，此为素禀先天之经脉，非病脉也。故《内经》谓必先知经脉，然后知病脉。

凡脉浮滑而疾，其色不夺，及脉小而色不夺者，新病；脉小弱以涩，五色俱夺，及脉不夺而其色夺者，久病。此为岐伯按脉察色、断病新久之总诀。

【秀按】此即善诊者察色按脉，而知部分之法。前哲盛启东，又以新病之死生，系乎右手之关脉；久病之死生，主乎左手之关尺。更谓诊得浮脉，要尺内有力，发表无虞；诊得沉脉，要右关有力，攻下无虞。一主先天肾水，一主后天胃气。尤为断病新久死生，发表攻里之要诀。

凡脉乍疏乍数，乍迟乍疾者，日乘四季死。此为岐伯按脉九候不调，察其腑脏经气，按季以决死期之总诀。

【秀按】此即参伍不调之脉也，皆由脏气错乱。其病却有二因：一因新病猝中。如酷暑骤中心肺，徒然昏厥如尸，初则脉厥而伏，继则脉暴见而参伍不调，《内经》所云脉盛躁喘数者为阳，主夏，故以日中死是也；又如严寒直中脾肾，徒然吐泻腹痛，剧则肢厥无脉，服汤脉暴出而参伍不调，即《内经》所谓脉沉细悬绝者为阴，主冬，故以夜半死是也。他如病风者以日夕死，病寒热者以平旦死均载在《内经》。此新病日乘四季而死，主一日中之四季也。一因久病内伤。无论伤心肺，伤脾胃，伤肝肾，脉至参伍不调，皆可察色以决死期。脾病色黄青不泽，脉代如鸟之啄，主春死；肺病色白赤不泽，脉数如风吹毛，主夏死；肾病色黑不泽，脉乱如夺索然，主长夏死；肝病色青白不泽，脉动如循刀刃，主秋死；心病色赤黑不泽，脉曲如操带钩，主冬死。此久病日乘四季而死，主一年中之四季也。

凡脉推而内之外而不内者，身有热；推而外之内而不外者，心腹积；推而下之上而不下者，头项痛；推而上之下而不上者，腰足冷。此为岐伯按脉内外上下，诊断外感内伤之总诀。

【秀按】外而不内，上而不下者，皆是阳气有余，故身有热而头项痛；内而不外，下而不上者，皆是阴气有余，故心腹积而腰足冷。此皆《内经》诊法之要诀。

凡脉卫气盛名曰高，营气盛名曰章，高章相搏名曰纲，胃气弱名曰惵[①]，营气弱名曰卑，卑惵相搏名曰损。此为仲景按脉纲损，断病实强虚损之总诀。

【秀按】高者，自尺内上溢于寸口，指下涌涌，既浮且大，按之不衰；

---

① 惵（dié 叠）：恐惧，害怕。

章者，自筋骨外显于皮肤，应指逼逼，既动且滑，按之益坚；纲者，高章兼赅之象，脉来数盛，病则邪正交攻；惵者，举指瞥瞥[①]，脉虽微而似数，似心中怵惕之状；卑者，按之隐隐，脉沉涩而似伏，似妾妇鄙陋之情；损者，惵卑交参之谓，脉来微细，病则阴阳并亏。此皆形容营卫盛衰之要义。

总而言之，切脉为四诊之一。一脉能兼诸病，一病亦能兼诸脉，故诊脉断生死易，知病症难。舍脉从症，舍症从脉，全在心灵神会。慎毋猝持气口，妄言作名，为粗所穷，适犯《征四失篇》之经训也。

【秀按】有是病必有是脉，乃病症之常也。然有昨日浮，今日变沉；晨间脉缓，夕间脉数；午前脉细，午后脉洪；先时脉紧，后时脉伏。或小病而见危脉，或大病而见平脉，或全无病而今脉异于昔脉。变态不常，难以拘执；但既有变态，定有变故。惟在善用心者，详问其故，核对于先后所诊之脉证，则其脉变之由，及新夹之症皆洞明矣。故诊脉须临证既多且久，胸有成竹，机圆法活，诊时自由把握，细参望、闻、问三者，庶免颟顸错误之弊。若但凭脉断证，据脉立方，鲜不误人。

【廉勘】前哲王燕昌曰：临证先问病因，因乃病之由来也。问明病因，然后切脉问证，望其形体之强弱，容色之枯润，闻其声音之巨细，呼吸之缓急，则是据其病因，参合望、闻、问、切四法。虽一脉有侊侗[②]，或反形，或闭伏，而病情已得于四法中矣，指下之疑自释也。否则脉仅二三十象，病乃千变无穷，一脉不仅属一病一症，而一病一症，亦不仅见于一脉。故临诊先据见症，最有把握。如九窍者，脏腑之门户也。必先据九窍所见之症，与脉核对。自胸至头有症，脉必见象于寸；脐上两手两胁有症，脉必见象于关；少腹两腿二便有症，脉必见象于尺，此其大要也。总是凡诊诸脉，均合四诊以施治，乃不至率尔操觚。如谓不须望闻问，但一诊脉，即能悉其病状，抉其病隐，明其病源，达其病变，乃术士欺人语耳。

又曰：每临一症，六脉皆动，须先明其何部之脉无病，然后一一比较，乃知其何经有病。如诊外感时病，执定浮沉以辨其寸、关、尺。盖初

---

① 瞥瞥：形容闪烁不定，飘忽浮动。

② 侊侗：犹“笼统”。模糊而不具体。

感由于经络，病在表，轻者寸浮盛，重者关尺亦浮盛；迨传入里生内热，则沉部盛矣。病在上则见于寸，病在中则见于关，病在下则见于尺。又诊内伤杂证，执定寸、关、尺以辨其浮沉。盖初病即分脏腑，其脉各见于本位。病在腑则本部浮，病在脏则本部沉。迨日久，有腑病而连引脏者，有脏病而伤及腑者，有数经兼病者，皆按部而察其浮沉。凡数经兼病，须治其紧要者为主。盖有当前之症候形色，与致病之原因，核对于所诊脉象，要归一路，则得其主脑而治之。其余连类相及，与旧有之病，或可兼治缓治，尤必问其本脉，庶诊时之脉，乃能有准。观此二则，洵得诊脉之实情实理，简而得要，足补俞氏之所未言者也。总之，脉之作用，不过揣测心力之强弱，肺气之盛衰，以定其病之表里阴阳，寒热虚实而已。于望、闻、问三者，已得其病之真相，然后与脉核对互勘耳。

卷之四

◎乙　辨舌举要

第一节　观舌形

伤寒自表传里，温热自里达表，全以舌苔为验。传里浅深，及里结多寡，亦以舌苔为验。里热渐清，谷气渐进，亦以舌苔为验。试先举观舌形之要诀。

凡舌膜由三焦腠理直接胃肠，舌本由经络直通心脾肾。故舌尖主上脘，亦主心；舌中主中脘，统主胃与小肠；舌根主下脘，亦主肾与大肠；四边属脾。此为观形分部之要诀。

凡出舌长而尖者，热未甚，尚宜透邪；出舌圆而平者，热已甚，急宜清热；出舌短，不能出齿外而形方者，热盛极，速宜泻火。若女劳复及产后坏症，舌出数寸者必死，又当别论。此为观验出舌之要诀。

凡舌伸之无力者，中气虚，宜补中；欲伸似有线吊者，舌系燥，宜润燥。麻木而伸不出者，肝风夹痰，宜息风化痰；伸以舔唇者，心脾热，宜泻火清热。伸出弄唇者，中蛇毒，宜解毒；伸出不收者，脾涎浸，宜控涎。如舌缩而边卷者，胃液燥极，宜清胃润燥；润之而舌仍坦者，病去而舌气未和，尚可养营益气。若卷而缩短者，厥阴气绝，舌质痿缩也，不治；垢腻揩去而舌仍缩者，亦不治。此为观舌伸缩之要诀。

凡舌颤掉不安者，曰舌战。由气虚者蠕蠕微动，由肝风者习习煽动，宜参舌色以辨之。如色深红鲜红而战者，宜凉血息风；紫红瘀红而战者，宜泻火息风；嫩红而战者，宜养血息风；淡红而战者，宜峻补气血。若舌软而不能动者，曰舌痿，有暴痿、久痿之别。暴痿多由于热灼，每现于舌干之时，亦宜辨其舌色。如色深红而痿者，宜清营兼益气；紫红而痿者，宜清肝兼通腑；鲜红而痿者，宜滋阴兼降火；惟色淡红而痿者，宜大补气血。如病久而舌色绛嫩者，阴亏已极，津气不能分布于舌本，无药可治。此为观舌痿战之要诀。

【廉勘】久病舌痿，由舌筋之麻痹，及舌实质之痿缩而来。或偏侧，或偏瘫，则又为神经软瘫，如延髓球麻痹、脊髓性筋肉痿缩等症。内治宜大补气血，外治宜电气疗法，或可侥幸于什一。至舌挺出时振颤者，多见于温热病及酒客神经衰弱症。

凡病而有苔者多里滞，宜导滞；无苔者多中虚，宜补中。病本无苔而忽有者，胃浊上泛，宜泄浊；病本有苔而忽无者，胃阴将涸，宜救阴。其苔半布者，有偏外、偏内、偏左、偏右之别。偏外者外有内无，邪虽入里未深，而胃气先匮，宜祛邪兼益胃；偏内者内有外无，胃滞虽减，而肠积尚存，宜通肠兼消滞。素有痰饮者，亦多此苔，宜蠲饮。偏左者左有右无，偏右者右有左无，皆半表半里证，但看苔色之多少。白色多表证多，但宜和解，佐温佐清，随证酌加。黄黑灰多，或生芒刺，及黑点燥裂，则里热已结，急宜和解兼下。又有从根至尖，直分两条者，则合病与夹阴寒证；从根至尖，横分两三截者，是并病症也，均宜随证用药。苔虽有形可据，皆为偏而不全。即全舌其苔满布者，虽多湿痰食滞，亦宜辨其为白砂苔，兼四边舌肉紫红者，为湿遏热伏之温邪，伏于膜原，急宜达原以透邪。白碱苔，兼四边舌肉皆腻者，为脾胃湿阻气滞，与食积相搏，急宜芳淡兼消导。此为观舌有无积苔，及苔偏全之要诀。

凡舌有断纹裂纹，如人字、川字、爻字及裂如直槽之类，虽多属胃燥液涸，由于实热内逼，急宜凉泻以清火。然中有直裂者，多属胃气中虚，却宜补阴益气，切忌凉泻。更有本无断纹，而下后反见人字裂纹者，此属肾气凌心，急宜纳气补肾。若苔点如粞[1]者，虫蚀居多。即苔现槟榔纹，隐隐有点者，亦属虫积，皆宜杀虫祛积。此为观舌断纹细点之要诀。

【廉勘】舌上面本有细点如刺，刺中有脑神经，主辨味，名曰味蕾。无火则平如无点，有火则突而起点。究竟有虫与否，还宜详审现证确凿，始可投杀虫祛积之剂。

凡苔起瓣晕，皆脏腑实火熏蒸，多见于温毒、温疫等病。瓣则黑色

① 粞（xī 西）：碎米。

居多，晕则灰黑色居多。瓣有多少，一二瓣尚轻，三四瓣已重，六七瓣极重而难治。晕有层数，一晕尚轻，二晕为重，三晕多死。亦有横纹二三层者，与此不殊。宜泻火解毒，急下存阴。服至瓣晕退净，而其人气液渐复者，庶能救活。此为观舌瓣晕之要诀。

凡舌肿胀增大，不能出口者，须参舌色以辨之。如色白滑黑滑者，多由于水气浸淫，宜通阳利水；黄腻满布者，由湿热郁而化毒，毒延于口，宜大泻湿火以祛毒；紫暗者，多由于酒毒冲心，心火炎上，宜泻火通瘀；白腻黄腻者，多由于痰浊相搏，满则上溢，宜蠲痰泄浊。若舌瘦小，甚则瘪薄者，亦须兼辨其色。淡红嫩红者，心血内亏，宜养血补心；紫绛灼红者，内热风消，宜清热息风。若色干绛，甚则紫黯如猪腰色者，皆由心肝血枯。舌质萎缩，不治。此为观舌胀瘪之要诀。

凡舌斜偏一边者，为舌歪。色紫红而势急者，多由于肝风发痉，宜息风镇痉；色淡红而势缓者，多由于中风偏枯。歪在左，宜养血益气，从阴引阳；歪在右，宜补气舒筋，从阳引阴。然多不治。若舌有血痕伤迹者为舌碎，其因有四：一因舌衄，二因抓伤，三因溃疡，四因斑痕，各宜对症施治。此为观舌歪碎之要诀。

凡舌起瘰而凸者，多见于温病、热病、温毒、时疫等证，皆属胃肠实热，枭毒内伏，急宜大剂凉泻，速攻其毒。若凹陷而有缺点者，其证有虚有实。实者多由于口糜，厥后舌起糜点，糜点脱去，则现凹点。由于霉毒上升者，宜去霉解毒；由于胃肾阴虚，浊腐蒸腾者，宜救阴去腐。果能毒去腐褪，则新肉渐生，凹点自满。虚者由胃阴中竭，心气不能上布于舌本。气盛则凸，气陷则凹，眼眶亦然，不独舌起凹点也。病已不治，可按脉证以决死期。此为观舌凸凹之要诀。

【廉勘】凡舌起瘰而突者，即舌上乳嘴肿。当辨其为热毒、为癌肿、为霉毒性护膜肿，此为最要。若舌起凹点者，多由于乳嘴凹陷，当辨其舌生溃疡，及霉毒性溃疡。如无，则为脏形痿顿，乳嘴缩小成凹，决无方法可治。

第二节　察舌色

凡察色辨苔，但有白、黄、黑三种，此为结苔之现色；察色辨舌，亦有绛、紫、青三种，此为舌本之变色。苔色白而薄者，寒邪在表，宜发表；或气郁不舒，宜宣气。白而厚者，中脘素寒，宜温中；或湿痰不化，宜化痰。兼发纹满布者，多寒湿，宜温化；如碱而腻者，多浊热，宜清化。若苔白而厚，其上如刺，起焦裂纹，扪之或糙或涩者，多为热极之下证，急宜寒泻。惟淡白如无，为虚寒，宜温补。亦有属热者，宜参脉证以治之。白如煮熟者，为皖白苔，俗称呆白苔，症多不治。若苔色黄，虽邪热渐深，但有带白、不带白之分，有质地、无质地之别。黄苔带白，薄而无质地者，表邪未罢，热未伤津，尚宜宣气达表。黄苔而浊，不带白而有质地者，邪已结里，黄浊愈甚，则入里愈深，热邪愈结。由于湿热夹痰者，宜辛淡清化；由于湿热夹食者，宜苦辛通降。惟黄而糙，黄而燥，剧则黄而带灰带黑，黄而干砂刺点，黄而中心瓣裂者，皆为里热结实，均当速下以存津液。至苔黑色，有带青、带紫、焦燥、津润之不同。苔色青黑而舌本滑润者，为水来克火，多脾肾阴寒证，急宜破阴回阳；苔色紫黑而舌本焦燥者，为火极似水，多胃肾阴涸证，急宜泻火救阴。他如灰色即淡黑，灰带白色而滑者，为寒湿伤脾阳，宜温脾化湿；灰带黑色而燥者，为湿火伤脾阴，宜润脾救阴。霉酱色即黄兼黑，多由夹食伤寒，浊腐上泛，急宜清下。色淡者生，色浓者死。下之得通者生，不得通者死。辨苔色之要诀也，余已详前六经舌苔中，兹不赘述。若夫舌色由红转绛转紫者，皆有色而无苔。一由心经热炽，劫伤经血，宜滋血清营，虚甚者滋阴复脉；一由肝经火旺，劫伤络血，宜凉血通络，邪盛者泻火息风。惟舌青为肝脏本色发现，胃中生气已极。虽有青黑寒化，青紫热化之殊，然竭力挽救，终多不治。余亦载六经舌苔中，学者参看可也。此为察色辨舌，当分苔色舌色之要诀。

【秀按】张氏诞先，本于申斗垣《舌辨》，稍加修饰，纂《舌鉴》一卷，共舌图一百二十，每借一色，即化为数十图，语多穿凿，未免悬人心目。俞氏了了数言，已括其要。

【廉勘】东江刘氏吉人，著《察舌辨证新法》。其目录分舌苔原理、看舌八法、黄苔类总论、白苔类总论、舌质无苔类总论、黄苔分别诊断法、白苔分别诊断法、舌质无苔分别诊断法、苔色变换吉凶总论、苔之真退假退驳去辨、燥润辨、厚腐之苔无寒证辨、厚腐与厚腻不同辨、舌短舌强辨。其看舌八法：一看舌色，二看舌质（质亦有色，又有大小温热之症，舌质胀大满口、迹[1]有齿印血热之症，质底色紫色红之别），三看舌尖（白苔满舌，尖有红刺，勿用温燥之药），四看舌心（四边有苔，中无或中有直裂、或有直槽、或横裂），五看舌根（根后有无苔色接续，有无大肉瘤），六看舌边（苔色与边齐否），七看燥润（燥润为辨舌两大纲，有以手扪之，或滑润、或燥刺棘手，有看似润而摸之燥者，有看似燥而摸之滑者），八看老嫩（苍老者多实证，胖嫩者多虚证）。其第一章论舌苔原理曰：舌为胃之外候，以输送食物入食管、胃脘之用。其舌体之组织，系由第五对脑筋达舌，其功用全赖此筋运动。舌下紫青筋二条，乃少阴肾脉上达，名曰金津、玉液二穴，所以生津液以濡润舌质，拌化食物者也。中医以舌苔辨证者，以其苔堆于表面，易于辨认，而未知苔因何而生。其辨证之识，必有毫厘千里之误，此原理之不可不讲也。夫舌之表面，乃多数极小乳头铺合而成。此乳头极小微点，其不易见时，非显微镜不能窥见。易见时，形如芒刺，摸之棘手，或隐或现，或大或小，或平滑，或高起，随时随证，变易不定。苔即胃中食物腐化之浊气，堆于乳头之上，此舌苔所由生也（【廉勘】苔虽由胃浊上升，但其所生者，多由于胃肠内膜，层递而上。盖因舌膜直接胃肠故也）。常人一日三餐，故舌苔亦有三变，谓之活苔，无病之象也。其所以能变者，因饮食入胃时，将腐浊遏郁下降，故苔色一退；至饮食腐化，浊气上蒸，苔色又生。胃无腐浊，则苔薄而少；有腐浊，则苔多而厚。此其常理也，故苔色以微黄为正。若白为肺色，胃阳被饮食抑遏，或有积湿，或因黏涎，正色反不能直达而上，故有暂白之时。惟青为绝色，青蓝之色，现于舌上，其人命必危。此外尚有似黄非黄，似白非白，各类间色，皆条分于后，以备后学细心参考，其说可谓清切矣，足为观察苔色之目的。

---

①迹：据文义作“边”，义胜。

凡察苔色，与虚实最多关系。如苔色黄浊者为实，可用苦辛通降；若黄白相兼，间有淡灰者为虚，但宜轻清化气（如杏、蔻、橘、桔等品）；黄厚而糙刺者为实，可攻泻之。若黄薄而光滑者为虚，切忌攻泻；苔色黑而芒刺者为实（肠有燥粪无疑），攻下刻不容缓；若黑如烟煤隐隐而光滑者为虚，虚寒虚热，当旁参脉证以施治；白色如碱，白如腻粉者皆为实，均宜苦辛开泄；粉苔干燥者实热尤盛，急宜苦寒直降；若白薄而淡，及白而嫩滑者皆为虚，气虚阳虚，尤必细参脉证以治之。此为察色辨苔，当分虚实之要诀。

【秀按】张氏景岳曰：凡诊伤寒，以苔色辨表里寒热，确有可据。若以舌色辨虚实，不能无误。例如黑苔，实固能黑，以火盛而焦也；虚亦能黑，以水亏而枯也。竟有阴虚伤寒，其证似阳，舌黑如炭，芒刺干裂者，用甘温壮水药，诸症渐退。但舌黑不减，后数日，忽舌上脱一黑壳，内则新肉灿然，始知其肤腠焦枯，死而复活云云。观此，则舌黑起芒刺，未必皆实，尤必于其舌本之老嫩，脉证之虚实，详辨以参定之。

【廉勘】杨潜村《观舌心法》云：凡舌苔由白而黄，由黄而焦，或枯黑燥裂。若察其舌边胖大，舌底滑润者，甚有舌底燥嫩，绝无津液，或糙刺如砂皮，或敛束如荔枝壳者，多因劳伤脾肺，气虚发热。医者但知为伤寒，误用发散，益虚益热。又误认为实热，复用寒凉，重阴内逼，以致虚火上炎，所以白上加黄，黄上加焦，而枯黑燥裂也。不论其脉，不论其证，大剂参附养荣汤，不时灌服，多有得生者。然其舌质，未有不胖且嫩者，苔色干燥滑润，又在所不拘也。若苔色因实火焦黑，则其形必坚敛，色必苍老，其舌质万无胖嫩者。此皆察色者所不可不知也。观此，则病之虚实，验之于苔，但能据以定症之虚实，不能据以定体质之虚实。

凡舌有地质，而坚敛苍老，不拘苔色白黄灰黑，由舌中延及舌边，揩之不去，刮之不净，底仍粗涩黏腻，不见鲜红者，是为有根之真苔，中必多滞；舌无地质，而浮胖娇嫩，不拘苔色白黄灰黑，满布舌中，不及舌边，揩之即去，刮之即净，底亦淡红润泽，不见垢腻者，是为无根之假苔，里必大虚。即看似苔色满布，饮食后苔即脱去，舌质圆浮胖嫩者，亦属假苔，一名活苔。他如食枇杷则苔色黄，食橄榄则苔色青黑，是为假色之染苔。故苔有地质与无地质，延及舌边，与但布舌中，过辨虚实之大纲。此为察色辨苔，当分真假之要诀。

【廉勘】陆氏《冷庐医话》曰：临证视舌，最为可凭，然亦未可执一。《正义》云：凡见黑舌，问其曾食酸咸等物，则能染成黑色，非因病而生也。然染成之黑，必润而不燥，刮之即退为异。又惟虚寒舌润能染，若实热舌苔干燥，何能染及耶？凡临证欲视病人舌苔燥润，禁饮汤水，饮后则难辨矣。《重庆堂随笔》云：淡舌白苔，亦有热症；黄厚满苔，亦有寒证；舌绛无津，亦有痰症。当以脉证便溺参勘。又如灯下看黄苔，每成白色。然则舌虽可凭，而亦未尽可凭，非细心审察，亦难免于误治。故俞氏谓临证辨舌，亦须活法推求，真阅历精深之语也。

凡苔薄者表邪初见，苔厚者里滞已深，固已。但要辨其薄而松者无质，揩之即去，为正足化邪。即薄而腻者，邪入尚浅，亦宜宣气达邪。惟厚而腻者有地，揩之不去，多秽浊盘踞。若厚而松者，里滞已化，但须轻清和解。此为察色辨苔，当分厚薄松腻之要诀。

凡舌苔始终一色，不拘白黄灰黑，即有厚薄、滑涩、干润、浓淡之不同，总属常苔，当参脉证以施治。如舌一日数变，或由白而黄，由黄而黑，或乍有乍无，乍赤乍黑者，皆为变苔，其证多凶而少吉。此为察色辨苔，当分常变之要诀。

凡舌苔由腻化松，由厚退薄，乃里滞逐渐减少之象，是为真退。即有续生薄白新苔者，尤为苔真退后，胃气渐复，谷气渐进之吉兆。若满舌厚苔，忽然退去，舌底仍留污质腻涩，或见朱点，或有发纹者，是为假退。一二日间，即续生厚苔，又有满舌厚苔，中间驳落一瓣，或有罅纹，或有凹点，底见红燥者，须防液脱中竭，用药切宜审慎。若厚苔忽然退去，舌光而燥者，此胃气将绝也，多凶少吉。此为察色辨苔，当分真退假退、驳去脱竭之要诀。

凡舌苔糙者多秽浊，黏者多痰涎，固已。惟厚腻与厚腐，尤宜明辨。厚腻者固多食积，亦有湿滞，刮之有净有不净，或微厚而刮不脱。虽有邪从火化，渐积而干，而舌本尚罩一层黏涎，是为厚腻之常苔。若厚腐虽多由胃液腐败，然有脓腐霉腐之别。如舌上生脓腐苔，白带淡红，黏厚如疮中之脓，凡内痈最多此症。肺痈、肠痈多白腐苔，胃痈多黄腐苔，肝痈、腰痈多紫黑腐苔，下疳结毒仍多白腐苔。若霉腐苔，满舌生白衣如霉苔，或生糜点如饭子样，皆由食道延上，先因咽喉而起，继则延累满舌，直至满口唇齿皆有糜点，多见于湿温、温毒、伏暑、赤痢、梅毒、疳积等症。此由胃体腐败，津液悉化为浊热，中无砥柱，蒸腾而上，无论白腐黄腐，其病总多不治，是为厚腐之霉苔。此为察色辨苔。当分糙黏及厚腻与厚腐之要诀。

若夫察看舌色，则舌色本红。淡于红者，血虚也；淡红无苔，反微似黄白苔者，气不化液也。甚则淡红带青者，血分虚寒也，妇人子宫冷者有之，胎死腹中者亦有之，久痢虚极者亦恒见之。浓于红者为绛，血热也。尖绛者，心火上炎也；根绛者，血热内燥也；通绛无苔，及似有苔黏腻者，血热又夹秽浊也。绛而深紫，紫而润黯者，中脘多瘀；紫而干晦者，肝肾气绝。由绛而紫，紫而转黑者，络瘀化毒，血液已枯，不治。若舌本无苔，隐隐若罩黑光者，平素胃燥舌也，烟家多有此舌。此为察色辨舌，当分舌色淡浓之要诀。

【廉勘】舌之有苔，犹地之有苔。地之苔，湿气上泛而生。舌之苔，胃蒸脾湿上潮而生。故苔或作苔。平人舌中，常有浮白苔一层，或浮黄苔一层。夏月湿土司令，苔每较厚而微黄，但不满不板滞。其脾胃湿热素重者，往往终年有厚白苔，或舌中灰黄。至有病时，脾胃津液为邪所郁，或因泻痢，脾胃气陷，舌反无苔，或比平昔较薄。其胃肾津液不足者，舌多赤而无苔，或舌尖舌边多红点。若舌中有红路一条，俗称鸡心苔，血液尤虚。此平人舌苔之大较也。凡临证察看苔色舌色，必先问其平素舌苔何如，始有准的。

第三节　辨舌质

辨质者，辨明其舌之本质也。其质虽满舌属胃，而内含经络甚多，与心、脾、肝、肾实互相关系。凡病之虚实，症之吉凶，多于此中诊断之。故辨质较观形察色，尤为扼要。

凡舌质坚敛而兼苍老，不论苔色白黄灰黑，病多属实；舌质浮胖而兼娇嫩，不拘苔色灰黑黄白，病多属虚。此辨舌质老嫩，断病虚实之要诀。

凡舌质柔软，伸缩自由者，气液自滋；舌质强硬，伸缩为难者，脉络失养。但舌强与舌短不同，舌短者舌系收紧，舌强者舌质坚硬。此辨舌质软硬，察液润燥之要诀。

凡看舌质，先辨干、滑、燥、润。干者津乏，扪之而涩；滑者津足，扪之而湿；燥者液涸，扪之而糙；润者液充，扪之而滑。如病初起而舌即干者，津竭可知；病久而舌尚润者，液存可识。望之若干，扪之却滑者，若湿热蒸浊，其色黄亮；若瘀血内蓄，其色紫黯。望之若润，扪之却燥者，若气浊痰凝，其苔白厚；若气虚伤津，其苔白薄。他如阴虚阳盛者，其舌必干；阳虚阴盛者，其舌必滑。阴虚阳盛而火旺者，其舌必干而燥；阳虚阴盛而火衰者，其舌必滑而润。此辨舌质干滑燥润，断病津液充乏，阴阳盛衰之要诀。

凡舌质有光有体，不论白黄灰黑，刮之而里面红润，神气荣华者，凡病多吉；舌质无光无体，不拘有苔无苔，视之而里面枯晦，神气全无者，凡病皆凶。此辨舌质荣枯，断病吉凶之要诀。

凡舌圆大碎嫩，其质红润者，皆属心经虚热，病尚可治；舌枯小卷短，其质焦紫者，皆属肝肾阴涸，病多速死。此辨舌质圆嫩枯短，断病虚热阴涸之要诀。

凡舌色如朱柿，光如镜面或如去膜猪腰子，或敛束如荔枝壳，或干枯红长，而有直纹透舌尖者，病皆不治，尚属显而易见之舌质已枯。更有生气虽绝，而舌质上面，反罩一层苔色，如洁白似雪花片，呆白如豆腐渣，或如嚼碎饭子，晄白兼青，枯白而起糜点，视其舌边舌底，必皆干晦枯瘘，一无神气，乃舌质已坏，脏气皆绝也，病皆速死。此辨舌质无神无气，断病必死之要诀。

第四节　心法提要

凡以舌苔之五色，分察五脏，乃五行之死法，不足以测四时杂感之变证。惟以苔色之白黄灰黑，舌色之红绛紫青，察六经传变之症候，确凿可凭，历验不爽，医家把握，首赖乎此。

凡舌上苔，有垢上浮是也。不论白黄灰黑，必先区分燥润及刮之坚松者，以定胃肠津液之虚实，此为要诀。若无苔而舌色变幻，多属心肾虚证，或肝胆风火证，甚则脏气绝证。尤必察色光之死活，及本质之荣枯，辨其脏真绝与不绝，以决变证、坏病之死生，最为要诀。

凡以手扪舌，滑而软者病属阴，粗而糙者病属阳，固已。然虚寒者舌固滑而软，而邪初传里，及真热假寒，亦间有滑软之舌；实热者舌固粗而糙，而血虚液涸，及真寒假热，亦或有粗糙之舌。其辨别处，虚寒证，必全舌色淡白滑嫩，无余苔，无点无罅缝。邪初传里证，全舌白滑而有浮腻苔；寒滞积中者，舌亦相类。真热假寒证，必全舌色白而有点花、罅裂、积沙各实苔不等，而舌上之苔，刮亦不净，舌底之色，却多隐红，若重刮之，沙点旁或少许出血。实热症，及邪火入阴经症，全舌必有或黄或黑，积滞、干焦、罅裂、芒刺等苔。血虚液涸症，全舌必绛色无苔，或有横直罅纹，而舌短小不等。真寒假热症，全舌虽或有灰黑色及干糙焦裂芒刺厚苔，但松浮而不及边沿，一轻擦即脱净，舌底必淡白而不红，或淡红而舌圆大胖嫩。此以舌辨寒热虚实，活法推求之要诀。

凡舌短由于生就者，无关寿夭，亦无药可治。若因病缩短，则邪陷三阴，皆能短舌，先当辨其苔色。如舌红短而有白疱者，少阴血虚火旺也，宜滋阴降火；舌黑短而苔干焦者，厥阴热极火逼也，宜急下存阴，尚可十救二三。惟舌短而卷，男子囊缩，妇人乳缩，乃脏腑热极而肝阴已涸也，虽多不治，能受大剂清润泻药者，亦可十救一二。至于舌硬，有强舌、木舌、重舌、肿舌、大舌之分。强舌多痰热症，木舌重舌多心经燥热症，肿舌大舌多脾经湿热症，总属实热，无虚火，尤以心经血热为最多。此辨舌短、舌硬之总诀。

凡看舌苔，黄苔易辨，但有表里实热症，绝少表里虚寒证。表证风火暑燥，皆有黄苔。伤寒必邪传里入胃，其苔始黄。黑苔均属里证，无表证，寒热虚实各症皆有。亦有烟苔、染苔，较为难辨。灰苔则黑中带紫，有实热症，无虚寒证，有湿热传里证，有时疫流行症，有郁痰停胸症，有蓄血如狂症，其证不一。若淡灰即淡黑，黑中带白，多寒中脾肾症。霉酱苔则黄赤兼黑，凡内热久郁，夹食中暑，夹食伤寒传脾，皆有此苔，不论何症何脉，皆属实热里证，无表分虚寒证。若白苔尤多错杂，辨病较难，表里寒热虚实证皆有，且多夹色变色，有合并症，有半表里证，最宜详辨。总之察看苔色，必先辨刮舌情形。凡舌刮后，有津而光滑，不起垢腻，底见淡红润泽，均属无根之浮苔，属表、属虚、属寒者多；刮不净，或刮不脱，及刮去垢腻后，舌底仍留污质，薄如浆糊一层，腻涩不见鲜红，均属有根之真苔，属里、属实、属热者多。次辨有无朱点、罅纹、芒刺，及板贴与松浮。初起由白变黄，由黄变灰变黑，由黄黑变霉酱，舌中起苔，延及根尖，有朱点、芒刺、罅纹，而板贴不松者，均属里证、实证、坏热证。若由淡白滑苔，忽然转灰转黑，其初无变黄之一境，望之似有焦黑、芒刺、干裂之状，然刮之必净，湿之必润，无朱点，无罅纹，其形浮胖者，皆属真寒假热之虚苔。此以苔色辨表里寒热虚实之总诀。

凡有舌色，全舌淡红，不浅不深者，平人也，有所偏则为病。表、里、虚、实、热证，皆有红舌。惟寒证则无之。舌红虽皆属热，而有红舔、红痿、红短、红硬、红星、红斑、红战、红圈、红裂、红碎之各殊，必参现证以明辨之。舌紫有表里实热证，无虚寒证。虽有寒邪化火，温疫内发，酒食湿滞，误服温补之种种病因，总属肝脏络热证。若淡紫中夹别色，则亦有虚寒证。惟舌见青色，多凶少吉。若青滑有薄苔者，多属寒中肝脏，犹可用温药救治。妇人胎死腹中者，亦可用下药救疗。若纯青无苔而光者，脏腑生气已绝，决死不治。若舌淡红而现蓝色纹，胃有寒食结滞者，尚可急投温补、温通药救之。此以舌色辨寒热虚实、吉凶生死之总诀。

总而言之，察舌断证，初无男妇老少之殊。而观舌凭目，虽较手揣脉象为有据，尤必检查病源，明辨现证。询其平素为阴脏，为阳脏，为平脏，始能随机应变，对症发药，温凉补泻，无或偏畸。审慎于表、里、阴、阳、寒、热、虚、实八字，鉴别至当，庶几常变顺逆，乃有通经达权之妙用。若不将病源症候，一一明辨在先，遽谓舌苔之征实，不比脉象之蹈虚，而以探试幸中之药品，妄事表彰，断定某药可治某舌，亦多误人之弊。后之学者，必小心谨慎之。

【廉勘】原本均无歌诀，兹嘱同社友周君越铭，补撰六经舌苔歌，又录吴氏坤安察舌辨证歌，补其缺以求完善且便初学之记诵。

◎丙　六经舌脉歌

第一节　太阳经腑舌苔歌

太阳初起舌无苔，即或有苔亦微白。白薄白润是其常，痰多白腻滑白湿。淡白嫩滑是虚寒，全白而干化火然。白薄燥刺肺津失，或是温病兼风寒。若是素来血燥热，苔难微白舌反红。若见淡红仍夹湿，此乃禀受不相同。一经入腑传膀胱，蓄溺蓄热辨为要。蓄热舌苔难白厚，白厚之中不干糙。蓄溺白中兼微黄，薄而润滑形分晓。

第二节　少阳经腑舌苔歌

少阳病主表里间，表里分形苔不一。偏于半表多白苔，或则舌尖现白色。或在一边或两边，总之有表不离白。偏于半里舌多红，即白亦间多杂色。或则尖白中心红，或则中红边间白。或则中白舌尖红，或则尖白舌根黑。或则尖白舌根灰，总之里多不甚白。黄灰苔少白苔多，其病尤是表证多。若红苔多白苔少，或杂黄黑是里多。边白滑润中黄黑，仍是半表半里分。白粗如粉边红紫，温疫之邪伏膜原。若见苔色白如碱，膜原秽浊不待言。胸中有寒丹田热，舌苔虽白不可攻。无论滑腻及滑厚，苦辛和解法宜从。若见尖白根黄黑，或则中黄边白灰。皆是半表半里证，须将白色多少裁。白多尚是表邪多，和解兼表不可失。或用柴胡桂姜汤，或用柴胡枳桔汤。上焦得通汗自出[1]。若见黄灰黑色多，或生芒刺或干裂。看色虽然是白苔，表邪未尽里已结。和解兼下法为宜，柴胡陷胸汤最吉。或用张氏大柴胡，正使里邪从下泄。倘若舌色多鲜红，或白带红多起刺。法用和解急兼清，因为胆火正用事。或用柴胡白虎汤，蒿芩清胆亦可治。胆热一退相火清，其邪自然不复炽。

---

①出：此下按文例似脱句，存疑待考。

第三节　阳明经腑舌苔歌

阳明苔色必见黄，正黄多主里实证。黄白相间邪在经，微黄而薄邪尤浅。黄中若见糙色苔，病邪入腑形已显。浅黄薄腻热尚微，深黄厚腻热太盛。老黄焦黄或夹灰，或黑起刺热极甚。黄腻多湿黄滑痰，黄而垢腻必夹食。黄中若有黑点形，温毒浊秽交相杂。黄厚不燥色紫青，非夹冷酒必冷食。若见黄而灰黯者，痰饮寒瘀必互结。

阳明宜下人皆识，讵之下法正宜筹。苔黄而滑不可下，黄燥热盛始堪投。若见芒刺并黑点，或有裂纹或生瓣。此为热极胃津干，尤宜急下毋观望。舌根厚腻舌尖白，中不甚干亦不滑。舌形短质不能伸，宿食胶痰伏不达。舌苔黄厚纹多裂，舌上又见青紫色。但看舌质不甚干，必是阴寒内夹食。轻重缓急辨分明，庶几用下无差忒。

更有姜黄苔色舌，并及淡松花色苔。津润而寒阳土败，症多不治命堪哀。黄兼黑色为征酱，证自土邪传水中。口燥唇干兼大渴，虽用下夺不为功。舌生苔厚如征色，此属伤寒并夹食。胃伤脾困下难通，有死无生可立决。

【廉勘】以上三种舌色，俞氏未会论及，予尝亲见此舌，故特补列。

第四节　太阴经腑舌苔歌

太阴主湿舌多灰，湿盛每兼灰黑色。灰而滑腻湿兼寒，灰而淡白脾阳失。灰而糙腻热结中，灰而干燥脾阴竭。灰腻粗涩刮不净，湿竭化燥成热证。黑腻滑嫩洗如常，定是湿重夹阴证。

黑如墨兮灰如草，虽属阴邪宜温燥。但看舌上已结苔，毕竟热多寒已少。灰润淡黑或白滑，亦无别色频变更。此是阴寒之确据，制方用药本宜温。他如黄苔专灰黑，不论尖黑与尖灰。不论中灰与中黑，不论根黑与根灰。不论纯灰与纯黑，但看舌质涩而干。或生刺瓣或纹裂[1]。非是温热伤脏

---

①裂：此下按文例疑脱句。

者，定是伤寒渐化热。法宜急下以存津，莫与阴寒混为一。惟有夏月中暑邪，其苔亦常多灰黑。灰黑中见厚腻形，均是湿痰与郁热。又有胖嫩舌形圆，苔不甚燥心灰黑。亦无苔垢起中央，暑湿伤阴须别白。急宜壮水以滋阴，误投攻消祸甚烈。

第五节　少阴经脏舌苔歌

少阴主热藏君火，邪入此经色必红。红色浅淡血亏证，深紫热邪在络中。鲜明色灼阴虚火，干嫩因知肾水枯。若见舌苔红转绛，液被火灼识阴虚。虚热舌苔多红润，燥热舌苔必绛干。绛而起刺血热极，绛而燥裂液伤残。根红下焦血热烁，若是尖红火上炎。通红无苔血热象，或兼秽浊腻且黏。苔生斑点与碎裂，热毒盛极不可言。红中兼白寒包火，兼黑热邪肾已传。又如红中杂灰色，其证显然是湿热。胃中或有冷食兼，亦使热邪被抑遏。红中若有白点疱，心热灼肺形如此。心热传入胃腑中，红兼黄黑起芒刺。淡红中兼黄白苔，气虚不能化津液。倘如红中色带青，血分虚寒定可必。更有嫩如朱红柿，汗下太过有由致。望之似润扪无津，血液告竭不能治。

第六节　厥阴经脏舌苔歌

厥阴舌苔多焦紫，亦有青滑不相同。寒青热紫宜分辨，青紫舌苔病本凶。热瘀必呈深紫色，或干或焦非一律。肝阳炽盛现斯苔，或因酒毒熏蒸烈。寒瘀紫色必兼青，或滑或黯常常改。外伤冷食内凝痰，即见紫苔亦干晦。又有一种真脏苔，宛如煮熟猪肝色。虽有良方难挽回，肾肝二脏皆已竭。

◎丁　察舌辨证歌

六淫感症有真传，临证先将舌法看。察色分经兼手足，营卫表里辨何难。

【廉勘】吴氏曰：凡诊伤寒，当先察舌苔形色，分别足经手经，在表在里，卫分营分，再参脉证施治，此为辨证真传。

白肺绛心黄属胃，红胆灰黑主脾经。肾脏紫赤兼圆嫩，焦紫肝阳阴又青。

【廉勘】吴氏曰：凡临证，见舌无苔而润，或微白而薄，即是太阳表证。若黄苔，阳明里证；鲜红，少阳胆火；灰黑，太阴脾湿。绛主手少阴心经，紫赤属足少阴肾经，焦紫厥阴阳邪，青滑厥阴阴邪。

表白里黄分汗下，绛营白卫治更歧。次将津液探消息，润泽无伤涩已亏。

【廉勘】吴氏曰：白苔主表，当汗；黄苔主里，当下。舌绛主营分之热，宜清，忌表；舌白主卫分之邪，宜汗，忌清。再辨其舌之燥润，验其津液之存亡，不拘何色，但以润泽为津液未伤，燥涩为津液已耗，最宜深察。

白为肺卫仍兼气，绛主心营血后看。白内兼黄多气热，边红中白肺津干。

【廉勘】吴氏曰：凡外邪之入，先到卫分；不解，然后入气分而营分；不解，然后入血分。白内兼黄，仍属气分之热，不可早用清营药；白苔兼红，乃温邪犯肺，灼伤肺津，不可辛温过表，只须轻清凉散。此即叶氏所谓卫之后方言气，营之后方言血。在卫汗之，到气始可清气，乍入营分，犹可透营泄热，转出气分而解。至入于血，就恐耗血动血，直须凉血清火是也。

白黄气分留连久，尚冀战汗透重关。舌绛仍兼黄白色，透营泄卫两和间。

【廉勘】吴氏曰：凡舌苔白中带黄，日数虽多，尚在气分留连，可冀战汗而解。若舌红绛仍带黄白等色，是邪在营卫之间，当用犀、羚以清透营热，葱、豉、荷、翘以辛散卫分，两解以和之可也。以上三歌，总论舌苔之白、黄、红绛，邪之在表在里，卫分营分，此为叶氏独得之心法。吴氏鞠通、王氏孟英、林氏佩琴、石氏芾南，悉遵此以辨证。窃思卫行脉外而主气，卫行脉中而主血。凡全体手足六经、八脉奇经、十五大络、一身孙络，贯乎脏腑之内，运乎躯壳之中，连续贯通，为之道路以传变周流者，皆卫与营气与血之作用也。故外邪之入，无不先到营卫，亦无不先伤气血，必营卫气血之功用失，而后脏腑之体质乃伤，此必然之理。叶先生以此辨证，真独出心裁，活法推求之捷诀矣。

白而薄润风寒重，温散何妨液不干。燥薄白苔津已少，只宜凉解肺家安。

【廉勘】吴氏曰：此辨风寒与风热治法不同。凡风寒初入太阳经，舌多无苔，或生苔白润而薄，此津液不亏，可从足经用辛温药，轻如羌、防、苏叶，重如麻黄、桂枝之类。如白苔虽薄而燥，或舌边舌尖带红，此风热犯肺，先伤气分，津液已少，不可过汗，当于手经用轻清疏解药，如桑叶、杏仁、焦栀、豆豉、连翘、薄荷、前胡、桔梗、瓜蒌皮、淡竹叶之类。

苔白而黏风湿重，解肌通气自然安。苔干薄白边红色，润燥清金救肺看。

【廉勘】此辨风湿与风燥治法迥殊。凡舌苔白而黏腻，或灰白而黏，必因身冒雨雾，湿着上焦气分，症必发热头重，一身尽痛，口腻不渴，先宜解肌去湿，如桂枝、秦艽、羌活、防风、白芷、二陈、二苓之类，次宜宣通气分，如藿梗、半夏、广皮、白蔻、滑石、通草、苡仁、枯芩、浙苓皮之类，使气分湿走，热自止矣。如苔白薄而干，或舌边兼红，气咳痰少，此风燥伤肺，津液已亏，急宜清燥救肺，如霜桑叶、甜杏仁、南沙参、瓜蒌仁、川贝、生甘、柿霜、梨汁、竹沥之类。以上两歌，总论舌苔之白润、白燥、白黏、白干，辨证之风寒、风热、风湿、风燥。此为外感风邪之首要。但其中又须活变，如同为舌白口渴之症，若湿邪内聚，津液不主上承者，当以舌白为主，而用辛温开湿，不以口渴为忌也；若燥邪上受，津液不司通降者，当以口渴为主，而用清润化燥，不以舌白为据也。

舌苔黏腻分寒热，色白色黄要辨明。湿结中焦多痞满，辛开淡泄自然平。

【廉勘】吴氏曰：此以舌苔黏腻为湿邪之验。白而黏腻者寒湿，其证胸腹痞满，小便不利，大便反快，乃寒湿结于中焦，宜苦辛温淡药以开泄之，如苍术、川朴、半夏、陈皮、赤苓、猪苓之类；黄而黏腻者湿热，其证脘闷呕恶，二便不利，乃湿热结于中焦，宜苦辛凉淡药以开泄之，如黄芩、川连、半夏、枳实、滑石、通草、茵陈、冬瓜皮子之类。以予所验，吾绍寒湿症少，湿热最多。湿热者，湿与热互结不解也。其先受湿，后化热，在春秋冬三时，但名湿热；先受湿，后冒暑，在夏令即名暑湿。其实皆湿热之症也。其间因湿而蒸热者，必化其湿而热方退；因暑而蒸湿者，必清其暑而湿方行。此即先其所因，伏其所主之经旨也。

暑伤气分苔多白，渴饮烦呕咳喘连。身热脉虚胸又满，无形气分热宜宣。

【廉勘】暑伤气分，舌苔多白，固已。但要辨其白糙者多夹秽，宜轻清芳透，如焦栀、豆豉、连翘、薄荷、茵陈、滑石、通草、青蒿脑、鲜淡竹叶、鲜枇杷叶、西瓜翠衣、鲜荷叶边之类；白腻者必夹湿，参看后条歌诀可也。

暑湿合邪苔浊腻，三焦受病势弥漫。脘闷头胀多呕恶，腹痛还防疟痢干。

【廉勘】吴氏曰：暑邪夹湿，从口鼻空窍触入，则三焦气分受病，其舌苔白而浊腻，其证头胀脘闷呕恶。此邪初入，其势尚轻，只用栀、豉、杏、橘、郁、朴、滑、通等，以清宣气分，余如鲜枇杷叶、鲜佩兰、鲜竹叶之类，亦可酌加。若暑湿之邪，留于膜原则变疟，结于肠中则成痢，又当随证施治。

微黄黏腻兼无渴，苦泄休投开泄安。热未伤津黄薄滑，尤堪清热透肌端。

【廉勘】吴氏曰：病有外邪未解而里先结者，如舌苔黏腻微黄，口不渴饮，胸中痞满是也。此湿阻气分，宜开泄气郁，使邪仍从肺卫而出，如白蔻、橘红、杏仁、郁金、枳壳、桔梗之类，不可用陷胸泻心苦泄之法，逼邪入里。即纯黄苔虽主里热，若苔薄而滑，是热尚在气分，津液未亡。最好用轻清泄热，芳透表邪，亦可外达肌分而解，如栀、豉、翘、薄、芦笋、细辛之类。

若见边红中燥白，上焦气热血无干。但清膈上无形热，滋腻如投却疾难。

【廉勘】邵氏曰：舌苔边红，中心燥白，乃上焦气分无形之热。其邪不在血分，切勿妄投滋腻血分之药，宜轻清凉解，故吴氏主凉膈散去硝、黄，加石膏。

湿热久蒸成内着，浓黄呕痞泻心权。若兼身目金黄色，五苓栀柏共茵煎。

【廉勘】吴氏曰：湿热内着，多从饮食中得之，嗜酒人尤多此苔，苔必浓黄黏腻，症必痞满不饥，呕吐不纳，惟泻心法最效，如川连、干姜、黄芩、半夏、枳实、竹茹、广皮、茵陈、通草、赤苓之类。湿热内结，若误治必致成疸，宜五苓散加减，如赤苓、猪苓、泽泻、桂枝、滑石、茵陈、焦栀、川柏、伐木丸之类。但有阳黄、阴黄之别：湿热结胃，其胆必热，则成阳黄，黄色鲜明，宜茵陈蒿汤加枳、朴、猪胆汁；湿热蕴脾，其肾多寒，则成阴黄，黄色灰黯，宜茵陈附子汤加半硫丸。

太阴腹满苔黏白，苍朴陈苓湿结开。黄燥还兼心烦热，泻心陷胸二方裁。

【廉勘】吴氏曰：太阴湿盛，则痞而满，满在脐间大腹，苔多白而黏腻；阳明热结，则烦而闷，闷在心下胃口，苔多老黄燥裂。湿盛者，宜苦辛温以开之，如苍、朴、二陈、四苓之类；热结者，因于热痰固结，宜小陷胸法，如瓜蒌仁、姜半夏、川连、枳实、竹沥、姜汁之类；因于湿热内结，宜泻心法，如川连、半夏、黄芩、广皮、白蔻、滑石、赤苓、通草之类。

苔若纯黄无白色，表邪入里胃家干。更验老黄中断裂，腹中满痛下之安。

【廉勘】吴氏曰：伤寒由表入里，故舌苔先白后黄，至纯黄无白，邪已离表入里，即仲景所云胃家实也。然舌苔虽黄，而未至焦老裂纹起刺；大便虽秘，而未至痞满硬痛。尚属胃家热而未实，宜清不宜攻，必再验其舌苔黄浓焦老，中心裂纹，或尖起刺，腹中硬满胀痛，方用承气，下之则安。凡舌中心属胃，如肠中有燥矢，舌心必有黄燥、黑燥等苔。若腹无硬满耕痛之状，亦但须养阴润燥，不可妄用承气法攻之。

黄厚方知邪入里，黑兼燥刺热弥深。屡清不解知何故，火燥津亡急救阴。

【廉勘】吴氏曰：舌苔由黄转黑，黑而且燥，虽为阳明之热，而腹无痞满硬痛，非承气症，但宜清解。若清之不应，是肠中燥矢，与热邪固结，胃土过燥，肾水不支，胃液已干，宜大小甘露饮，以救胃汁，使阴液充溢，阳邪自解，二便自通。

舌见边黄中黑腻，热蒸脾湿痞难禁。吐呕便秘因伤酒，开泄中焦有泻心。

【廉勘】舌苔边黄，中心黑腻，较黄浓尤为深重；呕痞便秘，较痞满呕吐症尤加重。嗜酒及恣食油腻者，尤多此症。泻心者，苦泻心下之胃肠积热也。故仲景立三黄泻心汤，极苦泄热，荡涤胃肠。拙见仍拟加枳、朴、姜汁，苦与辛合，能降能通。病患如畏大黄，可用清宁丸缓通法以代之。

黑滑太阴寒水侮，腹疼吐利理中宜。更兼黏腻形浮胖，伏饮凝痰开逐之。

【廉勘】吴氏曰：舌苔黑滑，为太阴之寒，所谓寒水侮土，理中症也。若兼黏腻浮胖，是湿痰寒饮，伏于太阴，当用温药和脾，如二陈、厚朴、姜汁合五苓之类，开之逐之，痰饮自去。以上十一歌，总论舌苔之白黄灰黑，及其燥刺黏腻，辨证之寒湿、湿热、暑湿、酒湿、燥火、寒水，此为外感六淫之总要。

伤寒入里阳明主，热病阳明初便缠。先白后黄寒化热，纯黄少白热蒸然。热病无寒惟壮热，黄芩栀豉古今传。恶寒发热伤寒证，发汗散寒表剂先。

【廉勘】吴氏曰：伤寒由表达里，故在表属太阳，入里即属阳明腑病。热病自内发外，借阳明为出路，故初起即在阳明。但看舌苔先白后黄者，伤寒由表入里，寒化为热也；若初起纯黄少白，或黄色燥刺，是病发于阳明，由里出表，热势蒸然内盛也。更参外症：初起恶寒发热为伤寒，可用表剂发汗；壮热无汗为热病，按其胸腹热蒸灼手。如仲景阳明病之栀豉汤，少阳病之黄芩汤，皆可通治。以上一歌，论舌苔之白黄，辨时病新感伏气之总诀。

少阳温病从何断，舌绛须知木火然。目赤耳聋身热甚，栀翘犀角牡丹鲜。

【廉勘】吴氏曰：凡温病、热病，皆纯热无寒。热病发于阳明，温病发于少阳，当从柯韵伯法断之。但看舌苔黄燥为阳明热病，舌色绛赤为少阳温病。温病宜用犀角、栀、翘、丹皮、鲜地之类，以清解木火之郁，大忌汗散。

舌绛须知营分热，犀翘丹地解之安。若兼鲜泽纯红色，胞络邪干菖郁攒。素有痰火成内闭，西黄竺贝可加餐。

【廉勘】吴氏曰：温邪入营，舌即绛赤，急宜清营透热，如犀角、鲜地、连翘、丹皮之类。若邪入心包络，舌色鲜泽纯红，症必神昏内闭，轻加广郁金、石菖蒲等以开之，重则用牛黄丸、至宝丹、紫雪等，芳香开闭。如素有痰火，邪热内陷，里络就闭，更当加西黄、川贝、竹沥、竺黄之类，清火豁痰。

心承胃灼中心绛，清胃清心势必残。君火上炎尖独赤，犀兼导赤泻之安。

【廉勘】吴氏曰：凡黄苔而中心绛者，心受胃火蒸灼也，当于清胃药中加清心药，如川连、鲜地、竹叶卷心之类。如舌尖独赤起刺，心火上炎也，犀角合导赤以泻之。

绛舌上浮黏腻质，暑兼湿浊欲蒸痰。恐防内闭芳香逐，犀珀菖蒲滑郁含。

【廉勘】吴氏曰：暑蒸湿浊则成痰，痰迷则神昏谵语，宜于清暑药中加竹沥、竺黄之类。暑湿兼秽，恐蒙闭心包，酿成昏厥不语之危候，故用鲜石菖蒲、广郁金等，藉其芳香逐秽，犀角以透营分暑邪，琥珀、滑石清暑利湿。

白苔绛底因何故，热因湿遏透之难。热毒乘心红点重，黄连金汁狂乱安。

【廉勘】吴氏曰：热因湿邪遏伏，舌苔白而底绛，恐防其变干，急宜泄湿透热，如犀角、滑石、茯苓皮、猪苓、苡仁、茵陈、青蒿、芦笋、细辛之类。若湿温症，舌现红星点，此热毒乘心，必神昏谵语，宜苦寒之品泻之。狂乱者，非黄连、金汁不解，如无金汁，以人中黄代之。

暑入心营舌绛红，神呆似寐耳如聋。溺淋汗出原非鲜，失治邪干心主宫。犀滑翘丹元地觅，银花竹叶石菖同。本成内闭多昏昧，再入牛黄即奏功。

【廉勘】吴氏曰：暑邪直入心经，上蒙清窍则耳聋，乘于胞络则神昏，宜清心开闭，紫雪、行军散最妙，其次至宝丹、牛黄丸等，最忌柴、葛。

湿温气分流连久，舌赤中黄燥刺干。咯血毋庸滋腻入，耳聋莫作少阳看。三焦并治通茹杏，金汁银花膏滑寒。若得疹痧肌肉透，再清痰火养阴安。

【廉勘】吴氏曰：湿温症，初尚气分郁结，肺气不得宣畅，则酿成脓血，故咯血。湿热上蒙清窍，则耳聋无闻，重则三焦俱病，变证百出，治当急清三焦，气分一松，则疹痧得以外达，再议清火清痰，渐入养阴之品。以上七歌，统论舌色之红绛，辨证之温暑、湿温。

舌绛碎生黄白点，热淫湿蜃欲生疳。古名狐蜮皆同此，杂症伤寒仔细探。

【廉勘】吴氏曰：狐蜮，即牙疳、下疳之古名也，皆属虫症。牙疳即蜮，上唇有疮，虫食其脏。蚀唇则上唇内生疮如粟，蚀齿则腐龈，甚则脱牙穿腮破唇，蚀肺则咳血、唾血，心内懊憹而痛，甚则失音声哑。《金匮》统用甘草泻心汤（清炙草、黄连、黄芩、干姜、半夏、人参、大枣），和胃杀虫。外吹珠黄十宝散（滴乳石八分，苏薄荷、儿茶各一钱二分，制川柏一钱，人中白六分，化龙骨五分，梅冰四分，飞辰砂一分五厘，牛黄珠粉各一分），不论走马牙疳，穿牙疔毒，及骨槽风，初生小儿苔毒口疳，频吹皆妙。若黑腐，原方加真铜绿一钱二分，灯草灰六分，胡黄连三分。下疳即狐，下唇有疮，虫食其肛，蚀烂肛阴，咽干便脓，如肠毒、痔漏、肛痈之类。《金匮》用赤小豆当归散（赤小豆浸芽出三钱，当归钱半），排脓活血，外用苦参汤（苦参一两煎汤，乘热熏洗三次）洗之。雄黄（雄黄末二钱，筒瓦二枚合之，烧向肛熏之）。其证状如伤寒，默默欲眠，目不得闭，卧起不安，不欲饮食，恶闻食臭，其面目乍赤、乍白、乍黑，此皆虫扰之候也。以上一歌，论舌绛碎而有黄白腐点，辨证之湿热蒸腐化虫，为狐为蜮之害人。

舌绛不鲜枯更痿，肾阴已涸救之难。紫而枯晦凋肝肾，红泽而光胃液干。

【廉勘】吴氏曰：舌形紫晦如猪肝色，绝无津液者为枯，舌形敛缩，伸不过齿者为痿，此肝肾已败，不治。若舌色红泽而光，其色鲜明者，属胃阴干涸，犹可滋养胃阴、甘凉纯静之品主之，如鲜生地、鲜石斛、蔗浆、梨汁之类。以上一歌，论舌紫枯痿，及舌红润而光，辨证之不治、可治。

苔形粉白四边红，疫入膜原势最雄。急用达原加引药，一兼黄黑下匆匆。

【廉勘】吴氏曰：凡时症初起，苔形粉白而浓，四边红绛者，此疫症也。邪在膜原，其势最雄，顷刻传变，诊家不可轻视。吴又可用达原饮加引经表药，透之达之，如兼太阳加羌活，阳明加葛根，少阳加柴胡。如舌变黄燥色，乃疫邪入胃，加大黄下之，如变黑色，入里尤深，用承气加解毒药下之。疫势甚者，其舌一日三变，由白变黄，由黄变黑，当速下之。

若见鲜红纯绛色，疫传胞络及营中。清邪解毒银犀妙，菖郁金黄温暑通。

【廉勘】吴氏曰：温疫一症，治分两途。但看舌苔白而黄，黄而黑者，疫邪自表入里，汗之、下之可也；如见舌苔鲜红绛色，此疫邪入于营分及胞络之间，汗下两禁。惟宜清营解毒，逐秽开闭，如犀角、银花、菖蒲、郁金、西黄、金汁、人中黄之类，与温热暑症，治法相通。

疹斑色白松肌表，血热知丹犀莫迟。舌白荆防翘薄力，舌红切忌葛升医。

【廉勘】吴氏曰：疹斑发于气分，其色淡红而白者，舌苔亦白，宜葛根、防风、蝉蜕、荆芥、连翘、薄荷、牛蒡等，松肌达表。若见赤斑丹疹，邪在营分血分，舌必绛赤，宜犀角、连翘、鲜生地、人中黄、净银花等，透营解毒，大忌升、葛足经之药。以上三歌，统论舌色之红绛，及舌苔之兼白、兼黄，辨疫症之分途。

凡属正虚苔嫩薄，淡红微白补休迟。浓黄腻白邪中蕴，诊者须知清解宜。

【廉勘】吴氏曰：不拘伤寒杂症，正气虚者，其舌苔必娇嫩而薄，或淡红，或微白，皆可投补。若见黄而白，浓而腻，总属内邪未清，不可遽进补药。以上一歌，总论舌质之老嫩，及舌苔之黄白浓薄，辨证候虚实之要诀。统计吴氏三十二歌，最切时用，予曾刊入于《感症宝筏》中。兹又重为增删，附录于此，以便学人记诵。近惟刘氏吉人，亦多所发明，试为之节述其说曰：

（一）白苔类总论

白苔有浓薄疏密之殊，其形似亦有浅深间杂之异。有薄白如米饮敷舌者，此伤寒、中寒之初候也，无表证者饮停膈上也；有白滑如豆浆敷舌者，此伤寒、中寒、湿邪、痰饮等病也。当以脉证分别断之。白而浓如豆腐脑铺舌者，痰热证也；白而疏如米粉铺舌者，伤寒、伤暑初传之候也；白如粟米成颗粒者，热邪在气分也；白如银色光亮者，热证误补之变苔也；白如旱烟灰色者，不问润燥，皆热证误燥之变苔也。白如银锭底而有孔者，此热证误补、误燥，津液已伤，元气欲陷，邪将深入之候也；白如腐渣堆者，此热证误燥，腐浊积滞胃中，欲作下症也。如中心开裂，则为虚极反似实证之候，当补气，须以脉证分别之。似白非白，如画工以脂调粉者为雪青色，有深浅二种。浅者如雪青湖绉色，此乃热邪入营初候；深者如雪青杭绉色，此乃暑热二邪已入血分之候（此苔类似薄白，但青质红而细看有乳头微点者，故以雪青色名之，为血分症必有之苔、常见之苔也。但人以白苔视之，多误作寒病，故特提出以醒眉目。古人但以舌绛二字了之，后学何从解悟，故以细心体认比例法直告之，俾无误认之弊）。舌质深红如红萝卜干有盐霜者，乃热邪深入久留，误投攻燥之药，胃阴大伤之候，温热末传危症也。

（二）黄苔类总论

黄色有深浅老嫩之殊，其形似亦有燥润滑涩之异。有正黄色，老黄色，黄如炒枳壳色，黄如锅焦粑而兼微黑者；有嫩黄色，牙黄色，有色如表心纸而兼灰青色者，有黄如粟米染黄者，有黄如鱼子者，有黄如虎斑纹者，有黄如黄蜡敷舌上者，有水黄如鸡子黄白相兼染成者。此皆黄色之类，而症候之殊，及分别诊断法，已详前六经舌苔勘语中。

（三）舌质无苔类总论

舌质无苔，亦有分别。如舌质紫而无苔者，热在阴分也；舌质红而无苔者，热邪初入阴分。或老人伤食，胃气不能上升，或忧思郁抑，阳气不能上升，须以脉证参断。舌光如镜，为胃阴、胃阳两伤，肠胃中之茸毛贴壁，完谷不化，饥不受食之候。亦有顽痰胶滞胃中，茸毛不起，皆有此候，须以脉证诊断。前症完谷阴伤，脉必细涩；后症痰滞，脉必洪滑而大。质干如刺无苔，紫而干者，热伤阴液；红而干者，气不化津，须以脉证参断。舌质无苔，中凹如驳去者，胃有燥结伤阴，或盲肠有燥结久留不去之候；舌质无苔，中有直沟如刀背印成者，阴液元气皆虚也。舌中横裂，素体阴亏也；舌生裂纹如冰片者，老年阴虚常见之象也，少年罕见，有此不吉。前半光滑无苔，后根有肉瘤二粒如舌肉色者，阴虚劳症之象也。表面无苔，而皮肉有一块如钱大，或黄或白者，正气不足，血液又虚，或有痰凝之候，须以脉证参断。苔上见圆晕分二三色者，燥气内结，燥屎不下之候，其证必险。苔见青绿二色，必死之症也。

（四）苔色变换吉凶总论

总之黄苔为正，白次之。无论何症，若用药当，皆由白而黄，由黄而退，由退须生新薄白苔，此为顺象；无论何症，若用药不当，则由黄而白，由白而灰，由灰而黑，由活苔变为死苔，此逆象也。骤退骤无，不由渐退，此陷象也。更有气聚苔聚，气敛苔敛，气化苔化，气散布苔亦散布，气凝结苔亦凝结，气结于一边，苔亦结于一边。故气郁之症，苔边整齐，如石阶之起边线，线内有苔，线外无苔，但红边而已。若气化则散布，内密而疏散，则不似斩然齐一之边矣。故苔有边齐如斩者，皆气聚也，有积滞抑郁者也。若苔之真退真化，与驳去骤退有别。真退必由化而后退，何谓化退？因苔由厚而渐薄，由板而生孔，由密而渐疏，由舌根外达至舌尖，由尖渐变疏薄，由退而复生新苔，此皆吉兆。若骤然退去，不复生新苔，或如驳去，斑斑驳驳，存留如豆腐屑铺舌上，东一点西一点，散离而不连续，皆逆象也。皆因误攻、误消或误表所致，胃气、胃汁俱伤，故有此候。

卷之五

【第三编　证治各论】

第七章　伤寒本证

《内经》云：治病必求于本。言求其受病之本因也。有本因，斯有本证，如伤风恶风、伤寒恶寒、伤热恶热、伤食恶食之类。病轻者无传变，重者多传变，谓之变证，其证有五，条治于后。

第一节　小伤寒

一名冒寒，通称四时感冒，如冒风感寒之类，皆属此病。

【因】四时偶感寒气，或因贪凉冒风。

【证】肌肤紧缩，皮毛粟起，头痛怕风，鼻塞声重，频打喷嚏，清涕时流，身不发热，故无传变，舌如平人，苔或白薄而润。

【脉】右浮，左弦而缓。浮则为风，弦而缓，则为受风中之凉。此即偶尔冒寒之小疾，但袭皮毛，不入经络之病，俗称小伤寒是也。四时皆有，吾绍颇多。

【治】《内经》云：善治者，治皮毛。又曰：因其轻而扬之。宜以辛散轻扬法，疏达皮毛，葱白香豉汤主之。

鲜葱白（五枚，切碎）　淡豆豉（三钱）　鲜生姜（一钱，去皮）

上药用水碗半，煎成一碗，去渣热服。覆被而卧，俄顷即微微汗出而解，忌酸冷油腻数日，自无传变。

【秀按】此例创自元丹溪翁，继起者明王氏肯堂，今则惟俞君根初矣。宜古宜今，简要不繁，后学当奉为圭臬。案语以文言道俗，罗罗清疏，方则出自《外台秘要》，最切时用。

【廉勘】四时猝然感冒者，为小伤寒。叶氏云：当视其寒暄，或用辛温，或用辛凉，要在适中。惟照此立案开方，最为简要，吾侪可作立方程序，临床医典，不必趋异求新。

第二节 大伤寒

一名正伤寒，张仲景先师但名曰伤寒。

【因】立冬后，严寒为重，春、夏、秋暴寒为轻。触受之者，或露体用力而着寒，或脱穿衣服而着寒，或汗出当风而着寒，或睡卧傍风而着寒。故张长沙《伤寒序例》云，伤寒多从风寒得之。

【证】头痛身热，恶寒怕风，项强腰痛，骨节烦疼，无汗而喘，胸痞恶心，舌多无苔而润，即有亦白滑而薄，甚或舌苔淡白。

【脉】左浮紧有力，右多浮滑。浮则为风，紧则为寒，有力而滑，则为表寒实象，此太阳经表证标病也。

【治】法当辛温发表，使周身汗出至足为度。遵《内经》寒者温之，体如燔炭，汗出而散之法，苏羌达表汤主之。妇女宜理气发汗，香苏葱豉汤主之；小儿宜和中发汗，葱豉荷米煎主之。若发汗不彻，表寒虽散，而水郁在里，渴欲饮水，水入则吐，小便不利，甚或短数淋沥，舌苔纯白而厚，脉左弦滞，右浮弦而滑，此水蓄膀胱，太阳经传里证本病也。法当化气利水，苓术二陈煎治之，张氏五苓散（生晒术一钱，浙茯苓四钱，猪苓二钱，泽泻二钱，官桂五分，共研细末，每服三钱，广皮一钱、生姜二片，泡汤调下）亦可收效。虽然伤寒一证，传变颇多，不越乎火化、水化、水火合化三端。从火化者，多少阳相火证、阳明燥实证、厥阴风热证；从水化者，多阳明水结证、太阴寒湿证、少阴虚寒证；从水火合化者，多太阴湿热证、少阴厥阴寒热错杂证。试举各经腑脏形证，以印证化生之病。大抵吾绍患伤寒者，火化证多于水化，水火合化者亦不鲜。

（甲）邪传少阳经证：寒热往来，两头角痛，耳聋目眩，胸胁满疼，舌苔白滑，或舌尖苔白，或单边白，或两边白，脉右弦滑，左弦而浮大。此邪郁腠理，逆于上焦少阳经，病偏于半表证也。法当和解兼表，柴胡枳桔汤主之。

（乙）邪传少阳腑证：寒轻热重，口苦膈闷，吐酸苦水，或呕黄涎而黏，甚则干呕呃逆，胸胁胀疼，舌红苔白，间现杂色，或尖白中红，或边白中红，或尖红中白，尖白根灰，或根黄中带黑，脉右弦滑，左弦数。此相火上逆，少阳腑病偏于半里证也。法当和解兼清，蒿芩清胆汤主之。如服一剂或二剂后，呕吐虽止，而寒热未除，胸胁尚痛，膈满而闷，已成小结胸者，治以和解兼开降法，柴胡陷胸汤主之。服后，胸痛膈闷虽除，而寒热仍发，腹满而痛，便秘溺赤，此少阳上焦之邪，渐结于中焦阳明也，当以和解兼轻下法，大柴胡汤去姜半夏，加川朴（一钱）、风化硝（一钱）治之。

（丙）邪热传入胃经：身灼热，汗自出，不恶寒，反恶热，口大渴，心大烦，揭去衣被，斑点隐隐，溺短赤热，甚则谵语发狂，舌尖红，苔边白中黄，脉右浮洪而数，左亦弦大。此外而肌腠，内而肝胆，上则心肺，下则小肠、膀胱，无不受其蒸灼，但尚为散漫无形之燥热，未曾结实，宜清透而不宜攻下之阳明外证也。辛凉泄热为君，佐以甘寒救液，新加白虎汤主之。服后，斑发虽透，谵语狂妄虽除，而身热不退，口燥渴，汗大出，脉见虚芤者，胃汁枯涸，肺津将亡也，急宜甘凉救液为君，大生肺津，人参白虎汤（西洋参三钱，生石膏四钱，知母四钱，生甘草一钱，生粳米三钱，荷叶包），加鲜石斛（四钱）、鲜生地（六钱）、梨汁（二瓢）、鲜茅根（五钱）治之。如再不应，而虚羸少气，气短息促，口干舌燥，汗出肤冷，心神烦躁，脉虚而急疾者，胃液将亡，肺气欲脱也，急急益气固脱，增液宁神，孙氏生脉散参许氏二加龙蛎汤法（别直参钱半，原麦冬四钱，北五味五分，绵芪皮二钱，青竹皮四钱，花龙骨三钱，牡蛎五钱，陈阿胶三钱，鸡子黄二枚，真茄楠香汁两匙冲），力图急救，希冀侥幸于什一。此就逆证而言，若顺证则新加白虎汤，往往一剂知，二剂即已。

（丁）邪传阳明胃腑：其证甚多，以水谷之海，各经皆秉气于胃也。故病有太阳阳明，有正阳阳明，有少阳阳明，有太阴阳明，有少阴阳明，有厥阴阳明。其证有热结痰结、水结气结、发黄蓄血、液枯正虚之各异。兹将历经实验者，条述如下。

（一）太阳阳明：凡太阳病，发其汗，汗先出不彻，表邪未净，肢冷身热，微微恶风，腹满而痛，大便不通，舌苔浅黄薄腻，黄中带白，脉右洪数，左尚浮缓。即仲景所谓胃中干燥，因转属阳明，不更衣内实，大便难者。此为太阳转属阳明之热结也，宜以攻里兼解表法，厚朴七物汤治之（张氏《伤寒论》太阳阳明，误作脾约，必是传讹）。

（二）正阳阳明：有轻、重、危三证。轻者，由太阳病，若发汗，若吐后，邪仍不解，蒸蒸发热，不吐不下，心烦，腹胀满，舌苔正黄，脉右滑大。此热已结胃，胃腑不和也，法当泻热润燥，佐以和胃，调胃承气汤微下之。重者，阳明病，潮热多汗，津液外出，胃中燥，小便数，大便必硬，硬则谵语，腹大满，便不通，舌苔老黄，脉右滑数而实。此胃中热结，移入小肠也，法当苦寒泻火，佐以辛通，小承气汤缓下之（微和胃气、勿令大泄下）。危者，阳明病，不大便五六日，至十余日，申酉时发潮热，不恶寒，独恶热，身重短气，腹满而喘，频转矢气，手足濈然汗出，躁则头摇手痉、谵语发狂，静则独语如见鬼状、循衣摸床，剧则昏厥不识人、目睛不了了，甚则两目直视，舌苔焦黄起刺，兼有裂纹，甚或焦黑燥裂，或如沉香色苔，中后截生芒刺黑点，脉右沉弦数实，左弦数而劲。此胃小肠热结，上蒸心脑，下移大肠也，急急峻下存阴为君，佐以息风开窍，大承气汤加犀角（二钱）、羚角（三钱）、紫雪（八分至一钱），急救之。脉弦者生，涩者死，此要诀，切记之。

（三）少阳阳明：热结膈中，膈上如焚，寒热如疟，热重寒轻，心烦懊忱，口苦而渴，大便不通，腹满而痛，舌赤苔黄，脉右弦大而数，左弦数而搏。此仲景所谓误发汗而利小便，胃中燥烦而实，大便难是也。轻则和解兼攻下法，大柴胡汤主之；重则攻里兼和解法，柴芩清膈煎主之。

（四）太阴阳明：其证有二。一为肺胃合病。其人素有痰火，外感伤寒，一转阳明，肺气上逆，咯痰黄厚，或白而黏，胸膈满痛，神昏谵语，腹满胀疼，便闭溺涩，舌苔望之黄滑，扪之糙手，脉右滑数而实，甚或两寸沉伏。此肺中痰火，与胃中热结而成下证也。法当肺与大肠并治，开降肺气以通大便，陷胸承气汤主之。若兼鼻孔煽张，喉间有水鸡声，喘胀闷乱，胸腹坚如铁石者，速投加味凉膈煎峻逐之。又若其人素有痰饮，适患伤寒，不先解表，或发汗不透，而反下之，阳气内陷，心下因硬，从脘至少腹，坚痛拒按，申酉时小有潮热，但头上微汗出，不大便五六日，渴不引饮，舌燥苔白，脉右沉弦而紧。此水与郁热，互结在胸脘胁肺胃之间也。法当急下停饮，蠲饮万灵汤主之。若复往来寒热者，先以大柴胡汤，加煨甘遂（五分），和解以微下之。一为脾胃合病。其人素多湿热，外感伤寒夹食，一传阳明，热结在胃，胃火炽盛，湿火转成燥火，垢浊熏蒸，腐肠烁液，发痉撮空，谵语妄笑，按其脘腹，壮热灼手，大便不通，溺赤短涩，甚或二便俱闭，舌苔黄刺干腻，或兼灰黑，扪之涩而戟手，脉右沉弦数实，左亦弦数搏指。此脾中湿浊，与胃中热结而成下证也。急急开泄下夺，承接未亡之阴气于一线，小承气汤加川连（一钱）、至宝丹（两颗）急救之。若再失下，其脾必约，盖脾与胃以膜相连，任其熏蒸灼烁，则胃液告竭，脾阴亦枯，脾上脂膜，遂干燥而收缩，腹坚而胀，矢如羊粪，仲景麻仁脾约丸，缓不济急，速投三仁承气汤，加硝蜜煎（风化硝三钱，净白蜜一两）润下之，庶可转危为安。若寻常热结液枯，病势尚缓者，只须养荣承气汤，镇润以缓下之。

（五）少阴阳明：有轻、重、危三证。轻者，阳明病外证未解，不先辛凉开达，而遽下之，则胃中空虚，客热之气，乘虚而内陷心包胃络之间，轻则虚烦不眠，重即心中懊，反复颠倒，心窝苦闷，甚或心下结痛，卧起不安，或心愦愦，怵惕烦躁，间有谵语，饥不能食，但头汗出，舌苔白滑微黄，或淡黄光滑，或灰白不燥，脉左寸细搏数，或两寸陷下，右关弦滑。此外邪初陷于心胃之间，乃包络热郁之闷证也。法当微苦微辛，轻清开透，连翘栀豉汤主之。开透后，包络血液，被邪热劫伤，往往血虚生烦，心中不舒，愦愦无奈，间吐黏涎，呻吟错语，舌底绛而苔白薄，扪之糙手，脉右寸浮滑，左寸搏动。急急濡液涤涎，宣畅络气，五汁一枝煎清润之。重者少阴病，口燥咽干，心下痛，腹胀不大便，或自利清水，色纯青而气臭恶，舌深红，苔黑燥而厚，脉右沉数而实，左细坚数搏。此少阴邪从火化，合阳明燥化而成下证也。法当急下存阴，大承气汤，加犀角（一钱）、鲜生地（一两）峻泻之。危者，少阴病，热陷神昏，似寐如醉，谵语妄笑，甚则不语如尸，六七日至十余日，大便不通，腹热灼手，小便赤涩涓滴，脉沉弦而涩，按之牢坚，左小数坚搏。此少阴少火悉成壮火，合并阳明燥热而成下证也。亟亟开泄下夺，泻燎原之邪火，以救垂竭之真阴，犀连承气汤加西黄（五分）、麝香（五厘）急拯之。

（六）厥阴阳明：有轻、重、危三证。轻者，其人素有肝气，病伤寒六七日，热陷在里，气上撞心，心中疼热，呕吐黄绿苦水，胸膈烦闷，气逆而喘，四肢微厥，腹满便闭，舌边紫，苔黄浊，脉右滑，左弦数。此厥阴气结，合阳明热结而成下证，仲景所谓厥应下之是也。法当苦辛通降，下气散结，六磨饮子去木香，加广郁金（三钱，磨汁）主之。重者，热陷尤深，四肢虽厥，指甲紫赤，胸胁烦满，神昏谵语，消渴恶热，大汗心烦，大便燥结，溲赤涩痛，舌苔老黄，甚则芒刺黑点，脉右滑大躁甚，左弦坚搏数。此厥阴火亢，合阳明热结而成下证，仲景所谓脉滑而厥，厥深热亦深也。法当清燥泻火，散结泄热，四逆散缓不济急，白虎承气汤加广郁金（三钱，磨汁冲）润下之。若兼少腹攻冲作痛，呕酸吐苦，诸药不效者，更投雪羹合更衣丸（包煎，钱半至二钱，极重三钱），屡奏殊功。危者，热深厥深，胸腹灼热，手足独冷，剧则如惊痫，时瘛疭，神迷发厥，终日昏睡不醒，或谵语呻吟，面色青惨，摇头鼓颔，忽然坐起，吐泻不得，腹中绞痛，攒眉切牙，疼剧难忍，二便俱闭，舌紫赤，苔灰腻带青，六脉沉细数抟，甚或伏而不见。此由厥阴郁火，深伏于肝脏血络之中，而不发露于大经大络，直透胃肠而外发也，往往气闭闷毙，顷刻云亡。治宜先刺要穴出血（如少商、中冲、舌下紫筋、曲池、委中等穴），以开泄其血毒，再灌以紫雪（五分）、品飞龙夺命丹（二分），以开清窍而透伏邪，果能邪透毒泄，脉起而数。若肝风未息，神识时清时昏，二便不通，舌卷囊缩，少腹热痛，不可暂忍者，急用犀连承气汤如羚角钱半、绛雪二分等，凉通而芳透之，或可挽回于什一。以上太少两阳与阳明合病，仲景已有明文，三阴与阳明合病，仲景《伤寒论》虽未指出，而细阅其书，亦未尝无是证，及临证实验，尤为数见不鲜。爰将病状、脉舌疗法药方，一一标明，以补仲景原书之不逮。从岐伯中阴溜府之义，悟出三阴实而邪不能容，邪正互争，还而并入胃腑以成下证也。

至若发黄蓄血，本阳明常见之变证，所最难治者，阳明病应下失下，邪盛正虚之坏病耳。先述发黄：阳明病，发热汗出，热从汗越，不能发黄，但头汗出，而身无汗，剂颈而还，小便不利，渴饮水浆，腹微满者，身必发黄。黄而鲜明如橘子色，甚则面目金黄，间或口吐黄汁，甚则心中懊侬，或热痛，溺赤黄浊，舌苔黄腻，糙而起刺，脉右滑数，左弦滞。此为瘀热在里，热不得越而成阳黄也。轻则清利小便为君，荡涤黄液佐之，茵陈蒿汤（绵茵陈一两，用水五碗，煎成四碗，分二次煎，焦栀子十四枚，酒炒生川军一钱，成一碗服），调下矾硫丸（绿矾一两，倭硫黄一钱，麦粉三两，黑枣肉二两，捣匀炼丸，每服三分至五分），使黄从小便去，尿如皂角汁，色正赤，一宿腹减。重则荡涤黄液为君，清利小便佐之，栀子大黄汤（焦栀子三钱，酒炒生川军钱半，小枳实一钱，淡香豉钱半），调下矾硫丸，使黄从大便去，叠解恶臭粪而愈。惟形色橘燥如烟熏者，阳黄死证也，不治。

次论蓄血，其人脘腹中素有宿瘀，邪传阳明，与胃中燥热相搏，壅蔽神气出入之清窍，猝然头摇目瞪，发躁欲狂，甚则血厥，手指抽掣，厥回则脘腹窜痛，身重不能转侧，屎虽硬，大便反易而色黑，小便自利，舌色紫黯，扪之滑润，脉右沉结，左反弦紧有力。此为瘀热在里，《内经》所谓蓄血在下、其人如狂是也。轻则凉血化瘀，犀角地黄汤（犀角片一钱，鲜生地一两，丹皮二钱，赤芍二钱），加光桃仁三钱，广郁金三钱，白薇五钱，归须二钱，青糖一钱，拌炒活䗪虫五只等清消之；重则破血逐瘀，桃仁承气汤急攻之，极重用抵当汤去虻虫（光桃仁二十颗，酒醋炒生川军二钱，盐炒水蛭三支，研细），加夜明砂（三钱，包煎），蜜炙延胡（钱半）、炒穿甲（一钱）、杜牛膝（四钱）、麝香（五厘，冲）等峻攻之。

若夫邪实正虚，应下失下，不下必死，下之或可望生者，其证有四。

（一）气虚甚而邪实者，气短息促，四末微冷，大便至十余日不通，矢气频转，腹满不舒，躁则愓而不安，手足瘛疭，静则独语如见鬼，循衣摸床，舌淡红，苔前中截娇嫩而薄，后根灰腻而腐，脉寸虽微，两尺沉部反坚。此仲景所谓微涩者里虚，最为难治，不可更与承气汤也。法当培元养正，参草姜枣汤（别直参三钱，炙粉草一钱，鲜生姜五分，大红枣四枚）提补之，外用蜜煎导而通之。用好蜜煎成膏子，一二时许，将皂荚、麝香、细辛（三厘）研末，和蜜捻成条子，放入肛门中，其便即通。

（二）阴亏甚而邪实者，口干舌燥，心烦不寐，便闭已十余日，频转矢气，液枯肠燥，欲下不下，舌前半绛嫩，后根黑腻，脉细而涩。此景岳所谓便虽不通，必不可用硝、黄，而势有不得不通者，宜用通于补之剂也。法当滋阴润肠，张氏济川煎润利之，或用吴氏六成汤，熟地（五钱）、淡茯蓉（三钱）、当归（二钱）、天冬、麦冬、白芍（各一钱），使其津液流通，自能润下。

（三）气血两亏而邪实者，证本应下，耽误失下，邪火壅闭，耗气烁血，以致循衣摸床，撮空理线，两目斜视，昏谵妄笑，便闭已十余日，甚或有数十日不通，舌苔干黄起刺，根带黑色，脉右弦涩，左细数，两尺细坚而搏。证虽气消血枯，而邪热独存，补之则邪火愈甚，攻之则气血不胜，补泻不能，两无生理。然与其坐以待毙，莫若含药而亡，勉用陶氏黄龙汤，或可回生于万一。

（四）精神衰弱而邪实者，应下失下，邪热未除，静则郑声重语，喃喃不休，躁则惊惕不安，心神昏乱，妄笑妄哭，如见神灵，大便不通，溺赤涓滴，舌苔黄刺干涩，脉两寸陷下，关尺细坚而结。此由邪盛正虚，神明被迫，故多瞀乱之象也。急急大补阴气以提神，幽香开窍以清心，复脉汤调下妙香丸（辰砂三钱，巴霜一钱，冰、麝、西黄、腻粉各三分，金箔五小张，另研极细，入黄蜡三钱，白蜜一匙，同炼匀，和药为丸，每一两作三十丸，弱者二三丸，壮者四五丸，大便通即止服），标本兼顾，庶可挽救于什一。

（戊）邪热传入厥阴经证，一身筋挛，寒热类疟，热重寒轻，头痛胁疼，耳聋目赤，轻则但指头冷，重则手足乍温、乍冷，胸满而痛，舌紫苔黄，脉左弦滑。此阳经热邪，传入足厥阴经标病也。法当清泄肝热，清肝达郁汤主之，或用四逆散（川柴胡八分，生枳壳钱半，生白芍钱半，生甘草五分），加制香附（二钱）、小川连（八分）、霜桑叶（二钱）、童桑枝（二尺，切寸，酒炒）、广郁金（磨汁，两匙冲）等疏通之。

（己）邪热传入厥阴脏证，口苦消渴，气上冲心，心中疼热，饥不欲食，食则吐蛔，或泄利下重，虽泄不爽，或便脓血，或溺血赤淋，舌紫赤，脉弦数，此阳经热邪，传入足厥阴脏本病也。法当大泻肝火，龙胆泻肝汤去柴胡，加白头翁（三钱）、胡连（一钱）主之。若火旺生风，风助火势，头晕目眩，胸胁胀痛，四肢厥冷，烦闷躁扰，甚则手足瘛疭，状如痫厥，便泄不爽，溺赤涩痛，舌焦紫起刺，脉弦而劲。此肝风上翔，邪陷包络，厥深热亦深也。法当息风开窍，羚角钩藤汤加紫雪（五分或八分）急救之。若吐蛔而昏厥者，此为蛔厥。厥回则卧起不安，脘疼烦躁，头摇手痉，面目乍赤、乍白、乍黑，甚则面青目瞪、口流涎沫者，此为虫痉。舌绛而碎，生黄白点，点小如粞，或舌苔现槟榔纹，隐隐有点，脉乍数乍疏，忽隐忽现，此胃肠灼热如沸，蛔动扰乱之危候也。小儿最多，妇人亦有。速投连梅安蛔汤，调下妙香丸，清肝驱虫以救之，羚角钩藤汤不可与也。

以上少阳、阳明、厥阴三经腑脏变证，皆伤寒邪从火化之传变也。

（庚）太阳表证未罢，顺传阳明，表热里寒，肌肉烦疼，头身无汗，但手足然汗出，下利清谷，小便不利，舌苔白滑浮涨，脉浮而迟。此仲景所谓胃中虚冷，水谷不别故也。先以桂枝橘皮汤解其表，表解即以香砂二陈汤温其里，里温则水气化而小便利，下利自止；终以白术和中汤温脾和胃而痊。

（辛）太阳表寒虽解，而阳明中有水气，胃中寒，不能食，食谷欲呕，饮水即哕，脘腹满，小便难，大便自利，甚则吐水肢厥，下利完谷不止，舌苔淡白，白滑而嫩，脉沉弦而迟。此由胃阳素虚，猝为表寒所侵，触动里结之水气，累及脾阳不能健运也。呕多者，先与吴茱萸汤（淡吴萸一钱，米炒潞党参钱半，生姜二钱，大红枣四枚）止其呕；利多者，与胃苓汤，温中化水，水气化则小便利，下利自止。继以香砂理中汤，温健脾阳，升发胃气，其病即愈。

（壬）邪传太阴经证，体痛肢懈，手足微厥，肌肉烦疼，午后寒热，头胀身重，胸脘痞满，嗌干口腻，舌苔白腻浮滑，甚则灰腻满布，脉右濡滞。此太阳经邪，越传足太阴经标病也。法当芳淡温化，藿香正气汤主之。若湿流肌肉，发为阴黄，黄而昏暗，如熏黄色，而无烦渴热象者，前方送下矾硫丸，燥湿除疸以退之。

（癸）邪传太阴脏证，口淡胃钝，呕吐清水，大腹痞满，满而时痛，自利不渴，渴不喜饮，小便短少色白，甚则肢厥自汗，神倦气怯，舌苔黑滑，黏腻浮胖，或白带黑纹而黏腻，脉沉濡无力，甚则沉微似伏。此太阳寒邪，直入足太阴脏证也。法当温健脾阳，香砂理中汤主之。重则热壮脾肾，附子理中汤主之。

（子）太阳寒邪，内陷少阴经证，初起发热身痛，而头不痛，惟腰脊堕痛，痛如被杖，大便不实，小便清白，恶风怕冷，神静倦卧，四肢微急，舌苔淡红而润，或白而胖嫩，脉沉而缓。此太阳未解，少阴先溃，必其人肾阳素虚，故邪从太阳中络直入足少阴肾经也。温调营卫为君，佐以扶阳，桂枝加附子汤治之。服药后，即啜热稀粥以微汗之，仍假太阳为出路者，以少阴与太阳为表里，故发热即可发汗，微汗出，即止服。仲景麻附细辛峻汗法，究嫌冒险，不可轻与。若脉沉紧，反发热，手足冷，是少阴合太阳之表邪，为中见寒水实证，可与麻附甘草汤（麻黄五分，淡附片八分，炙甘草五分）微发其汗，即愈。若服药后，汗不出，反自下利，手足转温，脉紧去而转暴微者，为少阴病欲解也，其寒水不从表出，反从下泄，暂虽发烦，下利必自愈。

（丑）太阳寒邪，内陷少阴脏证，上吐下利，恶寒蜷卧，但欲寐，或微烦，身重痛，口中和，手足冷，小便白，舌苔白滑胖嫩，脉沉弱，甚则沉微欲绝。此仲景所谓下焦虚寒，不能制水故也。先以附子理中汤，加肉挂（五分）、云苓（六钱），壮肾阳以化水气。服药后，吐利止而手足转温，或时自烦，欲去衣被者，水去而阳气回复也，可治；若下利虽止，反自汗大出，筋惕肉瞤，目眩心悸，振振欲擗地者，下多伤阴，孤阳从外而亡也，急与真武汤回阳摄阴；若下利既止，而头目晕眩，时时自冒，痰涌喘息，两足冰冷者，下多阴竭，孤阳从上而脱也，急与新加八味地黄汤，镇元纳阳。此二者，皆邪传少阴，生死出入之危候也。故仲景原论，少阴独见死证。

以上阳明，太阴，少阴三经腑脏变证，皆伤寒邪从水化之传变也。

（寅）凡阳经表邪，传入太阴，往往脾湿与胃热相兼，其证有四。

（一）湿重于热：头胀身重，寒热如疟，汗出胸痞，肢懈体痛，渴不引饮，口腻胃滞，便溏或泻，小便不利，舌苔白滑浓腻，甚或灰腻满布，脉右弦细而缓，或沉弦而濡滞。此由其人中气素虚，故太阴证多而阳明证少也。辛淡温化为君，佐以芳透，藿香正气汤，或大橘皮汤，二方酌用之。

（二）热重于湿：始虽恶寒，后但热不寒，目黄而赤，唇焦齿燥，耳聋脘闷，胸腹灼热，午后尤重，心烦恶热，大便热泻，溲短赤涩，舌苔黄腻带灰，中见黑点，脉右洪数，甚或大坚而长。此由其人中气素实，故阳明证多而太阴证少也。苦降辛通为君，佐以凉淡，增减黄连泻心汤清解之。若始虽便泻，继即便闭，舌起芒刺者，加更衣丸（钱半至二钱），极苦泄热，其便即通。若因循而失清失下，神昏谵语，手足发痉，甚则昏厥，舌苔黄黑糙刺，中见红点，脉右沉数，左弦数者。此由湿热化火，火旺生风，逼乱神明之危候也。急与犀连承气汤加羚角二钱，紫雪五分，开泄下夺以拯之。服后，大便虽通，发痉虽除，而神识昏厥如尸，手足躁扰，身热不扬，脉似沉缓，甚则沉伏，但舌仍灰黑，红点隐隐。此热陷太阴，防有伏斑内发，郁于阴络之中而欲达不达也。急与犀羚三汁饮加大青叶（五钱），凉血解毒，通络透斑，果能伏斑外达，自然毒透神清。

（三）湿热并重：一起即胸膈烦闷，神识瞀乱，大叫腹痛，继即昏不知人，欲吐不吐，欲泻不泻，身发壮热，指冷甲紫，舌苔中黄尖红，甚则灰腻满布，中见红点黑刺，脉两寸陷下，关尺沉弦而涩。此湿遏热郁，夹痧秽，或夹食滞，阻闭中上二焦，俗称闷痧，实即湿热夹痧食之干霍乱也。必先搠[1]痧放血（如刺少商、中冲、舌下紫筋、尺泽、委中等穴），继即与涌吐法，炒盐汤（食盐五钱，炒黄泡汤），调下白矾（二钱至三钱，生研细）；又次宣畅气机，连翘栀豉汤，调下红灵丹（一分或二分）；终与枳实导滞汤缓下之，此就势急者言之。若病势稍缓者，壮热口渴，饮多则呕，心烦脘闷，反复颠倒，卧起不安，四肢倦怠，肌肉烦疼，大便溏热，溺短赤涩，甚则两目欲闭，神昏谵语，舌苔黄腻，或灰腻兼黄点，脉右洪数，左弦滞。此湿热蒙闭中上二焦，积滞郁结下焦也。法当三焦分消，先与连翘栀豉汤开其上，继与增减黄连泻心汤疏其中，终与枳实导滞汤逐其下，或用大橘皮汤，去苍术、官桂，加茵陈（三钱）、贯众（四钱）利其溺，以整肃湿热，其病自愈。

（四）湿热俱轻：身热自汗，胸脘微闷，知饥不食，口腻微渴，渴不喜饮，便溏溺热，舌苔黄白相兼，薄而黏腻，脉右滞，左微数。此湿热阻滞上焦清阳，胃气不舒，肠热不清之轻证也。但用轻清芳淡法，苇茎汤去桃仁、活水芦根（五钱）、生苡仁（四钱）、冬瓜子（四钱），加藿香叶（二钱）、佩兰叶（钱半）、枇杷叶（去毛筋、炒香、三钱）、淡竹叶（钱半）、青箬叶（三钱）等，宣畅气机，整肃三焦，自然肺胃清降，湿热去

---

①搠（shuò 硕）：刺，扎。

而胃开矣。

（卯）邪传少阴脏证，当分手足二经。手少阴心主热气，中含君火；足少阴肾主生阳，中藏寒水。其证有三。

（一）水为火烁，心烦不寐，肌肤枯燥，神气衰弱，咽干溺短，舌红尖绛，脉左细数，按之搏指，右反大而虚软。此外邪夹火而动，阴虚而水液不能上济也。治宜壮水制火，阿胶黄连汤主之。若兼下利咽痛，胸满烦闷者，此水液为虚火下迫，郁热下注而不能上升也，治宜育阴煦气，猪肤汤（净猪肤即猪肉皮刮净脂膏一两，净白蜜五钱，炒米粉三钱，用水三碗，煎猪肤成两碗，去渣调入蜜粉，和匀，温分四服），加茄楠香汁（开水磨汁，四匙，分四次冲）主之；若兼神昏谵语，溲短赤热者，此君火被相火蒸逼，水不制火而神明内乱，陶节庵所谓过经不解是也，治宜清火利水，导赤清心汤主之；若兼筋脉拘挛，手足瘛疭者，此水亏火亢，液涸动风，缪仲淳所谓内虚暗风是也，治宜滋阴息风，阿胶鸡子黄汤主之。

（二）火为水遏，四肢厥逆，干咳心悸，便泄溺涩，腹痛下重，舌苔白而底绛，脉左沉弦而滑，右弦急。此阳气内郁，不得外达，水气上冲而下注也。治宜达郁通阳，加味四逆散（川柴胡八分，炒枳实一钱，生白芍一钱，清炙草八分，干姜五分拌捣北五味三分，桂枝尖五分，浙茯苓四钱，烧酒洗捣干薤白五枚，淡附片五分，用水两碗，煎成一碗，去渣温服）主之。

（三）水火互结，下利口渴，小便不利，咳逆干呕，心烦不得眠，舌本绛而苔白薄，脉左沉细，按之搏数，右反浮大虚软。此水阴随热下注，郁火反从上冲，仲景所谓少阴病，脉细沉数，病为在里，不可发汗是也。治宜滋水泄火，猪苓汤（猪苓三钱，陈阿胶钱半烊冲，赤苓、泽泻各二钱，飞滑石三钱），加辰砂染灯心（三十支）、童便（二钟，冲）、枇杷叶（去毛抽筋，五钱）等主之。

（辰）凡伤寒邪传厥阴，亦当分手足二经。手厥阴为包络，内含胆火，主行血通脉；足厥阴为肝脏，下含肾水，主藏血活络。《内经》虽云厥阴之上，风气治之。然包络夹胆火发动于上，则为热风；肝气夹肾水相应而起，则为寒风。火性热，水性寒，故其证最多寒热错杂，阴阳疑似，约计之则有四。

（一）外寒内热，厥则但指头寒，热则微觉烦躁，默默不欲食，渴欲饮水，微热汗出，小便不利，舌苔浅黄薄腻，或正黄带微白，脉右沉滑搏指，左微弦而数。此外虽厥而里有热，仲景所谓厥微热少，数日小便利，色白者热除，遂欲得食而病愈是也。法当辛凉泄热以利溺，新加白虎汤主之。若厥而兼呕，胸胁烦满，热利下重，继即便血，甚或圊脓血，舌紫苔黄，脉寸浮数，尺弦涩。此包络夹胆火而肆虐，仲景所谓厥深热亦深，《内经》所谓暴注下迫，皆属于热，阴络伤则血下溢是也。法当凉血清肝以坚肠，加味白头翁汤主之。

（二）内寒外热，下利清谷，汗出肢厥，身有微热，面少赤，或郁冒，舌苔青滑，脉沉而迟。此阴多阳少，肝夹肾水之寒而肆发，仲景所谓面戴阳，下虚故也。急急温通回阳，通脉四逆汤主之。

（三）下寒上热，热在膈脘，水在肠中，心下痞硬，嗳腐食臭，腹中雷鸣下利，医误吐之，遂致水食入口即吐，复认作热结旁流，更逆以下，从此下利不止，舌苔黄白相兼，脉弦而涩。此寒格于下，热拒于上，火逆水泻之错杂证也。当清上热开寒格为君，佐以益气健胃。先与生姜泻心汤去甘草（生姜汁一小匙冲，干姜六分，姜半夏三钱，川连八分，青子芩钱半，米炒潞党参二钱，大红枣四枚劈），加淡竹茹（三钱）、枇杷叶（五钱，去毛、筋，炒黄）止其吐；继与乌梅丸（乌梅肉三十个，干姜一两，川连一两六钱，细辛、淡附片、桂枝、川柏、潞党参各六钱，炒川椒、当归各四钱，各研细末，加醋与蜜，共杵二千下，丸如梧桐子大，先服十丸，日三服，稍加至二十丸，禁生冷滑物食臭等）止其利。

（四）上寒下热，水结胸胁，热结在肠，呕吐清水，或吐黄黑浊饮，饥不欲食，食则吐蛔，肢厥心悸，腹痛热泻，泻而不畅，或便脓血，里急后重，溲短赤热，舌苔前半白滑，后根黄腻而厚，脉右弦迟，左沉弦数。此寒格于上，热结于下，水逆火郁之错杂证也。法当先逐其水，蠲饮万灵汤主之；继则清肝泄热，加味白头翁汤主之。

以上太阴、少阴、厥阴各脏变证，皆伤寒邪从水火合化之传变也。就予所验，凡太阳伤寒，其邪有但传少阳、阳明而止者，有不传少阳、阳明，越传三阴者，各随其人之体质阴阳，脏腑寒热，从火化者为热证，从水化者为寒证，从水火合化者，则为寒热错杂之证。医者能审其阴阳盛衰，寒热虚实，为之温凉补泻于其间，对证发药随机应变，心灵手敏，庶可以治伤寒变证矣。若拘守朱南阳传经为热、直中为寒，则执一不通，活人者适以杀人，良可慨焉！

【秀按】此节论伤寒传变证，抉择原论之精华，补助仲景之缺略，发明火化、水化、水火合化三端，独出心裁，非经验宏富者不能道，学人当奉为准绳。

【廉勘】四时皆有伤寒，惟冬三月乃寒水司令，较三时之寒为独盛，故前哲以冬月感寒即病者，为正伤寒，非谓春、夏、秋并无伤寒也。医者苟能求原确实，辨证清楚，用药自不泥于时令矣。所最误人者，一切时感证，古人皆谓之伤寒，遂致后世只知伤寒，且但知温散发汗。若温热、暑湿诸病，随时感发，并不由于风寒诱起者，自当辛凉开达，芳淡清化，对病定方。奈医家、病家，无不通称曰伤寒，一见此等方药，即斥为凉遏，世俗竟成为习惯，以致冤死载涂[1]，不得不归咎于创始者之定名失实也。至循经传递，太阳由阳明而少阳，而太阴，而少阴，而厥阴，自临证经验以来，千万人中实无一人，无怪南方无真伤寒之说。若照俞氏所论，经验上数见不鲜，可谓知所取舍，不为古人所欺。但予犹有怀疑者，伤寒一证，轻则用葱白香豉汤加味，重则用苏羌达表汤加减，或用麻黄汤减其用量，往往一汗即解，热退身凉而愈，何至于缠绵床席，传变有如斯之多，变证轻重如斯之不一耶？推原其故，半由因循失治，半由纵横杂治，或由别兼他邪，或由另夹宿病，或由素禀阴虚多火，或由素体阳虚多湿，或由素性嗜好太多，或由素情忧怒无常，有此种种原因，故变证层出不穷，方法亦随机策应。俞氏特立火化、水化、水火合化三端，已握传变之主脑，然后审定各人之特性素因，再将气候、风土、寒热燥湿、老幼男女等之各异，及其体质强弱、脏性阴阳，与夫生活状态、旧病有无等关系，辨其经络脏腑之外候，断其寒热虚实之真相，以决方剂。虽多引用成方，略为加减，而信手拈来，适中病情。细绎其诊察之法，大抵以头、项、背、腰之变化察表，以面、目、九窍之变化察里，以血脉、睛、舌之变化，察其病势之安危，断其病机之吉凶。予平日研求，服膺叶法，旁参众法以补助之。兹

---

① 涂：同“途”，道路。

将叶天士先生伤寒看法及其治例，节述于后，为初学作导线。

（一）凡看伤寒，先观两目。黑白分明者，内无热；目视不明者，里有热。

（二）看唇舌。唇红而润者内无热，唇干而焦者里热重。若舌白滑者表未解，舌黄者热渐深，舌黑者热已剧。

（三）审胸腹。胸满而痛者为结胸，不痛者为痞气。如未经下而有之，上焦痰水也；已经下而有之，误下坏证也。腹中痛硬者，燥粪；脐下痛硬者，燥粪与蓄血。脐间动跃或痛，上冲于心者，冲气；腹中响，气下趋者，欲作泻。燥粪者小便不利，脐下如疙瘩状；蓄血者小便利，脐下如怀孕状。

（四）问口渴否。渴不饮水者，邪在表；渴饮水多者，内热甚；漱水不欲咽者，欲作衄。

（五）凡治伤寒，先辨表里，不论日数，但有头疼身痛，怕风恶寒，脉来浮紧浮数，皆是表证。虽有便难，小便不利，亦当先解其表，后攻其里。脉浮紧者为正伤寒，宜用辛温之药以发之；浮数者为寒包火，宜用辛凉之药以解之。既有腹疼吐利，溺白或赤，脉来沉弱、沉滑，皆是里证。间有恶风怕冷，亦当先治其里，后解其表。脉沉弱者为中寒证，宜用辛热之药以温之；沉滑者为里热证，宜用苦寒之药以攻之。如病在表而反下，则邪乘虚入里。微为痞气结胸，甚为肠滑洞泄，此皆误下坏证。在里反汗，则表益虚而里益实，轻为衄血斑黄，重为痉厥亡阳，此皆误汗坏证。凡服汗药，如一剂无汗，再与之，复无汗，此营卫乏绝，当养阴辅正而再汗之，三治无汗者死；凡服下药，先燥后溏者已解，如但利清水而无燥粪，痞满如故者未解，再下之，三下不通者液枯肠燥，当镇润之。通者生，不通者死。

（六）详辨阴阳。初起时，头疼身痛，发热恶寒，脉来浮紧、浮大，即是阳经之表证也；此后烦躁作渴，纯热无寒，便闭溺热，即是阳经传入阳腑之热证也。脉虽沉伏，不可误作阴证治。如初起时，脐腹绞痛，肢厥唇青，脉来沉迟沉微，即是直中阴经之寒证也。虽面赤烦躁，不可误作阳证治。阳证宜汗宜透，宜清宜下，阴证宜温宜补，其大要也。然亦有辨：阳证而其体素虚，不胜下，下之太过，忽然脐腹绞痛，洞泄不止，手足厥逆，此阳证而转为阴证也，急温之；阴证而其体素热，勿过温，温之太过，忽然烦躁大渴，自汗昏谵，二便不通，此阴证而转为阳证也，速清之。

（七）凡伤寒得死证，脉尚可治者，弃证从脉，虚则补之，实则泻之。

（八）凡伤寒得死脉，证有可治者，弃脉从证，表急解之，里急攻之，热则清之，寒则温之。总之定其名，分其经，审其证，察其脉，明表里，识阴阳，度虚实，知标本，此八者，为治伤寒之要诀也。至于仲景《伤寒论》，为诊治伤寒之祖，历代诸家议论甚多。至明陶节庵《六书》及《全生集》，分别详悉，简要明白，后学观之，不致惑乱。若欲详悉，王肯堂有《伤寒准绳》，大纲细目，朗若列眉，可谓集大成矣。果能细细考究，治伤寒证有余。后人往往好名而立伤寒书，具不脱前人窠臼，即其中有另立议论者，皆非纯正之言，书愈多，法愈乱，徒使后学茫无头绪。近来医家，多用温补法以治伤寒，皆《景岳全书》误之也。

第三节　两感伤寒

《内经》与《伤寒》序例，皆谓之两感于寒。

【因】身受阴寒之气，口食生冷之物，表里俱伤者为两感。《内经》所云两感于寒者，一日太阳与少阴俱病，头痛口干烦渴；二日阳明与太阴俱病，身热谵言，腹满不欲食；三日少阳与厥阴俱病，耳聋囊缩而厥，水浆不入，不识人；六日死。乃温热病之两感，非伤寒之两感也。至后人谓病愈后复伤寒，谓之两感；又谓冬伤于寒，至春重感，谓之两感。亦非也。两感者，猝然表里受寒，阴阳俱伤之谓也。其病多发于夏令夜间，因人多贪凉，喜食冰水瓜果故耳。

【证】头疼体痛，身重恶寒，目瞑嗜卧，少气懒言，手足微冷，虽身热亦不渴，下利清谷，甚则两脚筋吊，舌苔白而嫩滑，甚或灰而淡白，或灰黑腻苔，舌质嫩滑湿润。

【脉】沉而迟，甚则沉微，沉为邪陷，迟为寒凝，微则阳气欲绝。此朱丹溪所谓表里皆寒，难分经络，无热可散，温补自解。不急治，去生甚远是也。

【治】《素问》谓两感于寒者必死，不治。仲景谓两感病俱作，治有先后。朱南阳谓宜先救里以四逆汤，后救表以桂枝汤。然就余所验，禀有虚实，感有浅深。虚而感之深者必死，实而感之浅者可治。法当先温其里，附子理中汤加公丁香（二十支）、煨肉果（钱半），俟里温阳回，则下利止而手足转温。若犹头身俱痛，恶寒筋急者，则以桂枝加附子汤，温通阳气以解表；表解而胃口不开者，则以香砂二陈汤，温运中阳以健胃，其病自愈。东垣大羌活汤，节庵冲和灵宝饮皆不切病，不可轻与。

【秀按】两感伤寒，夏月最多，后贤皆名曰中寒，世俗又谓之吊脚痧。多死于挑痧及香散痧药，目击心伤。俞君参用丹溪南阳两家治法，确是对症良方，然则两感证亦有可治之道，不可遽必其死也。

【廉勘】两感伤寒一症，俞氏求原固确，惟救里救表，其间先后缓急，当消息之。如下利不止，肢冷筋吊者，则先救里；若下利尚微，足筋不吊，而头身剧痛，发热恶寒者，宜先解表。随证权变可也。

第四节　伏气伤寒

古人名肾伤寒。

【因】朱奉议云：伏气之病，谓非时有暴寒中人。伏气于足少阴经，始不觉病，旬月乃发，此病古方谓之肾伤寒。就余所验，多由于其人好色，色欲伤肾，肾经先虚，故偶感暴寒之气，得以伏匿于其经，古称肾伤寒者以此。但其病有二：一因肾主水，水性寒，伏气从阴化者多，故病多阳虚伏阴；一因两肾之间有命门，其中虽藏阴精，而却含真火，火性热，伏气从阳化者多，故病多阴中伏阳。

【证】伏阴者身虽大热，反欲得衣，面赤戴阳，足冷蜷卧，先咽痛，继即下利，甚则肢厥自汗，烦躁不得眠，舌苔虽黑，却浮胖而滋润不枯；伏阳者身虽大寒，反不欲近衣，胸满恶心，头痛脊疼，指末虽冷，而内热烦躁，舌苔绛底浮白，甚或嫩红胖大。

【脉】浮取洪大而数，略按则软而无力，重按即空大而散，此热在皮肤，寒在骨髓，陶节庵所谓阳虚伏阴是也；若六脉沉伏不见，深按至骨，却似牢而有力，此寒在皮肤，热在骨髓，许学士所谓阴中伏阳是也。

【治】伏阴证，当大剂温补以救其本，反佐童便凉通以滋其标。先与加味金匮肾气汤，浓煎冷服；俟阳虚证退，继以桂枝橘皮汤，温调营卫以和表。朱南阳但用半夏桂甘汤，固属病深药浅，谓病只二日便瘥，更未免轻视此证。陶氏主用局方五积散，中有麻黄、苍、芷，深恐大汗亡阳，香燥劫阴，阴阳两伤，必死不治。伏阳证当遵许氏破阴达阳法，使水升火降，得汗而解，重用破阴丹（倭硫黄、水银各五钱，熔结成砂，加青陈皮各二钱半，各为细末，面糊丸、如桐子大）百粒，冷盐汤下。服后若烦躁狂热，手足躁扰，此伏阳外达也，不必惊慌，须臾神定而睡，汗出热退而病除矣。或用来复丹（倭硫黄、玄精石、牙硝各一两，橘红、青皮、五灵脂各二钱，醋糊丸）钱半至二钱，热童便下，小便连解青黑色，其热亦退。盖少阴与太阳为表里，破阴丹使伏阳从足太阳经外泄，来复丹使伏阳从足太阳腑下泄，方虽不同，而交通阴阳之功则一，终以育阴养胃法调理收功。

【秀按】肾伤寒一证，予见时医误汗、误清，治无不死，许叔微所谓伤寒偏死下虚人是也。俞氏断其证有阳虚伏阴、阴中伏阳两路，分际极清，治法亦食古而化，足补长沙之未备，真诱导后学之益智粽也。

【廉勘】俞氏所用两路方药，虽皆是对病真方，然处今之世，医家固不敢遵用，病家亦不肯信服。盖世俗执定伤寒无补法，此种谬见，早经印入脑筋，俗见难除，积习难返，古今同慨，岂独一伏气伤寒为然哉！此笃志好学人，所以有时废书而三叹也。

第五节　阴证伤寒

《内经》名中寒，即直中阴经真寒证。

【因】其人胃肾阳虚，内寒先生，外寒后中，如《内经》曰阴盛生内寒。因厥气上逆，寒气积于胸中而不泄，不泄则溢气去，寒独留，留则血凝，血凝则脉不通，故中寒。中寒者，寒邪猝时直中阴经，阴邪横发而暴也。病较伤寒为尤甚，当分三阴经证为首要。

【证】寒中太阴者，初起即怕寒战栗，头不痛，身不热，口不渴，便四肢厥，上吐下利，脘满腹疼，小便不利，舌苔白滑带灰，甚或灰而滑腻，灰而淡白；寒中少阴者，初起恶寒厥冷，蜷卧不渴，心下胀满，小腹绞疼，下利澄澈清冷，水多粪少，小便白或淡黄，甚则面赤烦躁，欲坐井中，身有微热，渴欲饮水，水入即吐，少饮即脘腹胀满，复不能饮，甚或咽痛气促，或郑声呃逆，舌苔淡白胖嫩，或苔虽灰黑，舌质嫩滑湿润，或由淡白转黑，望之似有芒刺干裂之状，扪之则湿而滑；寒中厥阴者，初起即手足厥冷，上吐涎沫，下利清水，有生腥气，心下胀满，汤药入口即吐，手足指甲皆青，恶寒战栗，甚则自汗淋漓，筋惕肉瞤，面赤戴阳，郁冒昏沉，舌卷囊缩，舌苔青滑，或青紫而滑，或淡紫带青，色黯质滑。

【脉】寒中太阴，沉濡而迟，甚或沉濡而微；寒中少阴，脉沉而微，甚则沉微欲绝；寒中厥阴，脉细欲绝，甚则脉绝。脉还出者生，不出者死。脉渐渐缓出者生，暴出者死。此皆阴盛没阳之危候。陶氏所谓不拘脉之浮沉大小，但指下无力，重按全无，便是阴证，凭脉下药，最为切当是也。

【治】太阴证，轻则胃苓汤为主，重则神香圣术煎为主，极重则附子理中汤为主。呕甚兼呃，加姜半夏（四钱）、上沉香（八分）、真柿蒂（三十枚）；腹胀痛甚，加真川朴（钱半）、明乳香（八分）；泻多不止，加煨肉果（一钱）、灶心土（五方，包煎）。少阴证，轻则真武汤为主，重则附姜白通汤为主，稍缓则附姜归桂汤，再缓则附姜归桂参甘汤。若阳回身温，吐利已除者，此汤加炙绵芪、炒冬术（各一钱）、酒炒白芍（钱半）、北五味（十二粒），温和平补以收功。厥阴证，轻则当归四逆汤加吴茱萸（八分）、生姜汁（一匙，分冲），重则通脉四逆汤加吴茱萸（盐水炒，一钱）、紫桂（一钱，研冲），极重则回阳急救汤主之，外治灸气海（在脐下一寸五分）、丹田（脐下二寸）、关元（脐下三寸）三穴，用大艾六七壮，灸至肢温脉出为度。

【秀按】直中太阴，手足微冷，呕吐不渴，自利腹满，脉来沉缓；少阴则手足厥冷，脉必沉微；厥阴则肢冷脉细，甚则脉绝，青唇舌卷，筋吊囊缩。然皆面色青黯，即有虚阳上泛，面虽赤色，亦不红活光彩，必多娇嫩带白，舌色或青或紫，或白苔满布而滑，手足自冷，爪甲或青或紫，血色自不红活，皮肤决无大热，甚则冰冷透手，此皆阴证之的据也。治法虽以附、姜破阴回阳为必要，而附子究为大毒之品，急救虽不得不用，过服则每有留毒，往往见面红目赤，躁扰烦渴不已。若解药稍迟，血从耳目口鼻出者必死。解药急用犀角五黄汤（犀角一钱，川连三钱，芩、柏、山栀各二钱，鲜生地、麦冬各三钱，生甘草二钱，先用生绿豆一两，水三碗，煎至绿豆皮开，取清汤代水煎药，约至八分两碗，冲生莱菔汁半盏，时时冷冻饮料），以解附毒最良。

【廉勘】阴证伤寒者，即直中太阴、少阴、厥阴之寒证也，故一名直中三阴真寒证，省曰中寒，近世通称为冷痧急证。见其足卷筋吊者，即名吊脚痧；见其眶瘪者，即名陷瘪痧；见其吐泻腹痛者，即名霍乱痧，或名吐泻痧。见形取名，以便通俗，而于病源病理，并不切实推求。就余所验，其病多发于夏秋之间，每在亢旱酷热之时，猝然大雨狂风，凡山中阴毒之潭水，住家阴沟之污水，均被狂雨之大水，冲入江河，诸凡淘米洗菜，煮饭煽茶，饮之食之者，无一不沾染其毒，中其毒者猝然暴发。病势稍缓者，轻则但为寒疟，为冷泻，重则为阴霍乱，尚有三阴证状可辨；势急者，肝、肾、脾、胃亦皆沾染其毒菌，治当先救脾胃。至若附子，固治阴毒之寒证，但生附子市肆多不备，只备淡附子，仅有温燥寒湿之功，实无破阴回阳之力，其性能远不如姜、桂、椒、萸。而其为大热大毒，世皆熟悉其性，成则归功于他药，败则归咎于附子。故予治此证，弃而不用，别筹新法，兹将历验者约略陈之。初起先解其阴毒，以止吐利腹痛，用鲜生姜四两，原粒胡椒十粒，紫金片一钱，共捣取汁，冷冻饮料一二盏，即将其渣和入黑白芥子各一钱，鲜葱白十枚，共捣成饼，先用麝香五厘，瑶桂末一分，填入脐中，将饼罨[1]在胸腹脐间上下，以小熨斗盛炭火烫运之，以行其气血。干则和姜葱汁、烧酒、松节油等再熨，熨至手足温和，吐利均止者生。另用烧糟捣艾叶包擦两手足弯，以肢温筋宽为度。若吐泻脱元，六脉沉微似伏，甚则脉绝者，急用姜汁磨广木香一小匙，调当门子五厘，和别直参三钱重汤炖温服之。脉至者生，不出者死，惟脉绝则两手全无，须重按至骨间全无者，方是绝脉。若沉按忽隐忽现，则为脉陷下而已。

---

① 罨（yǎn）：覆盖，敷。

卷之六

第八章　伤寒兼证上

伤寒为外感百病之总名，故张仲景医圣著《伤寒论》，后贤推为通治六气感证之要书。兹言兼证者，或寒邪兼他邪，或他邪兼寒邪，二邪兼发者也。其证约二十有一，修治于后。

第一节　伤寒兼风

俗称冷伤风，张氏《伤寒论》名曰中风。

【因】同一感受风寒甚于风者为正伤寒，风重于寒者为冷伤风。冷伤风者，由其人猝伤冷风，或先感于寒，继伤于风。较四时感冒为重，故俗称重伤风。

【证】头痛身热，恶风怕冷，鼻塞声重，咳嗽清涕，痰多白滑而稀，或自汗而咳，甚或无汗而喘息，舌苔白薄而滑，甚或白滑而腻。

【脉】伤寒左手脉当浮紧，今反浮缓，右手浮滑者，此伤寒见风脉。《内经》所谓伤于风者上先受之，风寒客于人，病入舍于肺，乃营卫并伤之候。《难经》推为五种伤寒之一，与正伤寒同而不同者，正伤寒多先伤足太阳经，冷伤风多先伤手太阴经也。

【治】自汗而咳者，先调营卫以治咳，桂枝橘皮汤加杏仁（去皮，勿研，三钱）、前胡（二钱）；无汗而喘者，先疏肺气以定喘，新加三拗汤加减。此后痰稀咳甚者，小青龙汤去麻黄，加杏仁、橘红，消痰止咳；痰多咳甚者，越婢加半夏汤，宣肺定喘。嘱病人切禁酸冷、油腻等物，病自除根。失治误治，往往延久不愈，酿成肺病，轻变痰饮、痰火，重变肺胀、肺痨，目见甚多，务望医家病家两慎之。

【秀按】冷伤风一证，《内经》首先发明，谓风从外入，令人振寒，汗出头痛，身重恶寒，治在风府。其次张氏《伤寒论》，一则谓太阳病，发热汗出，恶风脉缓者，名为中风；一则谓太阳中风，脉阳浮而阴弱，阳浮者热自发，阴弱者汗自出，瑟瑟恶寒，淅淅恶风，翕翕发热，鼻鸣干呕者，桂枝汤主之，此皆后世所称之风寒病也。后贤谓有冒伤中之不同，冒风为轻，伤寒为重，中风为最重，故又泥于越人、长沙之谓风为中，与虚风猝倒为中风，二病之名目相混。岂知古人伤与中字义无殊，如云风伤卫、寒伤营是矣。若以恶风自汗与恶寒无汗两证，辨伤风与伤寒之异，尚未可依为的据。唯一则但有头痛鼻涕，而周身不痛，一则头身俱痛，腰与骨筋亦疼，一则脉浮缓，一则脉浮紧，证与脉类然各别。至于汗之有无，正伤寒证固无汗，重伤风证亦有无汗者，故桂枝汤本是风寒发汗之剂，不过较麻黄汤为和缓耳。或谓其无汗能发，有汗能止者，骑墙[①]语最足误人。

【廉勘】重伤风一证，证虽极繁，而病人多不注意，病至难治，而医家漫不经心，皆泥于伤风为小恙故而。岂知咳嗽一日不除，病根一日不役。故谚云伤风咳嗽，郎中对头。又云伤风不醒便成痨。前哲如徐氏灵胎，尚著《伤风难治论》。谓伤风有皮毛以入于肺，肺为娇脏，太寒则风气凝而不出，太热则火燥肺而动血，太润则生痰饮，太燥则耗津液，太拽则汗出而阳虚，太涩则气闭而邪结。并有视为微疾，不避风寒，不慎饮食，经年累月，病机日深，或成血证，或成肺痿，或成哮喘，或成怯弱，比比皆然。观此则伤风之失治误治，古今一例，无怪久呛成痨者之层见叠出也。余治此证，每以危言警告，叮嘱其戒口避风，自制疏风止咳汤（荆芥穗钱半、苏薄荷一钱、光杏仁二钱、广皮红八分、百部钱半、清炙草六分、紫菀二钱、白前钱半），屡投辄验，既不太热、太燥、太泄，又不太寒、太润、太涩，故病者放心肯服。方虽平淡，收效殊多，惟好赌博、贪酒色、矫情执意者，难收全功，医当忠告而善遵之。若肯惟医者之言是听，始可为之悉心调治，不听则止，毋自取辱，致招医药无功之讥评也。

① 骑墙：比喻立场不明确，游移于两者之间。

第二节 伤寒兼湿

一名寒湿，《内经》分寒气胜者为寒痹，湿气胜者为湿痹。

【因】先伤于湿，后伤于寒。或骤伤雾露雨水，或汗出当风，水停其间，多发于夏后，伤于寒。或骤伤雾露雨水，或汗出当风，水停其间，多发于夏令初秋。湿由寒热合化而成，故兼湿者本有寒、热二证。有寒闭于外、湿郁于内者，亦有湿遏于上、热郁于下者，不得以伤寒湿，概目为阴邪也。历查吾绍患此证者，兼寒湿者少，兼湿热者多。

【证】兼寒湿者，一身尽痛，关节尤疼，凛凛恶寒，甚则足冷，头重胀痛，如裹如蒙，身重肢懈，胸膈痞满，口淡不渴，小便不利，大便反快，甚或发热，身色如熏黄，神沉嗜睡，舌苔白滑而厚，或白苔带灰而滑，甚或白苔满布，厚如积粉而浮滑，或兼黑点黑纹而黏腻。兼湿热者，四肢倦怠，肌肉烦疼，头胀昏痛，面色黄赤，如熏油腻，口气秽浊，胸满而烦，口燥而渴，渴不能饮，一身无汗，但头汗出，鼻塞背强，欲得覆被向火，午后寒热，状如疟疾，腹满便溏，溲短黄热，甚或呕吐不纳，身黄如橘皮色，或皮肤隐隐见疹，舌苔底白罩黄，或舌苔黄腻，边白尖红，或白苔渐黄，兼有灰腻，或黄中带黑，浮滑黏腻。

【脉】沉而缓，甚或沉细似伏，模糊不清，此寒闭于外，湿痹于内，足太阳经与足太阴经同病也。若沉而弦，甚或沉数，数滞不调，此胸上有寒，丹田有热，足太阳经与足少阴经同病也。

【治】兼寒湿者，先与苏羌达表汤，加苍术（一钱）、川朴（二钱），使其微汗以解表；继与苓术二陈煎，温中化湿以利溺；终与香砂二陈汤，加焦谷芽（三钱）、炒麦芽（二钱），温运中阳以开胃。兼湿热者，先与藿香正气汤，加冬瓜皮子（四两）、丝通草（五钱），二味煎汤代水，芳淡化湿以双解表里；继与增减黄连泻心汤，苦辛通降以整肃湿热；终与白术和中汤，加黄草川斛（三钱）、长须谷芽（用鲜荷叶一角，剪碎，拌炒香），温和中气以开胃。二证照此治法，病无不痊。若湿竭化燥，热极发痉者，误治居多，择用清燥养营汤、羚角钩藤汤，随证加减以救误。若疹斑不得速透者，新加白虎汤加炒牛蒡三钱，大青叶四钱，鲜西河柳叶三钱，辛凉开达以透发之。若夹食滞便闭者，枳实导滞汤，下滞通便以消导之。其间权轻重，度缓急，在临证者随机策应之。

【秀按】伤寒兼湿热者多，湿热酿痰者亦甚多，故丹溪翁大阐痰湿法门，谓十人九湿，湿生痰，痰生热。然其所论多外生之湿，少及本身之湿热。仲景书论寒湿、风湿者多，论湿热惟黄胆及痞证而已，如茵陈栀子等方与小陷胸泻心诸法，皆为湿热发黄、湿热成痞而设。盖伤寒误遏，使内湿上甚为热，热郁发黄，轻则茵陈蒿汤、茵陈五苓散等，重则栀子大黄汤、大黄硝石汤等，或利或下，皆以祛内郁之湿热也。伤寒误下，则变痞满。亦有不经攻下而胸痞者，由其人素多痰湿热，一经外邪触动，即逆上而痞满，故仲景特立小陷胸诸泻心法，正以祛逆上之痰湿热也。罗谦甫云：泻心汤诸方，取治湿热最当，以其辛开苦降也。余谓参、草、枣、究宜慎用，干姜宜易枳实、橘皮，庶免反助湿热为患之流弊。或佐利溺，如滑石、通草、二苓之类；或佐通便，如清宁丸、枳实导滞丸之类，此在临证者权宜耳。

【廉勘】吾绍地居卑湿，天时温暖，人多喜饮茶酒，恣食瓜果。素禀阳旺者，胃湿恒多；素体阴盛者，脾湿亦不少。一逢夏秋之间，日间受暑，夜间贪凉，故人病伤寒兼湿为独多。俞氏区别兼寒湿、兼湿热两端，分际极清，治法方药，亦属正宗。予每宗其法，初用辛淡芳透以解表，藿香正气汤加减，最为繁用。继则观其体肥而面色白者，兼顾阳气，治用苦辛淡温法，或佐桂、苓，或佐姜、术；体瘦而面色苍者，兼顾津液，治宜苦辛淡凉法，或佐芦、茅二根，或佐梨、蔗二汁。惟酒客里湿素盛，不重摄生，阴虚而夹湿热者，最为缠绵难愈。前哲善治湿证者，首推叶天士先生，其除气分之湿，用蔻仁、滑石、杏仁、川朴、姜半夏、瓜蒌皮为主，有热加竹叶、连翘、芦根等，全取轻清之品，走气道以除湿。湿伤脾阳，腹膨溺涩，用五苓散加椒目。一从肺治，用辛淡清化法；一从脾治，用辛淡温通法。此二者，皆为化气利湿之正法。湿热治肺，寒湿治脾，先生独得之新传也。其他脘痞便溏之用苓桂术甘汤，吞酸形寒之用苓姜术桂汤，误攻寒湿成痞、变单腹胀之用真武汤加减，寒湿郁结伤阳、鸠聚为痛之用白通汤加味，酒客三焦皆闭、胸满不饥、二便不通之用半硫丸，酒客脾胃受伤、腹胀肢肿、二便不爽之用小温中丸，虽皆古人成法，而信手拈来，略为加减，恰中病情，足征其服古功深。又有病中啖厚味者，肠胃腻滞虽下，而留湿未解，胃不喜食，肛门坠痛，舌上白腐，用平胃散去甘草，加人参、炮姜、炒黑生附；阳伤痿弱，阴湿麻痹，虽痔血而用姜、附、苓、术。此二条。不因酒毒痔血，认作湿热血热，竟以苦辛温药通阳劫湿，尤觉高超。更有舌白身痛，足跗浮肿，太溪穴水流如注，谓湿邪伏于足少阴经，而用鹿茸、淡附子、草果仁、浙苓、菟丝，以温煦阳气。湿久脾阳消乏，肾真亦败，中年未育子，用茯苓、菟丝、苍术、韭子、大茴、鹿茸、淡附子、胡芦巴、补骨脂、赤石脂，仿安肾丸法，均非浅识所能步武。此皆寒湿传变之方法也。湿热上升清窍，头胀耳聋，呃忒鼻衄，舌色带白，咽喉欲闭，谓邪阻上窍空虚之所，非苦寒直入胃中可治，而用连翘、牛蒡、银花、马勃、射干、金汁，乃轻扬肺气、清芬达郁法。湿热内陷包络，身热神昏，四肢不暖，用犀角、元参、连翘心、石菖蒲、银花、赤豆皮，煎送至宝丹，乃清热通窍、芳香辟秽法。湿热夹秽，分布营卫，充斥三焦，头胀身痛，神识昏闭，渴不多饮，小水不通，舌苔白腻，用生苡仁、茯苓皮、大腹皮、通草、猪苓、淡竹叶、广郁金汁、石菖蒲汁，煎送牛黄丸，乃淡渗宣窍、芳香通神法。湿热阻中，气滞脘痛，大便不爽，用豆豉、枳实、川连、姜汁、苓、半，热轻则去黄连，加广郁金、橘红、苡仁、杏仁，此湿伤气痹治法。热甚则用川连、生晒术、川朴、橘皮、淡生姜渣、酒煨大黄，水法丸服，此治气阻不爽，治腑宜通法。若湿热甚而舌白目黄，口渴溺赤，用桂枝木、浙苓皮、猪苓、泽泻、寒水石、生白术、绵茵陈，此从桂苓甘露饮加减，以宣通三焦，此皆湿热传变之方法也。至其用药，总以苦辛温治寒湿，苦辛寒治湿热，概以淡渗佐之，甘酸腻浊，在所不用。湿证备此诸法，大致楚楚[①]矣。

第三节　伤寒兼痧

俗称冷痧，势急者又名急痧，势缓者则名慢痧。

【因】日间触闻臭秽，夜间露宿贪凉，其大要也，夏秋最多。缓则寒

① 楚楚：鲜明貌。

湿凝滞于脉络，或湿热郁遏于经隧。急则鼻闻臭毒而阻逆上气，或内因食积而壅塞中气，皆能气胀成痧，故通称痧气，又称痧胀，或称痧秽。

【证】头胀晕痛，发热恶寒，胸闷气逆，腹痛胀满，轻现红点，重现青筋，甚有上下不通，吐泻不得，四肢厥逆，绞肠剧痛，或夹臭毒，或夹食滞。面色青黯而指甲亦青，舌苔灰白而滑者，冷痧夹食也；面色紫浊而指甲亦紫，舌红苔白而糙者，热痧夹食也。甚或猝然腹痛昏倒，面色黑胀，不呼不叫，舌苔灰腻者，此为痧闭，证最危急。亦有一发即洞泄肢冷，腹胀无脉，舌苔白腻者，此为痧泻，证亦凶险。

【脉】沉弦而滞，甚则沉伏者，此寒闭于外，痧郁于内，气郁血凝而不能外达也。若沉弦而数，甚则沉牢者，此冷食中阻，痧毒内伏，湿遏热结而不能外发也。初尚弦劲搏指，继则昏厥无脉者。《内经》所谓大气入于脏腑，病多猝死是也。

【治】伤寒兼痧者，先去外寒，急用辛香流气以发表，香苏葱豉汤去甘草，加越鞠丸（三钱）、白蔻末（六分，冲）。继辨其因以去痧，寒湿凝滞脉络者，急用辛温流气以芳透，仁香汤加浙苓皮（四钱）、生苡仁（六钱）。湿热郁遏经隧者，急用苦辛凉淡以疏利，藿香正气汤加辰砂拌滑石（五钱）、绵茵陈（三钱）、焦山栀（三钱）。臭毒阻逆上气者，急用芳香辟秽以宣上，连翘栀豉汤加紫金锭（二枚，磨汁，冲）。食积壅塞中气者，若其人吐泻不得，急用涌吐法，炒盐汤冲生萝卜汁；继用理气法，香砂二陈汤冲紫金锭汁。若其人泻利无脉，当辨阴阳。阴痧急用正阳四逆汤，以回阳通脉；阳痧急用红灵丹（一二分，凉开水调下）或行军散（二三分，鲜石菖蒲汤调下），以开关通脉。至其外治法，轻则用刮痧法（用瓷碗盖搽香油，刮肩背及手足臂弯等处）、搐鼻法（用通关散吹入鼻孔以取嚏），重则用刺痧法（用银刀刺入少商、中冲、尺泽、委中及舌紫筋，出血以放痧）。此皆宣气活血，内外开通之法也。

【秀按】自古医书，从无痧证之名，始见于赵宋三世医张季明《医说》引叶氏《录验方》辩痧一则。谓痧病江南旧无，今东西皆有之。其证初发寒栗似伤寒，状似疟，头疼壮热，手足厥冷，初以饮艾汤试吐，即是其证。急以五月蚕蜕纸一片，剪碎按碗中，以盘盖密，以沸汤泡半碗许，仍以纸封盘缝，勿令透气，良久，乘热饮之，就卧，以厚衣被盖之，令汗透便愈云云，此即后世所谓冷痧之滥觞[1]也。继起者，前明张景岳，著刮痧新案，其说简略。惟国初郭、张、王三家，各有发明。郭右陶著《痧胀玉衡》，其说甚辩，大旨谓书虽不载痧名，而所云青筋白虎、中恶、干霍乱等名，实皆痧证之见于诸书也。至俗称绞肠痧，由来已久。其病种种不一，或为暗痧，或为闷痧，或为痧晕，或为痧痛，或为痧胀，或为痧块，或现痧筋，或现痧斑，总由于气郁血凝，湿滞食积。其总因则以地方不洁，冷热不调，饮食不节，情志不畅者居多。看法，先辨表里，次辨冷热。其治法，痧在肌肤，当刮即刮；痧在血肉，当放即放；痧在胃肠经络，当药即药。若痧气横行，表里充斥，当三法兼用。刮痧用油盐搽在瓷碗盖中，先刮胸前脘腹，次刮后背脊骨，又次刮手足两弯，使痧毒不致内攻。放痧要看痧筋，痧筋色青者，血毒初郁，证尚轻而易放；色紫红者，血毒已盛，证已重而难放；色黯黑者，证极重而放亦不出。或现于数处，或现于一处，必须用银针刺之，去其毒血。一放头顶百会穴，一放两太阳穴，一放印堂，一放舌下两旁，一放喉外两旁，一放双乳两旁，均须浅刺；一放两手足十指头，一放两臂腿弯，均须深刺。放尽然后审因用药，痧因气郁者，藿香汤（杜藿香、制香附、小青皮各钱半，生枳壳、苏薄荷、青连翘各一钱，略煎数沸，稍冷服）理气避秽；痧因血结者，必胜汤（光桃仁、炒山楂、生川军、五灵脂、小青皮、赤芍各一钱，制香附钱半，川贝二钱，杜红花四分，煎十余沸微温服）破血散结；痧因食结者，宣化饮（新会皮、大腹皮、炒麦芽、前胡各钱半，炒萝卜子三钱，小青皮一钱，先用小山楂一两，煎汤代水，煎成去渣，稍温服）消食和气；痧因窍闭者，牛黄八宝丹（西黄、琥珀、辰砂、梅冰、雄精各一钱，羚角片、明乳香各三钱，犀角片钱半，各为细末，先用蜜银花、紫花地丁各二两，川贝、川连各三钱，煎胶，打糊为丸，每丸重二分，年幼者一丸，长者二丸，鲜石菖蒲叶一钱，灯心三小帚，鲜卷心竹叶三十六枝，煎汤调下）开窍透毒；痧因斑隐者，活络透毒饮（荆芥穗、小青皮、净蝉衣各一钱，青连翘、蜜银花各钱半，炒牛蒡、紫花地丁各二钱，杜红花五分，先用活水芦笋一两，大青叶四钱，煎汤代水）解毒透斑；痧因痰壅者，清气

① 滥觞（shāng 伤）：指江河发源处水很小，仅可浮起酒杯。后比喻事物的起源、发端。

化痰饮（光杏仁、川贝各二钱，广橘红、生枳壳、小青皮各一钱，莱菔子二钱，天竺黄三钱，白蔻末五分，冲，煎成，微冷服）理气消痰。至于伤寒兼痧，必先治痧，痧退后乃治伤寒。痧类伤寒，轻则刮痧，重则放痧，用药以理气活血、透窍解毒为主。切忌误认伤寒，妄用辛温发汗，反助痧毒益张，慎之。张路玉著臭毒、番痧二则，谓触犯臭秽，腹痛呕逆，世俗以瓷器蘸油，刮其脊上，随发红斑者，俗为之痧。若感恶毒异气，腹疼肢麻，呕恶神昏，骤发黑斑，起于漠北，流入中原者，俗名番痧。欲吐不吐，欲泻不泻，干呕绞痛者，曰绞肠痧，甚或形寒肢厥，面青脉伏，或壮热神昏，面紫脉坚。此由其人素体火衰、火盛，猝中恶毒异气，俗称冷痧、热痧之别也。其病与瘴疠相似，霍乱相类，缓则尚可迁延时日，急则夕发早死。初觉先将纸捻点淬头额，即以荞麦焙燥，去壳取末三钱，冷开水调服，重者少顷再服即安。盖荞麦能炼肠胃滓秽，降气宽胸，善消浊滞，为痧毒之专药。其毒甚面黑者，急于两膝后委中穴刺出恶血，以泄毒邪。如荞麦一时莫得，或服之不应，即宜理气为先，如香苏饮加薄荷、荆芥，辛凉透表；次则避邪为要，栀子豉汤加牛蒡、生甘草，解毒和中。表热势甚，清热为急，黄芩汤加连翘、木通，分利阴阳。烦渴引饮，遗溺，速清阳明，白虎汤加葱豉。斑点深赤，毒在血分者，浓煎益母草两许，少投生蜜，冲入生莱菔汁半杯，放温恣服，散其恶血。取效最捷。此皆使毒从表化。若见烦扰腹胀，便闭脉疾，表里俱急者，急投凉膈散，使毒从下泄。世俗有用水搭肩背及臂者，有以苎麻水湿刮之者，有以瓷碗油润刮之者，有以瓷锋刺委中出血者，有以炒盐探吐者，有以冷水送下川椒数粒者，有以研生白矾冷水调服二三钱者，有以油纸点照、视背上有红点处皆焠之者，总欲使腠理开通，气血畅达之意耳。其脉多伏，即不伏亦浑浑不清，或细小紧涩，或紧劲搏指，中带促结，皆是阴匿阳伏之象，不可误认阴寒而投热药，亦勿以腹痛足冷而与温药。若见面青唇黑，脉劲搏指，厥逆喘促，多不可救。王晋三著《古方选注》，中有论痧一则，谓痧者，寒热之湿气，皆可为患，轻则胃脘气逆，胀满作痛，甚则昏愦欲死。西北人以杨柳枝蘸热水鞭其腹，谓之打寒痧；东南人以油碗或油线，刮其胸背手足内，谓之刮痧；以瓷锋及扁针，刺舌下、指尖及曲池、委中出血，谓之搠痧。更服神香散（公丁香、白豆蔻各七粒，为末，清汤调下，如小腹痛者加春砂仁七粒）以治寒湿痧胀，益元散（滑石六钱，生甘草一钱，辰砂一钱，为末，每服三四钱）以治湿热痧胀，均有神功，是皆内外兼治以泄其气，则气血得以循度而行，其胀即已，非另有痧邪也。近世俗医，另立痧科，凡见腹痛胀满，烦闷不安，咸谓之痧，惟欲自炫其术，反戒患家勿轻用药，殊堪捧腹。合观三论，右陶因龚云林青筋之说，而著《痧胀玉衡》，名状甚多，而痧之证治乃备。路玉分臭毒、番痧为二，谓恶毒疠气，甚于秽浊。晋三辨痧即外邪骤入，阻塞其正气，气血失循行之道，而痧之病理益明。

【廉勘】宋明时诸前哲，及前清国初石顽老人，痧皆作沙，其说有三：一谓溪砾中沙虱射人之毒瓦斯，一谓沙漠中恶毒之异气，一谓尘沙中臭秽之恶气，故其病有沙涨、沙秽之名。后贤以其为病，乃加疒焉。窃谓麻疹之俗称，亦名曰痧，未免彼痧与此痧相混，不如遵宋张季明《医说》，仍书沙证，较为典雅。若以其执沙、刮沙之后，皮肤现红点或紫黑点者，故名曰痧，则凡皮肤不现痧点者，抑又何说？其实即系各区之地方病也。故又有翻挣龌龊之别名，其俗名约有百数十种，较古今风病伤寒为尤繁。类皆见形取名，并无坚义。而于病因病理，反多缺而不讲，王晋三所谓俗医自炫其术是也。余于沙秽一症，历经实验，三十余年来，确知沙之为病，赅夏秋杂感而统称之也。就予所见，可先分为两大端：一凡无传染性者曰恒沙，一凡有传染性者曰疫沙。于恒沙中，又分为湿秽、暑秽两种，再辨其所夹何邪，或夹气郁，或夹血瘀，或夹食积，或夹痰水，审其因而治之。疫沙乃一种中毒性之急证，虽证有阴阳之别，而其受恶菌之毒则一。前哲名病曰中恶，见证曰青筋，早已表明疫沙之病因病状。而王清任谓疫邪吸自口鼻，由气管达于血管，将气血凝结。初得病时，宜即用针刺尺泽穴出紫黑血，使毒瓦斯外泄，一面以解毒活血之药治之，则更发明疫沙治法之正的矣。就余所验，外治除提刮、针刺诸法外，先用飞龙夺命丹（辰砂二钱，明雄黄、灯心灰各一钱，人中白八分，明矾、青黛各五分，梅冰、麻黄各四分，真珠、牙皂、当门子、硼砂各三分，西黄二分，杜蟾酥、牙硝各一分五厘，金箔三十页，十六味各研极细，合研匀，玻瓶紧收）少许，吹鼻取嚏，即嚏者轻，无嚏者重。即以阿摩尼亚水（按：即氨溶液）搐鼻，兴奋神经。次用绛雪（辰砂、牙硝各一钱，明雄黄、硼砂各六分，礞石四分，梅冰、当门子各三分，金箔五页，各研极细，再研匀，治温疫急沙，及牛马羊瘟，以少许点其眼、喉痹、牙舌诸病、汤火金石诸伤，均搽患处）点两眼角，刺激神经。此皆开泄其血络机窍之气，为外治冲锋要法。又次用鸡子白对品生麻油入雄黄末调匀，以头发团蘸药遍擦周身，既可解毒，又除表热，此亦引毒外出之良法。若中寒阴沙，莫妙于回阳膏（生香附一钱八分，或用吴茱萸亦可，公丁香一钱二分，上桂心八分，倭硫黄五分，当门子四分，五味共研极细，每用二三分）安入脐中，外以膏药封之，一时病即轻减。惟口渴苔黄，二便俱热者，虽见肢冷脉伏，亦勿妄贴此膏，更张其焰。内治方药，虽以芳香辛散之剂，开闭逐秽、活血通气为正法，然亦有别。如猝中阴性恶毒者，莫妙于苏合香丸（苏合香、安息香、广木香各二两，犀角、当门子、梅冰、生香附、明乳香、上沉香、公丁香、冬术各一两，共研极匀，蜜丸，作二百丸，辰砂为衣，蜡匮，临用去蜡壳，薄荷灯心汤，磨汁服）及太乙紫金丹（川文蛤、山慈菇各二两，大戟、白檀香、安息香、苏合油各一两五钱，千金霜一两，明雄黄、琥珀各五钱，梅冰、当门子各三钱，十一味各研极细，再合研匀，浓糯米饮杵丸，如绿豆大，飞金为衣，每钱许，开水调下）；猝中阳性恶毒者，莫灵于诸葛行军散（西黄、冰麝、珠粉、硼砂各一钱，明雄黄八钱，火硝三分，金箔二十页，各研极细，再合研匀，每三五分，凉开水调下）及局方紫雪（金箔千页、寒水石、磁石、生石膏、滑石各五两，犀羚角、青木香、沉香各五钱，丁香一钱，元参、升麻各一两六钱，生甘草八钱，芒硝一两，焰硝三两，朱砂五钱，当门子一钱二分，每服三四分至一钱，新水调灌）；阴阳错杂者，莫捷于来复丹（元精石、倭硫黄、牙硝各一两，橘红、青皮、五灵脂各二钱，每服三十丸，阴阳水送下，善治上盛下虚、里寒外热、伏暑夹阴、霍乱危症）。汤方则用梦隐解毒活血汤（生苡仁八钱，紫花地丁、益母草、晚蚕沙各五钱，银花、连翘各三钱，大黑木耳、鲜石菖蒲各钱半，青蒿、贯众各二钱，阴阳水煮，生绿豆四两，取清汤煎药，和入生藕茅根二汁各一瓢，或童便一杯，稍凉，徐徐服），重加桃仁（四钱至五钱），以桃仁善杀小虫，小虫即洄溪所谓败血所生之细虫。其濂谓，桃仁去血中之微生物，神妙不可思议也。至于附、姜、椒、桂等药，极宜审慎，应用则用，切勿妄用。观仲景用四逆汤，于既吐且利之下，紧接曰小便不利，重申曰下利清谷，何等叮咛郑重。故洄溪谓一证不具，即当细审。况疫痧总属阳毒性多，阴毒性少。若忘其病之为毒，一见肢冷脉伏，骤进以附、姜、丁、桂之剂，恐多草率误人。盖因此等急证，往往脉候难凭，必须细查病源，详审舌苔，按其胸腹，询其二便，汇参默察，则阴阳虚实之真假，庶可得其真谛也。惟溪毒、砂虱、水弩、射工、短狐、蜮虾之类，俱能含沙射人。被其毒者，憎寒壮热，百体分解，胸痞腹痛，状似伤寒兼痧。常用酒煨大黄滴入松节油，拌捣极烂，用软帛包裹，遍擦周身，其毒自解。再用地浆水调下太乙紫金丹，以整肃其痧毒，病自除根。或用角筒按入皮肉极痛处，以口吸出其痧，外用煨蒜捣膏，封贴疮口而愈。或用鸂鶒白毛煅灰，用松节油调匀，搽擦周身，亦可拔毒外出而痊。此于恒痧、疫痧外，另是一种虫毒之病，必照此杀虫解毒，方能收效。

第四节　伤寒兼疟

一名寒疟，俗称脾寒病。

【因】其人素有痎疟，续感于寒，或伤寒发汗不彻，即转为疟，故俗有伤寒变疟、疟变伤寒之说。然余求其所因，外因多风寒暑湿，内因多夹食夹痰。其病有日发、间日发之殊，其证有经病、腑病、脏病之异。且必寒热往来，确有定候，方谓之疟，与乍寒乍热、一日二三度发、寒热无定候者迥异。其病新久轻重不一，全在临证者，细审病源，辨明病状之寒热虚实，病所之经络腑脏，应以温凉补泻耳。先述痎疟。

【证】痎疟因风寒而发，初起恶寒无汗，头身俱痛，继即寒热往来，发有定期。深者间日一发，极深者三日一发。发冷时形寒战栗，齿龂龂[①]然有声，面头手足皆冷，甚则口唇指甲皆青；发冷过期，即发大热，皮肤壮热色赤，头甚痛，呼吸粗，渴欲饮冷，神倦嗜睡，或心烦懊侬，少则二三时，多则四五时，周身大汗，诸证若失。根据此反复而作，累月经年，缠绵难愈，舌苔白滑而腻，甚或灰腻满布。

①龂（xiè 泄）龂：切齿相争貌。

【脉】沉弦而迟，沉为在脏，弦迟者多寒，此《内经》所谓邪气内薄五脏，横连膜原。其道远，其气深，故休数日乃作也，亦即后贤所谓三阴疟，俗称脾寒病，四日两头是也。

【治】必先辨其胁下有块与否。无块者，脾脏积水与顽痰也。轻则清脾饮（浙茯苓六钱，川桂枝一钱，炒冬术钱半，清炙草五分，姜半夏四钱，炒广皮二钱，川朴、草果、柴胡、黄芩各一钱，小青皮八分，生姜二片，大红枣二枚，煎成，热退时服，忌酸冷油腻），送下除疟胜金丸（酒炒透常山四两，草果、槟榔、制苍术各二两，共为细末，水法小丸，外用半贝丸料为衣，每服二十丸至三十丸），温利积水，消化顽痰；重则补中益气汤加减（别直参、炙绵芪、炒冬术各钱半，清炙草八分，姜半夏三钱，炒广皮一钱，川柴胡六分，醋炒青皮七分，生姜一钱，红枣二枚），送下痎疟除根丸（炼人言[①]八毫，真绿豆细粉一钱，巴霜九厘二毫，辰砂三分，须研极匀，至无声为度，用白蜜作二十丸，生甘草末为衣，每服一粒），温补中气，吐下顽痰。有块者，脾脏败血与陈莝也。先与十将平痎汤（酒炒常山钱半，槟榔三钱，草果仁、春砂仁各八分，醋炒三棱、莪术、青皮、姜半夏、炒广皮各一钱，乌梅肉三分），送下鳖甲煎丸（炙鳖甲、牙硝各十二分，柴胡炒蜣螂各六分，干姜、大黄、桂枝、石韦、川朴、紫葳、赤芍、丹皮、䗪虫、阿胶、姜半夏各五分，炙蜂房四分，射干、黄芩、炒鼠妇各三分，桃仁、瞿麦各二分，葶苈、人参各一分，以上二十三味为末，取煅灶下灰一斗，清酒一斗五升浸灰，俟酒尽一半入鳖甲于中，煮令如胶，绞取汁，纳诸药，煎为丸，如桐子大，空心服七丸，日三服），开豁痰结，攻利营血，以消疟母，疟母消，痎自除。至若风寒变疟，多发于深秋初冬；暑湿化疟，多发于夏末秋初；而痰食化疟，阴虚化疟，劳役化疟，及妇人郁疟，小儿胎疟，四时皆有，惟疫疟不常有。爰将因、证、脉、治二条述如下。

一、风寒疟（俗称伤寒变疟，一名正疟）

【因】浅者，先受风寒，继而变疟，随感随发；深者，夏伤于暑，久伏阴分。至深秋重感冷风，新邪引动伏邪而发疟。

---

① 人言：即砒霜。

【证】疟因风寒转变者，初起恶寒无汗，头疼身痛，继即邪传少阳，寒已而热，热已而汗，寒长热短，确有定候，胸胁痞满，呕吐黄涎，舌苔白多黄少，或两边白滑，中心灰腻。若伏暑重感冷风而发者，初起寒多热少，肢冷胁痛，渴喜热饮，饮即吐涎，继则寒热并重，或寒轻热重，舌苔白滑，略兼黄色，或灰腻色。

【脉】右浮滑，左弦紧者，《内经》所谓先伤于寒，后伤于风，病以时作，名曰寒疟是也。若右浮缓而滑，左沉弦而迟，《金匮》所谓寒多者名曰牡疟，《外台》改为牝疟是也。

【治】寒疟宜先与苏羌达表汤，发汗散寒，继与柴胡枳桔汤，轻剂以和解之；服一二剂后，疟发寒热并重者，则以柴芩双解汤，重剂以和解之；俟病势转轻，则用小柴胡汤，方中东参用常山（二钱）拌炒以截之。牝疟宜先与柴胡桂姜汤，和解温透，服后，表寒去而伏暑外溃。热重寒轻者，则以新加木贼煎清泄之，或用蒿芩清胆汤凉解之。

二、暑湿疟（俗称暑湿化疟，一名时疟）

【因】《内经》谓夏伤于暑，秋必痎疟。但暑必夹湿，当辨其暑重于湿者为暑疟，湿重于暑者为湿疟。

【证】暑疟初起，寒轻热重，口渴引饮，心烦自汗，面垢齿燥，便闭溺热，或泻不爽，舌苔黄而糙涩，甚或深黄而腻，或起芒刺，或起裂纹，湿疟初起，寒热身重，四肢倦怠，肌肉烦疼，胸腹痞满，胃钝善呕，便溏溺涩，舌苔白滑厚腻，甚则灰而滑腻，或灰而糙腻，舌边滑润。

【脉】右弦洪搏数，左弦数者，疟因于暑，《金匮》所谓弦数者多热是也；若右弦滞，左沉弦细软者，疟因于湿，《金匮》所谓沉细者湿痹是也。

【治】暑疟，先与蒿芩清胆汤清其暑；暑热化燥者，则用柴胡白虎汤清其燥。若兼肢节烦疼者，去柴、芩，加桂枝（五分）以达肢；兼胸痞身重者，去柴、芩、花粉，加苍术（一钱）以化湿；肺中气液两亏者，去柴、芩，加西洋参（钱半至二钱）以益气生津。湿疟，先与柴平汤燥其湿，湿去而热多寒少。胸膈满痛者，则以柴胡陷胸汤宽其胸，胸宽而热透口燥；溺短赤涩者，则以桂苓甘露饮（川桂枝二分拌飞滑石六钱，赤苓、猪苓各二钱，泽泻钱半，生晒术五分，生石膏、寒水石各四钱，研细）辛通以清化之。

三、痰疟

【因】或肺胃素有痰饮，或膜原积湿酿痰，或夏令乘凉饮冷，坐卧湿地，湿郁化痰，皆能变疟。

【证】痰踞肺胃者，初起咳嗽痰多，胸痞呕吐，头目晕眩，寒从背起，热已微汗，舌苔白滑，甚则白滑厚腻；痰阻膜原者，初起胸膈痞满，心烦懊侬，头眩口腻，咯痰不爽，间日发疟，舌苔粗如积粉，扪之糙涩。

【脉】弦而滑，此《金匮》所谓疟脉自弦也，滑则为痰，故俗称无痰不成疟。

【治】必以消痰为主。在肺胃，先与越婢加半夏汤，开肺和胃；继与柴胡枳桔汤加炒川贝（三钱）、炒常山（二钱），劫而截之。在膜原，先与柴胡达原饮，和解三焦；继与大柴胡汤，加槟榔（三钱）和解兼下，痰除则疟自止。惟肥人痰多者，寒战时，间有痰迷清窍，昏厥不语者，最险，急与淡姜汤调下《局方》妙香丸，开窍导痰以救之。救之稍缓，老年及小儿，每多痰壅气闭而死。

四、食疟

【因】饮食不节，饥饱不常，胃气受伤而成，恣食瓜果、油腻者独多。

【证】胸满腹痛，嗳腐吞酸，噫气恶食，食即呕逆，寒热交作，舌苔白腻而厚，或黄厚而腻。

【脉】右紧盛，或滑而有力，此《内经》所谓饮食自倍、肠胃乃伤，俗称无食不成疟是也。

【治】当分缓急轻重。势缓而轻者，只须柴平汤，加莱菔子（二钱）拌炒春砂仁（八分）、小青皮（一钱），和解兼消，不应则求其属以消之。属于瓜果，加公丁香（七支）、白蔻末（七分）；属于油腻，加芒硝（三分）拌炒枳实（二钱）、炒山楂（四钱）。若羊肉积，非毛栗壳灰不能消；牛肉积，非稻草灰汁不能化。食消则疟自除。若夹湿者，食虽消化，疟仍不止，则用大橘皮汤温化之；湿已化热者，则用增减黄连泻心汤清泄之。热急而重，脘腹刺痛胀闷者，必先用备急丸（生川军末、干姜末各一钱，巴豆霜一分，共研极匀，蜜丸，如绿豆大，每服三丸，不知，更服三丸，腹鸣吐下便愈），或吐或泻以逐之；继与小柴胡汤，益气以和解之。

五、阴虚疟（统称虚疟）

【因】或素体阴虚而病疟，或久疟不愈而阴虚。然有胃阴虚、脾阴虚、肝阴虚、肾阴虚之别，当审其因而治之。

【证】胃阴虚者，申酉时寒热交作，寒轻热重，甚则但热不寒，少气烦郁，手足热甚，气逆欲呕，肌肉消烁，口渴自汗，舌苔黄燥起刺，中有直裂。脾阴虚者，间日发疟，寒热自汗。发于未时者，至丑时而热退；发于丑时者，至未时而热退。面白神倦，声微气怯，心悸肢软，肌肉消瘦，口干不思饮，饮则呕水，腹痛肠鸣，舌质粗涩，苔灰而干，或舌心虽灰，无甚苔垢。肝阴虚者，疟发间日，日暮时寒轻热重，发于申酉时者，每至寅卯时微汗而热退，身体枯瘦，头目晕眩，肢节酸痛，筋脉拘挛，腰痛溺涩，少腹胀满，舌紫而赤，甚或红如胭脂。肾阴虚者，间日发疟，先热后寒，寒短热长，发于子时者，每至午时而热方退净，腰脊酸痛，心烦口燥，两颧微红，足后跟痛，甚或梦泄遗精，两腿痿软，舌绛胖嫩，或舌黑燥而无刺。

【脉】右弦大而数者，《内经》所谓阴气先伤，阳气独发，名曰瘅疟是也；右弦软细弱者，《内经》所谓病至善呕，呕已乃衰，足太阴之疟也；左关尺弦小搏数者，《内经》所谓腹中悒悒[①]，小便如癃，足厥阴之疟也；左关尺沉细虚数者，《内经》所谓病藏于肾，因遇大暑，或有所用力，邪气与汗皆出，名曰温疟是也。

【治】胃阴虚疟，先与人参白虎汤，加鲜石斛（四钱）、蔗浆梨汁（各一瓢，冲），甘寒法以退其热；继与麦门冬汤加减（原麦冬三钱，西洋参二钱，生甘草八分，鲜官枣四枚，北秫米五钱，仙半夏一钱，建兰叶三钱，鲜稻穗露一两，冲），甘润法以救胃阴。脾阴虚疟，先与加味何人饮（生首乌四钱，潞党参三钱，生黄芪二钱，归身钱半，新会皮、苏佩兰各一钱，煨生姜五分，大南枣二枚），敛补法以截其疟；继与补阴益气煎，滋补法以复其阴。肝阴虚疟，先与加减追疟饮（生首乌四钱，当归二钱，生白芍三钱，清炙草五分，青蒿脑钱半，生鳖甲五钱，银胡钱半，地骨皮六钱，醋炒青皮八分，井水、河水合煎），清敛法以截其疟；继与四物绛

---

①悒（yì亦）悒：积滞郁结。

覆汤，加陈阿胶（二钱）、炙鳖甲（五钱），清滋法以濡血络。肾阴虚疟，先与阿胶黄连汤，加制首乌（四钱）、炙鳖甲（五钱），清敛法以截其疟；继与坎气潜龙汤，滋潜法以复真阴。

六、劳疟

【因】中气素虚，遇劳即发，或一二月而愈，或半年一年不愈。或由禁截太早，或由口腹不慎。

【证】寒热往来，病以时作，轻则昼发。发时短而渐早，深则夜发，发时长而渐晏，或间一日而发，或间二日而发，肢冷自汗，神倦嗜卧，寒重热轻，食少便溏，舌苔白而嫩滑，或淡灰薄润。

【脉】右细软而弱，或虚大无力，多由劳役过度，饮食失节，内伤脾阳而发疟也。

【治】法当补气升阳以和解之。先与补中益气汤加减，继则健脾和胃以敛补之，四兽饮为主（别直参、炒於术、浙茯苓、姜半夏各钱半，广皮一钱，炙草六分，草果五分，乌梅二分，生姜一钱，红枣四枚）。

七、郁疟

【因】初病气郁，久必络瘀，甚则累及阳维，皆能酿变疟状。

【证】寒热如疟，发作有时，胸满胁痛，至夜尤甚，少腹胀满，便溏不爽，舌色紫黯而润，或舌边紫而苔糙白。

【脉】左弦而涩，弦为气郁，涩则血结，此络瘀在肝，肝病善作寒热也。

【治】初与清肝达郁汤疏其气；继以加减小柴胡汤通其瘀，气血调畅，寒热自除；终用四物绛覆汤，养血濡络以善其后

八、胎疟

凡幼小及壮年，初次患疟者为胎疟，小儿尤多，绍俗通称开行（行音杭）。

【因】发于初春冬季者，风寒居多，发于夏秋之间者，暑湿居多，其中多夹痰食。

【证】先寒后热，热已而汗，发作有时，胃钝善呕。因于风寒者，怕冷无汗，头身俱痛，舌苔白薄而滑；因于暑湿者，体疼肢懈，热多烦渴，舌苔黄白相兼；夹痰食者，咳嗽痰涎，嗳腐吞酸，舌苔白腻而厚，或黄浓

而腻。若襁褓小孩，寒则战栗，热则气怯神昏，状如惊痫，当因时辨证，不可误认为惊痫，妄用挑法。

【脉】弦紧弦迟者，风寒变疟也；弦洪弦滞者，暑湿化疟也。弦滑有力者，痰凝也；弦实有力者，食积也。

【治】壮年初次病疟者，审其因而治之，方法已详前列。若小孩体更柔脆，易虚易实，选药制方，尤宜灵活。先分寒热之多少：寒多热少者，先与葱豉荷米煎，加生姜（一分）、细芽茶（二分），微发其汗以和之；继与平胃散（制苍术二分，川朴三分，广皮四分，炙草二分），加草果仁（二分）、炒常山（二分）以截之；终与冰糖乌梅汤（冰糖一钱，乌梅肉一分，用水一茶钟，浓煎半钟），甘酸养胃以善其后。热多寒少者，先与白虎汤（知母一钱，生石膏钱半，生甘草三分，生粳米三十粒，荷叶包），加草果仁（二分）、炒常山（三分），辛凉消痰以截之；继与五汁一枝煎，去紫苏旁枝、生姜汁二味，加冰糖（一钱），重汤炖温服，轻清甘润以补之。寒热平均者，则以半贝姜茶饮（姜半夏、川贝、生姜、细芽茶各三分，用阴阳水两茶钟，煎成一钟），温清并用以和之。次分新久：新疟先截后补，久疟先补后截，其大要也。然必要分阳分、阴分：昼发而病在阳分气虚者，肢厥汗多，则以露姜饮（别直参三分，生姜二分，用阴阳水两钟，煎成一钟，露一宿服），温补阳气以截之；病在阴分血虚者，夜热神烦，则以首乌鳖甲汤（生首乌、炙鳖甲各一钱，乌梅肉二分，冰糖八分，用雪水滚水两钟，煎成一钟，去渣温服），清滋阴血以截之。

九、疫疟

【因】大约有四：一由岚瘴蒸毒，二由阴水蕴毒，三由尸疰客忤，四由气候不正之时毒，皆能变疟。

【证】瘴毒初起，即身重迷闷，口喑不语，继即谵语狂言，或寒微热甚，或寒甚热微，胸痞腹满，舌苔灰腻满布，或白厚而腻；水毒初起，寒重热轻，胸膈满痛，揉按则漉漉有声，干呕短气，或吐清水，甚则腹痛便泄，肢冷足肿，腰重溺少，舌苔白润，或舌尖边俱黄，中夹一段白色；客忤初起，寒热日作，间有谵语，夜多恶梦时或躁扰，心悸胆怯，多生恐怖，舌苔淡白，间夹淡灰；时毒初起，风毒则头痛怕风，始虽寒热日作，继即热多寒少，咽痛喉肿，或发腮，或发红痧，或发赤斑，舌苔白薄，边尖红燥；秽毒则头重腹痛，胸脘痞满，恶心欲呕，腹痛闷乱，寒热交作，不甚分明，舌苔黄白相兼，或夹灰腻。

【脉】右寸伏，两关弦滑者，此由天气炎热，山气霉蒸，猝中岚瘴之毒也；双弦而缓，甚则弦迟者，此由水气郁遏，阳气受困，内伤阴凝之毒也；乍大乍小，乍数乍疏者，此由素性属阴，胆气不壮，猝被客忤，俗称夜发为鬼疟者是也。两手浮弦而数者，此手太阴与足少阳经同受风毒也；两手弦细而缓者，此手太阴与足太阴经同受秽毒也。

【治】瘴毒，先与局方妙香丸，宣窍导痰，以醒其神；继与藿香正气汤，调冲紫金片（文蛤四钱，毛慈菇二钱五分，辰砂、腰黄各二钱，红牙大戟、千金霜各一钱八分，苏合香一钱，冰片五分，当门子三分，各研细末，再同研极匀，米糊印成小片，晒燥，瓷瓶密藏，每服三分至五分，极重一钱），避瘴解毒，以除其疟；终用柴平汤合除疟胜金丸，化湿泄热，以芟其根。水毒，先与苓术二陈煎，化气利水，以解阴毒；继与柴平汤加炒常山（二钱）、草果仁（八分），温中涤涎，以截其疟；终与香砂二陈汤，芳淡温化，以和胃气。客忤，先与苏合香丸（苏合香、安息香、广木香各二两，犀角、麝香、梅冰、香附、乳香、沉香、丁香、冬术各一两，共研极匀，蜜丸，作二百丸，以辰砂一两为衣，蜡匮，此从王晋三新定），辛香开发以除邪；继与温胆汤加减（淡竹茹三钱，姜半夏二钱，炒广皮钱半，辰茯神，青龙齿、左牡蛎各四钱，川桂枝、清炙草各五分，紫金片三分，烊冲），辛通镇摄以壮胆。若时毒由于厉风者，则以荆防败毒散加减（荆芥、防风、薄荷、连翘、牛蒡各三钱，柴胡、前胡各钱半，羌活、独活各一钱，橘红、枳壳、桔梗各二钱，紫金片、生甘草各一钱，研粗末，每服七钱，开水泡取清汤，随漱随咽，日二服，夜二服），辛散风毒以解表。痧尚未尽透者，急与透斑解毒汤（连翘、薄荷、炒牛蒡各二钱，蝉衣一钱，淡豆豉二钱，鲜葱白二枚切，大青叶、鲜桑叶、脑头各四钱，先用野菰根二两，鲜西河柳三钱，煎汤代水），窜经透络以提斑。斑痧透净、津气受伤者，则以人参白虎汤，加鲜生地（一两）、鲜石斛（四钱）、鲜茅根（八钱），大生津液以善后。由于臭秽者，先与藿香正气汤加紫金片，芳香避秽以解毒，毒解秽除；继与香砂二陈汤加炒谷麦芽，温和胃气以善后。

【秀按】俞君审因辨证，对症施治，可谓知无不言，言无不尽，治疟一道，殆无遗蕴。至若截疟以常山草果最效，半贝丸（生半夏、生川贝各三钱，研细，姜汁捣匀为丸，每服三厘至五厘，生熟汤送下）亦验。若三阴老疟，疟除根丸如神。截止后，仍须服药以调理之，庶免复发增重。

第五节　伤寒兼疫（一名时行伤寒，通称寒疫）

【因】春应温而反寒，夏应热而反良，感而为病，长幼率皆相似，互相传染。其所以传染者，由寒气中或夹厉风，或夹秽湿，病虽与伤寒相类。而因则同中有异。

【证】初起头痛身痛，憎寒壮热，无汗不渴，胸痞恶心，或气逆作呕，或肢懈腹痛，舌苔白薄，甚或淡灰薄腻。若传里后，亦有口渴便闭、耳聋神昏者，舌苔由白而黄，由黄而黑。

【脉】左略紧，右弦缓者，叔和序例所谓春分后至秋分前，天气暴寒而病者兼为时行寒疫，里巷中病俱相类也。

【治】春分后夹厉风而发，头疼形寒独甚者，苏羌达表汤，加鲜葱白（三钱）、淡香豉（四钱），辛温发表；秋分前夹秽湿而发，身痛肢懈独甚者，藿香正气汤加葱、豉，辛淡芳透。均加紫金片以解毒，如有变证，可仿证伤寒传变例治之。

【秀按】时行寒疫，俞君区别夹疠风、夹秽湿两因，按时求原，对症立方，确有见地。若其人素体阳虚，外感直中阴经，陡然吐利腹痛、肢冷筋吊者，则为时行中寒，应仿阴证伤寒例治之。以予所验，寒疫多发于四、五、六、七四个月，若天时晴少雨多，湿令大行，每多伤寒兼湿之症，藿香正气汤加葱豉紫金片，汗利兼行，辟秽解毒，确是对病真方。若寒夹厉风，邪气独盛于表，而里无伏热者，则活人败毒散，每用三四钱，葱豉汤泡服，亦奏奇功，即圣散子治寒疫，其功亦著。

【廉勘】春应温而反寒，夏应热而反凉，感此非时之寒为寒疫；秋应凉而反热，冬应寒而反温，感此非时之暖为温疫。此皆四时之常疫也，通称时疫。近世寒疫少，温疫多，医者尤宜注意。前哲吴氏坤安曰：治时疫，当分天时寒暄燥湿，病者虚实劳逸，因症制宜，不可执泥。如久旱天时多燥，温疫流行，宜清火解毒，忌用燥剂；久雨天时多湿，民多寒疫，或兼吐泻，宜燥湿散寒，忌用润剂。此治时疫之正法也。

第六节　风温伤寒（一名风温兼寒，俗称风寒包火）

【因】伏气温病，感冷风搏引而发；或天时温暖，感风寒而暴发。一为伏气，一为新感，病因不同，病势亦轻重迥异。

【证】冷风引发伏温者，初起必头疼身热，微恶风寒；继则灼热自汗，渴不恶寒，咳嗽心烦，尺肤热甚，剧则鼻鼾多眠，语言难出，状如惊痫，手足瘛疭，面若火熏，舌苔初则白薄，边尖红燥，继即舌赤苔黄，甚或深红无苔。风寒缚束温邪者，初起头痛怕风，恶寒无汗；继即身热咳嗽，烦渴自汗，咽痛喉肿舌苔白燥边红，甚者白燥起刺，或由白而转黄。

【脉】右寸浮红，左弦缓者，此新感引动伏气，仲景所谓发汗已，身灼热者，名曰风温是也；甚者寸尺浮洪，且盛而燥，乃外风引动内热，仲景所谓伤寒七八日不解，时时恶风，舌上干燥，大渴而烦，欲饮水数升者，热结在里，表里俱热是也；若右浮数，左弦紧，乃外寒束缚内热，仲景所谓心烦口渴，背微恶寒者是也。发汗后，脉转浮洪有力，仲景所谓服桂枝汤大汗出后，大烦渴不解，脉洪大者是也。

【治】冷风引发伏热，先与葱豉桔梗汤，轻清疏风以解表；继与新加白虎汤，辛凉泄热以清里。里热大盛，以见风动瘛疭者，速与羚角钩藤汤，甘咸静镇以息风；终与人参白虎汤，加鲜石斛、梨汁、蔗浆等，甘寒救液以善后，若风寒缚束内热，先与新加三拗汤，减轻麻黄，重加牛蒡，微散风寒以解表；继与连翘栀豉汤，加嫩桑芽、鲜竹叶，清泄温邪以清里。其间痰多者，加淡竹沥（两瓢）、生姜汁（两滴，和匀同冲）；食滞者，加生萝卜汁（两大瓢）、枳实汁（两小瓢，和匀同冲）；见疹者，加炒牛蒡（三钱）、活水芦笋（一两）；喉痛者，加金果榄（一钱）、安南子（三枚）、制月石（五分），吹加味冰硼散（冰片一分，硼砂一钱，风化硝、山豆根、青黛、胆矾、牛黄各二分，吹喉最效。如痰延壅塞，以鹅翎沾桐油，和皂角末少许，探吐；喉已成痈者，以喉针刺患处流脓，脓净自愈），总以肃清肺胃为要法。

【秀按】风温虽分逐年岁气难至，要皆温热之邪，四时皆有，为春为甚。新感从口鼻而内袭三焦，伏气多匿于膜原，或内舍于营，二证属于肺胃者，照俞君按证施治，自能奏效。若邪伏膜原，初用微发其汗后，风寒之表邪虽解，而膜原之伏邪，尚欲出而不能遽出，证必寒热如疟，胸膈痞满，心中懊侬，呕吐不食，速用柴胡达原饮，开达膜原，使伏邪外溃，热从外透。此时辨其为燥热，则用新加白虎汤，辛凉甘寒以清泄之；为湿热，则用增减黄连泻心汤，苦辛淡渗以清利之。如有下证，辨其轻重缓急，酌用诸承气法引而竭之。若内舍于营，证较膜原伏邪为尤急。初用葱豉桔梗汤，辛凉发汗后，表邪虽解，暂时热退身凉，而胸腹之热不除，继即灼热自汗，烦躁不寐，神识时清时昏，夜多谵语，脉数舌绛，甚则肢厥脉陷。急宜清透营热，使伏热转出气分，气宣卫泄，或从疹斑而解，或从狂汗而解。轻则玳瑁郁金汤，重则犀地清络饮，皆可选用；剧则紫雪品行军散，历验如神。

【廉勘】伏温自内发，风寒从外搏，而为内热外寒之证者，予治甚多。重者麻杏石甘汤加连翘、牛蒡、桑叶、丹皮，轻则桑菊饮加麻黄，为麻黄用量极轻，约二分至三分为止，但取其清扬之性，疏肺透表，效如桴鼓。奈吴氏鞠通，温病初起，恶风寒者，主用桂枝汤解肌，岂知桂枝辛热灼营，温病忌用。洄溪批叶案云：风温证，误服桂枝、生姜，必吐血，甚则失音，吴氏岂未之见耶？宜乎梦隐讥其诬圣误世也。鞠通又谓温病忌汗，最喜解肌。以读《伤寒论》，病人脏无他病条，发汗则病愈，病常自汗出条，须发其汗则愈，并主桂枝汤，可见桂枝汤是风寒发汗之剂，非外感搏内热之剂也。王氏大昌，谓鞠通《温病条辨》[1]一书，以桂枝汤为治温病方，更属可议，洵不语焉。

第七节　风湿伤寒

即风、寒、湿三气和而成痹，故通称痹证。《伤寒论》总名湿痹，风胜者名风湿，寒胜者名寒湿。

① 辨：原作“变”，据文义改。

【因】先伤于湿，复兼风寒，但伤湿须分内外。湿从外受者，多由于居湿涉水，汗雨沾衣；从湿内伤者，多由于恣饮茶酒，贪食瓜果。《内经》通称曰痹，又分其同中之异，有行痹、着痹、痛痹三种。实则皆风、寒、湿三气所袭，流注经络而成。更析其随时而异，以春遇此为经痹，夏遇此为脉痹，秋遇此为皮痹，至阴六月遇此为肌痹，冬遇此为骨痹，各因其时重感于风寒湿也。

【证】湿痹则一身重痛，关节尤疼，肢体则麻木不仁，头痛恶寒，身热心烦，小便不利，大便反快；风湿多伤在上，肩背麻木，手腕硬痛，头重鼻塞，恶风微汗，一身痛无定处；寒湿多伤在下，腿脚木重，足膝疼酸，状如石坠，怕冷无汗，一身痛有定处。在皮则顽不自觉，在肉则四肢不仁，在筋则屈而不伸，在脉则血凝不流，在骨则重而不举。湿胜则舌多白滑而腻，风胜则舌多白薄而润，寒胜则舌多白滑而淡。

【脉】沉濡而细者，《内经》所谓湿气胜者为着痹，《伤寒论》所云湿痹之候也；浮濡弦缓者，《内经》所谓寒气胜者为痛痹，《伤寒论》所云中寒湿是也。

【治】着痹，燥湿为君，佐以去风散寒，藿香正气汤加羌活、防风（各钱半）；行痹，疏风为君，佐以散寒燥湿，桂枝陈皮汤加制川乌（五分）、制苍术（一钱）；痛痹，散寒为君，佐以去风渗湿，苏羌达表汤加酒炒延胡、全当归（各钱半）。此为三痹分治之法。有时独用苏羌达表汤加川桂枝、光桃仁（各钱半），小活络丹（制川乌、制草乌、制南星各六两，明乳香、净没药、干地龙各二两二钱，刨花水[1]为丸，每丸约重一钱，轻服一丸，重服二丸，烧酒磨汁冲服），用流水、陈酒各半煎服。此为三痹合治之法，凡新病在皮肌血脉者，已历验不爽矣。若留连筋骨，久而不痛不仁，手足瘫痪者，必要壮筋健骨为君，佐以活血行气，蠲痹防痿汤（煅透羊胫骨二钱，炙酥虎胫骨一钱，酒炒透蹄筋一钱，盐水炒杜仲三钱，酒炒川断二钱，炙去毛狗脊二钱，制淮牛膝三钱，骨碎补六钱，生黄芪一两，全当归三钱，酒水各半煎服），调下一粒金丹（番木鳖煨去油、五灵脂、制草乌、干地龙、云香各一两五钱，明乳香、净没药、当归各七钱五

① 刨花水：古称粘头树，用于头发定型。

分，当门子二钱五分，陈京墨一钱五分烧烟尽，各研细末，再合研匀，糯米糊为丸，如鸡头子大，每服一丸，极重二丸，药汤化下，或温酒磨下），久服庶可收功。

【秀按】风湿伤寒，一田野间俗名耳。俞君遵守经旨，因症施治，精切不磨，洵不愧积学之老名医也。但此证新而轻浅，能任辛散香燥者，极易奏功。予会用五苓散加羌、防治着痹，桂枝汤加二乌治行痹，麻黄汤加术、附治痛痹，效如桴鼓。若久而深重，血瘀化火，液郁化痰，皮肤不荣，经络时疏，大筋软短，小筋弛长，手足麻痹，骨痿于床者，最难奏效。俗谓痛风易治，木风难医，真阅历之谚也。唯有用外台竹沥汤，化下丹溪神效活络丹，生津涤痰，活血通络，以渐取效，间服史国公酒，养血去风舒筋活络。一面嘱病家访求善针者，七日一针二七一针，以疏通其脉络，内外并治而已。

【廉勘】痹误作痺，肢体失其感觉，重着而不能移动也。风、寒、湿三气故可合成，即风、湿、热三气亦可合成。初病侵袭劲气，既必留连血络，终则残害脑筋，故其证始而痛，继而痹，终而痿，痛尚易治。凡经论行痹、痛痹，后世皆称为痛风，以活血祛风、宣通经遂为首要，羌防行痹汤为主（羌活、防风各一钱，秦艽、川断各二钱，威灵仙、全当归各二钱，明乳香、净没药、杜红花各五分，先用童桑枝、青松针各一两，煎汤代水。顾松园经验方）。古歌所谓治风先治血、血行风自灭也。若肩背腰腿及周身疼痛，痛有定处，重着不移者，寒凝血瘀也，以通瘀散寒、宣通络脉为正法，身痛逐瘀汤加减（全当归、光桃仁、络石藤各三钱，片姜黄、杜红花、川芎各八分，怀牛膝、五灵脂酒炒、虎头蕉、秦艽各钱半，清炙草七分。王清任经验方），化下续命丹（小活络丹原方加羌活、天麻、僵蚕各二两，白附子、全蝎、辰砂、雄黄、轻粉各一两，片脑钱半，当门子一钱二分五厘，同研细末，后入冰、麝研匀，糯米粉糊丸，每丸计重五分，蜡匮。一名神授保生丹，较小活络丹功用尤宏，轻服一丸，重服二丸），外用冯了性酒遍擦周身痛处（用洋绒布浸擦），内外并治，屡收敏效。失治则风寒外邪，络瘀内伤，均从热化，凡辛散风寒燥烈药皆忌。曾用俞氏五汁一枝煎，合青宣瘀热汤（活水芦笋、鲜枇杷叶各一两，旋覆花三钱包，新绛钱半，青葱管二寸切，广郁金汁四匙冲。常熟曹仁伯经验方），历治多验。若着痹，世皆称麻木不仁，俗称木风，较痛风已进一层，由络瘀压迫脑筋，脑筋将失觉动之能力，丹溪翁所谓麻是气虚，木是湿痰瘀血是也。初用除湿益痹汤加减（杜苍术、赤苓各二钱，生於术、泽泻、广皮各钱半，川桂枝八分，拌研滑石四钱包，淡竹沥三瓢，姜汁三滴，和匀同冲，先用酒炒桑枝、青松针各一两，煎汤代水。林义桐经验方），调下小活络丹一二丸。如已湿郁化热，留滞关节肢络，当用防己苡仁汤（酒炒木防己、杜赤豆、川萆薢、大豆卷、绵茵陈各三钱，晚蚕沙四钱包，制苍术、宣木瓜各八分，川柏五分，木通一钱，先用生苡仁、酒炒桑枝各一两，煎汤代水。耶溪胡在兹验方），送下桃仁控涎丹（桃仁泥、煨甘遂、制大戟、白芥子各一两，姜汁、竹沥捣糊为丸，如桐子大，每服七丸至十丸。《丹溪心法附余》方），峻逐湿热痰瘀，宣经隧以通络脉；外用电气疗法，以催促血行，刺戟脑筋，屡收全效。至已由痹而痿，四肢瘫痪，则神经麻痹，全失知觉运动之作用，长沙虽有经热则痹、络热则痿之说，然有上下左右之别。凡上截瘫、右肢瘫者，多属阳虚阴凝，每用清任补阳还五汤，送下人参再造丸；下截瘫、左肢瘫者，多属阴虚络热，每用仲淳集灵膏，或用四物绛覆汤，送下顾氏加味虎潜丸，间用河间地黄饮子去萸、味、桂，或用鞠通专翕大生膏，外治仍用电气疗法，亦可十愈五六。

第八节　湿温伤寒（一名湿温兼寒）

【因】伏湿酝酿成温，新感暴寒而发，多发于首夏初秋雨时。但湿温为伏邪，寒为新邪，新旧夹发，乃寒、湿、温三气杂合之病。与暑湿兼寒暑湿为伏气，寒为新感者，大同小异。为湿温兼寒，寒湿重而温化尚缓；暑湿兼寒，湿热重而寒象多轻。

【证】初起头痛身重，恶寒无汗，胸痞腰疼，四肢倦怠，肌肉烦疼，胃钝腹满，便溏溺少，舌苔白滑，甚或白腻浮涨。

【脉】右缓而滞，左弦紧，此湿温兼寒，阻滞表分，上中气机，足太阳于足太阴同病也。

【治】首宜芳淡辛散，藿香正气汤加葱、豉，和中解表，祛其缚束之外寒；此宜辛淡疏利，大橘皮汤加川朴（钱半）、蔻末（六分，冲）宣气利溺，化其郁伏之内湿。寒散湿去，则酝酿之温邪，无所依附，其热自清。即或有余热未清者，只须大橘皮汤去苍术、官桂，加焦山栀、绵茵陈（各三钱），以肃清之足矣。余详伤寒传入太阴火化条。

【秀按】湿温兼寒，与伤寒兼湿证，大旨相同。须从湿未化热，与湿以化热，及有无夹痰、夹食，随证酌治，庶免贻误。

【廉勘】湿温兼寒，有发于首夏梅雨蒸时者，有发于仲秋桂花蒸时者。一则防有春温伏热，一则防有夏暑内伏，其因虽有温暑之不同，而潜伏既久，酝酿蒸变，无一不同归火化。又加以外感搏束，往往郁之愈甚，则发之愈暴，全在初起一二日。霍朴葱豉，疏中发表，使寒湿从微寒而泄；蔻苓滑通，芳透淡渗，使湿热从小便而泄。汗利兼行，表里双解，自然寒散湿开，伏热外达，易于措手。继辨其湿多热少，侧重太阴，用苦辛淡温法；热多湿少，侧重阳明，用苦辛淡凉法；湿热俱多，则太阴、阳明并治，当开泄清热，两法兼用。其法已详于伤寒兼湿勘语中，兹不赘。

第九节　春温伤寒（一名客寒包寒，俗称冷温）

【因】伏温内发，新寒外束，有实有虚。实邪多发于少阳膜原，虚邪多发于少阴血分阴分，当审其因而分为少阳温病、手少阴温病、足少阴温病，以清界限。

【证】膜原温邪，因春寒触动而发者，初起头身俱痛，恶寒无汗，继即寒热类疟，口苦胁痛，甚则目赤耳聋，膈闷欲呕。一传阳明而外溃，必灼热心烦，大渴引饮，不恶寒，反恶热，甚或神昏谵语，胸膈间斑疹隐隐，便闭溺涩。舌苔初则糙白如粉，边尖俱红，或舌本红而苔薄白，继即舌红起刺，中黄薄腻，甚或边红中黄，间现黑点。若温邪伏于少阴，新感春寒引发者在血分。初虽微恶风寒身痛无汗，继即灼热自汗，心烦不寐，或似寐非寐，面赤唇红，手足躁扰，神昏谵语，或神迷不语，或郑声作笑。内陷厥阴肝脏，状若惊痫，时时瘛疭，四肢厥逆，胸腹按之灼手。舌苔初则底红浮白，继即舌色鲜红，甚则紫绛少津。在阴分，初起微微恶寒，身痛无汗相同，惟面多油光，尺肤热甚，口干齿燥，烦躁狂言，腰疼如折，小腹重痛，男则梦泄遗精，女则带下如注，小便赤涩稠黏，状如血淋。兼厥阴肝病，气上撞心，时时欲厥，厥回则痉，痉后复厥，筋惕肉瞤，甚则两目上视或邪视，舌卷囊缩。舌苔初则紫绛而圆，继即胖嫩，根黄黑，终则深紫而赤，或干或焦，甚则紫而干晦，色如猪腰。

【脉】左弦紧，右弦滑而数，此外寒搏内热，《内经》所谓冬伤于寒、春必温病，《伤寒论》所云太阳病发热而渴不恶寒者为温病，俗称冷温是也。若右洪盛而躁，左反细弦搏数，此《内经》所谓冬不藏精、春必病温，病温虚甚死，亦即喻西昌所谓既伤于寒、且不藏精、至春同时并发是也。

【治】膜原伏邪，由春感新寒触发者，法当辛凉发表，葱豉桔梗汤，先解其外寒，外寒一解，即表里俱热；热结在里，法当苦辛开泄，柴芩清膈煎，双解其表里之热。如热势犹甚，斑疹隐隐者，新加白虎汤，更增炒牛蒡、大青叶（各三钱），速透其斑疹；斑疹透后，但见虚烦呕恶，心悸不寐者，尚有痰热内扰也，只须蒿芩清膈煎去广皮，加北秫米（三钱）、辰砂染灯心（三十支），轻清以息其余热；如斑疹既透，依然壮热谵语，大便闭结，溺赤短涩而浊者，热结小肠火腑也，急于小承气汤去川朴，加川连、木通（各一钱），清降其小肠之热结，则二便利而神清矣。兼胸闷痰多者，陷胸承气汤，加益元散（四钱，包）、淡竹叶（二钱）峻下之；下后热退身凉，则以金匮麦门冬汤（原麦冬、北秫米各三钱，西洋参、仙半夏各一钱，生甘草六分，大红枣二枚），加生谷芽（一钱）、广橘白（八分），养胃阴，醒胃气，以善其后。若少阴伏气温病，骤感春寒而发者，必先辛凉佐甘润法，酌用七味葱白汤、加减萎蕤汤二方，以解外搏之新邪；继进甘寒复苦泄法，酌用犀地清络饮、导赤清心汤二方，以清内伏之血热。如兼痰迷清窍，神识昏蒙者，急与玳瑁郁金汤，以清宣包络痰火；服后如犹昏厥不语，急用犀羚三汁饮，以清宣心窍络痰瘀热，调下至宝丹，或冲入牛黄膏，其闭自开。开达后，如肝风内动，横窜筋脉，手足瘛疭者，急用羚加钩藤汤，息肝风以定瘛疭。惟阴分伏热，热入精室，较热入血室为尤深。欲火与伏火交蒸，转瞬间阴竭则死，俗称夹阴温病，即属此证，切记妄与发表，亟亟清里救阴，陶氏逍遥汤（西洋参、知母各三钱，鲜生地一两，辰砂五分拌包，飞滑石三钱，生甘细梢八分，韭根白两枚，两头尖四十粒盐水略炒，包煎，先用犀角一钱，青竹皮一两，煎汤代水，小便点滴痛甚者，加杜牛膝三钱，当门子三厘冲）急泻其交蒸之火，以存阴液；继与加味知柏地黄汤（知母三钱，川柏五分，萸肉一钱，山药、浙苓各三钱，丹皮、泽泻各钱半，犀角汁、童便各一杯冲，先用熟地八钱，切丝泡汤，代水煎药）滋阴降火，以交济心肾；后与甘露饮加减（淡天冬、提麦冬各二钱，生地、熟地各四钱，霍石斛三钱，生玉竹四钱，炒橘白八分，建兰叶三钱），终与坎气潜龙汤，滋填任阴，以镇摄浮汤。如已液涸动风，急与阿胶鸡子黄汤，育阴息风，以平其瘛疭。然虚惫至此，亦多不及救，即幸而获救，不过十救一二而已。下虚之要着，虽然夹阴伤寒已为难治，夹阴温病，更多速死，全在初诊时，辨证确实，用药精切，心思灵敏，随机策应，庶可急救此种危证也。

【廉勘】春温兼寒，往往新感多，伏气少。每由春令天气过暖，吸受温邪，先伏于肺，猝感暴寒而发，叶先生所谓温邪上受，首先犯肺是也。初起时头痛，身热，微恶寒而无汗者，仿张子培法，银翘散略加麻黄，辛凉开肺以泄卫，卫泄表解，则肺热外溃。气分化燥，不恶寒，反恶热，咳嗽烦渴，小便色黄，须展气化以轻清，叶氏荷杏石甘汤加味（薄荷、杏仁、石膏、生甘草、桑叶、连翘、瓜蒌皮、焦栀皮）。乍入营分，神烦少寐，脉数舌红，犹可透营泄热，仍转气分而解，叶氏犀地元参汤为主（犀角、鲜生地、元参、连翘、桑叶、丹皮、竹叶心、石菖蒲）。入血，即舌深绛，目赤唇焦，烦躁不寐，夜多谵语，甚或神昏不语，就恐耗血伤心，直须凉血泻火，陶氏导赤泻心汤加减（川连、犀角、鲜地、赤芍、丹皮、子芩、西参、茯神、知母、麦冬、山栀、木通、益元散、灯心）。昏厥不语者，加至宝丹，或王氏新定牛黄清心丸，幽香通窍，开内闭以清神识。此泄卫清气，透营凉血，皆使上焦之邪热，从外而解。若不从外解，必致里结胃肠，辨其证之轻重缓急，选用俞氏诸承气法，参酌而下之。若伏气春温，其热自内达外，表里俱热，故最多三阳合病，俞氏葱豉桔梗汤，加知母、黄芩，两除表里之热；继则表热微而里热甚，又宜酌用诸承气法，苦寒之剂以泻下。下后，若表里俱虚，液燥烦渴者，重用张氏竹叶石膏汤，轻则用顾氏八仙玉液，清虚热以生津液。虽然，春温发于三阳者易治，发于三阴者难治，究其所因，或因酒湿伤脾，或因郁怒伤肝，或因色欲伤肾，皆正气先伤，伏邪乘虚而发。若酒湿伤脾，脾为输津运液之脏，病多湿遏热伏，液郁化痰之证；郁怒伤肝，肝为藏血濡络之脏，病多气滞血结，络郁化火之证。犹属虚中夹实，其人气血尚可支持者，犹可措手。若色欲伤肾者多死，盖冬不藏精者，东垣所谓肾水内亏、孰为滋养，相火内燃、强阳无制也。惟大剂养阴，佐以清热，如俞氏治阴分伏热诸方法，随其对证者选用，或可十中救一二也。

第十节　热证伤寒（名热病伤寒，世俗通称寒包火）

【因】伏热将发，新寒外束。然发在夏至以前者为瘅热，多由于暴寒而发；在夏至以后者为热病，多由于伤暑而发。古人仍以伤寒称之者，谓其初受病时，皆寒气郁伏所致耳。全在临证者先其所因，明辨其兼寒与兼暑二端，别其为热病兼寒、热病兼暑，分际自清。

【证】热病兼寒者，初必先淅然厥起，微恶风寒，身热无汗，或汗出而寒，头痛不堪，尺肤热甚；继即纯热无寒，心烦恶热，口渴引饮，热极烁阴，则耳聋目昏，颧赤唇焦，口干舌烂，咳逆而衄，或呕下血，或发呃忒，或腰痛如折，前阴出汗，或泄而腹满；热极动风，则手足瘛疭，口噤齿龂，由痉而厥，溺赤涩痛，大便燥结。舌苔初则黄白相兼，继则纯红苔少。热病兼暑者，一起即发热身痛，背微恶寒，头痛且晕，面垢齿燥，大渴引饮，心烦恶热，斑疹隐隐，烦则喘喝，静则多言，甚则谵语遗溺，大便或闭或泻，泻而不爽，其余变证，与前相同。舌苔纯黄无白，或干黄起刺，或黄腐满布，或老黄带灰黑，甚或鲜红无苔，或紫红起刺，或绛而燥裂，或深紫而赤，或干而焦，或胖而嫩。

【脉】左浮紧，右洪盛，紧为寒束于外，洪盛则热结于内。此《内经》所谓冬伤于寒，春生瘅热，亦即石顽所云热病脉见浮紧者。乃复感不正之暴寒，搏动而发也。若左盛而燥，右洪盛而滑，躁则血被火逼，盛滑则伏热外溃。此《内经》所谓尺肤热甚，脉盛躁者病温，盛而滑者，病且出也。亦即石顽所云后夏至日为热病，乃久伏之邪，随时气之暑热而勃发也。

【治】热病兼寒，必先泻其热以出其汗。轻则葱豉桔梗汤，加益元散（三钱，包煎）、青蒿脑（二钱）；重则新加白虎汤，加鲜葱白（三枚，切）、淡香豉（四钱），使表里双解，或汗或瘖，或疹或斑，一齐俱出。如犹谵语发狂，烦渴大汗，大便燥结，小便赤涩，咽干腹满，昏不识人者，急与白虎承气汤，加至宝丹，开上攻下以峻逐之；如已风动痉厥者，急与犀连承气汤，加羚角、紫雪，息风宣窍以开逐之。若热病兼暑，必先清其暑以泄其热。初以新加白虎汤为主；继则清其余热以保气液，竹叶石膏汤加减；终则均须实其阴，以补其不足。如肺胃阴虚，余热不清，虚羸少气，气逆欲吐者，竹叶石膏汤，加竹茹、茅根主之（鲜淡竹叶、冰糖水、炒石膏各二钱，仙半夏一钱，原麦冬三钱，西洋参钱半，生甘草八分，生粳米三钱，包煎）。咳逆鼻衄者，去半夏，加鲜枇杷叶（一两，去毛抽筋）、鲜生地（六钱，去皮）、地锦（五钱）；舌烂呕血者，加经霜西瓜翠（三钱）、生蒲黄（一钱）、制月石（三分）、鲜生地汁（两瓢，冲）；呕逆者，加广郁金汁（四匙，分冲）、枇杷叶（一两，去毛、筋，炒微黄）、青箬蒂[1]（三钱）。如脾阴既虚，累及脾阳，气弱肢软，泄而腹满，或便血面白者，补阴益气煎，加煨木香、春砂仁（各六分，盐水炒者）；如肝阴大亏，血不养筋，筋脉拘挛，甚则手足瘛疭，头目晕眩者，阿胶鸡子黄汤主之；如心肾两亏，颧赤耳聋，舌绛心悸，神烦不寐，腰痛如折，前阴出汗，时欲晕厥者，坎气潜龙汤主之。阴复则生，阴竭则死。

【秀按】大热证首伤气血，气分燥热，烦渴大汗，脉洪舌黄者，以长沙白虎汤为主。兼风，加桑叶、薄荷；兼寒，加葱白、豆豉；兼暑，加青蒿、香薷；兼湿，加苍术、川朴。气虚液枯者，加人参、麦冬；血虚火旺者，加鲜地、丹皮；痰多气滞者，加半夏、橘红；络痹筋挛者，加羚角、桂枝；火旺生风者，加犀、羚、桑、菊；火实便闭者，加芩、连、硝、黄。惟食积化火，宜用大黄；湿热化火，宜用清宁丸。均忌石膏，苟非四大俱全（大渴、大烦、大汗、右手脉大），白虎汤且不可用。血分火烁，烦躁谵语，脉数舌绛者，以千金犀角地黄汤为主。兼疹，加连翘、牛蒡、紫草、大青；兼斑，加元参、大青、野菰根、鲜茅根。呕血，加醋炒生锦纹、小川连、淡竹叶、地锦；下血，加茅根、槐蕊、青蒿脑、地榆炭；血瘀，加桃仁、丹参、益母草、延胡索；风痉，羚角、滁菊、钩藤、

① 箬蒂：禾本科植物箬竹的叶基部。出自《本经逢原》，性味甘、苦、凉，有降逆和胃、解毒的功效。

童便；昏厥，酌加紫雪、绛云、行军散、至宝丹之类；毒盛，加金汁、人中黄、贯众、紫花地丁、紫金片之类。其次终损精神，精枯髓热，腰脊酸痛，遗精带下，骨蒸跟疼，冲任脉动，两颧嫩红，耳聋眼花，脉左关尺细弦数，舌质胖嫩，根或灰黑淡薄者，以二加龙蛎汤去姜、附，加大补阴丸为主。虚咳，酌加娑苑子、天冬、野百合、真柿霜之类；虚喘，酌加灵磁石、北五味、秋石水拌捣甘杞子、玄精石泡水磨沉香汁之类；虚痰，酌加淡竹盐拌炒胡桃肉、秋石水拌炒娑苑子之类；虚呃，酌加青铅、铁落、盐水炒银杏、刀豆子、沉香水炒淮牛膝之类；虚热，酌加银胡、地骨皮、青蒿、炙鳖甲之类。神烦不寐，心悸胆怯，慌惚不安，燥则语言错乱，静则独语见鬼，交睫则惊恐非常，倏醒则叫呼不宁，脉左寸浮洪，两尺沉细数搏，舌形圆大嫩红者，以阿胶黄连汤加半夏、秫米、枣仁、茯神为主。盗汗，加芪皮、竹茹、淮小麦之类；怔忡，加朱砂、西黄、玳瑁、珠粉之类；夹痰，加竹沥、竺黄、胆星、川贝之类；血厥，加白薇、归身、龙齿、牡蛎之类。尽夜不得交睡者，加瑶桂与川连同研，糊丸吞下；神识近于痴癫者，加局方妙香丸、至宝丹之类。此皆予治大热证初、中、未变端之大要也。

【廉勘】热证伤寒，为吾绍庸夫俗妇所通晓。初、中、末治法，俞氏及先祖随病立方，多遵《内经》及《伤寒论》，辩证决疑，可谓致广大而尽精微矣。惟呃逆一证，头绪甚繁，予从顾氏松园、王氏孟英两家法例，多验，爰述于后。顾谓热病发呃，屡热属实者居多。如因胃中热壅气郁而呃者，以清胃热降逆气为主，竹叶石膏汤，加竹茹、芦根，或加枳实、瓜蒌。因胃中痰饮阻气而呃者，以消痰降气为主，二陈汤加旋覆花、代赭石。因胃中饮食阻气而呃者，食不消而胸脘痞满，以消食降气为主，如沉香、砂仁、枳实、橘红、青皮、槟榔之类；便不通而脉来有力，酌用大小承气汤下之。因胃中瘀血阻气而呃者，以通瘀降气为主，犀角地黄汤加桃仁、降香、郁金。若过服寒药伤胃，冷气逆上而呃者，以温中降气为主，宜用丁香、柿蒂、沉香、砂仁、吴茱萸诸品。寒甚者加桂、附，气虚者加人参。惟屡下后及病久，与夫老人虚体，妇人产后，阴气大亏，阳气暴逆，自脐下直冲至胸嗌间而呃者，《内经》所谓病深者其声哕是也。急用六味地黄汤加大补阴丸、紫石英、沉香汁，或可挽救一二。王氏谓哕，气牾也，逆气也，即俗云呃忒。痰阻清阳者宜开，胃火上冲者宜清，肝气拂郁者宜疏，腑气秘塞者宜通。下虚冲逆，吸气不入者，宜镇纳，岂可专借重一旋覆代赭汤哉？查王氏开豁痰呃，辄用竹茹、橘皮、瓜蒌、半夏、枳实、薤白、旋覆、菖蒲、紫菀、白前、枇杷叶等品。夹肝火，加茱、连、雪羹；兼营热，加犀角、元参。清降热呃，多用竹叶石膏汤加紫菀、白前、旋覆、杷叶，与顾氏法同；疏降肝逆，多用萸、连、旋、赭、延、铃、五磨引子等品。通降腑塞，虽亦以承气为主，或间用当归龙荟丸以泻肝，或间佐礞石滚痰丸以墜痰，或间投更衣丸以通腑。惟中虚寒饮致呃者，仍用代赭旋覆花汤主治；若下虚冲逆致呃者，往往用龙齿、牡蛎、龟板、鳖甲、石英、白薇、青铅、铁落、熟地、沉香、苁蓉、牛膝、蛤壳、决明、杞子、胡桃等品，出入为方。即俞东扶治气冲证，用熟地、归、杞、牛膝、石英、胡桃、坎气[①]、青铅等药，亦与王氏法不谋而合。惟杜良一用六味地黄汤，合五磨引子，去木香，立法尤新。予每引用俞杜两法，以治肾虚冲呃，多收敏效。总之伏气热病，与伏气温病，皆伏火证，全在辨明虚实，庶无实实虚虚之误矣。

第十一节　暑湿伤寒（一名暑湿兼寒）

【因】先受湿，继受暑，复感暴寒而触发。亦有外感暑湿，内伤生冷而得者。夏月最多，初秋亦有。

【证】暑湿兼外寒者，初起即头痛发热，恶寒无汗，身重而痛，四肢倦怠，手足逆冷，小便已，洒洒然毛耸，但前板齿燥，气粗心烦，甚则喘而嘘气；继则寒热似疟，湿重则寒多热少，暑重则热多寒少，胃不欲食，胸腹痞满，便溏或泄，溺短黄热，舌苔先白后黄，带腻或糙。暑湿兼内寒者，一起即头痛身重，凛凛畏寒，神烦而燥，肢懈胸满，腹痛吐泻，甚则手足俱冷，或两胫逆冷，小便不利，或短涩热，舌苔白滑，或灰滑，甚则黑滑，或淡白。

【脉】左弦细而紧，右边而滞者，此由避暑纳凉，反为寒与湿所遏，

① 坎气：脐带的别名，功能与紫河车相似。

周身阳气不得伸越，张洁古所谓静而得之，因暑自致之病也；若脉沉紧，甚则沉弦而细者，此由引饮过多，及恣食瓜果生冷，脾胃为寒湿所伤，张路玉所谓因热伤冷，而为夏月之内伤寒病也。

【治】暑湿兼外寒，法当辛温解表，芳淡疏里，藿香正气汤加西香薷（钱半）、光杏仁（三钱）为主；微汗出，外寒解，即以大橘皮汤，温化其湿，湿去则暑无所依而去矣。若犹余暑未净者，前方去苍术、官桂，加山栀、连翘、青蒿等肃清之。暑湿兼内寒，法当温化生冷，辛淡渗湿，胃苓汤加公丁香（九支）、广木香（磨汁，两匙冲）为主；寒水去，吐泻止，即以香砂二陈汤，温运胃阳。阳和而暑湿渐从火化，改用大橘皮汤，去桂、术，加山栀、黄芩、茵陈、青蒿子等清化之。

【秀按】此夏月之杂感证也。外感多由于先受暑湿，后冒风雨之新感，《内经》所谓生于阳者，得之风雨寒暑是也；内伤多由于畏热却暑，浴冷卧风，及过啖冰瓜所致，《内经》所谓生于阴者，得之饮食居处是也。乃暑湿病之兼证、夹证，非伤暑湿之本证也。凡暑为寒湿所遏，生冷所郁，俞氏方法，稳而恰当，与前哲所立香薷饮加减五分，及大顺散、冷香饮子、浆水散等剂，意虽相同，而选药制方，尤鲜流弊，后学当遵用之。

【廉勘】夏月伤暑，最多兼夹之证。凡暑轻而寒湿重者，暑即寓于寒湿之中，为寒湿吸收而同化，故散寒即所以散暑，治湿即所以治暑。此惟阳虚多湿者为然，俞氏方法，固为正治。若其人阴虚多火，暑即寓于火之中，继感风寒，亦为客寒包火之证。初用益元散加葱、豉、薄荷，令其微汗，以解外束之新感；继用叶氏薷杏汤（西香薷七分，光杏仁、飞滑石、丝瓜叶各三钱，丝通草钱半，白蔻末五分冲），轻宣凉淡以清利之。余邪不解者，则以吴氏清络饮（鲜银花、鲜扁豆花、鲜丝瓜皮、鲜竹叶心、鲜荷叶边、西瓜翠衣各二钱），辛凉芳香以肃清之。若其间暑湿并重者，酌用张氏苍术白虎汤加减（杜苍术一钱拌研石膏六钱，蔻末五分拌研滑石六钱，知母三钱，草果仁四分，荷叶包陈仓米三钱，卷心竹叶二钱）。其他变证，可仿热证例治。至瓜果与油腻杂进，多用六合汤加减，亦不敢率投姜、附也。

第十二节　伏暑伤寒（一名伏暑兼寒，通称伏暑晚发）

【因】夏伤于暑，被湿所遏而蕴伏，至深秋霜降及立冬前后，为外寒搏动而触发。邪伏膜原而在气分者，病浅而轻；邪舍于营而在血分者，病深而重。

【证】邪伏膜原，外寒搏束而发者，初起头痛身热，恶寒无汗，体痛肢懈，脘闷恶心，口或渴，或不渴，午后较重，胃不欲食，大便或秘或溏，色如红酱，溺黄浊而热；继则状如疟疾，但寒热模糊，不甚分明，或皮肤隐隐见疹，或红或白，甚或但热不寒，热甚于夜，夜多谵语，辗转反侧，烦躁无奈，渴喜冷饮，或呕或呃，天明得汗，身热虽退，而胸腹之热不除，日日如是，速则三四候即解，缓则五七候始除。舌苔初则白腻而厚，或满布如积粉，继则由白转黄，甚则转灰转黑，或糙或干，或焦而起刺，或燥而开裂。此为伏暑之实证，多吉少凶。若邪舍于营，外寒激动而发者，一起即寒少热多，日轻夜重，头痛而晕，目赤唇红，面垢齿燥，心烦恶热，躁扰不宁，口干不喜饮，饮即干呕，咽燥如故，肢虽厥冷，而胸腹灼热如焚，脐间动气跃跃，按之震手。男则腰痛如折，先有梦遗，或临病泄精；女则少腹酸痛，带下如注，或经水不应期而骤至。大便多秘，或解而不多，或溏而不爽，肛门如灼，溺短赤涩，剧则手足瘛疭，昏厥不语，或烦或狂言乱语，静则郑声独语。舌色鲜红起刺，别无苔垢，甚则深红起裂，或嫩红而干光，必俟其血分转出气分，苔始渐布薄黄，及上罩薄苔黏腻，或红中起白点，或红中加黑苔，或红中夹黄黑起刺。此为伏暑之虚证，多凶少吉。其他变证，兼寒者暑邪内郁，则成痎疟，或间一日而发，或间二日而发，总多寒轻而热重，终则瘅疟而无寒。夹积者暑毒下陷，则成赤痢，或夹黄脓白涕，或夹青汁黑垢，总多稠黏而无粪，终则下多而亡阴。

【脉】左弦紧，右沉滞，此《内经》所谓夏伤于暑、秋必痎疟者是也。实则有正疟、类疟之殊，皆暑湿伏邪，至秋后被风寒新邪引动而发也。若左弦数，右弦软，此《内经》所谓逆夏气则伤心，内舍于营，奉收者少，冬至重病是也。皆《内经》所论伏暑内发，及伏暑晚发之明文也。

【治】邪伏膜原而在气分，先以新加木贼煎，辛凉微散以解外。外邪从微汗而解，暂觉病退，而半日、一日之间，寒虽轻而热忽转重。此蕴伏膜原之暑湿，从中而作，固当辨其所传而药之，尤必辨其暑与湿孰轻孰重。传胃而暑重湿轻者，则用新加白虎汤加连翘、牛蒡，辛凉透发，从疹瘖而解；传二肠则伏邪依附糟粕，即用枳实导滞汤，苦辛通降，从大便而解。解后，暂用蒿芩清胆汤，清利三焦，使余邪从小便而解。然每有逢一二日，热复作，苔复黄腻，伏邪层出不穷，往往经屡次缓下，再四清利，而伏邪始尽。邪虽尽，而气液两伤，终以竹叶石膏汤去石膏，加西洋参、鲜石斛、鲜茅根、青蔗汁，甘凉清养以善后。传脾而湿重暑清者，先用大橘皮汤加茵陈、木通，温化清渗，使湿从小便而泄。然脾与胃以膜相连，湿在胃肠之外，热郁在胃肠之中，其浊热黏腻之伏邪，亦多与肠中糟粕相搏，蒸作极黏腻臭秽之溏酱矢，前方酌加枳实导滞丸、更衣丸等缓下之，必俟宿垢下至五六次，或七八次，而伏邪始尽。邪既尽，而身犹暮热早凉者，阳陷入阴，阴分尚有伏热也，可用清燥养营汤，加鳖血柴胡（八分）、生鳖甲（五钱）、青蒿脑（钱半）、地骨皮（五钱），清透阴分郁热，使转出阳分而解。解后则以七鲜育阴汤（鲜生地五钱，鲜石斛四钱，鲜茅根五钱，鲜稻穗二支，鲜鸭梨汁、鲜蔗汁各两瓢冲，鲜枇杷叶去毛炒香三钱），滋养阴叶以善后。若邪舍于营而在血分，先与加减葳蕤汤，加青蒿脑、粉丹皮，滋阴宣气，使津液外达，微微汗出以解表；继即凉血清营以透邪，轻则导赤清心汤，重则犀地清络饮，二方随证加减。若已痉厥并发者，速与犀羚三汁饮，清火息风，开窍透络，定其痉以清神识。若神识虽清，而夜热间有谵语，舌红渐布黄腻，包络痰热未净者，宜清肃玳瑁郁金汤去紫金片，加万氏牛黄丸（二颗，药汤调下）。口燥咽干，舌干绛而起裂，热劫液枯者宜清滋，清燥养营汤去新会皮，加鲜石斛、熟地露、甘蔗汁；心动而悸，脉见结代，舌淡红而干光，血枯气怯者宜双补，复脉汤加减。冲气上逆，或呃或厥，或顿咳气促，冲任脉搏，舌胖嫩圆大，阴竭阳厥者宜滋潜，坎气潜龙汤主之；亦有凉泻太过，其人面白唇淡，肢厥便泄，气促自汗，脉沉细或沉微，舌淡红而无苔，气脱阳亡者宜温补，附子理中汤，加原麦冬、五味子救之。

【秀按】此节辨明虚实，缕析条分，可谓的仲景会卿之精蕴，而心花怒发者矣。虽然实证易治，清导自愈，虚证难医，补救无功，全在临证者，眼光远射，手法灵敏，有是病则用是药，病千变药亦千变，庶可救此种危险辨证。如俗谓糟表凉泻四法，已足治外感百病，未免浅视伤寒专科矣。

【廉勘】春夏间伏气温热，秋冬间伏暑晚发。其因虽有伤寒伤暑之不同，而其蒸变为伏火则一，故其证候疗法，大致相同。要诀在先辨湿燥，坎明虚实，辨得真方可下手。俞公此论，颇有妙旨，耐人研究。后贤如王氏孟英，论伏气之治，亦语语精实。大旨谓伏气温病，自里出表，乃先从血分而后达于气分，故起病之初，往往舌润而无苔垢，但察其脉象，或弦或数，口未渴而心烦恶热，即宜投以清解营阴之药，迨邪从气分而化，苔始渐布，然后再清其气分可也。伏邪重者，初起即舌绛咽干，甚有肢冷脉伏之假象，及宜大清阴分伏邪，继必厚腻黄浊之苔渐生，此伏邪与新邪先后不同处。更有邪伏深沉，不能一齐外出者，纵治之得法，而苔退舌淡之后，逾一二日，舌复干绛，苔复黄燥，正如抽蕉剥茧，层出不穷，不比外感风暑，由卫及气，自营而血也。秋冬伏暑，证势轻浅者，邪伏膜原，深沉者亦多如此，苟阅历不多，未必知其曲折乃而也，此真阅历有得之言欤。然金针虽度，奈粗工只知新感伤寒，不知伏气温暑，羌、苏、荆、防，随手乱投，不知汗为心之液，恣用辛温燥裂药，强发其汗，则先伤其津液，涸其汗源，汗何能出？汗不出，反益病，往往发斑谵语，衄血喘满，昏迷闷乱，发痉发厥，变证百病，目击心伤。石顽老人曰：世人只知辛温药能发汗，不知辛凉药亦能发汗。华岫云曰：辛凉开肺，便是汗剂。故余治伏暑内发，新凉外束，轻则用益元散加葱豉、薄荷，重则用叶氏荷杏石甘汤加葱、豉，皆以辛凉泄卫法解外。外解已，而热不罢，伏暑即随汗而发，必先审其上、中、下三焦，气、营、血三分，随证用药。盖暑湿内留，多潜伏于三焦膜络之间，外与皮肉相连，内与脏腑相关。伏暑传膜外溃，从皮肉而排泄者，气分病多；入络内陷，从脏腑而中结者，营分血分病多，阴分病亦不少。凡病在上焦气分者，酌与薛氏五叶芦根汤加味（杜藿香叶、苏佩兰叶、苏薄荷叶、霜桑叶、炒香枇杷叶、鲜卷心竹叶、青箬叶、活水芦笋、鲜冬瓜子、荷花露），宣上焦以清肃肺气；若在上焦营分者，酌于叶氏犀角地黄汤加味（犀角尖、鲜生地、银花、连翘、广郁金、鲜石菖蒲、鲜大青、粉丹皮、竹叶卷心、鲜茅根、野菰根，贫者重用生玳瑁代犀角），清上焦以凉透心营。若邪犯包络，舌色纯绛鲜泽者，前汤调下安宫牛黄丸；舌罩一层垢浊薄苔者，调下局方至宝丹，芳香宣窍以清包络。病在中焦气分者，酌与王氏连朴饮加味（川连、川朴、焦栀、香豉、仙半夏、水芦根、鲜石菖蒲、枳实、条芩），苦降辛通以清胃气；若在中焦血分者，酌与吴氏养营承气汤加减（鲜生地、生白芍、老紫草、白知母、小枳实、真川朴、生锦纹酒浸汁、鲜茅根）凉血泻火以保胃液。病在下焦气分者，酌与桂苓甘露饮加减（官桂、赤苓、猪苓、泽泻、滑石、石膏、寒水石、小青皮），辛淡降泄以清化肾气；若在下焦阴分血室者，酌与章氏青蒿鳖甲汤加减（青蒿脑、生鳖甲、归身、新绛、细生地、东白薇、银胡、地骨皮、鲜茅根、来复丹。虚谷治热入血室，邪结血分，长热不退，夜多谵语，左关脉沉涩，服二三剂后，夜即安睡至晓，畅解小便，色深碧，稠如胶浆，谵语止，热即退，历验较吴氏青蒿鳖甲煎效尤速），透络热以清镇血海。若在阴分精室者，酌与陶氏逍遥汤加减（西洋参、知母、川柏、薤白、豭[1]家鼠矢、青竹皮、秋石水炒槐蕊、滑石、生甘细梢、裈裆灰；肾茎及子宫痛甚者，再加杜牛膝、当门子），逐败精以肃清髓热。善后之法，则一以滋养阴液，肃清余热为主，如叶氏加减复脉汤（北沙参、龙牙燕、陈阿胶、吉林参、麦冬、大生地、生白芍、清炙草、白毛石斛、鲜茅根），及甘露饮加西参、蔗浆汁，往往得育阴垫托，从中、下焦血分复还气分，阴分转出阳分，少腹部及两腰部，发白痦黑疹而解。惟病在中、下焦胃肠，夹食积者最多，每用陆氏润字丸磨荡而缓下之，或用枳实导滞丸消化而轻逐之。此皆治伏暑晚发，博采众长之疗法也。然素心谨慎，选药制方，大旨以轻清灵稳为主，以近今膏粱体，柔脆居多，故于去病之时，不得不兼顾其虚也。

---

① 豭（jiā 加）：雄性动物。

| 卷之七 |

第八章 伤寒兼证下

第十三节 秋燥伤寒（总名秋燥，世俗通称风燥）

【因】秋深初凉，西风肃杀，感之者多病风燥，此属燥凉，较严冬风寒为轻；若久晴无雨，秋阳以曝，感之者多病温燥，此属燥热，较暮春风温为重。然间有夹暑湿内伏而发，故其病有肺燥脾湿者，亦有肺燥肠热者，以及胃燥肝热者，脾湿肾燥者。全在临证者，先其所因，伏其所主，推求其受病之源而已。

【证】凉燥犯肺者，初起头痛身热，恶寒无汗，鼻鸣而塞，状类风寒，惟唇燥嗌干，干咳连声，胸满气逆，两胁窜疼，皮肤干痛，舌苔白薄而干，扪之戟手；温燥伤肺者，初起头疼身热，干咳无痰，即咯痰多稀而黏，气逆而喘，咽喉干痛，鼻干唇燥，胸满胁痛，心烦口渴，舌苔白薄而燥，边尖俱红。若秋燥伏暑，当辨其夹湿、化火两端。如湿遏热郁者，浅则多肺燥脾湿，一起即洒淅恶寒，寒已发热，鼻唇先干，咽喉干痛，气逆干咳，肢懈身痛，渴不思饮，饮水即吐，烦闷不宁，胸胁胀疼，大腹满痛，便泄不爽，溺短赤热，舌苔粗如积粉，两边白滑；深则多脾湿肾燥，肢懈无力，周身疼重，咳痰咸而稀黏，气喘息短，颧红足冷，脚心反热，甚则痿厥，后则便泄，泄而后重，前则精滑，溺后余沥，妇女则带多腰酸，舌圆胖嫩，上罩一层黏苔，边滑根燥。若暑从火化者，浅则多肺燥肠热，上则喉痒干咳，咳甚则痰黏带血，血色鲜红，胸胁窜痛；下则腹热如焚，大便水泄如注，肛门热痛，甚或腹痛泄泻，泻必艰涩难行，似痢非痢，肠中切痛，有似硬梗，按之痛甚，舌苔干燥起刺，兼有裂纹。深则多胃燥肝热，大渴引饮，饮不解渴，灼热自汗，四肢虽厥，而心烦恶热，时而气逆干呕，时而气冲脘痛，筋脉拘疼，不能转侧，甚则手足瘛疭，状如惊痫，男子睾丸疝痛，妇人少腹连腰牵疼，脐间动气，按之坚而震手，便多燥结，或便脓血，或里急欲便而不得，或后重欲圊，欲了而不了，尿短赤涩，或点滴而急痛。

【脉】右浮涩，左弦紧者，《内经》所谓秋伤于燥，上逆而咳是也；右浮数，左弦涩者，《内经》所谓燥化于天，热反胜之是也。右寸浮涩，关尺软滞者，喻嘉言所谓秋伤燥湿，乃肺燥脾湿之候也；右寸关软滞，左关尺弦细涩者，张景岳所谓阴虚夹湿，穷必及肾，乃脾湿肾燥之候。但有阴凝则燥、阴竭则燥之各殊耳。右寸浮涩沉数，关尺弦长而数者，喻嘉言所谓肺热不宣，急奔大肠，乃肺燥肠热之候也；右洪长而数，左关弦数过尺者，《易·系辞》所谓燥万物者，莫熯乎火，乃火旺生风，胃燥肝热之候也。总之，燥证脉多细涩。虽有因兼证变证，而化浮洪虚大弦数等兼脉，重按则无有不细不涩也。

【治】凉燥犯肺，以苦温为君，佐以辛甘，香苏葱豉汤去香附，加光杏仁（三钱）、炙百部（二钱）、紫菀（三钱）、白前（二钱），温润以开通上焦，上焦得通，凉燥自解。若犹痰多、便闭、腹痛者，则用五仁橘皮汤，加全瓜蒌（四钱，生姜四分拌，捣极烂）、干薤白（四枚，白酒洗捣）、紫菀（四钱）、前胡（二钱），辛温以流利气机。终用归芍异功散加减（归身二钱，白芍钱半，潞党参、云茯苓、清炙草、蜜炙广皮各一钱，金橘脯、蜜枣各两枚，切碎），气血双补以善后。温燥伤肺，以辛凉为君，佐以苦甘，清燥救肺汤加减（冬桑叶三钱，光杏仁二钱，冰糖水炒石膏、大麦冬、真柿霜、南沙参各钱半，生甘草八分，鸡子白两枚，秋梨皮五钱）。气喘者，加蜜炙苏子（一钱）、鲜柏子仁（三钱）、鲜茅根（五钱）；痰多者，加川贝（三钱）、淡竹沥（两瓢，冲）、瓜蒌仁（五钱，杵）；胸闷者，加梨汁（两瓢）、广郁金汁（四匙）；呕逆者，加芦根汁（两瓢）、鲜淡竹茹（四钱）、炒黄枇杷叶（一两），凉润以清肃上焦。上焦既清，若犹烦渴气逆欲呕者，则用竹叶石膏汤去半夏，加蔗浆、梨汁（各两瓢，冲）、生姜汁（两滴，冲），甘寒以滋养气液；终用清燥养营汤，加霍石斛

（三钱），营阴双补以善后。肺燥脾湿，先与辛凉解表，轻清化气，葱豉桔梗汤加紫菀、杏仁，辛润利肺以宣上；上焦得宜，气化湿开，则用加减半夏泻心汤去半夏，加川贝（三钱）、芦笋（二两），苦辛淡滑以去湿，湿去，则暑无所依，其热自退。热退而津气两伤，液郁化痰者，则用二冬二母散加味（淡天冬、提麦冬、知母各一钱，川贝母、南北沙参各三钱，梨汁、竹沥各两瓢，姜汁三滴，和匀同冲），甘润佐辛润，化气生津以活痰；痰少咳减，终用加减玉竹饮子（生玉竹、川贝母各三钱，西洋参、浙苓、紫菀各二钱，蜜炙橘红、桔梗、炙草各八分），气液双补，兼理余痰以善后。脾湿肾燥，较肺燥脾湿，病尤深而难疗，必须润燥合宜，始克有济。但须辨其阳虚多湿，湿伤肾气而燥者，阴凝则燥也，治宜温润，每用金匮肾气汤加减（淡附子八分拌捣直熟地四钱，紫瑶桂四分拌捣山萸肉一钱二分，生打淮药三钱，南芡实四钱，淡苁蓉三钱，半硫丸一钱），温化肾气以流湿润燥，肾气化则阴凝自解；终与黑地黄丸（制苍术二两，大熟地四两，黑炮姜二钱，五味子四钱，先用姜半夏五钱，北秫米一两，煎取浓汁为丸，每服钱半，日二服，砂仁四分，泡汤送下），脾肾双补以善后。阴虚多火，湿热耗肾而燥者，阴竭则燥也，治宜清润，每用知柏地黄汤加减（知母二钱，川柏五分，陈阿胶钱半，生打山药三钱，泽泻一钱，南芡实三钱，川连四分，先用生晒术二钱，熟地六钱，切丝，清浆水泡取汁出，代水煎药），滋养阴液以坚肾燥脾，肾阴坚则液竭可回；终与补阴益气煎去升、柴，加春砂仁（五分，捣）、甜石莲（钱半，杵），补中填下以善后。肺燥肠热，则用阿胶黄芩汤（陈阿胶、青子芩各三钱，甜杏仁、生桑皮各二钱，生白芍一钱，生甘草八分，鲜车前草、甘蔗梢各五钱，先用生糯米一两，开水泡取汁出，代水煎药），甘凉复酸苦寒，清润肺燥以坚肠；胃燥肝热，则用清燥养营汤去归、橘，加龙胆草（八分，盐水炒）、生川柏（六分）、东白薇（四钱），甘寒复咸苦寒，清润胃燥以泄肝。风动瘛疭者，加羚角（钱半，先煎）、莹白童便（一杯，冲）；大便燥结者，加风化硝（三钱）、净白蜜（一两，二味煎汤代水）。其余对证方药，已详六淫中燥病药例，随证选用可也，兹不赘。

【秀按】春月地气动而湿胜，故春分以后，风湿暑湿之证多；秋月天气肃而燥胜，故秋分以后，风燥凉燥之证多。若天气晴暖，秋阳以曝，温燥之证，反多于凉燥。前哲沈目南谓:《性理大全》燥属次寒，感其气者，遵《内经》燥淫所胜，平以苦温，佐以辛甘之法，主用香苏散加味。此治秋伤凉燥之方法也。喻嘉言谓《生气通天论》秋伤于燥，上逆而咳，发为痿厥，燥病之要，一言而终。即诸气膹郁，皆属于肺；诸痿喘呕，皆属于上。二条指燥病言明甚，更多属于肺之燥。至左胠[1]胁痛，不能转侧，嗌干面尘，身无膏泽，足外反热，腰痛筋挛，惊骇，丈夫㿗疝，妇人少腹痛，目眯眦疮，则又燥病之本于肝，而散见不一者也，而要皆秋伤于燥之征也。故治秋燥病，须分肺、肝二脏，遵《内经》燥化于天、热反胜之之旨，一以甘寒为主，发明《内经》燥者润之之法，自制清燥救肺汤，随证加药，此治秋伤温燥之方法也。张石顽调燥在上必乘肺经，宜千金麦门冬汤（大麦冬四钱，生桑皮、鲜生地、紫菀、鲜淡竹茹各三钱，仙半夏一钱，蜜炙麻黄五分，白桔梗八分，清炙草五分，生姜一片）；燥于下必乘大肠，须分邪实、津耗、血枯三端。邪实者，通幽润燥汤（油当归二钱五分，桃仁泥、大麻仁、生川军各一钱，生熟地各钱半，生甘草五分，杜红花一分，蜜炙升麻三分，槟榔汁二匙冲）；津耗者，异功散加减（潞党参、浙苓、蜜炙广皮、麻仁研各一钱，天麦冬各钱半，生甘草五分，沉香汁两匙冲）；血枯者，千金生地黄汤（鲜生地汁二合，麦冬汁、净白蜜各一瓢，淡竹沥两瓢，生姜汁四滴，先用生玉竹、知母、花粉、茯神、鲜地骨皮各二钱，生石膏四钱，煎取清汁，和入地冬等五汁，重汤煎十余滚服，日三夜一）或六味地黄汤加减（熟地四钱，淡苁蓉、生首乌、当归各三钱，淮药、茯苓、丹皮、泽泻各钱半）。燥在血脉，多血虚生风证，宜以滋燥养营汤（生熟地各四钱，当归、白芍各二钱，秦艽、防风各一钱，蜜炙川连六分，生甘草八分）治外，内补地黄丸（熟地、归身、白芍、生地、元参、知母、川柏、山药、萸肉、甘杞子、淡苁蓉，蜜丸，每服三钱，空心盐汤送下）治内，润燥养营为第一义。燥在阴分，多手足痿弱证，养阴药中，必加黄柏以坚之，如虎潜丸之类（盐酒蜜炙黑川柏、炙龟板、熟地各三两，知母、淮牛膝各二两，白芍、锁阳、归身、炙虎胫骨各一两五钱，炮姜五钱，醇酒为丸。痿而厥冷，加淡附片五钱，淡盐汤下三钱）。由是

① 胠（qū 区）：腋下。

三说以推之，燥病初、中、末之方药，洵云大备。

【廉勘】凡治燥病，先辨凉温。王孟英曰：以五气而论，则燥为凉邪。阴凝则燥，乃其本气。但秋承夏后，火之余炎未息。若火既就之，阴竭则燥，是其标气。治分温润、凉润二法。费晋卿曰：燥者，干也，对湿言之也。立秋以后，湿气去而燥气来，初秋尚热，则燥而热；深秋既凉，则燥而凉。以燥为全体，而以热与凉为之用。兼此二义，方见燥字圆活，法当清润温润，次辨虚实。叶天士先生曰：秋燥一证，颇似春月风温。温自上受，燥自上伤，均是肺先受病。但春月为病，犹是冬令固密之余，秋令感伤，恰值夏月发泄之后，其体质之虚实不同。初起治肺为急，当以辛凉甘润之方，气燥自平而愈。若果有暴凉外束，只宜葱豉汤加杏仁、苏梗、前胡、桔梗之属。延绵日久，病必入血分，须审体质证候。总之，上燥治气，下燥治血，慎勿用苦燥劫烁胃汁也。又次辨燥湿。石芾南曰：病有燥湿，药有润燥。病有风燥、凉燥、暑燥、燥火、燥郁夹湿之分，药有辛润、温润、清润、咸润、润燥兼施之别。燥邪初伤肺气，气为邪阻，不能布津外通毛窍，故身无汗，寒热疼痛；又不能布津上濡清窍，下润胃肠，故口干舌燥，喉痒干咳，胸满气逆，二便不调。治者当辨燥湿二气孰轻孰重？所兼何邪（如兼风、兼寒、兼伏暑之类）？所化何邪（如化火、未化火之分）？所夹何邪（如夹水、夹痰、夹食、夹内伤之类）？对病发药，使之开通（开是由肺外达皮毛，与升散之直向上行者不同；通是由肺下达胃肠，通润通利，皆谓之通，非专指攻下言）。虽然燥病夹湿，用药最要灵活。专润燥，须防其滞湿；专渗湿，须防其益燥。必先诘其已往，以治其现在；治其现在，须顾其将来。试述其用药要略：凉燥初起，宜用辛润，开达气机为君，如杏仁、牛蒡、葱白、豆豉、前胡、桔梗之属。寒重者，加以温润，如蔻仁、橘红、生姜、红枣皮之属。邪机闭遏，在上焦，咳嗽胸满，痰黏气逆者，加以通润，宣畅上气，如远志、苏子、紫菀、百部之属；在中焦，脘闷呕恶，嗳腐吞酸者，加以消降，疏畅中气，如莱菔子、生萝卜汁、蜜炙枳实、鲜佛手之属；在下焦，里气不畅，大便燥结者，加以辛滑，通畅下气，如炒蒌皮、鲜薤白、春砂仁拌捣郁李净仁之属。气机一开，大便自解，即汗亦自出，此皆辛中带润，自不伤津。且辛润又能行水，燥郁夹湿者宜之；辛润又能开闭，内外闭遏者宜之。若凉燥之气，搏遏湿热，内蒙清窍，神识昏迷者，急用辛开淡渗，如赖橘红、炒牛蒡、白芷、白芥子、细辛、鲜石菖蒲、连翘心、生苡仁、浙苓皮、通草、灯心之属（查辛开上达之品，首推细辛，辛润而细，善能开达，用量多至二三分，少则一分。其次芥子、牛蒡，芥子辛润而圆，善能流走；牛蒡辛润而香，善能开透。属子与仁，皆寓生机。又次白芷、翘心，气香味辛，质又极滑，化湿开闭，而不伤津，皆能开表，又能通里，余已历验不爽，配芦笋、鲜冬瓜子尤妙），以开气闭。气为水母，气开乃能行水。气以养神，气宣则神自清。如燥已化热，及新感温燥，宜用辛凉甘润，清宣气机。辛凉，如苏薄荷、鲜葱白、嫩桑芽、青连翘、炒牛蒡、清蒿脑、滁菊花、银花之类；甘润，如鲜茅根、鲜野菰根、活水芦笋、瓜蒌皮、鸭梨皮、青蔗皮、梨汁、蔗汁、竹沥、柿霜、西瓜皮、绿豆皮、生荸荠汁、生藕汁之类。于辛润剂中，酌加三四品，清润轻灵以泄其热，热泄则清肃令行，气机流利，津液运行，亦必津津化汗而解。阴虚便结者，于辛润剂中，酌加鲜生地、元参心、鲜柏子仁、大麻仁、黑芝麻、净白蜜、淡海蜇之类养阴润肠；夹湿而兼有伏暑者，于辛润剂中，酌加鲜冬瓜皮子、滑石、通草、淡竹叶等之淡滑清渗。生山栀、青蒿子、霜桑叶、鲜竹叶、丝瓜络、萝卜缨等之轻苦微燥，皆取轻清流利，以解蕴伏之暑湿。若重者，酌加姜汁、炒木通、芩、连、柏，及绵茵陈、鲜贯众之类，苦降辛通，开化湿热。其浊热黏腻之伏邪，依附胃肠渣滓者，则攻下一法，又未可缓施。或用苦泄，如枳实汁、酒浸生军汁之类；或用咸润，如风化硝、元明粉之类；或用滑降，如泻叶、炒蒌皮、鲜圆皂仁、郁李净仁之类。但下宜适中，不可太过。且上焦邪气开通，天气下降，地气自随之以运行，又何必峻下为能乎！其有燥热窜入肌肉皮肤，发斑发疹，隐隐不现者，宜用辛凉开达，轻清芳透，如牛蒡、连翘、银花、丹皮、瓜蒌皮、青蒿脑、紫草尖、鲜大青、鲜茅根、活水芦笋、鲜卷心竹叶、灯心、青箬叶之类。其有燥热伤阴，邪闭心宫，舌绛无苔，神昏谵妄者，宜用清润开透，用药最要空灵，如犀角尖、鲜生地、连翘心、银花、鲜石菖蒲、芦笋、梨汁、竹沥和姜汁少许之类，凉药热饮，取其流通。此治新感秋燥初、中、末用药之大法也。张禾芬曰：燥气搏湿之病，即吴鞠通所谓肺感燥气，脾伏湿邪是也。但不如喻氏燥湿二字为简当（嘉言曰：湿统四时，春曰风湿，夏曰暑湿，秋曰燥湿，冬曰寒湿）。其病秋深时最多，如秋分后天久不雨，最易剧发，人烟稠密之处尤广。若兼伏暑，病尤深重，一起即烦躁昏谵，燥渴恣饮，或闭闷无汗，或汗虽泄而邪不解，或咳血，或泄血，甚则血热肝燥，火旺生风，筋脉瘛疭，肢臂强直，目瞪口噤，舌卷囊缩，便多干结，或澼澼似痢，或初虽水泻，暴注下迫，旋即干秘，溲多赤涩，脉多沉部弦数，按之细涩。证虽险变百出，大纲亦只数端。在上焦有二，一肺之化源绝，二热闭神昏。中焦亦有二，一胃络脉绝，二脏结下痢。下焦只有一，男则精竭髓枯，女则血枯肝绝。选药制方，莫如鲜药之取效较速，其次花露，如鲜苇茎、鲜菊叶、鲜忍冬藤叶、鲜枇杷叶、鲜淡竹叶、鲜大青叶、鲜桑芽、鲜梨皮、鲜橘叶、鲜青箬叶等之轻清气燥；生萝卜汁、生梨汁、淡竹沥、鲜石菖蒲汁等之清化燥痰，辛润开闭；鲜茅根、鲜大青、鲜益母草、鲜生地、鲜马鞭草、生藕汁、西瓜汁、金汁、童便等之凉血通瘀，解毒透斑；鲜石斛、蔗浆、鲜稻穗露、鸡肉露、熟地露等之滋养胃汁；生地栗、淡海蜇等之咸润肠燥，皆燥热病中有利无病之品。至若燥气夹湿，是湿为地气，燥为天气，天气能包地气，先当以治燥为急，燥邪一解，湿开热透，自然随出。惟虚损体复感燥邪，势尤危险。初治以润肺养液、清络泄热为主，既不能过事透表，亦不得径投滋补；继进甘润养胃，以存阴液；虚甚者，气结津枯，清润又非所宜，必得温润甘燥，如淡苁蓉、熟玉竹、菟丝子、枸杞、熟地、阿胶、鹿胶之类，方为中窍。虚燥治法，大率类此。燥门述此诸法，方药洵云全备。中惟脾湿肾燥一证，外感夹内伤者居多。外感，多由于湿热未尽，阴液先伤；内伤，多由于酒湿伤脾，色欲伤肾。外感已属难治，其证口干不渴，饮亦不能滋干，骨节隐痛不舒，尿亦赤涩不利。此时渗湿则劫阴，救阴则助湿，治必养阴逐湿，润燥合宜，予每参用薛、王两法，以元米煎合参斛冬瓜汤（北沙参六钱，黄草川斛四钱，炒麦冬钱半，炒香枇杷叶四钱，带子丝瓜络、建兰叶各三钱，先用糯米泔水泡生於术三钱，隔六小时，去术，取米泔水，煎鲜冬瓜皮、子各二两，熬取清汤，代水煎药），尚多应手。内伤尤为难治，有脾湿下流，阳损及阴者，其证肢懈气堕，肠鸣肾泄，夜发内热，腰酸尿少，每用仲淳脾肾双补法奏功（潞党参、炒莲肉、淮山药、炒扁豆、煨肉果、带壳春砂、炒白芍、炒车前、盐水炒补骨脂、五味子、菟丝子、巴戟肉，为丸如绿豆大，每服八分至一钱，空心临卧服）；有肾燥不合，阴损及阳者，其证泄泻如注，里急后重，头晕气促，六脉两尺部无神，舌色淡红而干，每用慎斋润肾固气法取效（淡苁蓉三钱，太子参、生芍各一钱，归身、五味子各八分，炙草六分，炮姜二分）。又有湿袭精窍，阴虚多火者，其证腰酸背热，脚跟热痛，两足痿弱难行，男子精热自遗，女子带多稠黏，每用虎潜丸及加味二妙丸以渐图功；更有纵恣酒色，湿热酿痰，虚火时升，上实下虚者，其证头晕面赤，痰嗽喘逆，胸胁虚痞，周身酸痛，腰足尤疼，甚则痿厥，每用六味地黄汤加生捣左牡蛎，冲竹沥、姜汁、童便，送下猴枣（二三分），或吞黑锡丹（一二分），缓图收功；更有阴虚气滞，脾湿肝火，酿痰上壅者，其证嗽痰白黏，气逆胸闷，口渴善呕，四肢倦懈，舌绛似干，上罩垢浊薄苔，脉左细数，每用自制七汁饮（人乳、梨汁、竹沥、广郁金汁、甜酱油、茄楠香汁。解郁草根子捣汁，其根下子，形似麦冬，色白味甘，性凉质润，滋养肺胃，较麦冬为优），屡收敏效。总之，阳虚多湿，气不化津，由阴结而致肾燥者，证多食少脉微，大便闭结，俞氏金匮肾气汤加减，曾用有验，然不多见。惟阴虚夹湿，因燥利太过，湿竭化燥，肾水亏而肝火鸱张，上则烁肺咳血，下则逼动冲任，男子遗精梦泄，女子带多髓枯，酿成下损痿厥重证，数见不鲜。多由外感而做成内伤，非柔润静药，及血肉有情之品，大剂滋填不可。

第十四节　冬温伤寒（一名客寒包火，俗称冷温）

【因】冬初晴暖，气候温燥，故俗称十月为小阳春。吸受其气，首先犯肺，复感冷风而发者，此为新感，病浅而轻；若冬温引动伏暑内发者，此为伏气，病深而重。必先辨其为冬温兼寒，冬温伏暑，以清界限，此为临病求原之必要。

【证】冬温兼寒，初起头痛身热，鼻塞流涕，咳嗽气逆，咽干痰结，始虽怕风恶寒，继即不恶寒而恶热，心烦口渴，甚或齿疼喉痛，胸闷胁疼，舌苔先白后黄，边尖渐红，望之似润，扪之戟手。冬温伏暑，一起即头痛壮热，咳嗽烦渴，或无汗恶风，或自汗恶热，始虽咽痛，继即下利，甚则目赤唇红，咳血便脓，肢厥胸闷，神昏谵语，或不语如尸厥，手足瘛疭，状若惊痫，胸腹灼热，大便燥结，溲短赤涩，剧则男子阴精自遗，女子带多血崩，甚或冲咳冲呃，或冲厥，舌多鲜红深红，甚则紫红干红，起刺开裂，或夹黑点，或夹灰黑。

【脉】右浮滑数，左浮弦微紧者，张石顽所谓先受冬温，更加严寒外遏，世俗通称寒包火是也。两寸独数，或两关尺沉弦小数者，此新感冬温引发伏暑，《内经》所谓阴气先伤，阳气独发，乃冬令温燥之重证也。

【治】冬温兼寒者，先与葱豉桔梗汤加瓜蒌皮（二钱至三钱）、川贝母（三钱至五钱），辛凉宣肺以解表。表解寒除，胁痛咳血者，桑丹泻白汤加地锦（五钱）、竹沥、梨汁（各两瓢，冲），泻火清金以保肺。喉痛齿疼者，竹叶石膏汤去半夏，加制月石（四分至五分）、青箬叶（三钱至五钱）、大青叶（四钱至五钱）、元参（三钱至四钱），外吹加味冰硼散，辛甘咸润以肃清肺胃。终与七鲜育阴汤，滋养津液以善后。若冬温兼伏暑，病较秋燥伏暑，尤为晚发而深重，初起无汗恶风者，先与辛凉透邪。血虚者，七味葱白汤；阴虚者，加减葳蕤汤，使其阴气外溢，漐漐微汗以解表。表解而伏暑内溃，咽痛下利，口干舌燥者，伏暑内陷少阴心肾也，猪肤汤加鸡子白（两枚）、鲜茅根（一两）、茄楠香汁（四匙，冲），甘咸救阴以清热。神识昏蒙，谵语或不语者，伏暑内陷手厥阴包络也。若痰迷清窍，玳瑁郁金汤以开透之；瘀塞心孔，犀角清络饮以开透之；痰瘀互结清窍，犀羚三汁饮以开透之。痉厥并臻，状如惊痫者，伏暑内陷足厥阴肝脏也，羚角钩藤汤加紫雪，息风开窍以急救之。目赤唇红，咳血便脓者，加味白头翁汤加竹茹、地锦（各五钱）、大青叶、滁菊花（各三钱）、白茅根（二两），清肝坚肠以并治之。男子精遗梦泄，女子带多血崩者，伏暑下陷冲任也，滋任益阴煎加醋炒白芍（四钱）、东白薇（五钱）、陈阿胶（三钱）、清童便（一杯冲），清滋冲任以封固之。甚则冲咳冲呃冲厥者，伏暑夹冲气上逆也，新加玉女煎，清肝镇冲以降纳之。冲平气纳，终用清肝益肾汤以滋潜之。若胸腹灼热，便闭溲赤者，伏暑里结胃肠也，养荣承气汤，润燥泄热以微下之；阴液已枯者，张氏济川煎去升麻，加雪羹（煎汤代水），增液润肠以滑降之。此皆为阴虚多火者而设。若肥人多湿，虽感冬温伏暑，仍多湿遏热伏者，法当芳透淡渗，温化清宣，大橘皮汤去官桂、槟榔，加焦山栀、青连翘（各三钱）、活水芦笋（二两）、灯心（五分）、北细辛（二分，煎汤代水），湿开热透；继用增减黄连泻心汤，苦降辛通，甘淡渗湿以肃清之。食积便闭者，加枳实导滞丸缓下之；痰涎上壅者，加控涎丹逐下之。终以香砂二陈汤，加黄草川斛（三钱）、鲜石菖蒲（一钱）、拌炒生谷芽（三钱）、金橘脯（两枚），温健胃气以善后。若湿去燥来，肺胃阴气不足者，当以金匮麦门冬汤，加鲜稻露（一两）、蔗浆（两瓢同冲），清养气液以善后。若初起自汗恶热者，即当清解伏暑，竹叶石膏汤去半夏，加野菰根（二两）、鲜茅根（一两，去皮）、灯心（五分），余与前同。但冬温变证甚多，详参诸温证治可也。

【秀按】冬行春令，反有非节之暖，感其气而病者，名曰冬温，较春温症尤为燥热。罗谦甫主用阳旦汤（即桂枝汤加黄芩）加桔梗、葳蕤，张石顽主用阳旦汤加麻黄、石膏，皆治先感冬温，又被风寒所遏，外寒内热之证。温邪上受，冷食内服者，又主阴旦汤（即千金阳旦汤加干姜），以治外热内寒。然皆治体质素寒，忽受冬温之病。若素体阴虚，虽有芩、膏、姜、桂，究难浪用。俞君证治详明，药方细切，可谓冬温正宗之法矣。

【廉勘】前哲皆谓冬月多正伤寒证，以予历验，亦不尽然，最多冬温兼寒，即客寒包火。首先犯肺之证，轻则桑菊饮（霜桑叶、苇茎各二钱，滁菊花、光杏仁、青连翘各钱半，苏薄荷、桔梗、生甘草各八分）加麻黄（蜜炙，三分至七分）、瓜蒌皮（二钱至三钱），或桑杏清肺汤（霜桑叶、瓜蒌皮、蜜炙枇杷叶各三钱，光杏仁、川贝、炒牛蒡各二钱，桂兜铃、桔梗各一钱）加鲜葱白（三枚）、淡香豉（三钱）；重则麻杏石甘汤、越婢加半夏汤，随证加味，间有用大青龙汤、小青龙汤加石膏者。从合信氏冬多肺病看法，大旨以辛凉开肺为主。若膏粱体阴虚多火，温燥伤肺，轻者患风火候症，吴氏普济消毒饮加减（苏薄荷一钱，银花、连翘、牛蒡各二钱，鲜大青、瓜蒌皮、川贝、青箬叶各三钱，元参二钱至三钱，金锁匙[①]八分，金线重楼[②]磨汁四匙冲，先用生莱菔二两，生橄榄三枚，煎汤代水），辛凉轻清以解毒，外吹加味冰硼散；重者患烂白喉症，养阴清肺汤（鲜生地一两，元参八钱，麦冬六钱，川贝、白芍、丹皮各四钱，苏薄

① 金锁匙：即朱砂根。
② 金线重楼：即七叶一枝花。

荷三钱，生甘草二钱，加冬雪水煎药），加制月石（六分至八分）、鸡子白（二枚），辛凉甘润以防腐，外吹烂喉锡类散，亦皆治肺以清喉之法。若冬温兼伏暑晚发，则邪伏既久且深，阴液先伤，气机亦钝，治法惟凉血清火，宣气透邪为扼要，而宣气尤为首务，未有气不宣而血热能清，伏火能解者。但宣气之法，非香、苏所能疏，非参、芪所能托，惟藉辛凉芳透，轻清灵通之品，多用鲜药，精选秋燥门张石顽所论诸药，对症酌量，配合为剂。次渐苏醒其气机，清宣其血络，搜剔其伏邪，始可图功。若稍一孟晋[①]，非火闭即气脱，非气脱即液涸，全在临证者，审病须兼众证，与脉舌并审，不可专指一症为据也。平素精研药法，庶可得其巧妙，质诸宗匠，然乎否也。至若俞公治则，深得此中三昧，足补刘（河间）、罗（谦甫）、陶（节庵）、张（石顽）所未备，可为冬温证别开生面，独阐心法者矣。

第十五节　大头伤寒（一名大头瘟，俗称大头风，通称风温时毒）

【因】风温将发，更感时毒，乃天行之疠气。感其气而发者，故名大头天行病。又系风毒，故名大头风；状如伤寒，故名大头伤寒；病多互相传染，长幼相似，故通称大头瘟。多发于春冬雨季，间有暑风夹湿热气蒸，亦多发此病。人体手足六经，惟三阳与厥阴诸经，皆上头面清窍，必先辨其为太阳时毒、少阳时毒、阳明时毒、厥阴时毒、三阳同受时毒、少厥并受时毒，分际斯清。

【证】太阳时毒，初起头项强痛，身热体重，憎寒恶风，继即头脑项下胀大，并耳后赤肿。少阳时毒，一起即寒热往来，口苦咽干，胸胁满闷，隐隐见疹，两耳上下前后硬肿而痛，两额角旁亦皆红肿，甚或咽喉不利，喉肿而痹；阳明时毒，一起即壮热气喘，口干舌燥，咽痛喉肿，额上面部，焮赤而肿，或发疱疮，斑点隐隐，目肿难开；厥阴时毒，一起即头痛吐涎，巅顶尤疼，寒热类疟，一身筋挛，手足微厥，面青目赤，耳聋颊肿，腮颐亦皆肿硬而疼，胸满呕逆，甚则状如惊痫，时发瘛疭，上为喉痹，下便脓血。若三阳同受时毒，则头面耳目鼻与咽喉，皆发红肿热痛；

① 孟晋：勉力求进。

少、厥并受时毒，则巅顶及两耳上下前后，尤为焮赤肿疼，呕吐酸苦，或兼吐蛔，甚则两胁剧疼，疼甚则厥，厥后发痉。其舌苔，在太阳，苔虽薄白，舌色反红，或白薄而燥刺，边尖俱红；少阳则红多白少，或夹灰黄杂色，甚或白如积粉，边沿色红而紫；阳明则舌苔正黄，黄而薄腻，甚或深黄厚腻，间夹灰黑，或老黄焦黑，多起芒刺；三阳同受，多舌赤苔黄，或夹灰点黑刺；少、厥并受，更多舌色紫红，甚或焦紫起刺。

【脉】左浮弦而盛者，太阳经受时毒也；左浮弦搏数者，少阳经受时毒也；右不甚浮，按之洪盛搏数，右大于左者，阳明经受时毒也；左右浮沉俱盛，按之弦洪搏数者，三阳经同受时毒也；左浮弦搏数，右洪盛滑数者，少、厥两经并受时毒也，此即东垣所谓大头伤寒，风毒邪热客于心肺之间，上攻头面为肿是也。然经谓风气通于肝，肝脉直上巅顶，往往少阳火旺，搏动肝风，风助火势，火假风威，外风引起内风，而为死生反掌之危候也。

【治】法当内外并治。治之速，十全七八；不速治，十死八九。内治，以辛凉发散，宣气解毒为主。轻则葱豉桔梗汤加牛蒡、银花、大青（各三钱）、蝉蜕（钱半），先用三豆汤（生绿豆一两，大黑豆六钱，杜赤豆四钱，青荷叶一圈）代水煎药；重则用通圣消毒散加减（荆芥、防风、川芎、白芷各一钱，银花、连翘、牛蒡、薄荷、焦栀、滑石各二钱，风化硝、酒炒生锦纹、苦桔梗、生甘草各五分，先用犀角尖一钱，大青叶五钱，鲜葱白三枚，淡香豉四钱，活水芦笋二两，鲜紫背浮萍三钱，用蜡雪水煎汤代水，重则日服二剂，夜服一剂，药须开水略煎），疏风解表以宣上。上焦宣化，热毒尚盛，便结尿涩者，继与解毒承气汤，三焦分消以逐毒。毒去热减，终与清燥养营汤加鲜茅根（一两）、西洋参（二钱），清养气液以善后。若少、厥并受，时毒大盛，风火交煽，痉厥兼臻者，速与羚角钩藤汤加犀角汁（二瓢）、金汁（二两）、童便（一杯冲）、紫雪（五分至八分），泻火息风以消毒。继与七鲜育阴汤，清滋津液以善后。外治，以细针遍刺肿处（用绣花极细引针三十六支，用线扎成圆大空灵一支，医必预备应用），先放紫血，继放黄涎，泄出血毒以消肿。即用清凉救苦散

（芙蓉叶、二桑叶、白芷、白及、白蔹、生军、川连、川柏、腰黄[①]、乳香、没药、杜赤豆、草河车、制月石各二钱，共为末，蜜水调，肿处频扫之），涂敷肿处以退火。咽痛喉痹者，急用生桐油和皂荚末少许，白鹅翎蘸以扫喉，探吐痰涎以开痹，继吹加味冰硼散以退肿，终用土牛膝汁二瓢和开水一碗，调入制月石二钱，紫雪二分，俟其炀[②]化，频频含漱以祛腐。总之，此毒先肿鼻，次肿耳，从耳至头上，络脑后，结块则止，不散，必成脓。故必内外兼治，始能消散。切忌骤用苦寒，如东垣普济消毒饮之芩、连并用，亦禁浪用辛热，如节庵荆防败毒散之羌、独二活，贻误颇多，学人慎毋拘守成方也。

【秀按】元泰和二年四月，民多疫病，初觉憎寒壮热体重，次传头面肿甚，目不能开，咽喉不利，气逆上喘，口燥舌干，俗云大头伤寒，染之多不救。医以承气汤加蓝根，屡下莫能愈。东垣遂创制一方，名普济消毒饮，施其方，全活甚众。方下自诠，谓身半以上，天之气也，疫毒既客于心肺之间，上攻头面为肿。故用芩、连各五钱，苦寒泻心肺之火；元参二钱，连翘、马勃、鼠粘子、板蓝根各一钱，苦辛平清火散肿消毒；僵蚕七分，清痰利膈；甘草二钱以缓之；桔梗三分以载之；升麻七分，升气于右；柴胡五分，升气于左；气虚而滞者，用人参二钱以补虚，佐陈皮二钱以疏气；便闭者加酒煨大黄。共为细末，半用汤调，时时服之；半用蜜丸噙化，以适其病所。其方意服法均巧，宜乎刻石以传世。厥后罗谦甫仿制一方，名既济解毒汤，只多一味当归，少元参、马勃、牛蒡、板蓝根四味，与李方大同小异，惟遵《难经》畜则肿热，以注射之之法于肿上，约正十余刺，血出紫黑如露珠状，顷时肿痛消散，足为后学师范，洵堪效法。故俞君内外并治，奏功愈捷。

【廉勘】普济消毒饮，吴鞠通去升、柴、芩、连，加银花一味，新定用量以治内（银花、连翘、元参、桔梗各一两，板蓝根、僵蚕、生甘草各五钱，荆芥、薄荷各三钱，牛蒡子六钱，马勃四钱，共为粗末，轻服六钱，重服八钱，鲜芦根汤煎，去渣，约二时一服），外用水仙膏（水仙花根剥去老赤皮与根须，入小石臼内捣如膏，敷肿处，中留一孔，出热气，

---

① 腰黄：雄黄中质量最好者。

② 炀（yáng 羊）化：熔化。

干则易之，以皮上生黍米大小黄疮为度)、三黄二香散（川连、川柏、生大黄各一两，乳香、没药各五钱，共研细末，初用陈茶汁调敷，干则易之，继用香油调敷，以泻火定痛）以治外。神昏谵语者，先与安宫牛黄丸、紫雪丹之属，继以清宫汤（元参心、连心麦冬各三钱，竹叶卷心、连翘心、犀角磨汁各二钱，莲子心五分。热痰盛，加竹沥、梨汁各五匙；咳痰不清，加瓜蒌皮钱半；热毒盛，加金汁一两，人中黄钱半；渐欲神昏，加银花三钱，荷叶二钱，鲜石菖蒲一钱)。程钟龄谓风火郁热成大头瘟，初起宜以加味甘桔汤（甘、桔、荆、薄、蒡、贝、柴胡、丹皮）清散之。散而不去，则用普济消毒饮以清之。若肿势极盛，兼用砭法。观此二说，治法尚稳，但不及俞法之约而赅，效力速。

第十六节　黄耳伤寒

【因】风温时毒，先犯少阳，续感暴寒而发，乃太少两阳合病，状类伤寒，以其两耳发黄，故见形定名曰黄耳伤寒。其病多发于春令。

【证】发热恶寒，脊强背直，状如刚痉，两耳叶黄，耳中策策作痛。继则耳鸣失聪，赤肿流脓，舌苔白中带红，继即纯红起刺。

【脉】左浮弦，右浮数者，此石顽称为太阳类伤寒，实则外寒搏动内热，两阳合病之时毒也。

【治】法当内外兼施。内治，以荆防败毒散加减（方药服法载前疫痉门中)，辛散风毒以解表。表解痉止，少阳相火犹盛，耳中肿痛者，继与新加木贼煎去葱白，加连翘、牛蒡（各二钱)、大青（三钱)、生绿豆（一两)、杜赤豆（四钱，二味煎汤代水)，辛凉解毒以清火。火清毒解，尚觉耳鸣时闭者，终以聪耳达郁汤（冬桑叶、夏枯草、鲜竹茹、焦山栀、碧玉散、鲜生地各二钱，女贞子三钱，生甘草四分，鲜石菖蒲汁四匙冲)，肃清余热以善后。外治，以开水泡制月石（二钱)，和入鲜薄荷汁、苦参、青木香磨汁（各两匙)，时灌耳中，清火解毒以止痛。

【秀按】黄耳伤寒，非正伤寒也，乃风温时毒类伤寒耳。故石顽老人谓风入于肾，从肾开窍于耳立言。方用小续命汤去附子，加僵蚕、天麻、蔓荆子、白附子，以驱深入之恶风，更以苦参及骨碎补取汁滴耳中，清其火以止痛。俞君谓风温时毒先犯少阳，从胆经亦络于耳立言。推其意，由太阳经外寒搏束，少阳火郁不得发泄，故窜入耳中作痛。耳轮发黄，犹之阳明经湿热郁蒸，热不得从汗越，身必发黄，其病理一也。故治以辛凉发散、疏风解毒为首要。遵《内经》火郁发之之法，方亦清灵可喜。虽从浅一层立法，而对症发药，似较张法为稳健。盖以小续命汤之人参、姜、桂，时毒症究难浪用，后学宁从俞而不必从张也。

【廉勘】黄耳伤寒，前清光绪己丑年四五月间，经过七人，皆四乡藜藿体。其证两耳红肿黄亮，扪之焮热而痛，两腮亦红肿痛甚，耳中望之红肿，时有黄涎流出，筑筑然疼，声如蝉噪，两目白，及眼睑亦皆发黄，身热体痛，恶寒无汗，背脊拘挛窜痛，强直难伸，不能转侧，尿短赤涩，脉右濡滞，左浮弦略紧，舌苔白腻带黄，边尖俱红。断其病由风热夹湿温时毒，作流行性中耳炎治，以麻黄连翘赤小豆汤加味（蜜炙麻黄五分，光杏仁三钱，连须生葱白两枚，淡香豉三钱，银花、连翘、牛蒡各二钱，焦山栀、紫荆皮、梓白皮各三钱，先用杜赤小豆四钱，生绿豆、绵茵陈各八钱，煎汤代水），送下聪耳芦荟丸（生熟川军、芦荟、青黛、柴胡各五钱，龙胆草、黄芩、山栀、当归、青皮各一两，青木香、杜胆星各二钱，当门子五分，神曲糊丸，每服八分至一钱），辛凉开达，疏风散寒以发表，苦寒清利，解毒泻火以治里。外用清涤耳毒水（硼酸二钱，盐剥一钱，开水九两，炀化）以灌耳，清耳五仙散（猪胆汁炒川柏一钱，酒炒杜红花三分，制月石七分，冰片一厘，薄荷霜二厘，共研极匀，瓷瓶收藏）以吹耳，更以盐鸭蛋灰拌捣天荷叶，涂布耳叶两腮以消肿退炎。似此表里双解，内外并治，速则一候，缓则两候，七人皆愈。与俞法异曲同工，屡收成绩。

第十七节　赤膈伤寒

【因】风温时毒，先犯少阳阳明，续被暴寒搏动而发，乃三阳合病，状类伤寒，以其胸膈赤肿热痛，故见形定名曰赤膈伤寒，病亦多发于春令。

【证】初起先发热恶寒，头疼身痛，继即胸膈焮赤肿疼，甚或外发紫疱，舌苔边红，中黄糙起刺，甚或黄中夹现黑点。若胸中剧疼，口秽喷人，痰嗽气喘，咯出浊唾腥臭者，毒已内陷伤肺，欲酿内痈，舌苔多白厚起腐。

【脉】左浮弦急数，右洪盛弦滑者，张石顽所谓赤膈属少阳风热，非正伤寒，实则二阳合病之风温时毒，猝被太阳客寒引动而发也。

【治】法当内外兼施。内治，轻则荆防败毒散加减，冲犀角汁（一瓢）、金汁（一两）；重则通圣消毒散加减（方载大头伤寒治法中），表里双解以逐毒。表证已退，内火尚盛，神昏谵语，便闭尿涩者，急用解毒承气汤加紫雪，泻火逐毒以清神。若呓语痉厥，暴注下迫者，急以犀羚竹石汤（犀角八分，羚角一钱，鲜竹叶心三钱，石膏六钱，赤芍、连翘、紫草各二钱，银花露二两冲），调下至宝丹（一粒），泻火息风以清心。若二便已利，神识亦清，尚咳出浊痰腥臭，甚或吐脓，胸中犹隐隐痛，舌苔白腐满布，脉右寸滑数而实，时毒伤肺成痈者，急用加味苇茎汤（生苡仁五钱，瓜蒌仁四钱，光桃仁、川贝母、甘草节各钱半，银花、连翘各二钱，制月石八分，陈芥菜卤两瓢冲，先用活水芦根、鲜菩提根、鲜冬瓜皮子各二两，煎汤代水），降气行血以宣肺痹，败脓去腐以清肺毒。毒除痛止，而肺火不清者，继与桑丹泻白汤，加野百合（钱半）、白及、合欢皮（各一钱）、鲜野菰根（二两）、鲜白茅根、鲜菩提根（各一两，上三味煎汤代水），凉泻肺中之伏火，清敛肺脏之溃穴。终与二冬二母散，加西洋参、绵芪皮（各钱半）、鲜石斛（四钱），清养气液以善后。外治，以细银针刺肿处出紫血，即以薄棉拭干滋水，随用解毒清凉散（芙蓉叶、大青叶各五钱，青黛、人中黄各二钱，共研末，鲜菊叶、天荷叶捣汁调匀用）涂敷之，泄其热毒以消肿，使其速愈。

【秀按】石顽老人治此证，初以荆防败毒散去参（荆芥、防风各钱半，柴胡、前胡、羌活、独活、枳壳、桔梗、牛蒡、薄荷、赤苓、川芎、甘中黄各一钱，临服冲金汁一杯），加条芩、川连、犀角、紫荆皮为主。表证退，便燥结者，以凉膈散为主。若有半表半里证者，小柴胡汤去参，加枳、桔，又以棱针刺血泄毒。大旨与俞法相同。惟毒陷伤肺，酿成内痈，大抵由病家初起失治，继由医家纵横杂治所致。或由肺痈外溃，胸前遂赤肿发疱。果如是，则俞、张荆防败毒散加减，亦不适当，甚矣，临病辨证之难乎其难也。

【廉勘】赤膈伤寒，如张石顽、俞根初两前哲所述病状，显然内痈伤寒，外科诊治者居多。若先由肺痈，而后胸胁赤肿发疱者，曾经治愈四人矣。均仿洄溪老人肺痈法例，幸而收功。徐氏曰：肺痈病，脓已成者，《金匮》虽云始萌可救，脓成则死，然多方治之，竟有生者。盖予平日因此证甚多，集唐人以来治肺痈之法，用甘凉之药以清其火，滋润之药以养其血，滑降之药以祛其痰，芳香之药以通其气，更以珠黄之药解其毒，金石之药填其空，兼数法而行之，屡试必效。此真肺痈正治之良法，而非自炫其能之谎语也。惟《徐氏医案》，往往有法无药，此亦巧于藏拙。一则避后人吹毛求疵，一则欲后学勤求古训，博采众方之深意耳。今年秋，吾绍司令部中一卫兵，处州人，姓陈名士卿者，夏初患肺病，军医官陈君景仲（上海同济德医学校毕业，据部中一般人说，西医学研究颇精），屡服西药，痰嗽病终莫能愈。夏末初秋，患暑湿兼寒夹食，经军医官连诊两旬，多方救疗，病终日重一日，已达极点，遂断其必死不治，决口覆绝。军政执法官吴炳墀先生（夏患暑湿，三诊即愈，信用其深），力邀廉诊治，持第一营王连长名片特请，至则看病人面赤如朱，胸膈赤肿，昏厥不语，已五昼夜，口秽喷人，唇焦齿黑，目瞪口噤，四肢厥冷，按其胸腹，灼热异常，大便水泻如注，臭秽难闻，尿短赤涩，脐间冲脉，动跃震手。诊其脉两寸陷下似伏，两关尺沉弦搏数，愈按愈盛。抉其口，望其舌，焦紫起刺，层层黑晕。遂以摄氏表检验温度，已达一百另五度[1]。遂断为暑湿病中之坏热证，对王连长云，病势凶险已极，必须大开大下，力图一线之生机，或可急救。王连长答以军医官已经面复，决其必死，断难幸免，既请先生诊治，惟命是从。遂立俞氏解毒承气汤，加紫雪（九分），合三物白散（一分，方用桔梗五分，川贝四分，巴霜一分，嘱药肆现研匀细，以药汤频频调下）。进一煎后，时隔四点多钟，毫无变动。又进次煎，毕，即大吐臭痰一瓯，乃开言，云腹中如锥刺，或如刀割，疼剧不可忍。同人为其抚摩一句钟，乃大泻黑垢一滩。次日上午又邀诊视，察其脉两寸起而数促，关尺如昨，舌苔只退黑晕一层，二便均闭，躁则狂言乱话，静则独语

① 一百另五度：疑为华氏度，另为零，下同。

而笑，温度计仅退一度，惟四肢不厥而转温。于原方略为加减，去紫雪及三物白散，加犀角汁一瓢（约计一钱），鲜车前草汁一瓢，与金汁和匀同冲，安宫牛黄丸一颗，生锦纹又加二钱。服两煎后，连下黑垢两次，热度昏谵依然，咳吐臭痰如米粥状，则加多矣，满屋臭不可闻，同人皆为之掩鼻。从此连诊七日，皆从前方加减，或减安宫牛黄丸，加王孟英新定牛黄清心丸，或仍用紫雪（四分），合绛雪（一分），或减西瓜硝，加风化硝。臭痰日吐两瓯，黑垢一日一次，多则两次，惟小便逐次加多，色终紫赤浑浊，温度退至百另一度半，昏谵犹多，清晨时神识较清，略能应对一二语，脉搏数而不弦，脐中冲动渐底，舌苔白腐满布，略现黑点。约计生川军已服至三两，金汁已有九两，紫雪服至二钱余分，牛黄丸等服至六颗。外感之暑湿食滞，已去大半。乃一意疗其肺痈，改与俞氏加味苇茎汤，磨冲太乙紫金丹（一颗），遵徐氏甘凉清火、芳香通气之法，连诊五日，皆从此方加减。去紫金丹，加紫金片，或加新绛、旋覆、橘络，通其肺络；或加竹沥、梨汁、鲜石菖蒲汁，豁其臭痰；或加制月石、甘中黄、尿浸石膏，解其毒以防腐。连诊五日，忽然寒战壮热，手足躁扰，头面胸背遍发黑斑疱疮，而胸膈赤肿始退，臭痰全无，日吐白痰两瓯，或痰中带脓，或夹紫血，如丝如珠，谵语大减，神识转清，但睡醒后，仍有昏言，面唇转白，体亦憔悴，脉搏小数微弦，舌苔白腐大减，胃动思食，口燥善饮。改用顾晓澜八汁饮去西瓜汁、荷叶汁（甘蔗汁、藕汁、梨汁、芦根汁、鲜生地汁、鲜茅根汁各一酒杯，重汤炖，温服），加麦冬汁（二匙）、淡竹沥（二瓢）、解郁草根汁（一瓢），甘润养胃，以补其血。连服四剂，胃口大开，每餐食粥一大瓯，日夜须服五餐，而痰中血丝、血珠，终不能除，胸中尚隐隐痛，大便已转嫩黄，时溏时燥。改用《古今录验》桔梗汤（白桔梗、生甘节、归身、白术各一钱，生苡仁五钱，生桑皮三钱，细生地二钱，败酱草八分），加北沙参（四钱）、甜石莲（钱半，杵），双补肺脾以清余毒。另服王氏圣灵丹加减（珠粉、西黄各三分，琥珀六分，滴乳石、制月石、尿浸石膏各一钱，没石子、辰砂各五分，各药研细，入磨坊中倒挂飞面丝五钱五分，研和极匀，妙在飞面丝善走肺中细管），每用五分，以鲜茅根、鲜菩提根（各一两），煎汤送下，日夜各一服。服完，胸痛止，痰血除，益信徐氏珠黄等品解其毒，金石等药填其空之说，精确不磨也。

且知马培之麝香走窜，盗泄真气，肺痈忌服之说，亦难拘执也。终以金匮麦门冬汤，加霍石斛、生玉竹各三钱，气液双补以善后。幸而其人年壮体实，病乃霍然，起居饮食如常矣。陈君医官，乃叹为奇事，始信中医学之确有研究价值也。已将前后方案一一全录，请省城高等军医长，穷究治疗方法之理由，俾便中西医学之沟通，殆亦国医学保存之一转机欤（此部中各兵士亲对予言，异口同声，谅非虚语）。

第十八节　发斑伤寒

【因】凡伤寒当汗不汗，当下不下，热毒蕴于胃中，血热气盛，从肌透肤而外溃，乃发斑。即温毒、热病，发斑者，亦由于血热毒盛而发，此皆谓之阳证发斑。有斑疹并发者，甚有斑疮并发者，鲜红者为胃热，紫红者为热甚，紫黑者为胃烂。先发于胸背、两胁、脘腹，续发于头面、项颈、四肢。若先由房劳太过，内伤肾阴，及凉遏太过（如多服凉药，恣食生冷等），内伤脾阳，一经新感寒气，逼其无根失守之火，上熏肺经，浮游于皮肤而发点者，此皆谓之阴证发斑，亦谓之虚斑。其形如蚊蚤虱咬痕，稀少而色多淡红，或淡白微红，亦有淡黑色而仅发于两腰小腹之间者。故发斑必察其虚、实、寒、热四端，为临病求源之首要。

【证】阳证发斑，新感伤寒为轻，伏气热病较重，时行温毒尤重。伤寒应汗失汗，其斑当欲出未出之际，证尚头疼体痛，壮热无汗，微恶风寒，胸闷不舒，舌苔黄白相兼，或白薄微燥，边尖已红；应下失下，其斑当欲出未透之时，证必热壮脘闷，躁扰不安，头疼鼻干，咽干口燥，呻吟不寐，便闭尿涩，舌苔由白转黄，轻则嫩黄薄腻，重则深黄带灰。热病发斑，急则发热一二日便出，缓亦发热四五日而出。浅则鲜红起发，松浮皮面；深则紫赤稠密，坚束有根。证必胸膈烦闷，热壮神昏，呕恶不纳，咽痛喉肿，渴喜冷饮，口秽喷人，舌苔正黄。轻浅者，黄而糙涩，舌质鲜红；深重者，黄夹灰点，舌本紫红。温毒发斑，当斑毒内伏之际，证反身热不扬，神识不清，糊言妄笑，甚或昏厥如尸，舌苔灰黑，中心黑晕。在斑毒暴出之时，每多斑疹并发，或斑夹疱疮，剧则皮肤统红。斑如针头稠密，紫黑成片，或杂烂斑黑烂，证必面红咽痛，喉疼赤肿，甚则起腐，目赤唇焦，脘闷烦灼，大渴引饮，口开吹气，臭秽喷人，耳聋足冷，便闭尿赤，神昏谵语，甚或不语如尸厥，舌紫苔黄，或黄腻带灰，甚则焦紫起瓣，或见黑晕，此皆发斑浅深轻重之阳证，有实无虚。若阴证发斑，皆属内伤夹外感。内伤脾阳者，斑点隐隐而稀，色多淡红，或夹淡灰，或夹㿠白，多则六七点，少则三五点，形如蚊迹，只见于手足，或略见于腹部，似斑而实为细疹。证多四肢厥冷，神倦嗜卧，喜向里睡，神识似寐非寐，乍清乍昧，声低息短，少气懒言，大便多溏，尿色清白，或淡黄，舌苔白而嫩滑，或胖嫩而黑润。内伤肾阴者，斑多淡黑而枯，或淡白而嫩，多者十余点，少者八九点，多发于两腰及少腹部，证多头晕目眩，或头重难举，或目闭畏光，耳鸣似聋，两颧嫩红，腰酸足冷，精神衰弱，五液干枯，甚则筋惕肉瞤，手足微微瘛疭，男多精滑梦遗，女多带下腰重，舌形圆嫩胖大，苔色淡黑而少津，或舌红而苔如烟煤隐隐，或舌紫绛而圆，虽干无刺，或紫而鲜润，间有微白苔，此皆似斑非斑之阴证，多虚少实。总之，发斑形状，并无点粒高起，以手摸之，皆平贴于皮肉之间，不拘或大或小，总无碍手之质，但有触目之形。红色成片，稠如锦纹者，属胃热血毒，毒盛者色红而紫，毒重者色黑而青。色淡不鲜稀如蚊迹者，属虚多邪少，气虚者色淡微红，阴虚者色淡微黑，必先辨其病状之寒热虚实，以定病势之轻重吉凶。

【脉】左浮弦而急，右浮洪而滑者，此客寒包火，当汗不汗，热毒乘隙而发斑也；右洪盛滑数，数大过于左手者，此胃热大盛，当下不下，火毒外溃而发斑也。右长大滑数，左亦浮弦搏数者，此胃中血热大盛，毒邪传遍三焦而发斑也。脉伏而斑亦伏，斑现而脉亦现者，此胃中血毒壅结，瘀热凝塞营卫而伏斑。斑出必夹丹疹，甚则夹发豌豆疮也。右浮濡而虚，左沉涩欲绝者，此阳为阴逼，不走即飞，故淡红斑微发于四肢大腹，陶节庵所谓内伤寒发斑也；左细数而急，右浮大而空者，此阴被阳销，非枯则槁，故淡黑点微发于两腰少腹，陈念义所谓肾阴虚发斑也。总之凡斑既出，脉洪滑有力，手足温而神识清爽者，病势顺而多吉；脉沉弱无神，四肢厥而神识昏沉者，病势逆而多凶。

【治】伤寒应汗失汗者，宜与透斑解毒汤（方载疫疟治法中），加生葛根（一钱至钱半），辛凉解肌以发表，速使斑与汗并达；应下失下者，宜与柴芩清膈煎去柴胡，加生葛根（一钱）、炒牛蒡（三钱）、活水芦笋（二两）、鲜茅根（一两。上二味煎汤代水），开上达下以清中，务使斑与便并出。热病发斑，便通者，新加白虎汤加青连翘、炒牛蒡（各三钱），辛凉透斑以泄热；便闭者，白虎承气汤加连翘、牛蒡（各三钱）、活水芦笋、鲜野菰根尖（各二两，煎汤代水），表里双解以逐热。温毒发斑，便通者，宜与犀羚竹石汤（方载赤膈治法中），加活水芦笋（二两）、大青叶（五钱），清凉解毒以透斑；便闭者，解毒承气汤加紫雪，直攻三焦以逐毒。阴证发斑，内伤脾阳，阳为阴逼者，缓则参附三白汤（老东参、生白术、白茯苓、炒白芍各钱半，黑附块一钱，清炙草八分，生姜两片，大红枣二枚），补中益气以扶阳；急则回阳急救汤，益气固脱以追阳。陶氏引用调中汤，辛散之品太多，反速虚阳外越，未免方不对证，慎勿妄投。内伤肾阴，阴被阳消者，龟柏地黄汤、滋肾益阴煎，酌用二方以清滋之。若因房劳及阴阳易，热入精室者，则以陶氏逍遥汤加减之。此二者，皆虚斑证，均不必见斑治斑。总而言之，凡见斑不可专以斑治，必须察脉之浮大滑数，沉弱涩微，病人之气血虚实，病状之寒热湿燥，而分别用药，随证制方。此治斑之要诀也。

【秀按】伤寒证汗下适宜，温热病清解得法，邪不壅塞。并不发斑，即有隐隐见点者，亦惟疹子居多。孙络血热者，多发红疹；膜留湿热者，多发白疹（白疹后人改曰白痦、其实痦是疹之俗称）。今世俗通称发斑伤寒者，实因发疹误作发斑耳。或有发斑，大率由温热兼寒，初起不敢用辛凉开达，仍拘守伤寒成法，恣用辛温燥烈之药，强逼邪热走入营中而发。故凡伤寒发斑，多由于汗下失当；温热发斑，多由于应清失清。皆由邪遏于胃而热蒸成斑。如果初治不误，何致成斑？惟温毒热疫两证，必发斑疹。若已成斑，当其将发未发之际，首必辨其证候。凡若汗若清若下后，邪仍不解，其人壮热无汗，胸膈烦闷，喘嗽呕恶，起卧不安，呻吟不寐，耳聋足冷，两寸关脉躁盛，甚或沉伏，便是斑点欲出之候。及其既出，先将红纸蘸香油燃着，照看病患面部、背心、胸膛、四肢，有大红点平铺于皮肤之上，谓之斑；若小红点突起于皮肤之上，谓之疹。斑大而疹小，斑平而疹突，斑重而疹轻。斑夹丹疹并发者重，斑夹豌疮并发者尤重。黑斑如果实靥，蓝斑如烂青果，极重而必死不治。至其治法，总以凉血宣气，解毒透斑为首要。凉血如犀角、羚角、大青叶、鲜生地、鲜茅根、青蒿脑、紫草、丹皮、山栀、元参之类，宣气如葱白、豆豉、葛根、薄荷、嫩桑芽、水芦笋、菰根尖、青箬叶、鲜竹叶卷心、鲜石菖蒲叶之类，解毒如净银花、鲜菊叶、鲜蒲公英、紫花地丁、生绿豆汁、莹白金汁、人中黄、尿浸石膏、大黑木耳、紫金锭片之类，透斑如牛蒡、连翘、蝉衣、僵蚕、角刺、钩藤钩、刺蒺藜、鲜西河柳叶之类（蒺藜、河柳二味，配入于清凉药中，善能循经速达，提斑最捷，切勿嫌其性温透，弃而不用）。如斑伏而不出，嵌于肉里，非略佐以升麻、细辛之升窜，斑毒终不得速透。若毒蕴便闭，又当以解毒承气、犀连承气等汤速下之，必里气通而伏斑随出。如果内伤脾阳，气虚下陷，脉虚大无力者，则以补中益气汤、人参三白汤等，升补中气以提透之；内伤肾阳，阳被阴遏，脉沉细或沉微者，则以真武汤加高丽参、鹿角尖，通脉四逆汤加人参、鹿茸，温化阴凝以补托之。二者必阳气通而虚斑乃出。盖温毒证内邪壅结，得凉泻药，疏通其里而斑出，与虚寒证阴气寒凝，得温补药，鼓舞其阳而出，其法虽殊，其理则一。若脾肾阴虚，冲任阴虚，则以张氏补阴益气煎、陶氏逍遥汤二方为主，随证加减。一则峻补其下，疏启其中；一则清补其阴，疏启其气。得屡次补托滋垫，而虚始出，又与阴证发斑，得温补以鼓舞而出，同一理也。故凡治斑，必察病人元气虚实，阴阳盛衰，先其所因，辨其现证，察其色脉，庶免草率误人之弊。俞君治斑方法，大致已备，学者由此而推广之，足以尽治斑之精微矣。

【廉勘】前清光绪时名医陆九芝，著《丹痧斑疹辨》，独操已见，爰节述其说曰：丹、痧、斑、疹四者，丹与斑类，痧与疹类。痧轻而丹重，疹轻而斑重。丹与斑皆出于肤，平而成片；痧与疹皆高出于肤而成点。痧自痧，丹自丹也，浑言之则通曰痧；亦疹自疹，斑自斑也，浑言之则通曰疹。而痧之原出于肺，因先有痧邪而始发表热，治痧者当治肺，以升达为主，而稍佐以清凉；疹之原出于胃，因表热不解，已成里热，而蕴为疹邪，治疹者当治胃，以清凉为主，而稍佐以升达。痧于当主表散时，不可早用寒泻；疹于当主苦泄时，不可更从辛散。大旨升达主升、葛、柴之属，清凉主芩、栀、桑、丹、之属。惟宗仲景葛根芩连一法，出入增减（方用升、葛、翘、蒡、柴、芩、栀、草、银花、赤芍、元参，或加蚕、蝉、河柳，升散清凉合法），则于此际之细微层折，皆能曲中而无差忒，此治痧疹之要道也。自来治此证者，主辛散则禁寒泄，主寒泄则禁辛散，故两失之。至不仅为痧与疹而为丹为斑，则皆里热之甚，惟大剂寒药（须用石膏，切忌犀角）乃克胜任，非第痧疹之比矣。有是四者脘必闷，四者之齐与不齐，以脘闷之解与未解为辨；有是四者热必壮，四者之解与不解，以汗出之透与未透为辨。故当正治痧疹时，必兼行升清两法，表里交治，务使痧疹与汗并达。惟痧疹当发出之际，病人每闷极不可耐，稍一辗转反侧，其点即隐，病邪反从内陷，此正不必有外来之风也。即袖端被角间略有疏忽，其汗便缩，一缩之后，旋即周身皆干，此时厥有二弊。一则汗方出时，毛孔尽开，新风易入；一则汗已大出，不可再汗，非特痧疹之隐。且津液既泄，热必益炽，后此变端，皆从此起。病家只道未愈，医家亦但说变病，孰知皆汗不如法之故耶。凡病之宜从汗解者，无不皆然，而兼痧疹者尤甚，故特于此发之，其言如此。窃思痧即麻疹之俗称，故邵仙根前哲谓，疹即痧瘖一类。实时毒入肺经而发，邪盛者，点子稠密，肌肤微肿而稍痒，有红白二种，邪入营者红疹，邪入卫者白疹。大忌冒风凉遏，犯则肺闭内陷，发喘而死。治法不外辛凉清透，宣肺化邪。观此，则痧与疹二而一，均当横开以轻宣肺气，肺气宣，则痧疹自从皮肤外出，且其证每兼咽喉肿痛，咳嗽气逆，岂可用升、柴、葛一意直升，独不虑其肺痹气喘而死耶？方中宜去升、柴、黄芩三味，加芦笋、通草、灯心，斯合轻扬清透之法矣。至其所谓丹与斑，皆由里热之甚，法当大剂寒泻，其说甚善。但谓须用石膏，切忌犀角。将古来犀角大青汤（犀角二钱半，大青五钱，栀子十枚，香豉一撮）之治斑毒热甚，心烦咽痛，犀角元参汤（犀角、元参、大青、升麻、射干、黄芩、人参、生甘草，加连、柏、山栀，去射干、人参，亦名犀角大青汤）之治发斑毒盛、心烦狂言，消毒犀角饮（犀角、牛蒡、荆芥、防风、薄荷、大青、连翘、桔梗、生甘，内热加芩、连）之治发斑瘾疹、咽喉肿痛，一概抹煞，未免执一偏之见矣。惟余师愚《疫疹一得》，详辨斑疹，确有见地，足为近今猩红热疫之标准。今特节述其说曰：古人言热未入胃，早下之，热乘虚入胃，故发斑。热已入胃，不即下之，胃热不得泄，亦发斑，此指伤寒化热，误下失下而言。若疫证未经表下，不一二日而即发斑疹者，若迟至四五日而仍不透者，非胃虚受毒愈深，即发表攻里过当。至论赤者胃热极，五死一生；紫黑者胃烂，九死一生。余断生死，则又不在斑之大小紫黑，总以其形之松浮紧束为凭。如斑一出，松活浮于皮面，红如朱点纸，黑如墨涂肤，此毒之松活外见者，虽紫黑成片可生。一出虽小如粟，紧束有根，如履透针，如矢贯的，此毒之有根锢结者，纵不紫黑亦死。其色红而活，荣而润，或淡而润，皆斑疹之佳境也。若淡而不荣，或娇而艳，或干而滞，其血最热。若色深红，较淡红稍重；色紫艳如胭脂，较深红更恶；色紫赤类鸡冠花，较艳红毒火更盛。色青紫如浮萍之背，多见于胸背，乃胃热将烂之候，其治法，总宜大清胃热，兼凉血解毒，以清瘟败毒饮为主（生石膏、知母、犀角、鲜生地、赤芍、丹皮、栀子、黄芩、连翘、元参、桔梗、生甘、鲜竹叶，重加大青，少佐升麻，或加紫草、红花，或加桃仁、归尾），此治温毒、热疫、斑疹并发，及时行烂喉丹痧，出死入生之正法眼藏也。凡温热病发疹，予每用俞氏透斑解毒汤加葛根、石膏；若温毒热疫及烂喉痧，或发斑疹，或发丹痧，皆主清瘟败毒饮加减。二方皆屡投辄验，较之秦皇士透化斑疹之升麻清胃汤（升麻、鲜生地、丹皮、川连、木通、生甘草，误食荤腥者加山楂、砂仁），奏功尤捷。独内斑一证，最难诊察，特述赵晴初《存存斋医话》一则：时毒温疫，口鼻吸受，直行中道，邪伏膜原，毒凝气滞，发为内斑，犹内痈之类。其证似躁非躁，耳热面红，目赤口干，手足指冷，或作寒噤，心烦气急，不欲见火，恶闻人声，甚则昏不知人，郑声作笑，其脉短滑，其舌苔多黄浊，中见黑点，或纯黑中见红点，或黑苔聚于中心。治宜宣通气血，解毒化斑为主（银花、连翘、僵蚕、钩藤勾、紫花地丁、赤芍、丹皮、紫草、楂肉、人中黄等），得脉和神清，方为毒化斑解。但其斑发于肠胃嗌膈之间，肌肤间不得而见，往往不知为斑证，而误治者多矣。此则俞氏所未备，节录之，以为临证之一助。

第十九节　发狂伤寒

【因】胃热蒸心，阳盛发狂，其主因也。伤寒少，温热病多。温热病夹斑毒，夹痰火者尤多，其先夹醉饱、夹惊、夹怒者亦多，此皆谓之阳狂。他如作汗发狂，蓄血发狂，阴躁发狂，心风发狂，此皆谓之如狂。病源既异，病状自殊，故治病必求其受病之源。

【证】伤寒化热传里，及温热病里热亢盛，症皆目赤唇焦，齿燥舌干，大渴饮水，始得少卧，不安，妄语悲叹，继即弃衣狂奔，骂詈叫喊，不避亲疏，甚则逾垣上屋，登高而歌，舌苔深黄厚腻，甚则老黄焦黄，或夹灰黑，多起芒刺。夹斑毒者，胸闷心烦，起卧无定，静躁不常，斑点隐隐，壮热无汗，舌苔纯黄边黑，中见红点；夹痰火者，痰壅气逆，胸闷呕吐，静则迷蒙昏厥，躁则狂妄舞蹈，舌苔黄厚而滑，或黄白相兼，或夹灰腻，扪之湿润；夹醉饱者，或歌或骂，或笑或哭，嗳腐难闻，酒气喷人，舌色深紫而黯，扪之滑润，或中见黄腻，或后根黄厚；夹受惊者，痰涎壅塞，牙关紧急，躁则狂言多惊，卧起不安，静则短气心悸，神识如痴，舌苔多黄而滑，或夹红星；夹触怒者，两目斜视，势欲杀人，见人欲啮，咬牙切齿，发则怒狂骂詈①，醒则歌哭吁叹，舌多焦紫，或鲜红起刺。此皆阳狂之本证夹证，有实无虚。若作汗发狂，其人欲食，大便自调，尿反不利，骨节作痛，翕然发热，奄然发狂，战然汗出而解，舌苔薄白微黄；蓄血发狂，太阳病不解，热在下焦，少腹硬满而痛，小便自利，大便反黑，瘀热在里，其人发狂，舌色多紫而黯，扪之滑润；阴躁发狂，初起无头痛，不烦闷，但手足逆冷，阴极发躁，欲坐卧于泥水井中，或欲阴凉处坐，或烦渴而不能饮水，躁乱不安，如发狂状，舌多灰而淡白，或灰黑而嫩滑；心风发狂，发则牙关紧急，痰涎上塞，口吐白沫，迷闷恍惚，醒则狂言多惊，喜怒不常，甚则或歌或哭，舌色纯绛鲜泽，略有垢浊薄苔，或红而上罩黏腻，似苔非苔。此皆如狂之阴阳错杂证，虚实皆有。

【脉】右浮大而数者，此由表里俱热，热结在胃，陶节庵所谓热郁不得汗出则发狂，汗出者生，不汗出者死也；右洪数而实者，此由中下皆热，热结胃肠，《难经》所谓重阳者，狂乃里热蒸心，逼乱神明，急宜大下之候也。右关尺沉数，两寸陷下似伏者，陶节庵所谓阳毒发狂，头面胸背状如锦纹，或如豌豆，与阳盛发狂相同是也；右滑数有力，左沉弦而结者，此由痰热互结，乘于心则神明狂乱，乘于胃则神气狂暴，世俗通称为痰火热狂是也。右洪盛搏数，左弦数有力者，此王节齐所谓大醉、过饱、

① 骂詈（lì立）：斥骂。多用作书面语。

膏粱厚味填塞胸脘而发狂，吴又可所谓醉后狂言妄动，醒后全然不知，世俗通称为酒狂是也。左乍数乍疏，右忽浮忽沉者，此由大惊伤胆，胆涎沃心，或由伤寒无汗，医以火逼取汗，遂发惊狂是也；左弦劲搏数，右沉弦坚大者，《内经》所谓阳厥怒狂，又称大癫是也。左浮紧有力，右浮滑而数者，陶节庵所谓谷气与汗相并，故发狂，脉紧则汗出而愈是也；左沉弦而涩，右沉数而实者，《内经》所谓蓄血下焦，其人如狂，《伤寒论》所谓热结膀胱，其人如狂，血下者愈是也。左沉细，右沉微或数大而空者，陶节庵所谓阴证发躁如狂，而实非狂也；左沉弦而滑，右滑大而虚者，此由痰迷心窍，或瘀塞心孔，阻其神气之出入，世俗通称为心风是也。

【治】发狂无汗者，新加白虎汤，加葱、豉，凉泄郁热以出汗；汗仍不出，而热甚狂乱者，三黄石膏汤（川连、条芩、川柏各一钱，石膏八钱，知母四钱，生山栀、淡香豉各三钱，麻黄六分，雪水煎药）加辰砂、连翘心（各一钱）、竹叶卷心（三钱），大发其汗以泄热，热泄汗出，其狂自止。发狂便结者，白虎承气汤加芦笋、竹叶心，凉泻实火以通便；便仍不畅，而热闭狂昏者，牛黄泻心汤（西牛黄、辰砂各五分，生大黄三钱，梅冰一分，共研，先用生姜汁一滴，白蜜两小匙，和开水调服），两清心胃以泻火，火泄热清，其狂自愈。阳毒发狂，解毒承气汤加紫雪丹（八分，药汤调下）、活水芦笋（二两）、大青叶（八钱，与方中绿豆煎汤代水），峻逐毒火以泻阳；阳毒虽解，而斑发未透，神识昏迷者，犀地清络饮加三黄泻心丸（川连三钱、青子芩、煨甘遂各二钱，西牛黄、广郁金各钱半，猪心血一枚为丸，重一钱，朱砂为衣，药汤调下），开窍透斑以清神，神清斑透，其病自痊。痰火发狂，轻则陷胸承气汤，重则加味凉膈煎，调下安神滚痰丸（煨礞石、风化硝、辰砂各一两，沉香、珠粉各五钱研细，竹沥姜汁皂荚膏为丸，如芡实大，每服三丸），峻下痰火以除狂；狂除而神识迷蒙者，玳瑁郁金汤去紫金片，调下局方妙香丸，清凉芳烈以开窍，整肃痰火以醒神，神识清醒，其根自除。醉饱发狂，先以炒盐汤调下瓜蒂末（一钱）吐之，继以枳实导滞汤加槟榔（三钱）、枳椇子（五钱）下之，终以葛花解醒汤加减（生葛花一钱，枳椇子四钱，青皮八分，广皮钱半，生於术一钱，赤苓、猪苓、泽泻各钱半，六神曲三钱，广木香、春砂仁各六分，鲜青果二枚），解其酒毒，调其脾胃以善后。触惊发狂，先与蒿芩清胆汤，调下许氏惊气丸（铁粉、橘红、姜南星、南木香、白僵蚕、白花蛇、麻黄、天麻各五钱，苏子一两，全蝎、辰砂各一钱，龙脑、麝香各一厘，同研极匀，蜜丸如龙眼大，每服一丸），镇肝清胆以定狂；终与十味温胆汤（潞党参、辰茯神、淡竹茹、熟地、枳实各钱半，姜半夏、广皮各二钱，炒枣仁、远志肉各一钱，炙甘草五分，生姜一片，红枣一枚），补虚壮胆以善后。大怒发狂，便通而痰气上逆者，生铁落饮加减（生石膏八钱，天竺黄、青龙齿、辰茯神各三钱，制香附、元参心各二钱，淡竹沥两瓢，石菖蒲汁二匙，同冲，先用生铁落一两，同生石膏煎汤代水），坠痰镇肝以定狂；便闭而火势大盛者，白虎承气汤去粳米，加川连（一钱）、铁粉（三钱，同石膏先煎，清汤代水），泻火解结以除狂。欲汗发狂，只与葱豉荷米煎，和中解肌以助汗，或但饮沸水以发汗，汗出则狂自止；蓄血如狂，轻则犀角地黄汤加味（方载伤寒变证蓄血条），重则代抵当汤加减（酒浸生川军四钱，光桃仁十粒，风化硝、酒炒莪术、归尾各一钱，鲜生地一两，炒穿甲八分，官桂三分，青糖一钱拌炒䗪虫五只），搜逐瘀积以消之，瘀消血行，如狂自止，终与四物绛覆汤，养血活络以善后；阴躁如狂，脉沉细而肢冷烦躁者，真武汤加辰砂（一钱，冲）冷服，回阳摄阴以除之。脉数大而空，阴盛格阳而躁者，通脉四逆汤去葱白，加别直参（三钱）冷服，破阴回阳以救之。若仍躁不得眠，脉伏不出者，回阳急救汤，生脉回阳以固其脱。心风如狂，参珀茯神汤（西洋参、炒枣仁各钱半，茯神四钱，石菖蒲、远志肉各一钱，乳香六分，琥珀、辰砂各五分，二味和匀同冲），调下金箔镇心丸（金箔五片，人参、茯神、犀角各一钱，西牛黄、天竺黄、青龙齿、龙胆草、生地、远志、朱砂、铁粉各七分，为细末，蜜丸如桐子大，每服七丸），镇心宣窍以安神，神安则如狂自止。总之，发狂一证，虽有虚实寒热之不同，毕竟实证多，虚证少。治此者，总以泻火为先，参以消痰、理气、凉血、通络，察其孰轻孰重而兼治之，此为治狂之要诀。若夫似狂非狂，则求其病源而分治之。若误作阳狂实热，骤用凉泻，反速其死，临证者务详审而明辨之。当其狂势正盛之时，莫妙于病患处生火一盆，用醋一碗，倾于火上，使其气冲入病患鼻内，再将冷姜水，喷于病患头面心胸，狂即暂安，方可审察病机，色脉合参，以辨其阴阳虚实，对证发药，庶免草率误人之弊。一面嘱病家洞开窗户，揭起床帐，放入清爽之气，使病患心气豁然开朗，亦为要务。

【秀按】热结在胃，胃热蒸心，窜入阳络则发狂，窜入阴络则发厥，多兼痰气郁结，治以辛凉清胃，芳香开结为首要。予治狂证，每用内外兼施。外治以芒硝一斤，用开水一盆烊化，将青布方圆一尺许三五块，浸于硝水中，俟冷，微搅半干，搭在病患胸膛并后心上，频易冷者搭之，如得睡汗，狂势即轻。内治以陶氏解结汤（即三汁宁络饮，用竹沥姜汁调下），开窍透络，两清心胃之热，以解其痰结气结。服后，作寒战汗出，狂势即定。陶氏谓发狂得汗出者生，不得汗出者死，诚心得之言也。但此就伤寒失汗，病转阳狂而言。若伏气温热，时行温疫，多因失清失下，以致阳盛发狂。失清者，以白虎合黄连解毒汤清之。失下者，以白虎承气汤下之。痰盛者，佐以礞石滚痰丸。火盛者，佐以当归龙荟丸。皆狂证应用之正方。惟热结胸口噤不能言，阳毒狂言不得汗，温热病狂妄不得汗，热毒壅闭，精神将竭者，每以人参竹沥饮（吉林参钱半。淡竹沥两瓢，重汤炖好，去参渣，冲热童便一杯），调下狂证夺命丹（釜底墨、灶突墨、梁上倒挂尘、青子芩、小麦奴、寒水石、麻黄各一两，川连一两五钱，雄精三钱，辰砂二钱，西牛黄钱半，珍珠粉一钱，各为细末，同研极匀，炼蜜为丸，每重一钱，晒干蜡匮，每服一丸，寻常以新汲水一盏，研一丸放水中，令化尽服之，若病患渴欲饮水者与之，多饮为妙），须臾，当发寒战汗出，其狂即止。若服一时许不作汗，再服一丸，以汗出狂定为止。此皆予从陶氏历治多验之方法节录之，以备后学采用。至若如狂诸证，俞君治法，尽善尽美，学者信用之可也。

【廉勘】前哲皆谓胃热蒸心乃发狂，予独谓胃热蒸脑则发狂，胃热蒸心则发厥。盖头为六阳之首，脑在其间，而为元神之腑；包络为手厥阴经，心居其中，而为藏神之脏。神明被逼而内乱，故邪热入阳则狂，入阴则厥，狂证致病之由。外感多由于阳盛，《内经》曰阳盛则四肢实。实则能登高，热盛于身，则弃衣而走，《难经》所谓重阳者狂也，故通称为阳狂。内伤多由于郁怒，石顽曰：阳厥暴怒发狂者，以阳气暴折，郁而多怒，则发狂。《内经》所谓狂病善怒也，故通称为怒狂。治阳狂法，李氏《入门》以大承气汤加黄连主之；治怒狂法，张氏《绪论》以大承气汤加铁落主之。此即龚商年所谓狂之实者，以承气、白虎等汤直折阳明之火，生铁落饮重制肝胆之邪是也。俞东扶曰：发狂实证十居八九。故予治狂，多用吐、下、清、镇四法。吐法以紫雪（九分）合三物白散（一分），通神明以涌痰涎；下法以尤氏泻狂汤（生大黄、青龙齿、牡蛎各三钱，炒蜀漆一钱，小川连五分），泻实火以劫惊痰；清法以羚熊清狂汤（羚角片钱半，老竺黄三钱，寒水石四钱，小川连八分，九制胆星五分，金汁一两，鲜石菖蒲汁两小匙同冲，熊胆一分，药汤调下），消痰热以熄风火；镇法以生铁落饮，平肝火以坠痰涎。吐下并治法，轻则遂心丸（煨甘遂二钱，猪心血一枚为丸，分作四粒，鲜石菖蒲叶一钱，鲜竹叶心五十支，灯心三小帚，煎汤调下），重则龙虎丸（白石英、辰砂各二分，西牛黄、巴霜各三分，共研极匀，作二十丸，辰砂为衣，轻者一丸，重者二三丸，温开水送下，约半时许，非吐即泻。武者即愈，文者较迟，如年远者，须服十余丸，方见效。愈后，忌食猪肉二年），吐尽胸膈之痰浊，攻下肠胃之宿垢。此治实狂之方法也，历治多验。然虚狂亦不鲜，余每作神经衰弱，骤有感触，五志之火，上烁脑髓，神经顿失其常性，遂发似狂非狂之证。东医所谓性情之狂，通称为精神病是也，与感证之阳盛发狂迥异。自制牛马二宝散（西牛黄、马宝各一钱，共研匀细，每服二分，一日二服），用人参竹沥饮调下，历治多验。此外以六味地黄汤加犀角汁（约磨六分至八分）、清童便（一杯同冲），治快乐狂（其人时发狂笑，手舞足蹈，倏而狂言，倏而狂跳）；以新加甘麦大枣汤（生白芍、山萸肉各钱半，淮小麦、红枣肉、白石英各三钱，清炙草一钱。此叶氏治验方），治悲苦狂（其人数欠伸，喜悲伤欲哭，象如神灵所作，妇女最多此病，《金匮》名曰脏燥，日医名曰脏躁）；以加减散花去癫汤（生白芍一两，当归、麦冬各五钱，焦栀、元参、辰茯神、杜牛膝各三钱，川柴胡二钱，生甘草、白芥子、鲜石菖蒲各一钱，当门子五厘冲），治情欲狂（妇女思慕男子不得，忽然发狂，见男子抱住不放，以为情人，罔识羞耻，甚至裸体奔走，脉必弦出寸口，此名花癫，俗称发花呆），皆有特效。惟忧闷狂多由失望而来，必如其愿而病始痊，非无情之草木所可疗。前哲谓药逍遥而人不逍遥，何益之有？诚哉是言。昔吾老友赵晴初君，曾对予言，耶溪胡在兹先生，善治狂证，其自述云：狂病或善食，或不食，若声音壮厉，面色黄赤，目神郁忿，气力逾常，二便秘涩黄赤者，只须别其气机之清浊而决治法。面色清皎者，多从忿郁暴怒上逆，而为狂躁笑哭。若大便通调者，宜加味铁落饮（生石膏三两，青龙齿、辰茯神、青防风各一两五钱，元参、秦艽各一两，鲜生地四两，先用铁落八两，长流水一斗，煮取五升，并以上七味，加竹沥半升，羚角五钱，入铁汁中，煮取二升，去渣，和入竹沥，温分五服，一日服尽），以泄肝阳；如面色浊闷，二便结涩者，多从醇酒浓味，种热蒸痰，或乘天气极热，盛怒不释，而为狂妄骂詈歌笑，甚则逾垣上屋，宜加减大承气汤（生川军、风化硝、枳实各五钱，煅礞石、皂荚各二钱，煎成，冲入猪胆汁、米醋各两小匙，调服西牛黄二分），以下浊秽。若面色板钝，目神滞顿，迷妄少语，喜阴恶阳，饮食起居若无病者，多从屈郁不伸，而为失志痴呆，宜癫狂霹雳散（雄黄、雌黄、冰片、西牛黄各五分，生山栀二十枚，白急性子一钱，生白砒四分，生绿豆百八十粒，将绿豆冷水浸少顷，去皮，同余各生晒为末，另研入冰、黄。大人可服一钱，十五六岁者用四分，白汤下。再令食粉面糕饼等少许。当吐，如一时未吐，以硬鹅毛蘸桐油搅喉探吐。吐后人倦，安卧半日。欲食，少少进微温米饮，切勿多，亦勿热，越日方进米粥。吐后每多口渴，不可饮茶，即取清童便饮之，或服自己小便，名轮回酒，皆能洗涤余浊，兼解毒药（【廉勘】此方较龙虎丸稍烈，比张天池红白断狂丸稍轻，方用生白砒、巴豆霜、朱砂各一钱，面糊为丸，如芥菜子大，每服七八丸，新汲井花水送下），以吐顽痰浊涎。如面色赤亮，或色青赤不常，日夜不寐，月余遂发狂言，逾垣上屋，经闭三月，脉搏长大有力，多从心火炽盛，燔胃烧肝，而为狂惑哭詈，宜犀羚三黄汤（犀角、川连各一钱，羚角、铁粉、桃仁各二钱，鲜生地、丹参、石决明各五钱，琥珀、青黛各五分，西牛黄二分调服。此方治男子多五六日而愈，治妇女必半月经至而定），以清心而泻肝。发狂虽有阴阳虚实，经络脏腑新久之异，要皆必经心肝两脏而发。以心藏神，主知识，肝藏魂，主行为，未有神魂清醒，而昏狂迷妄至于此极者也。噫！胡君能立此镇、下、吐、清四大剂，可谓大手笔矣。即其补法两方，亦颇稳健。一参茯安神丸（人参、茯神、炒枣仁、当归、生地、酒炒川连、橘红、姜南星各一两，天竺黄五钱，雄黄、西牛黄各二钱，为末蜜丸，梧子大，朱砂为衣，米饮下五十丸，忌动风、辛热、荤浊、甜腻之物），治失志惊狂，经吐下后，大势已瘥，尚有目神昏钝，迷妄无定之状，以此镇心安神，涤痰清火而痊；一柔肝熄风煎（制首乌、黄甘菊、辰茯神、归身、石斛、川断、广郁金各三钱，白蒺藜、远志肉各钱半，川芎、明矾各八分），治肝阴虚，内风上冒神明，兼夹涎沫，而为失心癫狂，延久不愈，以此柔肝育阴，息风除涎而愈。赵晴老谓其善治狂证，洵不愧焉。总之，外感发狂，一时之狂也，其死速，其愈亦速；内伤发狂，终年之狂也，其死缓，其愈亦缓。俞氏分辨阳狂如狂，虽为狂病之正治，然药力之峻，效验之速，尚不逮胡君在兹手笔之大，故节述之。

第二十节　漏底伤寒

【因】外感证一起，即直肠洞泻，不因攻下而自利者，世俗通称为漏底伤寒。然有协风、协寒、协热、协食之别，必先其所因而明辨之。

【证】协风自利者，初起头痛怕风，自汗腹疼，肠鸣飧泄，完谷不化，舌苔白薄而润，或淡白而嫩滑；协寒自利者，初起恶寒蜷卧，身虽发热而手足厥冷，或吐清水，大便色青，完谷不变，形如鹜溏，小便清白，脐下必冷，腹多胀满，舌苔白嫩而滑，或灰滑而淡白；协热自利者，一起即身发壮热，背微恶寒，面垢齿燥，口干渴饮，大便虽亦有完谷不化，而状如垢腻，色多黄赤黑，且皆热臭，气暖如汤，后重而滞，尿色黄赤，或涩或闭，脐下必热，舌苔黄腻而糙，中后截厚腐垢腻；协食自利者，初起虽微恶风寒，而身热口燥，渴饮而呕，胸脘硬痛，嗳腐吞酸，旁流粪水，热臭难闻，矢气亦臭，舌苔黄而垢腻，厚腐堆起，中后愈厚，或如豆腐渣炒黄满布。

【脉】左弦浮、右沉濡者，乃外风搏动肠风，《内经》所谓清气在下、则生飧泄是也。沉迟无力，甚则沉微似伏者，《伤寒论》所谓胃中虚冷、水谷不别故也；数而有力，甚则洪弦而实者，王太仆谓大热内结、淫泻不止，陶节庵所云热邪不杀谷是也。弦长而滑，或滑数而实者，《伤寒论》所谓下利有宿食也。若下利谵语者，肠中必有燥粪也。

【治】协风自利，初与刘氏肠风汤加味（生晒术、炒白芍各钱半，炒广皮、煨防风、焦麦芽各一钱，煨葛根、川芎各八分），疏表建中以止泻；继与补中益气汤去当归，加煨木香、带壳春砂（各八分），调中益气以善后。协寒自利，轻则胃苓汤，温胃利水以止泻；重则附子理中汤，热壮脾阳以住泄；终与白术和中汤，温和脾胃以善后。协热自利，先与葛根芩连汤加味（生葛根、青子芩各钱半，小川连八分拌炒广木香六分，滑石三钱，清炙草六分），清中解表以泄热；继与加味白头翁汤，清热坚肠以止利；终与三黄熟艾汤（条芩一钱，川连六分，川柏四分，熟艾二分，猪苓、泽泻、生白芍各钱半，乌梅肉二分，灯心两小帚），酸苦泄热，芳淡利湿以善后。协食自利，先与枳实导滞汤，消积下滞以廓清胃肠；继与芩连二陈汤，苦降辛通以整肃余热；终与麦门冬汤加鲜石斛、蔗浆，清养津液以调和胃气。总之，证既自利，当先其所因以治利，利止内实，正气得复，邪气自解，往往微汗出而愈。盖下利为内虚里急，仲景所谓里急者即当救里也。若不救里，专发其汗以治表，则内外俱虚，变证蜂起，轻则气上逆而为呕哕，重则气内虚而成痞满，虚则误汗亡阳而转脱，实则误汗助火而转闭，临证者慎之。

【秀按】漏底伤寒，始见于陶氏《六书》，乃田野间俗名耳。陶氏谓伤寒自利，多责于热；杂病自利，多责于寒。亦不尽然。又谓伤寒三阳下利，身必热；太阴下利，手足温；少阴厥阴下利，身凉无热。此亦言其大概耳。总以审察病机，色脉合参为首要。俞君明辨病因，别风、寒、热、食四端，对证发药，分际自清，庶不致草率误人矣。虽然凡病一起即下利，甚至洞泄不止，如俗称漏底者，虽由外感，必夹内伤，死证甚多，约计之则有六。

（一）下利谵语，两目直视；

（二）下利厥逆，烦躁不眠；

（三）下利发热，厥逆自汗；

（四）下利清谷，肢厥无脉，灸之不温，脉终不出；

（五）下利一日十数行，脉反实；

（六）下利脉弦，大热不止。

此六者，虽对证施治，竭力挽救，效者甚鲜，不效者多。虽医圣如仲景，《伤寒论》具在，善用其方者，亦未必方方奏效也。食古不化者，其亦深长思哉。

【廉勘】漏底伤寒一症，曾见于上海工部局卫生册摘要，云西人之侨居海上者，今岁计有五十人患漏底伤寒证，内有七人因感病甚深，不及医治而卒。在上海地面，本不视此为险要重症。第细究各医生之报告，间有杂以毛而敦热证，使人误认为漏底伤寒者，因两病形式相同，且毛而敦病势较漏底伤寒为轻，故医生竟有不能辨别，指鹿为马，误认居多。此症于将愈时，略一不慎，即行复病，亦与毛而敦大致无异，前数次有人由外埠暨本埠邮来病人血点，托化学所细为查验，曾测得血内含有毛而敦之微生物在内，此中漏底伤寒传染之始，由毒伏于菜蔬、蛎蛤、河水及秽水掉掺入之牛乳内，或其毒隐处尘埃，被风卷起，吹于口鼻之内，抑或由病人体中，遗祸于无病人。如此病症，冀图幸免，尚非力所难能，且人人可以自操其权，只须将本局医官刊发之传单，取其所列检治良法，自行采择施用，则其病焉能为害？合食物不洁，毒入胃肠，即为病之基础，而于地内菜蔬之毒为最烈，自经秽物浸灌，发生种种漏底伤寒之危症，人欲预杜其害，务将货食房所购之生菜蔬，当与藏芝盆碗、刀叉、冷水、冰箱、牛乳、馒首及其滤水器具，及煮熟鱼肉食物，分隔两室，不相通连，购物所内装配洗涤盆碗器皿，每次食毕，就近收拾清洁，勿用携归庖厨洗净。仆前闻人述及浙省宁波之贩运蛤蛎来沪者，其培养之法，用人粪浸灌，设人误食生蛤，即易染受漏底伤寒之疾。观此则漏底伤寒之为病，于协风、协寒、协热、协食外，更有胃肠蕴毒一端。故予治此症初起，每用藿香正气汤，以百劳地浆水（于山中掘土二三尺深，加入清水，用木棒扬之百遍，澄取黄泥中清水候用）煎药，临服烊冲紫金片（三分至五六分），辄多默收敏效者，解其胃肠蕴伏之菌毒也。至于风、寒、热、食四端作泻，俞君方法大致已备，临证时酌用可也。

第二十一节　脱脚伤寒（一名刖[①]足伤寒，又名肢脱）

【因】大约有三。

（一）跣足踏雪后，骤用热水洗足，逼令寒湿深入肢节；

（二）伤寒化热转燥，渴饮冷水过度，身不出汗，水气溢入肢节；

---

①刖（yuè 月）：断足

（三）农家粪地上，经烈日晒过，赤脚行走，受其毒气，骤用冷水洗足，逼令热毒深入肢节，皆足以致肢脱。

【证】初起寒热足肿，状类脚气，惟皮色紫黯，肢节木痛；继即趾缝流水不止，足趾肿疼，似溃非溃，即防溃烂堕落，舌苔多起白腐，或黄腐而现黑点。若热毒深入肢节，两胫多红肿焮痛，呻吟啼哭，昼夜不寐，舌多紫红起刺。

【脉】左弦紧，右沉弦而涩者，寒湿或水气下注足胫也；若两尺弦滑搏数者，热毒留于足胫也。此皆俗称脱脚伤寒，乃将脱而未曾脱落也。

【治】由于寒湿及水气者，内服大橘皮汤，加生苡仁、鲜车前草（各二两）、杜赤小豆（一两，三味煎汤代水），畅利小便以逐水湿；外治先用洗法（羌活、防风、白芷、角刺、红花、降香、桂皮、川乌各五钱，川芎、艾叶、樟木片、油松节、桑枝、葱白各一两，水煎数沸，先淋洗，继擦患处，避风，日洗三次，夜两次，食后洗更宜。药冷，加开水泡葱白汤和温之，重可转轻，竟有因洗而散者）；次用隔蒜灸法（用独头大蒜，切片置患处，以艾茸放蒜上灸之，每三壮换蒜。务令不痛者灸至大痛，痛者灸至不痛，痒者灸至不痒，不痒者灸至极痒为度。若口干烦躁，甚或头项浮肿神昏，不必疑惧。此阴证转阳而阳暴回之象，切不可大用凉药，只宜用生绿豆一两，麦冬、粳米各五钱，生甘草一钱，煎汤服之，即瘥）；又次用掺药法（千年锻石一两，白芷二两，共研细匀，少许掺之，稠水涌出，出尽即愈）。内外兼治以防其脱脚，七日收功。若热毒蕴伏肢节，内治以大橘皮汤去桂、术，加酒炒防己（二钱）、鲜贯众（五钱）、忍冬藤梗叶、嫩桑枝（各二两，先煎代水），凉通小便以驱热毒；外治以鸭毛煎汤，冲入皂矾（一两），乘热洗足，日三次，避风，三日即愈。

【秀按】踝下曰足，足背曰跗（一名足趺，俗称足面），足后跟曰跟，足指曰趾（趾者，别于手也，足之趾节，与手指节同）。其大趾之本节后内侧，圆骨核突者名核骨，足大趾爪甲后为三毛，毛后横纹为聚毛，足下面着地者为踵（俗称脚底板）。予所见脱脚一证，有脱一足者，有脱两足者，统称肢脱。有仅脱足趾者，初起色白麻痛，或不痛者，名脱疽；初起色赤肿痛，如汤泼火烧者，名敦痈。肢脱由秋夏露卧，为寒所袭，焮热内作，搏于肢节，痛彻于骨，遇寒尤甚，以热熨之稍减者，主以大防风汤（防风二钱，当归、熟地、生黄芪、川杜仲各三钱，党参、白术、羌活、川芎各钱半，淮牛膝、生赤芍各一钱，淡附片、官桂、清炙草各五分）；肢脱由霉雨湿地，跣足长行，水气浸淫，留于肢节，隐隐木痛，足跗胖肿，趾缝出水不止者，主以消趺汤（生米仁、带皮苓各二两，绵茵陈、泽泻各三钱，酒炒防己、木瓜各一钱，官桂、苍术各钱半）。脱疽由沉寒痼冷，阴毒搏于趾节，屈不能伸者病在筋，伸不能屈者病在骨，或生于趾头，或生于趾缝，初虽色白，继则色黑，久则溃烂，节节脱落，延至足背脚跟，白腐黑烂，痛不可忍，法当内外兼治。外治，以活蟾蜍剖去肝、胆、肠杂，但用其皮，用线扎缚足趾以拔毒；内服驱毒保脱汤（当归一两，煅羊胫骨三钱，桂心、生甘草各一钱，黑炮姜、麻黄、明乳香、净没药各五分），活血和阳以散其阴毒。敦痛，由湿热下注，亦当内外兼施，外搽清凉渗湿膏（用矿锻石化于缸内，次日水之面上结一层如薄冰者，取起，以桐油对调腻厚，每日搽上二三次，数日痊愈，忌食猪肉），内服仙方活命饮（银花五钱，花粉、赤芍各钱半，防风、白芷、广皮、归尾、皂角刺、生甘节、川贝各一钱，蛤粉炒穿甲、净没药各八分），加生淮牛膝（三钱）以解毒壅。如痒痛相兼，破流黄水，浸淫成片，甚至腿肉浮肿，皆属脾肾亏损，主以补中益气汤加防风、独活，痛加丹皮、焦栀、炒川柏，兼服六味地黄丸；外以贯众煎汤淋洗，五倍子细末津调，于逐疮四围涂之，自外收内，每日一次，渐渐自愈，不可妄投攻发。俞君分别三因，对症发药。殆亦多所经验欤。

【廉勘】脱脚伤寒一症，就外科医治者多。临证三十余年来，从未经验，见诸前哲方书者亦鲜。惟洄溪老人，载刖足伤寒一案，述嘉善黄姓，外感而兼郁热，乱投药石，继用补剂，邪留经络，无从而出，下注于足，两胫红肿大痛，气逆冲心，呼号不寐。予曰此所谓刖足伤寒也，足将落矣。急用外治之法，熏之，蒸之，以提毒散瘀；又用丸散内消其痰火，并化其毒涎，从大便出；而以辛凉之煎剂，托其未透之邪，三日而安。大凡风寒留于经络，无从发泄，往往变为痈肿，上为发颐，中为肺痈、肝痈、痞积，下为肠痈、便毒，外则散为斑疹疮疡。留于关节，则为痿痹拘挛；注于足胫，则为刖足矣。此等证俱载于《内经》诸书，自内外科各分一门，此等证遂无人知之矣。王氏《温热经纬》谓：今人不读《内经》，虽温热、暑疫诸病，一概治同伤寒，禁其凉饮，厚其衣被，闭其户牖，因而致殆者，我见实多。然饮冷亦须有节，过度则有停饮、肿满、呕利等患。更有愈后手指足缝出水，速投驱湿保脱汤（生苡仁、浙茯苓各三两，生白术一两，车前子五两，桂心一钱），连服十剂，可免脚趾脱落。此即谚所谓脱脚伤寒也，亦不可不知。沈岷源《奇证汇》云：一男子患脚跟骨脱落，动之则痛，艰于行步。叶天士先生视之曰：此湿伤筋络也。以炒苦葶苈四两，炒防已、广木香、茯苓、木通、人参各二钱五分，为末，枣肉丸如桐子大，每三十丸，桑皮汤下，名圣灵丹，服之果愈。由此三则以观之，一为痈肿内溃，一为水气下注，一为湿伤足筋，皆足致肢节脱落，而病因各异，治法悬殊。盖一病有一病之法，医学不可不博也。徐洄溪曰：凡治病各有对证方药，非可以泛治之方。希图侥幸但不明理之医，则偏僻固执，又方法绝少，安能肆应不穷？所以动手辄误。病变日增，而药无一验，即束手无策矣。

卷之八

第九章　伤寒夹证上

后汉张仲景著《伤寒杂病论》，以伤寒二字，统括四时六气之外感证；以杂病二字，统括全体脏腑之内伤证。外感时病者，言其病从外受，非专指正伤寒也；内伤杂病者，言其病从内生，非但属虚损病也。伤寒最多夹证，其病内外夹发，较兼证尤为难治。凡伤寒用正治法，而其病不愈，或反加重者，必有所夹而致。或夹食，或夹痰，或夹饮，或夹血，或夹阴，或夹哮，或夹痞，或夹痛，或夹胀，或夹泻，或夹痢，或夹疝，或夹痨，或夹临经，或夹妊娠，或夹产后。必先辨明因证，刻意精别，用药庶无差误。故前哲善治伤寒者，其致力虽在杂病未研之先，而得心转在杂病悉通之后，不亲历者不知也，临证不博者更不知也。其证约计十六，条治于后。

第一节　夹食伤寒（一名伤寒夹食，或名停食感冒）

【因】伤寒夹食，十常七八。或先伤食而后感寒，或先受寒而后伤食，或病势少间，强与饮食，重复发热，变证百出。

【证】头痛身热，恶寒无汗，胸痞恶心，嗳腐吞酸，甚或呕吐泄泻，或脘闷腹痛，剧则昏厥不语，舌苔白厚，或兼淡黄，或兼灰腻。

【脉】左右俱紧盛有力，沉涩似伏者，食填膈上，仲景所谓宿食在上脘者，当吐之是也。右数而滑者，食积胃肠，仲景所谓下利不欲食者有宿食，故脉反滑，当有所去，下之乃愈是也。紧如转索无常者，宿食中结，仲景所谓脉紧、头痛、有风寒，腹中有宿食不化也。

【治】先去外邪，春冬，香苏葱豉汤，加生枳壳（一钱或钱半）、苦桔梗（八分）；夏秋，藿香正气汤加枳、桔。继除里实，在胃宜消，消导二陈汤主之（生枳壳钱半，六和曲三钱，炒楂肉二钱，真川朴一钱，仙半夏二钱，广皮红一钱，焦苍术八分，童桑枝一两）。急则先用吐法，姜盐汤探吐最稳（生姜末五分拌炒食盐五钱，开水冲一汤碗，顿服后，以鸡毛掀其咽喉，于不透风处吐之）。在肠宜下，枳实导滞汤主之，不应，可用大承气汤急下之。若因冷食固结者，大黄必须姜炒，略加附子行经，庶免下利稀水之弊。总以舌干口燥，大便不通，手按胸胁脐腹硬满而痛，手不可近，频转矢气，方是急下之证。前哲谓，发表未除不可攻里，上盛未除不可下夺，真先后缓急之定例也。

【秀按】古谚云：病从口入。故凡外感时证，夹食最多，不但正伤寒为然。如初起头痛身热，不论恶风、恶寒、恶热，即见胸前大热，颇胀腹满，按之痛，或呕逆，或泄利，或腹疼，皆是外感夹食之候。俞君先表后里，在胃则消，在肠则下，法固井然有条。即春冬主香苏葱豉，夏秋主藿香正气，二汤均加枳、桔，理气疏滞。既不纯用升散表药，使宿食上逆，而成䐜胀不通之弊；又不混用消导里药，致引邪内陷，而成结胸下利之患。必俟表邪解散，或消或下，庶免引贼破家之虑，方法恰当。若四五日右脉滑数，苔白转黄，宿食化火也，法当清化，小陷胸合栀朴枳实汤（全瓜蒌四钱，半夏曲二钱，姜炒川连八分，焦山栀三钱，川朴、枳实各一钱）。口甜而腻，加苏佩兰（钱半至二钱）；腹满而痛，加酒炒延胡（一钱至钱半）；痛甚便秘，加青木香（六分）、酒炒生川军（钱半至三钱）。若因误下而热邪内陷，中气受伤，愈加胀满，热虽不止而右脉虚小者，小陷胸合枳实理中汤（瓜蒌仁四钱，姜半夏二钱，姜炒川连一钱，小枳实一钱拌炒生晒术一钱，米炒潞党参一钱，炒干姜五分，炙黑甘草三分）。若右脉坚大，重按沉滞有力，便秘已五六日，脐下按之痛甚者，此为大肠气郁而实也，当用大承气汤急下之。虽然脏性有阴阳，宿食亦有寒热。如其人胃素虚寒，寒食结而不化，右脉反涩滞伏结，身虽热而两足反冷者，必兼温中疏滞，神术汤加减为主；如其人胃素强盛，宿食不久化热，右脉多洪盛滑数，身壮热而胸膈烦闷者，必兼清中疏滞，调中饮加减为主（小枳实、姜炒川连各一钱，六神曲、炒楂肉各二钱，真川朴、广橘红各八分，青木香汁两匙、生萝卜汁一瓢同冲）；若过用消克伤胃，其证自利肢厥，胸膈痞满，按之不坚不痛，时胀时减，右脉始虽浮大，久按渐转虚小者，必兼温和脾胃，白术和中汤为主。总之，右脉滑盛，手足温和者易治；右脉短涩，四肢逆冷者难疗。此为外感夹食之总诀。

【廉勘】傅学渊曰：凡外感病夹食者颇多，当思食为邪裹，散其邪则食自下。若杂消导于发散中，不专达表，胃汁复伤，因而陷闭者有之。说与俞氏符合，然亦不可尽拘。凡治外感夹食，先辨舌苔，夹食者苔必白厚，根兼黄腻，或黄白相兼而必厚。次察胸脘，夹食者胸脘必痞满，且必拒按，按之坚痛。虽舌赤神昏，但胸下拒按，即不可率投凉润及早用苦寒。发表药中，必参以辛开之品，轻则葱、豉、橘、蔻，重则枳、朴、蒌、薤，始有效力。虽然伤寒为外感通称，凡勘夹食证治，不但四时有异，即四方风土，亦各不同。如西北高原，病多风寒；东南卑下，病多湿热。即四季之中，亦有暴冷暴暖，久晴久雨之各殊。风寒风热，不少变迁；寒湿温燥，常多间杂。虽同一夹食，而感症不同，治法亦异。就余所验，凡有外感，胃肠中气即不健运，不必伤于食也，特伤于食者，多而尤甚。故余治外感夹食，必先辨其病因。因于风寒者，荆防楂曲汤加减（荆芥、防风各钱半，苏叶梗二钱，苦桔梗一钱，建神曲三钱，南楂炭二钱，莱菔子钱半拌炒春砂仁六分。伤面食，加焦麦芽钱半；伤饭食，加焦谷芽二钱；伤酒，加生葛花一钱，枳椇子三钱；伤瓜果冷食，加公丁香七支，清化桂二三分，黑炮姜五分。方载陆九芝先生《世补斋》）；因于风热者，葱豉桔梗汤加枳壳为主，或陆氏桑薄银翘汤加减（冬桑叶钱半，苏薄荷八分，济银花钱半，青连翘二钱，光杏仁三钱，广橘红一钱，生枳壳一钱，苦桔梗八分，生甘草四分，鲜淡竹叶三十片。目赤加滁菊花、夏枯草各二钱；颐肿，加鲜大青、天葵草各三钱；牙疼，加谷精草二钱，北细辛二分，白知母三钱；喉痧加牛蒡子钱半，用水芦笋二两，青箬叶一两，煎汤代水）；因于湿温者，三仁汤加保和丸（光杏仁、生苡仁各三钱，蔻末六分拌滑石四钱，姜半夏钱半，真川朴一钱，丝通草、淡竹叶各钱半，丹溪保和丸四钱包煎）；因于伤暑者，陆氏青蒿香汤加减（青蒿脑钱半，杜藿香二钱，西香薷、薄川朴、扁豆花、陈木瓜各一钱，六一散三钱，荷叶包煎。用西瓜翠衣、嫩桑枝各一两，煎汤代水）；因于风燥者，陆氏桑杏蒌贝汤加减（冬桑叶、光杏仁、瓜蒌皮、川贝母各二钱，苏薄荷一钱，牛蒡子钱半，生枳壳一钱，苦桔梗七分，生甘草三分，鲜枇杷叶五钱，去毛筋净）；因于痧疹者，陆氏蒡葛银翘汤加减（牛蒡子钱半，生葛根一钱，济银花钱半，青连翘三钱，净蝉蜕一钱，制僵蚕、焦栀皮、绿豆皮各钱半，生甘草四分）。继则辨其在胃宜消者，会解神曲汤加减（范制曲三钱，炒山楂二钱，半夏曲、生枳壳各钱半，广橘红一钱，连翘壳二钱，焦麦芽一钱，莱菔子钱半拌炒砂仁六分），或用枳实栀豉汤加生萝卜汁、淡竹沥（各二瓢）、生姜汁（四滴、和匀、同冲）；在肠宜下者，栀朴枳实汤合陆氏润字丸为主（汤方：焦山栀三钱，川朴、枳实各钱半；丸方：半夏、橘红、牙皂各一两，杏仁、前胡、花粉、枳实、楂肉各二两，炙甘草三钱，槟榔七钱，生川军十二两，水发丸，每服三钱或四钱）。其间有斑疹内伏，连用开透而不出，用消导法，如会解神曲汤加芦笋（二两）、细辛（二分），往往斑出神清而愈。若因肝火甚而热结不下者，另吞更衣丸一钱，最效。惟荤腥油腻，与邪热斑毒，纽结不解，唇舌焦裂，口臭牙疳，烦热昏沉，与以寻常消导，病必不解。徒用清里，其热愈甚；设用下夺，其死更速。惟用秦皇士升麻清胃汤加枳壳、楂肉（升麻五分，丹皮钱半，鲜生地五钱，小川连八分，细木通一钱，生甘细梢七分，生枳壳钱半，炒楂肉二钱），庶能清理肠胃血分中之膏粱积热，多获生全。故临证处方之际，苟非胸有定规，必难合辙。

第二节　夹痰伤寒（一名风寒夹痰）

【因】外感风寒，每涉于痰，多由素有痰积，或夹痰饮，或夹痰火，复感风寒，及形寒饮冷所致。多属肺病，或风从皮毛而入肺，或寒从背俞而入肺。痰证多端，姑就于风寒有关者，推求其源。

【证】风伤肺而夹痰火者，头痛，发热，恶风自汗，咳嗽气逆，甚则头眩胸痞，痰多黄浊稠黏，或凝结成块成条，咳逆难出，渐成恶味，剧则带血，舌苔白滑而厚，或黄白相兼而糙；寒伤肺而夹痰饮者，头痛发热，恶寒无汗，鼻鸣气喘，咳嗽多痰，清白稀薄，气味亦淡，甚或咯吐不爽，呕逆眩晕，舌苔白滑而薄，或灰白相兼而滑。

【脉】右寸浮滑，左手弦缓者，伤风而夹痰火也；右脉弦滑，左手紧盛者，伤寒而夹痰饮也。

【治】风夹痰火，轻则葱豉桔梗汤加杏仁、橘红，重则越婢加半夏汤；寒夹痰饮，轻则新加三拗汤增姜夏、橘红，重则小青龙汤。惟夹痰火较痰饮为难治，往往有痰迷清窍，口吐黏涎，发狂如祟，妄言妄见，神识昏迷，俗称痰蒙，当用玳瑁郁金汤开透之。更有痰伏膈上，心下烦满，气上冲胸，饥不能食，甚则手足厥冷，脉乍紧乍结者，此痰与邪结在胸中，当用瓜蒂散加生萝卜汁涌吐之（甜瓜蒂二十粒，杜赤豆三十粒，淡香豉三钱，用开水一碗煎成大半碗，冲入生萝卜汁两瓢顿服之，得快吐为度）。不吐者，改用三物白散急吐之（川贝母三钱，苦桔梗二钱，巴豆霜一钱，轻用一分，重则用二分，开水和服，痰在膈上必吐，在膈下者必利。不利进热稀粥一杯，利过不止，进冷粥一杯，即愈）。至若痰症类伤寒者亦甚多，其证胸满气冲，憎寒壮热，恶风自汗，或下利日十余行，右脉微滑，左脉反迟，此有寒痰在胸中，仲景所谓病如桂枝证，头不痛，项不强，寸脉微浮，胸中痞硬，气上冲咽喉不得息者是也。法当吐之，切忌发汗，当用瓜蒂二陈汤（甜瓜蒂二十粒，姜半夏、广橘红各钱半，以水煎成，冲生莱菔汁二瓢）。惟诸亡血虚家，亦不可与此汤，宜求其痰病之源，细心酌治。

【秀按】感症夹痰，外内合邪，邪正交攻，最多经络脏腑纠结之症，初治莫妙于《活人》豁痰汤（紫苏、薄荷各一钱，羌活、川朴各八分，枳壳、前胡、制南星、姜半夏各钱半，酒芩一钱，炙草四分）。然痰症头绪甚繁，断非见病治病者可以胜任。俞君分清伤风、伤寒、痰火、痰饮，使阅者较有头绪。惟风热、风燥二症，常多夹痰，均当用辛润法，解其邪以豁其痰，如加减葳蕤汤、清燥救肺汤之类，并加竹沥、莱菔汁等，临证时屡奏殊功。若误与辛热发汗，温燥劫痰，则变证百出矣。慎之！

【廉勘】伤寒为外感六气之通称。凡夹痰症，必先分辨六淫以施治。如冒风邪而生痰，痰因肺津郁结而化，仍当从肺管咳出。肺位最高，风为阳邪，当用辛凉轻剂，吴氏桑菊饮加减（冬桑叶二钱，滁菊花钱半，苏薄荷、苦桔梗、广皮红各八分，瓜蒌皮、光杏仁各二钱，生萝卜一两，饴糖一钱），重则张氏银翘麻黄汤（银花一钱，连翘钱半，带节麻黄三分，苏薄荷六分，炒牛蒡一钱，广橘红八分，苦桔梗六分，生甘草五分）。若风已化热，热蒸胃液以成痰，宜佐以清胃之品，知母、花粉（各三钱）、萝卜汁、竹沥等是也。如感寒邪而生痰，势必毛窍外闭，肺气逆满，邪气无从发泄，形寒伤肺，肺气抑郁，当用辛温宣剂，轻则三子导痰汤加荆、防（荆芥、防风、姜半夏、莱菔子、苏子、枳壳、茯苓各钱半，广皮红一钱，白芥子六分，炙甘草五分），重则麻黄二陈汤（麻黄五分，光杏仁三钱，姜半夏二钱，广橘红一钱，前胡、白前各钱半，茯苓三钱，炙草五分）。若郁而化火，热盛痰壅，当用加味麻杏石甘汤（蜜炙麻黄四分，光杏仁二钱，生石膏四钱，生甘草四分，瓜蒌仁四钱，竹沥半夏钱半、广皮红、小枳实各一钱）。如暑邪由口鼻吸受，伤肺犯胃，津液郁结而化痰，痰因火动，当用辛凉重剂，竹叶石膏汤加枳实、竹沥（鲜竹叶二钱，生石膏八钱，仙半夏二钱，毛西参一钱，生甘草五分，陈仓米一百粒，荷叶包煎，枳实汁两小匙，竹沥两大瓢，和匀同冲）。如湿郁于中，脾胃气滞，壅结为痰，治必运脾清胃，藿朴二陈汤加减（杜藿梗三钱，真川朴一钱，半夏曲、新会皮、苏佩兰各钱半，浙茯苓三钱，淡竹茹二钱，小枳实钱半，滑石四钱）。若湿郁成热，热重湿轻者，当用清热渗湿，俞氏增减黄连泻心汤。如感秋燥而伤肺，烁津液而化黏痰，当用辛凉润剂，陆氏桑杏蒌贝汤加减，或用五汁饮（竹沥、梨汁、莱菔汁各两瓢，鲜石菖蒲汁一小匙，薄荷油三滴，重汤炖温服）。六淫中惟火最生痰，石顽老人名曰痰火。其证痰涎壅盛，咳嗽喘满，甚则屡咳而痰不得出，咳剧则呕，创立玉竹饮子（生玉竹、川贝各三钱，紫菀、浙苓各二钱，蜜炙广皮红一钱，苦桔梗、生甘草各六分，梨汁两瓢，生姜汁两滴，和匀同冲。气塞，加沉香汁两小匙，冲）。若肥人气虚多痰，用六君子汤加竹沥、姜汁；瘦人阴虚多火，六味地黄汤去泽泻，合生脉散。然生脉散不及参贝六贤散（制半夏四两，元参、甘草各三两，姜制南星二两，青盐十两，陈皮一斤，去白，煎去辣味。六味以好泉水同煮，候干晒燥，为细末，以西洋参、川贝母去心各二两，海蛤壳煅飞六两，共研细和匀，每用五六分，或一钱，药汤调下），涤痰止嗽，清火降气。虽然火有君相之别，皆能消烁肺胃之津液，酝酿为痰，痰火冲心，心主君火而藏神，轻则神烦不寐，重则痰厥昏迷。法当豁痰清心，轻则吴氏清宫汤加减（犀角一钱磨汁冲，竹叶卷心二钱，元参心钱半，连翘心一钱，莲子心五分，竹沥、梨汁各一瓢，鲜石菖蒲汁一匙，和匀同冲），重则俞氏犀羚三汁饮，急则先用吐痰法，紫雪（五分）合三物白散（一分）；次用金箔镇心丹（老竺黄、真琥珀、飞辰砂各三钱，金箔、九制胆星、珍珠粉各一钱，西牛黄五分，麝香一厘，蜜丸，金箔为衣，约重一分，每服三粒至五粒），薄荷三分，灯心三帚，泡汤送下以宁其神；又次用正诚露珠丹（透明辰砂一两，以瓷器盛露四十九夜，猪心中血，丝绵绞去滓，用净血三两，每次一个，拌砂晒干，再拌再晒。三个用讫，再研极细，加西牛黄一钱，共研匀细，用糯米糊和捣万杵为丸，每重七分，阴干得五分，瓷瓶密收，夜卧时噙化一丸，治殚虑劳神，火升痰壅，心悸不寐，遇事善忘等证，最效），善其后以防复发。痰火烁肝，肝藏相火而主筋，轻则头晕耳鸣，嘈杂不寐，手足躁扰，甚发瘛疭，法当清火镇肝，羚角钩藤汤加减（冬桑叶、滁菊花各二钱，双钩藤、京川贝、茯神木、青蛤散各四钱，绢包，天竺黄钱半，竹沥、童便各二瓢冲，先用羚角片钱半，石决明一两，煎汤代水）；重则昏狂痉厥，癫痫痴呆，直上巅顶，冲激神经，法当先通脑气，藜香散（白藜芦九分，真麝香一分，共研匀细）搐鼻取嚏。次用导痰开关散（杜牛膝根汁晒取净末、生皂角各一两，炒僵蚕、枯白矾各五钱，共研细匀，轻用八分，重则一钱，开水一茶钟调服），涌吐痰涎。痰涎虽吐，而神识时清时昏者，当用四汁饮（竹沥、梨汁、萝卜汁各二瓢，鲜石菖蒲汁二匙，重汤炖温服），调下局方妙香丸，整肃痰火以醒神。俟神识清醒，再用柔肝熄风煎（方载发狂勘语中。如嫌明矾难吃，原方中去郁、矾两味，代以白金丸钱半或二钱，亦可），善其后以防微。终用坎气潜龙汤，滋阴潜阳以除根。痰火蕴结胃肠，多由痰涎上壅气管，咯吐不及，咽入食管而落胃。或杂食油腻厚味，胃气不清，液郁为痰，久则嵌入于胃肠膜络之间，酿成老痰顽痰，胶黏坚固；或由瘀热凝结，成为结痰；或由伏饮化浊，成为痰浊。发现恶心呕吐，胸膈壅塞，嘈杂脘满，便溏腹泄，或胸中肠中辘辘有声。法当清化下泄，廓清肠胃。轻则节斋化痰丸（瓜蒌霜、苦杏仁、煅瓦楞子、青海粉各一两，制香附、海蛤粉、风化硝、青连翘各五钱，苦桔梗、广皮红各三钱，姜汁一匙，和竹沥捣药为丸，轻用三钱，重则四钱，清茶送下），或豁痰丸（瓜蒌霜五钱，花粉、射干、苦杏仁、茯苓、白前、当归各三钱，知母、川贝、枳壳、桔梗各二钱，生甘草一钱，姜汁少许，和竹沥捣丸，每服三四钱），轻清润降以搜涤之；重则礞石滚痰丸，或竹沥达痰丸（大黄、黄芩、仙半夏、橘红各二两，青礞石、炙甘草各一两，上沉香五钱，竹沥姜汁泛丸，每服二三钱），苦辛咸降以荡涤之。此皆治六淫夹痰之大要也。总之，痰涎为物，随气升降，无处不到，变证最多。试为约举十端，以扼其要。如抬头屋转，眼常黑花，见物飞动，猝然晕倒者，此风痰上冲头脑也，名曰痰晕。治必先辨其因。因于外风者，麻菊二陈汤为主（明天麻一钱，滁菊花钱半，钩藤钩、茯神木各四钱，荆芥钱半、川芎八分，姜半夏三钱，广皮红一钱，清炙草四分）；因于内风者，香茸六味丸加减（鹿茸血片一钱，生地、熟地各一两，山萸肉四钱，淮山药、茯神各八钱，桑叶、丹皮各四钱，定风草三钱，真麝香五厘，共细末，豆淋酒捣糊为丸，每服三钱，细芽茶五分，杭茶菊五朵，泡汤送下）。如痰涎壅盛，语言蹇涩，甚则暴喑，四肢厥冷，此风痰夹火阻塞喉中也，名曰痰厥，治必先吐其痰，导痰开关散为主；继则豁痰降气，三子导痰汤加减。若在夏月，由冒暑夹痰而眩晕，甚则昏厥者，又不得概作风痰治，法当先开清窍，紫金片（五分至八分）、鲜石菖蒲汤烊化灌服；继则辛凉芳透，清络饮（鲜荷叶边、鲜银花、鲜竹叶、鲜丝瓜皮各二钱，扁豆花一钱，西瓜翠衣五钱）加竹沥、莱菔汁（各两瓢冲）。然因痰而晕厥者，多兼气厥，轻则用苏合香丸（姜汁两滴，和童便两瓢，磨服），重则用局方妙香丸（鲜石菖蒲汁两小匙，和竹沥两瓢送服）。如手足牵引，四肢麻木，骨节窜疼，或肿而痛者，此湿痰夹瘀流注经络也，名曰痰注，法当搜涤络痰。轻则三因控涎丹，重则蠲痛活络丹（川乌、草乌、地龙各五钱，杜胆星六钱，明乳香、净没药各三钱，炒黑丑四十九粒，全蝎七只，麝香五分，酒糊丸，每重四分，轻用一丸，重用二丸，姜汁竹沥送服）；久则用圣济大活络丹（白花蛇、乌稍蛇、威灵仙、两头尖俱酒炒、制草乌、煨天麻、全蝎、炙龟版、首乌、黑豆、水浸麻黄、贯仲、炙草、羌活、官桂、杜藿香、小川连、乌药、熟地、酒蒸大黄、广木香、沉香以上各二两，北细辛、净没药、赤芍、僵蚕、明乳香、公丁香、姜制南星、小青皮、骨碎补、白豆蔻、安息香、酒蒸制附子、黄芩、酒蒸茯苓、制香附、生白术、元参以上各一两，犀角、麝香另研、松脂、炙地龙各五钱，当归、葛根、虎胫骨炙酥各两半，牛黄、龙脑各钱半，防风二两五钱，人参三两，血竭另研七钱，以上五十味研细末，蜜丸如桂圆大，金箔为衣，每服一丸），并用芥子竹沥汤送服（淡竹沥三瓢，黄荆沥两瓢，生姜汁四滴，陈绍酒两小匙，先用白芥子八分，煎取清汤，重炖三汁，陈绍酒和服，日二夜一）。如中满腹胀，上气喘逆，二便不利，甚或面肢俱肿者，此湿痰夹气阻滞胸腹也，名曰痰胀，先当去郁陈莝，经验理中消胀丸为主（大戟二钱五分，制牙皂三钱，广木香二钱，炒黑丑钱半，煨甘遂一钱，用红枣肉捣丸，每用三钱，匀三次进服。第一次葱白陈酒送，二次莱菔子、砂仁汤送，三次牛膝、木瓜汤送，体虚者勿服）；继则视其喘肿胀之进退，酌量施治。若腹胀轻减，喘肿未除者，法当降气达膜，五子五皮饮加减（紫苏子、莱菔子各钱半，白芥子六分，葶苈子八分，车前子三钱，生桑皮、浙苓皮各四钱，大腹皮三钱，新会皮钱半，生姜皮一钱，先用杜赤豆一两，鲜茅根二两，煎汤代水）；终则培元利水，七味枳术汤（枳实一钱，拌炒生晒术三钱，六神曲、炒麦芽各三钱，先用浙茯苓二两，杜赤豆、车前草各一两，煎汤代水），调服天一丸（灯草心一斤以米粉浆染晒干，研末入水澄之，浮者为灯草心，取出又晒干，入药用二两五钱，而沉者为米粉浆不用矣，赤白茯苓去皮兼用、茯神去木各五两，滑石水飞过五两，猪苓去皮二两，泽泻去芦三两，五味各为细末，以潞党参熬膏和丸，龙眼大，辰砂为衣，飞金为裹，每服一丸），善其后以杜复发。如咳逆无痰，喉间如含炙脔，咯之不出，咽之不下者，此燥痰黏结喉头也，名曰痰结（即梅核气），法当散结活痰，加味甘桔汤为主（生甘草五分，苦桔梗、嫩苏梗、紫菀、白前、橘红、制香附、旋覆花各钱半），口含清化丸（川贝一两，甜杏仁五钱，上青黛一钱，共研细，生姜汁少许，和冰糖粉捣药丸，如樱桃大，含化而咽之）。如咳逆气粗，咯痰稠黏，甚则目突如脱，喉间辘辘有声者，此寒痰遏热壅塞气管也，名曰痰喘，法当豁痰下气，白果定喘汤为主（上白果二十一个杵，姜半夏、生桑皮、款冬花、光杏仁各三钱，苏子二钱，橘红、片芩各钱半，麻黄一钱，生甘草五分），重则小青龙加石膏汤（即小青龙汤本方加生石膏八钱），或用定喘五虎汤（麻黄一钱，光杏仁三钱，生石膏四钱，炙甘草四分，北细辛五分）；久则口噙王氏痰喘丸（白檀香、白豆蔻、蛤粉、川贝、麦冬、儿茶各一两，淡天冬、薄荷叶各五钱，苦桔梗、广木香各三钱，麝香、梅冰各五分，共研细，以甘草四两熬膏丸如芡实大，每噙化一丸）。如痰结喉间，咳而上气，或呷或呀，喉中作水鸡声者，此寒痰包热阻塞喉管也，名曰痰哮，法当开肺豁痰，射干麻黄汤（射干钱半，麻黄一钱，姜半夏、款冬花、紫菀各三钱，干姜八分拌捣北五味三分，北细辛五分，大红枣三枚），口噙清金丸（牙皂三钱，拌炒莱菔子一两，研细、姜汁少许、和竹沥捣，如芡实大，每用一丸含化）。如咳嗽不爽，胸中气闷，夜不得眠，烦躁不宁者，此火痰郁遏胸膈也，名曰痰躁，法当豁痰降火，陷胸泻心汤加减（瓜蒌仁四钱，仙半夏钱半，小川连八分，小枳实、青子芩各一钱，淡竹茹三钱，姜汁两滴，和竹沥两瓢同冲），甚则吞服王氏四黄涤痰丸（川大黄四两，用竹沥一两，姜汁一钱，朴硝三钱，拌蒸三次，姜炒川连五钱，天竺黄三钱，瓜蒌仁、海蛤壳、广橘红各四两，浙茯苓、杜胆星、炒苍术各三两，明天麻、浮海石、炒芥子各二两，薄荷叶一两六钱，石菖蒲、上沉香、上青黛各一两，竹沥半夏六钱，白蔻仁三钱，梅冰一钱，二十味为细末，以竹沥九分，姜汁一分，泛丸，如细绿豆大，再用石膏粉五钱，广牛黄二钱，辰砂一钱，三味研细为衣，轻用一钱，重用二钱，开水送下，并治饮食化痰，胸膈迷闷，气逆咳嗽，及哮喘中痰诸证。方载孟英《鸡鸣录》）。如小瘰大疬，初生项间，不觉痛痒，累累如串者，此气结痰凝吸核变大也，初名痰核，继称痰串，治必先辨其因。因于肝火痰凝者，内服逍遥二陈汤加减（全当归、丹皮各钱半，生白芍、紫背天葵各五钱，竹沥半夏、天花粉、蒲公英各三钱，广皮一钱，川柴胡六分，薄荷叶五分冲），送下程氏消瘰丸（元参、川贝、煅牡蛎各四两，姜汁少许和竹沥捣丸，如绿豆大，每服二钱至三钱），外贴抑阳乌龙膏（先用陈小粉四两，炒黄研细，陈米醋调成糊，熬如黑漆，瓷罐收藏，用时量核大小调抑阳散，即天花粉三钱，姜黄、白芷、赤芍各一钱，研细调匀涂布，如核上虽痒，不可揭动，久则自消）。因于阳虚痰凝者，内服王氏阳和汤（麻黄五分，拌捣熟地五钱，鹿角胶钱半烊冲，白芥子一钱，紫瑶桂、清炙草各五分，干姜炭四分，酒水各半煎），外贴抑阴消核膏（制甘遂二两，红芽大戟三两，白芥子八钱，麻黄四钱，生南星、直天虫、朴硝、藤黄、姜半夏各一两六钱），用时调入抑阴散（即制草乌二钱、制南星、独活、白芷、野狼毒各一钱，研细调匀涂布）。若已溃及溃久不敛者，内服归芍六君子汤（全当归二钱，生白芍、潞党参、浙茯苓、姜半夏各三钱，生晒术、广皮各钱半，清炙草八分，鲜生姜六分，大红枣三枚），送服犀黄丸（制乳香、制没药各一两，西黄三分，麝香三分，研匀，取黄米饭一两捣药，入药末再捣为丸，萝卜子大，晒干忌烘，每服钱半），继服大枣丸收功（山羊屎三钱，晒干炒存性研粉，先将黑枣肉捣烂如泥，然后入羊屎末捣匀为丸，如绿豆大，每服二三钱），外贴阳和解凝膏（新鲜牛蒡子草连根、叶、梗三斤，活白凤仙梗四两，用香油十斤，将二味熬枯去渣。次日再入川芎四两，附子、桂枝、大黄、当归、肉桂、官桂、草乌、川乌、地龙、僵蚕、赤芍、白芷、白蔹、白及各二两，续断、防风、荆芥、五灵脂、木香、香橼、陈皮各一两，再煎药枯沥渣，隔宿油冷，见过斤两，每油一斤，加炒透桃丹七两，搅和，文火慢熬，熬至滴水成珠，不粘指为度，即以湿粗纸罨火，以油锅移放冷灶上，取乳香、没药末各二两，苏合油四两，麝香一两，研细入膏搅和，半月后摊贴，一应烂溃阴疽、冻疮贴一夜全消，溃者三张全愈）。因于风痰及风湿酿痰者，内服麻菊二陈汤去甘草，送服控涎丹三分，消疬根以杜复发。外贴王氏化核膏（菜油四斤，壁虎十四条，蜘蛛二十八个，蜗牛三十六枚，入锅熬至枯浮油面取出，再入新鲜首乌藤叶、甘菊根、薄荷、牛蒡、苍耳等草各半斤，武火熬至草枯出渣，俟油冷再入连翘、元参、苦参、白蔹、白芥子、僵蚕、水红子仁各捣碎、大黄、荆芥、防风各四两，浸一宵，熬至黑枯，以油沥清，见过斤两，熬至滴水不散，将前制木鳖油归入配炒东丹，慢入慢搅，搅匀，文火再熬，熬至滴水成珠，膏不粘指为度，加入丁香油、麝香各二钱，苏合油一两，搅匀火退摊贴，凡瘰疬结核恶核，此膏贴即暗消）。如饮食入胃，便吐黏涎，膈塞不通，便结而粪如羊矢者，此气郁夹痰阻塞胃脘也，名曰痰膈，法当辛润涤痰，五汁饮加狗宝为主（梨汁、蔗汁、莱菔汁各两瓢，鲜石菖蒲汁一小匙，生姜汁两滴，和匀，重汤炖温，调下狗宝末三分），或用程氏启膈饮加味（北沙参、丹参各三钱，京川贝、广郁金各钱半，蜜炙橘红、浙茯苓各一钱，春砂壳、杵头糠各五分，荷叶蒂两个），煎成调下玉鼠散五分（即新生小鼠，新瓦上焙干，研末），剧则云岐人参散（吉林参一钱煎成，冲麝香三厘，冰片厘半），尽人事以挽天机。

第三节　夹饮伤寒（一名伤寒夹水）

【因】素有停饮，外感风寒，或先受风寒，后饮冷水，及恣饮冷茶冷酒，或贪食瓜果生冷。

【证】头痛身热，恶寒无汗，胸痞干呕，咳吐稀涎，甚则胸胁窜痛，喘不得卧，舌苔白滑，甚或黑滑，或半边夹一二条白色，或中间夹一段白色。

【脉】浮弦而缓，甚则迟弦，仲景所谓伤寒脉浮缓，身但重，无少阴证是也。

【治】先当辛温发散，轻则苏羌达表汤加半夏、茯苓，重则小青龙汤加减。如风寒外解，或变心下痞硬，引胁下痛，干呕短气者，即当急下停饮，蠲饮万灵汤主之。若变腹痛自利，四肢重痛，咳而兼呕者，即当通阳利水，真武汤加减为主（本方重用茯苓八钱，去白芍，加干姜八分拌捣五味子五分，姜半夏四钱）；势轻者，但用苓术二陈煎，温中利水可也。

【秀按】风寒邪从外入，裹其停饮，虽当以小青龙汤，散邪涤饮，然惟夹溢饮症，水流四肢，身体疼重，最为的对。若夹支饮症，咳逆倚息，短气不得卧，形肿胸满，喉中如水鸡声者，则当用射干麻黄汤（射干钱半，麻黄八分，姜半夏二钱，款冬花、紫菀各三钱，五味子、细辛各三分，生姜两片，红枣两枚。去射干、紫菀、款冬、姜枣、五味，加川朴一钱，石膏四钱，杏仁四钱，干姜一钱，淮小麦三钱，名厚朴麻黄汤，亦治咳而脉浮，喉中水鸡声），发表下气，润燥开痰，四法一方，以分解其外内夹发之证，始有效力。若支饮射肺则肺胀，咳而上气，烦噪而喘，脉浮者，则当用小青龙加石膏汤，发表利水，豁痰清热，始效。至若蠲饮万灵汤，则合小半夏加茯苓甘遂半夏、十枣三汤为剂。无论心下支饮，膈间留饮，胃肠悬饮，为喘为满，为痛为胀，为巅眩心悸，为呕涎吐沫，善用者投无不效，然皆治夹饮之属实也。惟苓、术、二陈及真武加减，一主外饮治脾，一主内饮治肾，则治夹饮之属虚者也。夹饮症得此七方，则表里虚实，皆可从此类推矣。

【廉勘】饮入于胃，经火蒸变而稠浊者为痰，未经蒸变而清稀者为水。

观此则痰从火化，水从寒凝，痰能作热，水能作冷，此夹痰与夹水，病源之异也。故其脉舌证治，亦因而各异。一辨其脉，脉必弦，或偏弦，或双弦，或弦缓，或迟弦，或沉弦，或弦紧类数。二辨其舌，苔多白润，间有转黄转黑者，亦必仍有滑苔，或满舌黄黑，每夹一二条白色，或舌苔边尖俱黄，中间夹一段白色，久则舌前半光滑而不生苔，后半白滑而厚。三辨其证，胸脘虽满痛，按之则软，略加揉按，辘辘有声，甚则肠下抽痛，干呕短气，或腰重足肿，下利尿少。四辨其治，风寒夹饮，固当以辛药散之，温药和之。即温热证见夹水，虽有表邪，不宜纯用辛凉发散，纯用则表不能解而转见沉困；有里证不可早用苦寒，早用则必转加昏愦。此水气郁遏热邪，阳气受困，宜于发表清里药中，加辛淡利水利气之品，以祛水气，迨水气去，郁遏发，然后议攻议凉，则无不效者矣。总之夹饮病初起，不外乎风寒外侵，肥甘内滞，气机因而不利。往往畏风畏寒，汗闭溲闭，咳逆倚息不得卧，甚则肤肿。水为阴邪，故时而头目眩晕，是水邪怫郁，阳气不上升，非痰火湿热之谓也。总宜以宣气涤饮，振胃阳以逐寒水，宜汗则汗，宜利则利，随证酌加他药，而不可遽补。虽在高年，亦必先通后补，即补亦惟参、术、姜、附是宜，如仲景苓桂术甘汤及理中汤、真武汤辈，为水饮正治之方。纵使久咳肺虚，终是水寒在胃，故虽行补剂，但当壮气以通阳，不可益阴而助病。若洋参、石斛之养胃，生、熟二地之滋阴，麦冬、阿胶之保肺，兜铃、蛤壳之清金，贝母、瓜蒌辈之滑痰润燥，则皆宜于夹痰之火燥，适相反于夹饮之水寒。即有热饮，达表宜越婢加半夏汤，逐里宜己椒苈黄丸及控涎丹，三方加减为宜。时医不读《伤寒》《金匮》，不知饮证，放弃仲景良方，反有所谓阴虚痰饮者，岂知痰饮为阴盛之病，乃以阴盛而误认阴虚，一味清滋，宜乎饮咳久病之数见不鲜也。

第四节　夹气伤寒（一名伤寒夹郁）

【因】或先由郁怒伤肝，或先由暴怒伤气，或先由气食相搏，或先由气血互结，后感风寒，或有奋力斗殴之人，脱衣露体，触犯冷风。

【证】头痛身热，恶寒体疼，胸膈胀满，气逆喘呼，甚则发厥，不语如喑，舌苔白薄而滑，或黄白相兼而薄。

【脉】左浮紧，右沉迟，或左弦紧，右伏结。盖浮则风伤卫，紧则寒伤营。

【治】先以理气发汗，祛其表邪，香苏葱豉汤加减。继则调畅气机，气食相搏者，神术汤加减；气血互结者，清肝达郁汤加减。怒郁不泄，昏厥不语者，先用通关散取嚏，次用仁香汤去丁香、白蔻，烊冲紫金片。世医但知用理气药，以治夹气伤寒，不知夹气之证，每间有夹食夹血者，必须佐消食活血之品，始能速奏全功也。

【秀按】夹气伤寒，妇女最多，男子亦间有之，初起香苏葱豉汤最为的对，若发自少阳经，寒热往来，胸胁窜痛者，柴胡枳桔汤亦多取效，若发自阴经，郁积伤中，形厥如尸者，用三合绛覆汤（真新绛钱半，旋覆花三钱，青葱管五寸冲，光桃仁七粒，东白薇三钱，归须钱半，广郁金三钱，苏合丸一颗，磨汁冲），若但郁闷不得发泄者，偶感风寒，但略兼开郁理气，不可擅行破血消滞也。

【廉勘】夹气郁与夹食滞，初起时症多相同，而多右脉沉，手足冷，若呕逆胸满，颇类夹食。但夹食为有物，为实邪，舌苔厚白而微黄，胸膈满痛不可按，而亦不移；夹气为无物，为虚邪，舌苔白薄，胸膈满痛，半软而可按。先宜宣通其郁，然后解表清里，自无不效。若不舒郁而徒发表，则里气不能外达，而难于澉汗；遂用清下，则上气不宣，多致痞逆。惟于解表药中，加苏梗、青皮、郁金、香附之类，以宣其气，则表易解；于清里药中，加瓜蒌、川贝以舒其郁，则里易和。但川贝虽为舒郁要药，而力薄性缓，必用至五钱一两，方能奏效；若加四磨饮子（即六磨饮子去乌药、生军），则尤捷；若气郁化火，阻凝中焦，上则胸闷，下则便闭者，用六磨饮子最效。

第五节　夹血伤寒（一名伤寒夹瘀）

【因】内伤血郁，外感风寒，或脱衣斗殴，触冒冷风，又或跌扑打伤，一时不觉，过数日作寒热，状似伤寒。

【证】头痛身热，恶寒烦渴，胸胁窜疼，腹有痛处不移，或少腹痛甚，手不可按，乍寒乍热，夜有谵语，甚至昏厥不省，少顷复苏，苏后或变如狂，剧则疼极发狂，舌色紫暗，扪之滑润，或深紫而赤，甚或青紫。

【脉】左紧而涩，右多沉弦，总宜弦强，最忌细涩。仲景所谓弦为阳逆，涩则营气不足也。

【治】活血解表为先，轻则香苏葱豉汤去香附，加枳、芎、归须；重则桂枝桃仁汤加味（川桂枝八分，光桃仁七粒，赤白芍各一钱，炒细生地钱半，清炙草五分，黑炮姜三分，大红枣二枚）。次下瘀血，轻则五仁橘皮汤合代抵当丸，重则桃仁承气汤。俟瘀降便黑，痛势轻减者，可用四物绛覆汤，滋血活络以善后，或用新加酒沥汤，滋阴调气以芟根。若少腹痛剧，寒热如疟，夜则谵语如见鬼者，热结血室也，加减小柴胡汤以去邪通络；甚则昏厥不省，一苏转痉，便闭腹胀，剧则如狂者，热瘀上冲心胞也，柴胡羚角汤以破结逐瘀；病势轻减后，调营活络饮加减（归尾、赤芍、生地、生淮牛膝各二钱，光桃仁、酒炒生锦纹、川芎、干地龙各一钱，杜红花、炒川甲各五分），消余瘀以除根。若筋脉时痛时止，或愈或发者，宿瘀结在孙络也，四物绛覆汤调乳香定痛散（明乳香、净没药、生淮牛膝各五钱，川芎、白芷、赤芍、丹皮、生地各七钱半，炙甘草二钱，为末）以补血活络，络通瘀去，则筋络之内伤自愈矣。若跌扑内伤，瘀血上壅，气喘胸闷，大便秘结者，急用当归导气散（酒洗生川军一两，当归三钱，麝香三分，为末，每服三钱，醇酒一钟，童便两杯，调下，日二夜一），降瘀下行，以平肺气。总之，夹血一证，最难辨而易忽。大要有痛处定而不移者，多是夹血；痛处散而不定者，多是夹气。治必先辨其所因，详察其部分，消息其微甚，随证用药，分经制方，始能奏效。临时不可不观形察色，审问明辨也。

【秀按】伤寒夹气证固多，夹血证亦不鲜。或素因内伤跌扑，或素因郁怒伤肝，及妇人停经血癥，皆先有瘀积在内，因感时病，引动痼疾，谓之夹血。与太阳病当汗不汗，邪陷暴结而为蓄血者，似同实异。其证必有痛处定而不移，或胸脘痛，或胸胁痛，或大腹痛，或少腹痛，或腰胁痛，或肢臂痛。初起虽有风寒表邪，不得用麻黄、青龙等剂。每见发汗太过，误触瘀血，证变或呕或泄，或发呃逆。即感温暑热病，亦不得纯用苦寒凉血。血得寒则凝，凝则瘀结不散，或发如狂，或变咳喘。甚至瘀血上冲，昏迷不醒，酿成血厥。大便或闭或黑，黑兼紫红而散者可治；黑如败衃，凝结成块者难治；黑如污泥，黏腻不断，臭秽异常者不治。以其正气已脱，血液已败，与浊腐同下故也。俞君谓先审病原，继察部分，消息瘀血之微甚，对证发药。正治感症夹血之准绳也。

【廉勘】伤寒夹血，初治香苏葱豉汤加减，方尚轻稳；寒重桂枝桃仁汤加味，亦可暂用。若温热伏邪夹瘀，初起一二日，病之表证悉具，而脉或芤或涩，颇类阳证阴脉，但须细询其胸腹、胁肋、四肢，有痛不可按而拒手者，即为瘀血。确知其非阳证见阴脉，则是表证见里脉矣。治法必兼消瘀，如红花、桃仁、归尾、赤芍、元胡、山楂之类，量加一二味，重则加炒川甲、酒炒活䗪虫等，则表邪易解，而芤涩之脉亦易起。若误认芤涩为阴，而投温剂，轻则变剧，重则危矣。至于里证发现，可用俞氏桃仁承气汤，加干漆炒川连，泻火攻血，其瘀血或从呕出，或从泄出。若不呕泄而出，多变呃逆，甚发血厥。但用活血消瘀，如二仁绛覆汤（光桃仁七粒，柏子仁二钱，归须、真新绛各钱半，旋覆花三钱包煎，青葱管五寸冲），调下七厘散（真血竭一两，粉口儿茶二钱四分，明乳香、净没药、杜红花各钱半，飞辰砂一钱二分，冰片、麝香各一分二厘，研细匀，每服四五分），则呃逆血厥自除。若宿瘀与邪热并结者，必胸腹胁肋结痛，甚则神思如狂，更宜清热逐瘀兼行，使之一齐顿解，如千金犀角地黄汤加味（犀角片八分，鲜生地六钱，赤芍、丹皮、丹参各钱半，广郁金、花粉各三钱，光桃仁七粒，生藕汁二瓢冲），重则再调下失笑散二三钱，以奏速效。最重用局方聚宝丹（广木香、上沉香、春砂仁、明乳香、净没药、炒延胡各三钱，血竭钱半，麝香八分，共研细末，糯米浆糊丸，弹子大，辰砂为衣），以童便、陈酒、藕汁各四瓢，活䗪虫浆一小匙，重汤炖温，磨冲丹药，尤多捷效。虽然，消瘀当分部位：消一身经络之瘀，如王氏身痛逐瘀汤（羌活、秦艽、川芎、杜红花、制香附各一钱，全当归三钱，淮牛膝、酒炒地龙各二钱，光桃仁、净没药各钱半，炙甘草八分，陈酒、童便各半煎药）；消上焦肺络之瘀，如仁伯清宣瘀热汤（活水芦笋、鲜茅根、鲜枇杷叶各一两，新绛钱半，旋覆花二钱，青葱管三寸，广郁金汁四匙同冲）；消上焦血府之瘀，如王氏血府逐瘀汤（全当归、鲜生地、广郁金各三钱，生枳壳、光桃仁、赤芍各钱半，川芎、苦桔梗各八分，藏红花四分，陈酒童便煎药）；消中焦膈下之瘀，如王氏膈下逐瘀汤（当归、桃仁各三钱，五灵脂、酒炒延胡、赤芍、丹皮各二钱，制香附、炒枳壳各钱半，乌药、川芎各一钱，炙甘草六分，藏红花五分，陈酒、童便煎药）；消下焦少腹之瘀，如王氏少腹逐瘀汤（归尾、生蒲黄各三钱，酒炒五灵脂、没药、赤芍各二钱，蜜炙延胡钱半，川芎一钱，官桂四分，黑炮姜二分，酒炒小茴香七粒，陈酒、童便煎药）；消一身窍隧之瘀，如王氏通窍活血汤（光桃仁三钱，赤芍、川芎各一钱，藏红花五分，青葱管五寸，红枣二枚，生姜汁二滴，麝香五厘同冲）。此皆按经分部活血消瘀之要剂也。惟曾被斗殴，或失足跌扑，察所伤止及皮面，跌扑处非关隐要，跌堕后亦绝无他故，眠食照常，隔数日，或二三日，而见寒热体疼，吐衄便尿诸血，及烦躁恶心喘急，而不因伤起，即痛而不在伤处者，审系他病，切勿妄施逐瘀等药，反致失血。至若夹失血证，较夹瘀血为尤多。

一、夹衄血

血从鼻中来也。伤寒衄血有三：一因太阳失表，热瘀于经而衄者，证必兼头疼目瞑，治宜清解，桑杏蒌贝汤去甘、桔，加鲜竹茹、鲜茅根、鲜生地清降之，不可再汗。二因阳明失下，热瘀于里而衄者，证必兼漱水不欲咽，治宜清下，养荣承气汤去归、朴，加茅根、丹皮、生川牛膝等釜底抽薪。三因外寒束内热，药宜辛凉开透，误用辛温而动经血，亦多致衄，治宜清血，犀地清络饮去桃仁、姜沥，加元参、地锦、蜜炙剪草之属清营宁络。如衄后身凉脉静，邪从衄解，名曰红汗，不必止其血而血自止。惟衄后病势反剧，衄多不止者，重伤其阴也，大为危候，急用龟柏地黄汤加麦冬、五味，育阴潜阳以滋补之，衄止则生。更有衄势太甚，阳随阴走，四肢厥冷者，虚阳随阴火上越也。加味金匮肾气汤增牛膝，引火下行以镇纳之，阳秘则生。

二、夹咳血

血从咳嗽而出也。风寒咳血有四：一因素有血证，风寒犯肺而咳，震伤血络而上溢者，证必兼头痛身热，形寒怕风，喉痒胸痛，治宜清疏营卫，吴氏泄卫安营汤加减（苏叶梗、炒黑荆芥、苏薄荷各一钱，光杏仁、紫菀、生白芍各钱半，蜜炙橘红、片芩各八分，清炙草五分，生藕汁二瓢冲），庶几营卫之邪解，自然咳止身凉，血不治自止矣。或用疏风止嗽汤（方载兼风勘语中）加藕汁、童便，亦多奏效。二因内有伏火，外感风寒，热被寒束，火逼络伤而致咳血者，外证同前，更兼口渴舌干，亦宜清解营卫，银翘麻黄汤去麻黄、桔梗，加桑叶、丹皮、藕汁、童便；次用和血清络，五汁一枝煎去姜，加梨汁、童便，参甘咸以安宁之。三因素饮烧酒，及吸水旱烟过多，一经风燥犯肺，干咳失血者，治宜祛风润燥，清燥救肺汤、桑杏蒌贝汤二方增减。止血加地锦、藕节，清火加枯芩、寸冬，降痰加竹沥、梨汁，降气加白前、蜜炙苏子，补血加生地、鲜藕；继用胡氏保肺雪梨膏（雪梨六十枚，压取汁二十杯，生地、白茅根、生藕合取汁十杯，白萝卜、麦冬、荸荠合取汁五杯，再入白蜜一斤，饴糖八两，竹沥一杯，柿霜一两，熬成膏，每饭后及临卧，取汁一杯，冲开水服之。并治肺痿失血、肺痈大势已退，余热未除，多服自愈。须痛戒烟酒方除根。胡在兹先生方）；终用参燕麦冬汤（北沙参、麦冬各三钱，光燕条一钱，奎冰糖四钱），清补肺脏以善后。四因外感既久，陈寒入肺，久咳喘满，因而失血者，乃咳嗽气逆，牵动诸经之火以烁肺，肺气亦能牵动胸背脉络之血，随咳而出。是病虽生于寒，而实因寒动火，火中伏寒，寒中包火，治宜清火之中，佐以搜剔陈寒，用千金麦门冬汤（麦冬三钱，桑皮三钱，生地、紫菀、竹茹各三钱，竹沥半夏钱半，苦桔梗八分，蜜炙麻黄、北五味各五分，炙甘草四分，或用细辛二三分代麻黄，再加黑炮姜五分拌捣五味，尤去肺寒要药）。虽然寒伏肺中，久亦都从火化，即上焦血滞痰凝，亦属因火所致，便当专清其火，佐以消痰宁络，人参泻肺汤加减（西洋参、片黄芩、青连翘各钱半，生桑皮、焦山栀、甜杏仁各三钱，生枳壳一钱，苦桔梗、苏薄荷各六分，酒炒生军八分，淡竹茹四钱），送下葛氏保和丸（知母、川贝、天门冬、款冬花、天花粉、生苡仁、马兜铃、生地、紫菀、苏百合、蜜炙百部、生姜、阿胶、当归身各三钱，紫苏二钱，五味子、薄荷、甘草各一钱，各研细末，饴糖二两为丸，每服二钱，早晚空心服）。如咳犹不止，痰中兼有血丝血珠者，防变肺痿、肺痨，宜早服吴氏宁嗽丸（南沙参、桑叶、薄荷、川贝、前胡、茯苓、甜杏仁、竹沥半夏各二两，苏子、橘红各一两，生苡仁三两，炙草五钱，各研细末，用川斛一两，生谷芽二两煎汤法丸，每服二三钱），夜服五汁猪肺丸（雄猪肺一具去筋膜，藕汁、蔗汁、梨汁、茅根汁、百合汁各一碗，代水，将猪肺入白砂罐内煮烂滤去渣，再将肺之浓汁，煎成如膏，量加白莲粉、米仁粉、粳米粉、川贝末、人乳，共捣为丸，每服二三钱），清金保肺，止嗽宁血以除根。

三、夹呕血、吐血

同是血出口中，呕则血出有声，吐则血出无声；吐则其气尚顺，呕则其气更逆。呕血病在于肝，吐血病在于肺，故呕血重而吐血轻。风寒病呕血、吐血者，每因失治所致。有因太阳感寒，恶寒无汗，头痛发热，寒邪外束，法当发汗。若失于表，阳气不得外泄，则逆走阳络，络血妄行，则致呕血、吐血，治当清疏营卫，表散风寒为先，泄卫安营汤或疏风止嗽汤，二方酌加藕汁、童便。不拘口鼻失血，但起于头痛，怕冷发热，无汗者，无论热之久暂，而怕冷等证仍在者，当解其表，表解则血自止。如表邪虽解，血尚不止者，则以止血为第一法，庶血复其道，不致奔脱。轻则四生地黄汤（鲜生地五钱，生侧柏叶、焦山栀、元参心各三钱，广郁金二钱，黑丹皮、丹参各钱半，广三七八分，生艾叶二分，生荷叶汁、陈京墨汁、童便各一瓢冲），最稳而效。重则犀地清络饮去桃仁，姜、蒲二汁，冲下立止吐血膏（鲜生地一斤，生锦纹三两，桑叶、丹皮、血见愁、杜牛膝各二两，土三七、苏子、降香各一两，用冰糖四两收膏，每服八钱至一两）。血止之后，其离经而未吐出者，则为瘀血，必亟为消除，以免后患，故以消瘀为第二法。上焦之瘀，多属阳热，五汁一枝煎加陈酒、童便，最为轻稳，重则俞氏桃仁承气汤加减。下焦之瘀，多属阴凝，少腹逐瘀汤加减。若血室热瘀，则仍是桃仁承气之证。其他广郁金、参三七、生川牛膝、醋炒生军等，皆有迅扫之功，而为去瘀要药，均可随证酌加。如止吐消瘀之后，仍恐血再潮动，则须用药安之，故以宁络为第三法，连茹绛覆汤加茅根、藕汁。惟肝旺气冲者，轻则桑丹泻白汤去橘、枣，加白芍、白薇、鲜茅根等；重则新加玉女煎，尤为镇肝纳冲之要剂。其火如不归根，即为龙雷之火，用滋任益阴煎，加龙骨、牡蛎以育阴潜阳，此尤治冲逆更进一层之法。然络血虽宁，而去血既多，阴液必虚，阴虚则阳无所附，故终以补虚为善后收功之法。补肺如辛字润肺膏（羊肺一具，去筋膜、白沫净，柿霜、真乳酥各五钱，甜杏仁四钱，天花粉三钱，白蜜四钱，为末搅匀，入肺中，炖熟食）、三参冬燕汤（太子参、西洋参各一钱，北沙参四钱，麦冬取二钱，光燕条一钱，青蔗浆一盏，建兰叶三片）、参麦阿胶汤（北沙参四钱，麦冬三钱，阿胶钱半，芪皮一钱，北五味二十粒，糯米三十粒）、清燥救肺汤之类；补心如麦冬养荣汤（潞党参、麦冬、归身、生地、生白芍各三钱，白知母二钱，北五味二十粒，青盐陈皮八分，清炙草六分，大红枣三枚）、十味补心汤（辰茯神八钱，潞党参、生熟地各三钱，麦冬、炒枣仁、归身各二钱，制香附钱半，远志八分，龙眼肉五朵）、琼玉膏（鲜生地一斤汁，净白蜜一斤，西洋参八两，云苓十二两，先将地汁、白蜜入瓷瓶内，后将参、苓为末，和匀放水中，煮三昼夜，悬井中一夜，取起白汤化服一两）、八仙玉液（鲜生地汁、藕汁各二杯，梨汁、蔗汁、人乳各一杯，先将鸡子白两枚，鲜茅根一百枝，龙眼肉七朵，煎取浓汁二杯，和入前四汁、人乳，重汤炖温服）、天王补心丹之类（熟地五钱，归身、生地、天冬、麦冬、元参、炒枣仁、柏子仁、木茯神、党参、丹参各三钱，远志、五味、桔梗各一钱，净蜜为丸，每服三钱）；补脾如加味归脾汤（潞党参、炙黄芪、生晒术、茯神、归身各三钱，枣仁、远志各二钱，阿胶、焦山栀、丹皮各一钱，清炙草、广木香各五分，龙眼肉五枚）、养真汤（党参、黄芪、白术、麦冬各钱半，云苓、山药、莲子、白芍各三钱，五味子、炙甘草各五分）、参燕异功煎（吉林参、光燕条各一钱，生於术、云苓各钱半，广橘白六分，清炙草四分）、补阴益气煎之类；补肝如地骨皮饮（地骨皮、生地、白芍各三钱，丹皮、归身各钱半，川芎六分）、唐氏补肝寄生汤（生地、归身、萸肉、淮山药、炒枣仁、桑寄生各三钱，木瓜一钱，白术五分，川芎六分，北五味二十粒）、三甲复脉汤（即复脉汤去麻仁、姜、桂，加化龙骨三钱，左牡蛎、生龟甲心各四钱）、清燥养营汤、四物绛覆汤之类；补肾如张氏左归饮（熟地六钱，茯苓、山药、甘杞子、山萸肉各三钱，盐水炒甘草六分）、六味地黄汤（即左归饮去杞、草，加丹皮、泽泻各一钱。若济君火，加元参、杞子；益肺气，加人参、麦冬、五味子；火甚者，加川柏、知母）、丹溪大补阴丸（熟地八两，川柏、知母各三两，炙龟版四两，猪脊髓四条，蜜丸，每服三四钱，淡盐汤送下）、龟柏地黄汤、坎气潜龙汤、滋任益阴煎之类。此四法者，乃通治血证之大纲也。总之，外感风寒，变为咳血，此证最多，失治误治，往往酿成肺痨。若春、夏、秋感温热暑邪失血者，必兼身热心烦不卧等证，乃邪热扰营迫血所致，宜清营分之邪热为主，犀地清络饮去桃仁，以藕汁、广郁金汁易姜、蒲二汁。轻则羚角清营汤（羚角片一钱，鲜生地六钱，焦山栀、银花、青连翘、血见愁各三钱，生蒲黄钱半，童便一杯冲）。若失血后热退身凉，神清气静者，邪热已去也，审无别疾他故，只以生藕汁或童便，日服一二杯，以济其阴可也，不必穷治。或服玉露饮（大白萝卜一个，切下蒂，挖空，入白糖填满，仍盖定，以线扎紧，取鲜稻上露三碗，煮极烂，以纱笼罩，露一宿，炖温，空腹服，善治邪热伤肺胃营分而吐血者，并治烟酒过度致咳血失血久不愈，均验），尤多收效。他若肥甘过度，肺胃湿热蕴隆，蒸痰动血，及烟酒不节，戕伤清气，咳呕频并，痰血时出，或便血溲血者，宜清肃中上气机，菀贝茅根汤主之（紫菀五钱，川贝四钱，鲜茅根一两，生桑皮、生苡仁、赤苓各三钱，青子芩、竹沥半夏各钱半），并戒荤酒，自能渐愈。若旧有闪挫等伤，其胸膈胁肋间，必向有一定痛痹之处。凡感邪热内攻，冲动宿瘀，瘀血从上或从下出者，乃宿疾乘势欲除之机，慎勿止涩。如去之不快，身有结痛者，孙络之瘀行而不尽也，尤须行血和络之药，如生蒲黄、生荷叶、蜜炙延胡、生藕汁之类，加入散邪清热方中，以除其宿瘀；宿瘀一净，吐血已罢，心中不闷者，必止。若烦躁闷乱刺胀者，尚有瘀血在内也，以生萝卜汁一大碗，顿饮，探吐之令净；或以开水调七厘散五分，日二服，以化之令散。否则迁延不愈，令瘀血不去，新血不守，时时溢出，百治无功，不成痨瘵，则变内外诸痈矣。若因远行负重，劳伤失血，气逆于上，胸胁闷痛，甚则呼吸亦痛，咳嗽带红，此等劳力伤气，宜用结者散之之法。初用降气和络饮（瓜蒌皮、甜杏仁、紫菀、川贝各三钱，枇杷叶去毛筋净一两，苏丹参、生淮牛膝各三钱，参三七汁、广郁金汁各四匙，生藕汁两瓢，和匀同冲），轻降辛润以疏化之；继用藕汁木耳煎（生藕汁一杯，和入童便一杯，酒半杯，木耳洗去砂，瓦上焙脆，研入三钱，白者更佳，但用一钱，日三服，数日愈），和血宁络以除根。惟外感温热，内夹愤怒，怒则气逆，血从上溢而大吐者，必见胸胁热痛，口燥心烦，二便赤热，手足躁扰等症，宜用龙胆泻肝汤去柴、归、车、泽，加醋炒川连、广郁金、川楝子、代赭石等，以清肝火而止血。血失仍多，而精神声色起居如常，唇舌红赤者，尚属热逼血溢，宜三黄犀角汤（生川军、青子芩、粉丹皮各二钱，加醋炒黑，鲜生地一两，生赤白芍各三钱，黑犀角、盐水炒川连各八分，淡竹茹五钱），大剂以泄降之；外用清盐卤一盆，令病患坐浸两足。若血出虽少，已见头晕耳鸣、腰痛脚酸等症者，肾阴虚而肝阳不藏也，宜多服阿胶鸡子黄汤，及龟版地黄汤等，育阴潜阳以善后。

四、夹齿血

血从牙龈流出也，故一名牙宣。甚有盈碗成盆，如线索牵拽而出。症见身热口渴，龈肿尿赤便闭者，胃有实火也，治以咸苦泄降，犀连承气汤加藕节、童便。轻则大便通利者，不必凉泻，但用清解，犀地清络饮去桃仁、姜、蒲二汁，加藕汁、童便。如脉细数，舌光绛，口烂龈糜者，胃中虚火也，宜清热兼滋阴，新加玉女煎去石英、磁石，加骨碎补、黑蒲黄；外用冷醋水漱口，十灰散掺，内外并治，奏功更速。

五、夹便血

《金匮》但分远血、近血，先粪后血曰远血，属小肠寒湿；先血后粪曰近血，属大肠湿热。寒湿用黄土汤（焦冬术、熟地炭各三钱，条芩炭、陈阿胶各二钱，淡附片、清炙草各六分。先用灶心黄土一两，冷水搅化，澄清取水煎药），湿热用豆当归散（赤豆芽五钱，全当归三钱，研细，每服三钱，清浆水调下）。岂知便血一证，外感六淫，皆能致病，非黄土汤、当归散二方所可统治，必先治肠以去其标，后治各脏以清其源。若纯下清血，其疾如箭，肛门不肿痛，而肠中鸣响者，此为肠风下血，治以清火疏风为主，清肝达郁汤去归、菊，送下保元槐角丸（槐角、当归、生地、黄芩、黄柏、侧柏叶各三钱，枳壳、地榆、荆芥、防风各二钱，黄连、川芎、生姜各一钱，乌梅三枚，用鲜荷叶汁、白蜜炼丸，每服二三钱）。继用加味白头翁汤去贯仲、茉莉，加阿胶、炙甘草，清肝坚肠，凉血滋阴以善后。若粪前下血，散而紫黯，或血色淡红，胃弱便溏，素无痔漏证者，此为小肠寒湿下血，治以温补敛肠为主，加减黄土汤（土炒白术、花龙骨、地榆炭各三钱，陈阿胶二钱，黑炮姜、炙甘草、春砂仁各八分。先用伏龙肝一两，水化搅烊，澄清煎药。胡在兹先生验方）；继用加味石脂禹粮汤（赤石脂、禹余粮各三钱，土炒川倍子、生於术、川芎炭各二钱，醋炒蕲艾一钱），填窍补络以善后。若下血色如烟尘，沉晦瘀浊，便溏不畅，胃气不健，肢体倦怠者，此由膏粱积热，酒酪聚湿，而为脏毒下血，宜以苦辛淡泄，芩连二陈汤去姜、沥二汁，加炒槐米二钱，大黑木耳三钱，茅根、藕节各一两，重则清肠解毒汤（焦山栀三钱，银花炭、青子芩、连翘、赤芍各二钱，川连、川柏、生川军、焦枳壳、煨防风各一钱）；继用木耳豆腐煎（大黑木耳五钱，生豆腐四两，食盐一钱），送下加味脏连丸（川连五两，苦参三两，生川军二两，圆皂角仁、白芷各一两五钱，光桃仁一两，各为细末，取猪大肠洗净，纳入肠中，酒水各半，煮烂捣研，和入百草霜一两，红曲三两，共捣为丸，每服三钱，朝晚空肚服。胡在兹先生验方），清涤肠浊以除根。若粪后下血，鲜红光泽，或色深紫，或有凝块紫亮者，此为肠热下血，宜以凉血泄热，地柏清肠汤（鲜生地六钱，生侧柏叶四钱，银花、茜草、赤芍、夏枯草、血见愁各二钱，紫葳花二钱。先用鲜茅根、生藕各二两，煎汤代水。胡在兹先生验方）；继用脏连六味丸（熟地五钱，萸肉、山药、赤苓、丹皮、泽泻、川连各三钱，白矾一钱，嵌柿饼焙焦二枚，入猪大肠内，同糯米煮熟，去米，共捣为丸，每服二三钱，朝晚空肚服）。如肛门肿坠，滴血淋漓，或血线如溅，里急后重，因大便随下清血不止，甚则焮赤肿痛，此为内痔下血，名曰血痔，治先荡涤瘀热，清肠解毒汤去防风，加槐米、桃仁、生地、炒猬皮。痛极而下血多者，加乳香、没药、发灰；红肿痛而不克收进者，外用点痔法（大水田螺一个，挑去靥，入冰、麝少许，过一宿，即化水，点上痔即收进。如无水田螺，用大蜗牛一个去壳，生白果一枚，同捣烂，代之亦效）。俟肿痛血止，即用补阴益气煎去熟地，加阿胶、生地、黑木耳，升气滋阴以善后。

六、夹尿血

如证见淋漓割痛，小便点滴不畅者，此为染毒赤淋，治宜去毒通淋，导赤八正散加味（鲜生地、滑石包煎各六钱，瞿麦、萹蓄、海金砂包煎、焦山栀各三钱，淡竹叶二钱，木通、生锦纹各一钱，生甘梢八分。先用土茯苓、鲜车前草、去皮鲜茅根各一两，煎汤代水）。若无淋毒，但心经遗热于膀胱，膀胱热结则尿血，症见虚烦不寐，或昏睡不省，或舌咽作痛，或怔忡懊憹，治宜凉血泄热，导赤清心汤去茯、麦，加焦栀、瞿麦、琥珀。如由肝经遗热者，必兼少腹满，胁肋刺痛，口苦耳聋，寒热往来，尿多赤淋，甚则筋痿茎疼，治宜凉肝泻火，龙胆泻肝汤加丹皮、郁金；轻则清肝达郁汤去荷、菊，加龙胆草、生牛膝梢、鲜车前草。若治心肝不效，当清其肺，肺为肾水之上源，肺清则水清，水宁则血宁，清燥救肺汤加蒲黄、茅根、藕节可也。总而言之，止血之法，先要虚实寒热认得清，始能补泻温凉用得当。补如阿胶、熟地、线鱼胶等，壮水补虚之药也；人参、沙参、燕窝，益气补虚之药也。泻如大黄、芩、连、胆草，苦寒泻火之药也；鲜地、梨、蔗、藕四汁，甘寒泻火之药也；干姜炭、肉桂炭、鹿角炭、枸杞炭，温寒止血之药也；葛氏十灰散，清热止血之药也。他如苏子、郁金、降香、青皮、韭汁，则为降气伐肝药；石决明、左牡蛎、海蛤壳、代赭石，则为降血镇肝药，皆治血随气上之法也。血瘀则大黄炭、干漆炭、山楂炭、红曲炭，血滑则棕皮炭、莲房炭、榴皮炭、没石子。三七、郁金、丹皮，行血中之气也；大蓟、小蓟、茜根，消血中之滞也；侧柏、紫葳、剪草、竹茹，凉血中之热也；犀角、玳瑁、珠粉、琥珀，清血中之神也；茅根、牛膝、童便，引血使之下行也；藕节汁、荷叶汁、陈蔗汁，止血而兼行瘀也。血药多端，岂仅止涩之剂哉。然越中名医，凡是内外止血诸方，多主于涩，以为气行则血行，气止则血止，欲血之复行故道，必先行涩以收气之脱，气既收，斯血无从泄而自止。岂知外因失血，或有破伤风寒暑湿，及留瘀宜去之故；内因失血，或有阴阳表里虚实，胜负交错之机。临证施治，每有不止而自止，不止而无碍，止而未必止，止之且有害者，治失血诸证者，其可徒执涩止之一法乎。

【幼廉注】缪氏治吐血三诀首条云：宜行血不宜止血，深恐止则血凝，血凝则发热恶食而病日锢，每致血瘀成痨。然行血之药，首推大黄。家君创制立止吐血膏一方，既能引血下行，又能止血逐瘀，凡治血来汹涌，屡投辄验。较葛氏十灰散，奏功尤捷。但宜下于妄行之初，不宜下于脱血之后。其次立止咳血膏（剪草一斤，地锦二斤，野百合、黑木耳、白及、没石子各一两，鲜藕节二两，鲜枇杷叶去毛筋净、鲜刮淡竹茹、鲜茭白根各八两，先煎去渣，滤净，入净白蜜一斤，奎冰糖八两，煎浓成膏），治寻常咳血妄行，每服一小匙，日二夜一，空心服，十日即愈。如久病损肺咳血，五更服此，上下午服琼玉膏，一月亦愈，历收成绩。盖因血溢上窍，阳盛阴虚，有升无降者，十居八九，故家君立此降气泻火，补络填窍二方，随证酌治以取效。惟杨仁斋谓失血一证，有阳虚阴必走者，百中常见三四。故舒驰远于虚损失血，极斥滋阴之谬，陈修园亦主此说，皆属此等因证。治以陕西丁雁峰先生秘传血证二方，最多神效。治血第一方（广郁金、炒黑紫苏、真川朴、酒炒生锦纹各八分，枳壳、桔梗、当归各七分，紫瑶桂五分，水二钟，煎成，加童便半盏，姜汁一小匙，和匀同冲，只服一二剂），治血第二方（麦冬二钱，川贝、川断各一钱，赤芍七分，远志六分，山药四分，益母草三分，水二钟，煎八分，服十剂，不论老少男女，新旧吐血之症，照服立愈除根。如服数剂，吐血已止，亦须服完十剂之数，也勿加减药味，改动分量，至嘱至嘱！此症忌服寒凉，以致血凝气滞，倘先误服凉药者，服此方，渐次咳嗽痰涎，阴寒尽化，服完后，或空咳不止，可服健脾丸）。蓉城名医张少泉先生发明曰：前方妙在枳、桔、朴、苏，提降疏通，使邪无所留滞；再以当归、郁金，从血中开导；后以肉桂佐大黄，温通下行；引以姜汁、童便，俾浊液仍归浊道而出，血何能上逆耶！时医遇此症，专主育阴清火，填涩阴腻，使内瘀一无去路，宜其愈治愈剧也。前方极力廓清后，或伤脏气，故后方用续断补肝，远志补心，山药补脾，麦冬补肺。犹虑余瘀不尽，复以赤芍、益母通涤之，以川贝清化之。与前方攻补兼施，立收奇效。此方百试百验，医家及病家宜广传之。其次，鼓峰固元汤加五味（潞党参、炙黄芪、酒炒白芍各三钱，归身二钱，炙黑甘草一钱，黑炮姜五分拌捣五味子三分，陈南枣两枚），亦治阳虚阴走之失血。其因多属内伤情志，饥饱失时，脾胃先病，必见恶心神倦、自汗肢厥等症。故用参、芪为君，固其元气，气固则血循经络，不止血而血自止；但阴走血必虚，臣以归、芍、甘草，补血养胃。僧慎柔云：凡欲止吐血，必须炒黑干姜、五味子二物，故佐以干姜炮黑，血见黑即止，五味酸收，能收逆气也。虽然，真阴失守而走，势必格阳于上，血随而溢，以致大吐大衄，恶心干呕，手足厥冷，六脉微细，元阳脱在顷刻者，速宜景岳镇阴煎（别直参三钱，附子二钱，紫瑶桂八分，拌捣大熟地六钱，黑炮姜七分，淮牛膝、泽泻各钱半，炙甘草一钱），益气固脱，滋阴纳阳，以救气随血脱之危症。失血狂吐之后，临证时每有所见，不可不知此急救之法也。

第六节　夹阴伤寒（一名伤寒夹房劳）

【因】房劳伤精而后，骤感风寒，或夏月行房劳，恣意乘凉，触犯风露。

【证】身热面赤，或不热而面青，小腹绞痛，足冷蜷卧，或吐或利，心下胀满，甚则舌卷囊缩，阴极发躁，或昏沉不省，手足指甲皆青，冷过肘膝，舌苔淡白滑嫩，或苔黑滑，舌本胖嫩。

【脉】六部沉细，甚或伏绝，或反浮大无伦，沉按豁豁然空，陶节庵所谓不拘脉之浮沉大小，但指下无力而软，或空大而散，甚则重按全无，皆为色欲内伤，猝受寒邪，阴气独盛，阳气以衰是也。

【治】外则先灸关元、气海以回元阳，内则先用参附再造汤，助阳发表，或用麻附细辛汤加人参、干姜，温经散寒。如脉伏绝，阴极发躁，继即神气昏沉，不省人事者，速用回阳急救汤，提神益气，回阳生脉；如脉沉迟，身疼足冷，下利清谷，俗呼漏底者，速用附姜归桂参甘汤去当归，加白术、肉果、砂仁、升麻，破阴回阳，提气止泻；如脉沉微，手足指甲皆青，四肢冷过肘膝，舌卷囊缩者，速用附子理中汤加吴萸、坎气、肉桂、姜汁，温补命阳，热壮脾肾。一俟阳气将回，病势已有转机者，但用附姜归桂参甘汤，双补气血，调和阴阳；次用理阴煎加砂仁、红枣，滋补肾阴，温运脾阳；终用左归饮，峻补肾阴以善后。总之，夹阴证，不分热与不热，面赤面青，凭脉下药，最为切当。

【秀按】不但房劳不谨后感冒风寒者，谓之夹阴伤寒，即曾犯房室，及冒雨涉水伤肾，一起即身热面赤，足胫逆冷者，亦当参夹阴例治。伤寒夹阴，由太阳、少阴二经同时受病，较直中寒证尤危。盖夹阴者，虽患表邪发热，其中必夹虚寒，所以尺脉必不能实，足胫必不能温也。乃世俗混称夹阴，医者亦漫不加察，岂知伤寒阴证有三：一传经之阴证，阴中之热证也；二直中之阴证，阴中之寒证也；三房室之阴证，阴中之虚证也。既犯房室而得寒证，则阴寒极甚，温剂宜重。俞君于发表温里药中，每兼热药破阴以回阳，阳回而阴寒自散，寒散而元阴自固，庶不致阴下竭，阳上厥，酿变虚脱危候。况末路理阴、左归等剂，填补真阴，以复房室所伤之元精。治法井然，可为夹阴伤寒之标准。虽然，予每见春夏感寒夹阴，足冷阳缩者，骤用四逆汤辛热回阳，多致烦躁血溢而死者，以阴中既虚，不胜附子之雄悍也。故《伤寒秘旨》治夹阴伤寒，凡诊尺脉迟弱，而足冷阳缩者，但于黄芪建中汤内，用附子汁炒黄芪以温卫气，肉桂酒炒白芍以调营血。不应，改用麻附细辛汁炒甘草以汗之。若尺中弦数而多虚火，面赤戴阳者，但于小建中汤内，用党参汁炒甘草以助胃气，丹皮酒炒白芍以降阴火。不应，加连、附汁炒黄芪，略加葱、豉以摄之。方药较俞君所用虽轻，而稳健则过之，亦其人阳气虽虚，本无大寒伤犯，阴邪尚轻，犹可收敛。若夹阴伤寒，病于严冬，则真阳惫极，阴邪亢甚者多死。故许学士述古谚云：伤寒偏死下虚人。至若曾犯房室，而遭风溺水，最忌热酒火烘，但宜温暖覆盖，原其溺水之时，必多惊恐，心肾受伤，虽有发热头痛，骨节烦疼等症，治必解表药中，兼通心肾。在冬月用麻附细辛汤，以麻黄发汗通心，附子温经通肾，细辛通彻表里之邪，更加苓、半以开豁惊痰。若在夏月，当以五苓散加葱、豉、辰砂，因惊则气乱，故于发汗利水中加辰砂以镇之；或脉浮而见表证多者，五苓散加羌、防、益元，微汗以疏利之。至于暴怒悲号，投河跃井，虽有表证当解，只须香苏葱豉汤加木香、乌药、川芎、郁金，理气发汗为要。兼有跌伤作痛者，方中去木香、乌药，再加当归、桂枝、桃仁，活血去瘀以止痛。

【廉勘】房劳后得外感病，病适至行房，不过比他人略重，寒证则发寒更甚，热证则灼热尤极。在医者识时审证，辨体立方，宜发表则发表，宜温中则温中，宜清里则清里，察其受病之浅深，决其用药之轻重，量其素体之阴虚、阳虚，于发表、温中、清里等法之中，兼顾其虚而补托之。如辨其人真阳素虚者，阴寒为本，邪多夹水而动，除表寒证外，必兼为呕为咳，或腹痛下利，甚或面青足冷等症，发表药中急宜加附子、桂枝等品，如参附再造汤，助阳破阴以发汗，庶免逼汗亡阳之患。如辨其人真阴素虚者，阳亢为本，邪多夹火而动，除新感症外，必兼口燥咽干，或心烦不寐，甚或面赤肢厥等症，发表药中亦宜加生地、麦冬，如七味葱白汤，养血滋阴以发汗，始能津津汗出而解。表邪解后，阳虚者中气必亏，温中药中，早宜加肉桂、附子等品，如附子理中汤加肉桂，以助阳而御阴，庶免中阳暴脱之患；阴虚者元精益亏，清里药中，亦宜加生地、麦冬，如导赤清心汤，以救阴而生津，庶免元精暴绝之虞。即或有寒入精室，其证阴肿足冷，小腹绞痛，面赤阳缩，筋惕肉瞤，犹可用真武汤，加两头尖、韭白等，或用当归四逆汤加烧裈散（即妇人裈裆近阴处，剪取一块，烧灰，调入药汤中服。妇人病取男子裈裆，如前一般），回阳摄阴，兼通阴浊，以救济之。外罨通阴达阳法（用来复丹二钱，研末，放入脐中，上罨活杀白鹁鸽对剖半只，内去肠杂，外不去毛，再加软绵扎紧，约三小时即去之）。或用生姜汁一碗，浸肾囊，汁渐收干，肾茎即出；或用回阳散二三分，放入脐中，外贴阳和解凝膏，即痛除而茎出。如热入精室，即俗称夹阴温病，较夹阴伤寒尤险，由欲火与伏火交蒸，深恐转瞬阴竭，急宜救阴泄浊，峻泻其交蒸之火，以存真阴，如陶氏逍遥汤及滋任益阴煎加减（本方去砂仁、熟地、炙草，加烧裈散、槐米、白薇、生甘细梢，熟地露代水煎药）。神气昏厥者，外用通窍透邪法（用安宫牛黄丸两颗，研细，用银花露调和成饼，安入心下，上罨对剖白鹁鸽半只，用帛扎紧，一俟鸽有臭气，即揭去之），犹可十救三四。如谓仅有一次之房事，直可以此殒命，而谓夹阴病必不可救，亦不尽然。今观俞氏方药，不但治房劳后伤寒，竟是救房劳后直中阴寒，始合夹阴伤寒之名称。否则阴而曰夹，其为阴经之阴乎？其为阴证之阴乎？抑竟以男为阴、女为阴乎？如窥其人或当新婚，或蓄少艾[1]，或问病前曾患夺精，如梦遗精滑等，及重犯一次房劳，一有寒热外感，便称夹阴伤寒，不审其证之寒热虚实，便谓必当温散热补，切忌辛凉清滋，片面执见，贻误必多。周扬俊曰：感症夹房劳，亦有属阳证者，若因曾犯房劳，便用温药杀人多矣。陆九芝曰：吾苏津津乐道夹阴者，只用桂枝三分，谓得夹阴秘法，而三分之桂枝，尚不见十分之坏象，因即以未见坏象之桂枝为据，而一切赖以撤热，赖以救阴之药，悉付一勾，而其病反多不起，皆此夹阴之说之万也。周、陆二家之论，真救世嫉俗之言欤。且因其病不起，在病家一闻夹阴，方且引为己咎，一若本事不起之症，非医药所能为，哀哉病家，其时病者之妇，有因此而贻笑于亲党者矣，有因此而失欢于舅姑者矣，且有因此而直以身殉者矣。此种医风，苏沪为甚，吾绍亦间有之，殊深浩欤。深愿当世为名医者，遇外感夹

① 少艾：指年轻美丽的女子。

房劳症，不必称夹阴，但曰夹下虚，则症之为寒为热，为虚为实，而药之宜温宜凉，宜补宜泻，均可因病施治，不致为习俗所困矣。

卷之九

第九章　伤寒夹证中

第七节　夹哮伤寒

【因】外感风寒，内发哮喘，但有夹痰饮寒哮、痰火热哮之异。寒哮较多于热哮，寒包热哮则尤多。

【证】素有痰饮寒哮，猝受风寒大发者，一起即头痛身热，恶寒无汗，喘咳稀痰，喉中作水鸡声，日夜俯几而坐，不得着枕，胸膈痞满，舌苔白滑，中后满布而厚；素有痰火热哮，猝被风寒外束者，一起即头疼发热，畏风恶寒，喘咳浓痰，喉中有痰吼声，日夜坐不得卧，面浮睛突，胸前痞塞，舌苔黄滑，中后满布厚腻。

【脉】左弦紧，右弦滑者，风寒夹冷哮痰喘也；左浮弦，右滑数者，风寒夹热哮痰火也。

【治】冷哮痰喘，先用射干麻黄汤，以发表散寒为主，送下冷哮丸（麻黄、川乌、细辛、蜀椒、白矾、牙皂、半夏曲、陈胆星、杏仁、甘草各一两，紫菀、款冬花各二两，上为细末，姜汁调神曲末，打糊为丸，每遇发时，临卧生姜汤服二钱，羸者一钱），除寒哮以定喘；俟表邪去而哮喘平，即用六君子汤扶正气以涤饮，外用冷哮涂法以除根（白芥子、延胡索各一两，甘遂、细辛各五钱，共为末，入麝香五分杵匀，调涂肺俞、膏肓、百劳等穴，涂后，麻瞀[1]疼痛，切勿便去，候三炷香足，方去之。十日后涂一次，三次病根去矣）。热哮痰喘，先用白果定喘汤，以宣气豁痰

① 麻瞀（mào 冒）：肢体发麻，兼有眩晕。

为主，口噙清金丹，除热哮以平喘。若表邪去而喘未平，继用导痰汤加旋覆、海石、苏子、白前，肃肺气以除痰；终用加减玉竹饮子以保肺。总之，哮喘一症，寒包火为最多，遇寒即发，饮冷亦发。虽亦有感温暑而发，初治必兼辛散，开发肺气，切不可纯用寒凉，使痰壅肺闭，猝致闷毙。惟见胸突背驼者，必为痼疾，不可救药。

【秀按】哮症与喘不同，盖哮症多有兼喘，而喘有不兼哮者。因哮症似喘而非，呼吸有声，呀呷[①]不已，良由痰火郁于内，风寒束其外。古方如厚朴麻黄汤、越婢加半夏汤，时方如白果定喘汤、五虎汤加节斋化痰丸，表散寒邪，肃清痰火，此四方最为的对。或由初感寒邪，失于表散，邪伏于里，留于肺俞，此即冷哮痰喘。若因遇冷即发，顽痰结聚者，宜用小青龙汤，送下立除冷哮散（用胡椒四十九粒，入活癞蛤蟆腹中，盐泥裹煅存性，分五七服，若有伏热者忌用）。如因病根深久，难以猝除，频发频止，淹缠岁月者，即当口噙钟乳丸（滴乳石，制法，酒湿研七日，水飞七次，甘草汤煮三伏时，蘸少许捻开，光亮如蠹鱼[②]为度。麻黄醋汤泡焙，光杏仁、炙甘草各三钱，研极细匀，炼白蜜丸，弹子大，五更临卧，各噙化一丸，去枕仰卧，勿开言，数日效。但必一生忌术，以石药剽悍，白术壅滞，犯之恐有暴绝之虞），逐渐以缓消之。或因坐卧寒湿，遇冷则发，此属中外皆寒，苓术二陈煎加麻、杏，调下芦吸散（款冬花、川贝母、肉桂、炙甘草各三钱，鹅管石煅透五钱，即钟乳之最精者，共研细匀，每服一分。若平时，但以芦管吸少许，噙化咽之，日三五次），外灸肺俞、膏肓、天突三穴以除根。或因酸盐过食，遇冷冻饮料食而发者，宜用三白饼子（用白面粉、白糖各二钱，饴糖饼化汁，捻作饼子，炉内炸熟，划出，加轻粉四钱捣匀，分作二三服，令病患食尽，吐出病根即愈。体虚及年幼者，分四五次服之），搜涤瘀积以涌痰；继用异功散加细辛，补助宗气以保肺。三涌三补，屡建奇功。或因积火薰蒸，遇风而发，用五虎汤加竹沥达痰丸，上宣肺气，下逐痰火，再避风寒，节厚味，自能痊愈。总之，哮症禁用纯凉剂，恐风邪难解；禁用大热剂，恐痰火易升。宣气疏风，勿忘病根，轻品如杏仁、橘红、薄荷、前胡，重则如麻、桂、细辛、苏、葶。

---

① 呀呷（xiā 瞎）：吞吐貌。

② 蠹（dù 杜）鱼：即衣鱼，俗称白鱼或书虫。

未发时以扶正气为主，外台茯苓饮、苓术二陈煎酌用；既发时以攻邪气为主，大概以温通肺脏，古方如小青龙、射干麻黄汤等，时方如白果定喘、苏子降气汤等。继则下摄肾真为要，古方如金匮肾气汤、真武合桂苓甘味汤等，时方如新加八味地黄汤、六味地黄汤加青铅。若久发中虚，又必补益中气，其辛散苦寒，豁痰破气之剂，在所不用。俞氏方法，按症施治，简而得要，可谓治病必求其本矣。

【廉勘】《内经》有喘无哮，至唐、宋始哮喘并论，虽皆属呼吸困难，而病理证候不同。哮者，气闭而不得出，其初多冷痰入肺窍，寒闭于上，则气之开阖不利，遂抑郁而发声，故俗称气吼病，有肺症，有胃症，有督脉证。肺症多起于风寒，遇冷则发，气急欲死。其时惟麻黄、砒石之性味猛烈，始可开其关而劫其痰；麝香之气性走窜，始能通其窍而宣其气。予治哮症，审其外内皆寒者，每用麻黄二陈汤，迅散外邪以豁痰，送下加味紫金丹（信砒五分研细，水飞如粉，淡豆豉晒干研末一两五钱，麻黄去节四钱，当门子四分，共研细而极匀，真绿豆粉捣和为丸，如芥菜子大，每服十丸，少则五丸），速通内闭以除哮，用以救人，屡多神效。审其客寒包火者，每用白果定喘汤，调下猴麝二宝散（猴枣一钱，麝香一分，共研细匀，每服二分），用以治哮，屡奏殊功。胃症多起于痰积，内兼湿热。惟脾有积湿，胃有蕴热，湿与热交蒸，脾胃中先有顽痰胶黏不解，然后入胃之水，遇痰而停，化为浊痰热饮，不能疾趋于下，渐滋暗长，绵延日久，致肺气呼吸不利，因之呀呷有声而为哮，遇风遇劳皆发，秋冬以后，日夜如此。痰虽因引而潮上，而其气较肺症稍缓，必待郁闷之极，咳出一二点宿痰，如鱼脑髓之形，而气始宽，哮渐减。予治此症，审其湿痰上泛，窒滞中气者，初用香苏二陈汤（沉香汁两小匙冲，苏子、竹沥半夏各二钱，广皮红、生枳壳、真川朴各一钱，光杏仁、广郁金各三钱，生苡仁、浙茯苓各六钱，生姜汁四滴冲。费伯雄先生方），调下导痰开关散，或送下丹溪豁痰丸（制南星、姜半夏、轻粉各三钱，飞滑石六钱，巴霜一分半，研极细匀，皂角仁浸浓汁为丸，如芥菜子大，辰砂为衣，每服十粒，多则十五粒，开水送下亦可）；继用三子导痰汤加炙皂角，豁痰利气以燥湿；终用丹溪湿痰丸（姜制南星、姜半夏各一两，海蛤粉二两，上青黛二钱，共研细匀，神曲糊丸，如梧桐子大，朝晚各服钱半或二钱，广皮汤送下），日夜久服以除根。审其痰随火升，上壅胸膈者，初用竹沥涤痰汤（瓜蒌仁四钱，生桑皮、川贝、光杏仁各三钱，旋覆花二钱拌包飞滑石六钱，石决明八钱，天竺黄钱半，淡竹沥半杯，姜汁两滴同冲。夹肝火者加羚角一钱。费伯雄先生验方），送下节斋化痰丸，以蠲痰而降火；继用费氏鹅梨汤（鹅管石煅研、蜜炙麻黄各三分，瓜蒌仁四钱，光杏仁三钱，川贝、茯苓各二钱，广皮红、竹沥半夏、苏子各钱半，射干一钱，梨汁两大瓢，姜汁四滴同冲。费伯雄先生验方），缓通肺窍，除其积痰以芟根。督脉证与肺常相因，多起于太阳经受风寒，内伤冷冻饮料水果，积成冷痰，日久浸淫于肺脏，乃成哮喘，遇冷即发，背脊恶寒，喘息不得着枕，日夜俯几而坐。初起虽用小青龙汤加减，辛散太阳以温肺；继用金匮肾气汤加减，温通肾阳以煦督，亦多时止时发。盖因伏饮久踞，始则阳衰浊泛，继则阴亦渐损。每见咳痰不出，上气郁闷，勉强咳出一二口，痰中稍杂以血点，此哮喘属于虚寒，而阳伤略及阴分也。用药偏刚偏柔，两难措置。予仿吴门缪松心治范某哮喘案法，初用金水六君煎加减（熟地炭四钱，当归炭、青盐陈皮各一钱，川贝二钱，盐水炒光杏仁、浙茯苓、生苡仁各三钱，炙甘草四分）；继则晨用通补肺督丸（生芪皮、杏仁霜、姜半夏各两半，米泔水浸晒生於术、云茯苓、炙黄羊脊骨、生晒菟丝子各三两，嫩毛鹿角镑二两，桂枝木七钱，蜜炙麻黄、北细辛各三钱，广皮红一两，炙黑甘草五钱，共研为末，用生苡仁煮浆糊丸，每服三钱）以治病之本，晚用加味苓桂术甘丸（米泔浸生於术、浙茯苓、鹿脊骨用麻黄四钱煎汤炙各三两，桂枝木八钱，竹沥半夏二两，杏仁霜两半，北细辛三钱，炙甘草六钱，水泛丸，每服钱半至二钱，淡姜盐汤送下）以治病之标；终用纳肾通督丸（熟地水煮四两，归身、嫩毛鹿角、泽泻、姜半夏炒黄各一两五钱，茯苓、生白术米泔浸，晒干、羊脊骨炙黄打碎、杏仁霜各三两，橘红晒一两，炙黑甘草五钱，熟附子七钱，怀牛膝一两四钱，生牡蛎研细水飞二两，北细辛晒三钱，蛤蚧两对去头足，炙为末，薏苡煮浆捣丸，每服三钱，早晚空肚，淡姜盐汤送下），摄纳肾阳，温通督脉，疏刷肺气，开豁浊痰，标本兼顾，每多宿疾全瘳。病势稍轻者，酌用新加金水六君丸（熟地四两，姜半夏、归身各两半，茯苓三两，广橘红一两，炙黑甘草五钱，淡附子七钱，北细辛三钱，五味子二钱，煮米仁浆糊丸，外用水澄生半夏、生姜二粉为衣，每服三钱，早晚空心，淡姜盐汤送下），以治积虚哮喘，效亦如神。此外若能按穴灸治，外贴膏药，尤易除根。总之，感症夹哮，纯寒证固多，寒包热者亦不少，久必实中夹虚，总必色脉合参，随证辨其寒热虚实，而施治法。不必拘于冷痰入肺窍一语，横于胸中，偏执辛散温补之法也。至若但夹喘症，气升而不得降者，多由表寒外束，痰涎内郁，则肺气出入不利，随逼迫而直升，故俗称气急病，每用白果定喘、苏子降气二汤，临证奏效者多。虽然喘症之因，在肺为实，在肾为虚。实证易治，如实而寒者，必有凝痰宿饮，上阻气机，酌用小青龙、桂枝加朴杏汤；实而热者，不外痰火湿热，上干清窍，酌用麻杏石甘加桑皮、苏子，苇茎汤加葶苈、大枣，外寒散而内热清，则喘自止，后少复发。虚证难医，若因根本素亏，肾虚气逆，阴火上冲而喘者，此不过一二日之间，势必危笃。但有精伤、气脱之分，填精以浓厚之剂，必兼镇摄，济生肾气汤加铁落、沉香，都气汤加青铅、蚧尾，则分从阴从阳以治之。气脱则元海无根，阴竭阳越，全真一气汤、参麦散加河车、石英、坎气，急续元真以挽之。若平时气弱，呼吸不调，呼气短者，酌用苓桂术甘汤；吸气短者，酌用金匮肾气丸，则分补中、纳下以治之。

第八节　夹痞伤寒（一名伤寒夹痞结）

【因】素有痰结成痞，或有气聚为满，猝感风寒，引动宿疾而发；或先由气食相搏，或先由气血互结，后感风寒而成。若由风寒犯太阳经，初治先当发汗，早用下药，每成痞满。

【证】初起头痛身热，恶寒无汗，胸膈痞满，满而不痛，气从上逆，甚则发厥，不语如喑，或胸满而兼痛，或胁满痛，或腹胀疼，舌苔白滑，甚或白滑而厚，或前半无苔，中后白腻而厚。

【脉】左浮紧，右沉弦，或沉涩，或右寸关沉滑，或弦急而滑，皆伤寒夹痞结之候也。

【治】先用理气发汗，香苏葱豉汤加枳、桔，或用十味流气饮（制香附、苏叶梗各钱半，枳壳、橘红、姜半夏、川朴、赤苓各一钱，桔梗七分，广木香五分，炙甘草三分），表散外邪，畅其气以宽痞。若胸膈不宽，寒热似疟者，轻则柴胡枳桔汤，重则柴胡陷胸汤。气食相搏者，神术汤加减；气血互结者，清肝达郁汤加减；怒郁不泄，昏厥不语者，先用通关取嚏，次用仁香汤去丁香、白蔻，烊冲紫金片。若邪从火化，蒸痰壅气，轻则膈上如焚，心烦懊憹，寒热便闭者，用柴芩清膈煎，攻其里以和解；甚则胸膈痞闷，腹满便闭，喘胀躁乱，胸腹坚如铁石者，速用加味凉膈煎，下痰通便，以宽胸腹。若郁火伤中，气逆痞满，腹痛便秘者，即用六磨饮子，下气通便，以畅胸腹；必俟里热清，痞满解，始可用白术和中汤，温和脾胃以善后。若痞满虽解，而胃脘胀痛者，则用香砂理中汤加炒猬皮、蜜炙延胡，疏畅中气以除痛；终用木香理中汤（广木香六分，姜半夏、广皮、枳实拌炒白术各一钱，青皮、春砂仁各五分，清炙草四分。烦热，加姜炒川连七分；便闭，加海南子、炒黑丑各钱半），调和中气以除根。若但误下成痞，满而不痛者，在胸膈用柴胡陷胸汤，在心下用半夏泻心汤加减（姜半夏、姜炒条芩各钱半，枳实一钱拌炒川连七分，炒干姜四分，清炙草二分。寒热，加川柴胡八分；渴，加花粉三钱，去半夏、干姜；呕，加淡竹茹三钱，广皮钱半，姜汁四滴冲；腹痛自利者，加白术一钱，拌炒白芍一钱，浙茯苓三钱；尿少，加赤苓、泽泻各钱半）。如不因下早而为痞，乃表邪初传上焦，尚未入胃，证虽痞满，尚为在表，只用柴胡枳桔汤，和解以宽痞气可也。

【秀按】痞者，气不通泰也，内觉满闷，外无胀形。有湿热太甚，痰气上壅气机为痞者；有饮食过多，滞气上逆胸膈为痞者；有过服消克，不能疏化饮食为痞者；有中气久虚，不能营运精微为痞者；有阳气素亏，不能疏降浊阴为痞者；有大怒气盛，不能发泄成痞者；有痰与气搏，不得疏通成痞者；有痰夹血瘀，酿成窠囊作痞者。因不一，治亦不同，而其所以痞满者，总由于气不通畅，方以香砂宽中散为君（制香附、广木香各五钱，春砂仁、白蔻仁各三钱，真川朴一两，炙黑甘草二钱，共研细末，每服二三钱）。因于湿热夹痰者，必兼胃钝肢懈，痰多尿涩，用小陷胸合四苓汤调下；因于饮食阻滞者，必兼嗳腐吞酸，恶心腹痛，用消导二陈汤调下；因于克削伤中者，必兼时胀时减，中空无物，用六君子汤去甘草调下；因于中气久虚者，必兼或宽或急，喜手按摩，用补中益气汤调下；因于阳气素亏者，必兼朝宽暮急，膜胀难忍，用附子理中汤去草调下；因于大怒气盛者，口中多血腥气，甚则气逆血溢，更或痰中见血，宜从气郁血瘀治，苏子降香汤调下（蜜炙苏子、制香附、广郁金、焦栀、丹皮、山楂各钱半，紫降香、醋炒红曲各一钱，红花四分，童便一杯冲，甚则加醋炒生锦纹钱半，光桃仁七粒）；因于痰与气搏者，气为痰腻而滞，痰为气激而上，必多喘满噫气，宜从气逆痰郁治，增减旋覆代赭汤调下；因于痰瘀成囊者，脘腹虽多满痛，按之呱呱有声，甚则肠间抽疼，宜从痰凝血郁治，新加瓜蒌薤白汤调下（瓜蒌仁炒香三钱，光桃仁七粒，干薤白酒洗捣二钱，杜苍术八分，制香附、丹皮各钱半，控涎丹七分，藏红花五分，韭白汁两匙，姜汁两滴同冲）。此外，调气宽痞之药，如香附、紫苏、薄荷、葱白之疏泄卫气，杏仁、蔻仁、枳壳、桔梗之疏畅肺气，前胡、橘红、苏子、郁金之疏化痰气，神曲、广皮、莱菔子、砂仁之疏消食气。他若藿香之上行胃气，厚朴之下泄胃气，枳实能从上焦泻小肠之气，槟榔能从中焦泻大肠之气，青皮能伐肝气以疏胃，沉香能平肝气以纳肾，柴胡、升麻能从下焦而升其清气，猪苓、泽泻能从上焦而降其浊气。气药虽多，然多服过服，恣行疏利以求速效，反损真气，每致愈疏愈痞而成气虚中满之臌症。皆由不辨因证，笼统治痞，喜行疏剂，但求暂时通快者阶之厉[1]也。故凡辨证不精，莫如先用外治烫运法（麸皮一两拌炒生姜渣五钱，盐水炒枳壳片一两，炒热布包，揉熨软快为度），收效甚速。俞氏方法，但举其大要而言，尽美而未尽完善，特为补缀数条，以弥其阙。

【廉勘】满而不痛者为痞，属无形之气；满而兼痛者为结，属有形之物。凡有感症，夹痞结者颇多，但痞轻而结重，有邪未结而但满者，有邪已结而满痛者。痞满以宽气为主，轻则杏、蔻、橘、桔，重则蒌、薤、朴、枳。俞氏方法粗备，先祖详为申明，已大致楚楚矣。若满而兼痛，邪早结实，每因夹食、夹痰、夹瘀之故，与新邪或伏邪互结，或结于胸胁，或结于脘腹，痛不可按，甚则昏冒。虽因所夹不同，而其结痛拒按，闭塞不容喘息之状则同。倘不细察详问，鲜不认为本病应得之候。不先行速去之，则所受之邪，每为其羁留伏匿，不得透达，以致凶变。宜先与一服飞马金丹（生川军、广郁金、五灵脂、上雄黄各一两，巴豆霜、广木香、赖

① 阶之厉：祸害的开端。

橘红各三钱，明乳香、净没药、百草霜、辰砂、山慈菇各二钱，各秤另研净末分量，再合研一时许，令匀，米醋法丸，金箔为衣，如绿豆大，隔纸晒干，瓷器紧贮。二十岁以上者每服十二丸，禀强者加三丸，老年者七丸或九丸，二三岁者三丸或五丸，温开水送下，半日或一二时许，非吐必泻。丹治夹痰食血等，结于胸脘，高突痛胀，不可抑按，不得呼吸，甚则欲吐不得吐，欲泻不得泻者，凡外感夹内伤，见有此状者，无论大小，均可用之），自能随所结之上下，而施其吐下之功。得夹邪一解，正气自伸，邪气自现，按法调治本症，为较易耳。若夹宿饮而气郁成痞，甚则成窠囊者，许氏神术丸，每多不效，予仿薛生白先生法，用千金五香汤（千金霜一钱煎汤，磨沉香、木香、檀香、降香、丁香各一两匙）效亦如神。若夹积水停饮，酿成痞气，绵延日久，腹胀如鼓，按之呱呱有声者，仿危亦林先生法，用加味控涎丹（炒黑丑二两，煨甘遂、红牙大戟、白芥子、炒葶苈各一两，芫花、上沉香各五钱，巴霜一钱，研细，姜汁糊丸，金箔为衣，如梧桐子大，每服五丸，淡姜汤送下）；继用六君子汤去甘草，加香附，补而兼疏，往往三泻三补，厥疾顿瘳。总之，因积成痞，初为痞气，继为痞块，必审其何经受病，何物成积，认得分明，发直入之兵以讨之。血积，如桃、红、穿甲、䗪虫、莪术、瓦楞子、干漆灰、醋炒生军等选用；痰积，如风化硝、浮海石、海蛤粉、半夏曲、杜胆星、生枳实、礞石、白芥子、萝卜子、海粉、竹沥、荆沥、姜汁、石菖蒲汁等选用；水积，如大戟、甘遂、芫花、商陆、千金霜、黑白丑等选用；酒积，如酒曲、葛花、槟榔、橄榄、枳椇子等选用；茶积，如姜黄、茱萸、川椒、生干姜等选用；肉积，如山楂、萝卜子、阿魏、朴硝、毛栗壳灰等选用；虫积，如雷丸、鹤虱、雄黄、锡灰、芜荑、巴霜、使君子、枣儿槟榔等选用；瘀积，如三棱、莪术、巴豆、大黄、鳖甲、䗪虫、虻虫、水蛭、夜明砂、地栗粉等选用。各从其类，以直捣其巢穴。如经云：大积大聚，其可犯也，衰其大半而止。即调脾胃以养正，使积自除。前哲周慎斋曰：凡痞积不可先用下药，徒损正气，病亦不去，当用消积药使之熔化，则除根矣，积去须大补。诚治由积成痞之格言也。惟素有遗泄，气虚于下，痰结于上，饮食难化，而成郁结痞满之证，似隔非隔之候，最为难治。不但滋补阴虚药，于开膈进食，固有大碍，即用香砂六君子汤，调补兼施，往往痞满益甚，食即停留不下。因下虚者不宜骤升，升则浊气在上，反生䐜胀。亦不宜专用破气，愈破愈痞。总宜疏导郁滞，升降互用，合成疏通，使胸膈日宽一日，谷气日增一日，则津液从上输下，阴气不补而自补矣。初用升降疏郁汤（苏子、山楂各二钱，广皮红、半夏曲各钱半，茯苓、乌药、制香附拌炒五谷虫各一钱，蜜炙升麻三分，柴胡四分，韭汁二匙，姜汁二滴同冲），次用和中畅卫汤（制香附、苏叶梗炒神曲、北沙参各一钱，杜苍术、川贝、抚芎、连翘各八分，苦桔梗六分，广木香四分，春砂仁三分冲），又次用八物顺气汤（白芷、乌药、青皮、陈皮各一钱，茯苓、白术各钱半，米炒党参八分，清炙草五分），送下沉附都气丸（熟地八两，山萸肉、山药各四两，茯苓、泽泻、丹皮各三两，沉香、淡附片各一两，北五味五钱，蜜丸，如桐子大，每服二钱），临卧口含陈氏噙化丸（米炒西洋参六钱，醋制香附、广皮红各四钱，川贝、桔梗各三钱，松萝茶二钱蒸烂，同竹沥梨膏为丸，每丸一钱），使睡中常有药气，徐徐沁入，以疏通其胸膈中脘之间，必使新结不增，旧结渐解。然后朝用二加龙蛎汤（生白芍、化龙骨各二钱，东白薇二钱，清炙草八分，牡蛎四钱，蜜煨生姜一钱，大红枣三钱，淡附片五分）滋阴潜阳，封固下焦以收火；夜用运痰丸（半夏曲四两，姜汁竹沥制、姜炒川连一两，广木香、沉香、清炙草五钱，党参、於术、茯苓各三两，姜汁、竹沥泛丸，每服二钱），益气化痰，疏补中上以除根。此痞结之上实下虚，最为绵延难愈者也，虽然气虚中满症亦属难治。每仿陆肖愚先生法，进退调补，酌用补气养荣汤（党参、白术、归身、白芍、川芎、茯苓木、香豆蔻，初用香蔻七八分至一钱），调下宽膨散一钱（顶大蛤蟆一只，破开，用春砂仁、萝卜子填满，黄泥封固，炭上煅烧研，去渣），参、术但用六七分，而中满稍减；继则参、术不减，香蔻宽膨，增至钱半，而饮食渐加，中满较宽大半；后渐加参术至二三钱，减香蔻宽膨至三分，或进或退。约二三十剂，始奏全功。先祖曾述景岳云，虚证难医，百补无功。固已，岂知上实下虚，虚不受补，实不可攻者，尤为难医，诚然诚然。

第九节　夹痛伤寒（一名伤寒夹胃脘痛）

【因】素有肝胃气痛，外感风寒，触动而发。有表里上下左右之别，气血虚实寒热之分。

【证】头痛身热，恶寒无汗，胸脘满痛，恶心吐酸，或两胁痛，或腹胀痛，或少腹痛，舌苔白滑，或黄白相兼，或灰白不燥，甚或黄浊。

【脉】左浮紧，右弦急，或浮或沉，甚则沉弦而涩，皆伤寒夹内痛之候也。

【治】先当理气发汗，香苏葱豉汤加延胡、乳香，去表邪以止痛。表邪去而痛不止者，必有凝痰伏饮，或有宿食瘀血，当明辨病根，细审部位以施治。胸引两胁窜疼者，属痰气互结，初用柴胡陷胸汤，加乳香、没药，和解郁结以住痛；继用大柴胡汤，送下控涎丹，缓下痰饮以除根；不应，即用蠲饮万灵汤，调下紫金片，速除痰饮。胃脘坚痛，甚或有块，痛不可按者，属宿食阻气，初用神术汤，加乳、没，温中疏滞以缓痛；继则枳实导滞汤，加延胡，逐下宿滞以除根；不应，即用六磨饮子，调下当归导气散，下气攻滞。痛不可按，按之却软，甚则痛极如狂，或至昏厥不省者，属瘀血凝结，轻则五仁橘皮汤合代抵当丸，滑利通瘀以止痛；重则桃仁承气汤，峻攻瘀热以除根。若肝火烁胃，饥不欲食，食则吐蛔，甚则烦躁昏厥者，属蛔厥虫疼，初用连梅安蛔汤，清肝止痛以定厥；继用雪羹，吞下更衣丸，泻肝杀虫以除根。惟屡经通逐而痛益甚者，属虚痛。偏寒者，加味小建中汤倍当归，温和肝脾以调补之；偏热者，四物绛覆汤，濡润血络以缓和之。甚则导火归原，如加味金匮肾气汤；纳气归肾，或新加八味地黄汤等。皆可对病酌用，然不多见，临证时细心斟酌，不可轻试。总之痛则不通，通则不痛，或用温通，或用凉通，或用疏通，或用攻通。因时审症，量体制方，必使其气血通调，则抑塞者通畅，郁结者通达，而痛自止矣。此皆伤寒夹痛之要法也。

【秀按】凡素有胸胁脘腹诸痛，因外感触动宿疾而发者，俞君用香苏葱豉汤加延胡、乳香，既能解表，又能缓痛，宣气活血，行经通络，外内兼理，方殊轻稳。盖因表气宣通，则里气亦得疏通，痛必稍缓，即有胃脘留伏痰饮之腹痛，肾虚足不任地之脚心痛，肾衰风袭之下体痿弱。骨节疼痛，病虽从内而发，其实痛在经络。所以治表之药，总无妨于本病。其次胸胁肩背诸痛，证虽不一，然悉为阳分之疾，纵有伤寒表证，而痛楚不堪者，不妨兼治其痛。此方加延胡、乳香，止痛最妙，且无引邪入犯三阴之虞。又次腰脐少腹诸痛，虽皆阴分之患，然既有表证，必当先解其表，表解然后治里。俞君明辨夹痰、夹饮、夹食、夹瘀、夹虫、夹虚之故，审症既明，处方必效，真得通则不痛之要诀也。

【廉勘】风寒夹诸痛证，俞氏临病求源，对症发药，方法固多惬合，然必参以上夹食、夹痰、夹饮、夹痞、夹血诸篇，始能随病策应。而安蛔止痛之法，照俞法治，轻症可效，症势重者不应，必用沉香至珍丸（沉香、广木香、公丁香各四钱，广皮、青皮、乌药、莪术、巴霜、川连、槟榔各一两，神曲糊为丸，每服三五粒，淡姜盐汤送下，或玫瑰花汤送下，善治九种胃痛，一切肝胃气痛，两胁胀满，及呕吐反胃，痰气食滞诸症，杀虫下虫，尤有专功），始克逐虫下出，虫出则疼自止。若素有头风，偶患风寒者，每见服香苏葱豉汤，一二剂汗出身凉，往往头痛愈剧，彻夜叫号。此由辛散过汗，激动风火，重伤血液，故痛益甚。当用菊花茶调散加减（滁菊花、苏薄荷、嫩桑芽、荆芥穗、制香附、夏枯草、苦丁茶、荷叶边各一钱，炙甘草五分，细研为散，食后茶清调服二钱），辛凉散风以泄热；外用蓖麻贴法（蓖麻、乳香各五分，麝香三厘，同捣烂成饼，贴太阳穴上，如痛定，急于头上解开头发出气，即去药饼），或用透顶散搐法（细辛三茎，公丁香七粒，甜瓜蒂七枚，赤小豆七粒，梅冰五厘，麝香一分，前四味先研细末，后入冰、麝同研极匀，盛小口瓶中，紧塞瓶口，令患人口含清水，随左右搐一豆大许于鼻中，良久涎出即安，不愈，三日后再搐）。痛久不愈，须防起翳以害目。前哲如东垣、丹溪，以为右属湿属痰，多气虚，用半夏白术天麻汤（姜半夏、生於术、明天麻各钱半，潞党参、姜汁炒黄 、浙茯苓、广皮红、六神曲、泽泻各一钱，制苍术七分）；左属风属火，多血虚，用四物汤加苍耳、细辛、薄荷、芽茶。盖一主肥人头痛，多是湿痰上冒；一主瘦人头痛，多是血虚有火。斯诚要言。然就余所验，靡不兼风。无风入，但作眩，不作痛也。且多是风毒，傍阻于髓海之旁，侵入于脑膜孙络，脑系通目，目系入脑，故病之去路，多从目出而解，不解则伤目，目盲则头风顿愈，历验不爽。予治偏头风痛，每用淡婆婆根汤（淡婆婆根三钱，明天麻、蔓荆子各钱半，滁菊花、白芷各一钱，川芎、当归、木贼草各七分，小黑豆百粒。考淡婆婆，即俗呼淡亲家母，味淡性平，草药肆购之），初起屡效。外治以解毒去风，性味之平正者，淡淡注之，如滁菊花、细芽茶泡汤冷注，以鼻注药，而清窍自通，窍通则头风自愈。或用点眼止痛法（雄精、西瓜硝各一分，冰片、麝香少许，菊花、芽茶泡汤调，点目内眦睛明穴，男左女右，扶行数步，止偏正头风固效，即治胃脘痛亦立效），效亦如神。虽然，头风一症，往往标寒而本热，况属风毒久踞，多从火化。当用轻清宣上，如羚角荷翘汤（羚角片一钱，苏薄荷八分，青连翘、夏枯草、苦丁茶、焦栀皮各钱半，鲜荷叶边三钱，鲜青菊叶七片），成绩最多；外用一滴金（人中白、干地龙各二钱，共研细末，羊胆汁为丸，芥子大，每用一丸，新汲水一滴化开，滴鼻内），时时注入鼻孔，奏功尤捷。俞氏但就夹胃痛言，未免阙漏。初用香苏葱豉汤加味，专治风寒，岂知夹胃痛一症，温热病亦最多，虽平时因寒而发，于此则但治其热。盖湿温伏于膜原，温热伏于血络，蕴酿蒸变，必从火化。伏邪自里达表，而发其胃痛痼疾者，多属热痛，则但于治伏邪药中，加乳香、没药以止痛，延胡、桃仁以活络，速使其伏邪透发，而胃痛自已，不必概以普通止痛之方混治也。总之通则不痛，治痛之理也，但通之之法，各有不同。调气以和血，如疏肝流气饮（制香附、苏叶梗、郁金、蜜炙延胡各钱半，枳壳、青皮、通草各一钱，当归二钱，乌药、佛手片各八分，葱管五寸冲）、六磨汤（沉香、乌药、枳实、广木香、尖槟榔、酒磨各一匙，毛西参二钱煎汤，入盐少许，将五汁和服。本方去枳实、木香，名四磨饮）、香砂达郁汤（广木香、春砂仁各七分，制香附、焦山栀、广郁金各二钱，川芎、制苍术各六分，六神曲钱半。若湿郁重，加赤苓、滑石；热郁重，加青黛、川连；痰郁重，加浮海石、竹沥半夏；食郁重，加枳实、山楂；血郁重，加桃仁、红花。虽以理气为主，亦可因病变通）、绿萼梅花丸（党参、茯苓、益智仁、砂仁各三钱，四制香附二两，滑石七两，山药、黄芪各钱半，甘松、莪术各五钱，远志二钱半，桔梗一钱，炙甘草七分，用绿萼梅三两，丹皮八两煎汤，煮前药晒干为末，蜜丸，每重一钱，蜡封固，每服一丸，开水化送。王孟英曰：此方用药颇奇，分两多寡亦难测识，而功效甚著）、九制香附丸（制香附十四两，艾四两，春三日、夏一日、秋三日、冬七日，一次酒、二次醋、三次盐、四次童便、五次小茴香二两、六次益智仁二两、七次丹参二两、八次姜汁、九次萝卜子二两，制如法糊丸，每服三四钱，开水送下。武叔卿云：香附乃血中气药，开郁行气，而血自调，妇人宜常服之）、局方聚宝丹、仁香汤、香砂二陈汤之属；调血以和气，如七厘散、琥珀散（三棱、莪术、赤芍、丹皮、当归、熟地、官桂、乌药、延胡索、琥珀、刘寄奴各一两，研细，每服二钱。许叔微云：止血气痛尤妙，救人不少）、四物绛覆汤、四物加二香汤（加南木香六分，小茴香二分）、四物加兰香汤（加泽兰、制香附各二钱，乌贼骨三钱，茜根八分）、四物加桃红汤（加光桃仁七粒，藏红花四分）、济阴八物汤（即四物汤加延胡索、川楝子各一钱，广木香、尖槟榔各五分）、归芍调肝汤（当归、白芍各钱半，银花、川断各一钱，南木香片、红花各五分）、丹参饮（苏丹参五钱，紫檀香一钱，春砂仁、明乳香各五分）、四物益母丸（当归一两五钱，川芎、赤芍、红木香各一两，为末，益母膏打丸，每重一钱二分）之属通也。上逆者使之下行，如苏子降气汤（苏子、前胡、橘红、仙半夏各钱半，当归、川朴各一钱，炙甘草五分，沉香汁两匙冲）、苏子降香汤（苏子一钱，降香八分，冬桑叶、炒丹皮各钱半，川贝、丹参、广郁金各二钱，枇杷叶去毛筋净五钱，生藕汁一杯冲）、沉香降气散（沉香、砂仁各六分，制香附钱半，蜜炙延胡、川楝子各一钱，盐水炒甘草四分）、安东散（苏罗子炒、瓦楞子醋炙各四两，陈香橼、陈木瓜各两只炒，生蛤壳二斤生杵，研极细，每服三钱，赤沙糖汤调服）、丹溪海蛤丸（海蛤粉二两，瓜蒌仁一两，同捣为丸，用陈皮、生姜各一钱，红枣肉七枚，煎汤送下，此丸涤饮降气，专治痰饮胃痛）、肝胃二气丹（一次醋煅赭石、煅石决明、煅瓦楞子、路路通各八两，旋覆花四两，新绛、乌药各二两，青葱管一把，以上八味，煎浓汁听用；二次淡附子、吴茱萸、元胡、五灵脂、蒲公英、佛手柑各一两，当归二两，制香附一两五钱，炙草五钱，以上九味，法制，各取净末；三次沉香、公丁香各一两，木香、砂仁、川连各一两五钱，寸香五分，以上各药照方法制，将前药末和匀，以前药汁搀入，量加曲糊杵丸，每粒潮重一钱五分，阴干，辰砂为衣，白蜡封固，每服一丸，重者二丸，玫瑰花冰糖汤化下。此丹专治肝逆犯胃，脘胁作痛，呕吐酸水，食不得入，兼治酒膈湿郁等证，大有奇效）、沉香化滞丸（沉香六钱，山楂肉、川锦纹各一两五钱，川朴、枳实、槟榔、条芩、陈皮、半夏曲、生晒术、广木香、杜藿香、春砂仁各一两二钱，姜汁竹沥泛丸，每服二三钱，淡姜盐汤送下，专治脾胃不和，过食生冷油腻，停滞不化，胸膈饱闷，胁腹疼痛，一切气痰痞积诸症，皆效）；下郁者使之上行，如逍遥散（川柴胡七分，当归、白术、茯苓各一钱，酒炒白芍钱半，广皮红八分，苏薄荷、炙甘草各五分，蜜煨生姜二片。加丹皮、焦栀各钱半，名加味逍遥散；加青蒿钱半，生鳖甲四钱，以治骨蒸，名逍遥加蒿鳖汤）、柴胡调经汤（川柴胡七分，羌活、独活、藁本、升麻、苍术各五分，葛根、当归、炙甘草各三分，片红花一分）、和血逐邪汤（川柴胡、焦枳壳、绛通各一钱，荆芥穗、嫩苏梗、制香附、左秦艽各钱半，川芎、川朴各八分，益母草、泽兰各二钱，生姜皮二分）、逍遥加减汤（本方去白术，加制香附、广郁金各二钱）、逍遥二陈汤、柴胡四物汤、加减小柴胡汤之属亦通也；中结者使之旁达，如新绛旋覆花汤（真新绛二钱，旋覆花包煎钱半，青葱管五寸冲）、三仁绛覆汤、三合绛覆汤、四物绛覆汤、通窍活血汤、清肝活络汤（归须、泽兰各二钱，新绛、赤芍、广郁金、紫苏旁枝各钱半，桃仁、三七、枳壳、青皮各一钱，瓦楞子煅研四钱，马培之先生验方）、舒筋通络汤（归须三钱，秦艽、川芎、桑叶、酒炒赤芍各钱半，广橘络、鸡血藤膏各一钱，雷少逸先生验方）、蒌薤绛覆汤（瓜蒌仁二钱，干薤白烧酒洗捣三枚，仙半夏、赤苓、新绛、旋覆花各钱半，春砂壳七分，桂枝三分，青葱管五寸，徐守愚先生验方）、蠲痛丹（制川乌、地龙各五钱，全蝎酒洗七只，炒黑丑四十九粒，麝香五分，酒糊丸，每重四分，每服一丸，好酒送下）、蠲痛活络丹之属（蠲痛丹加制草乌、陈胆星各六钱，乳香、净没药各三钱）；周痹者使之走窜，如桃仁䗪虫丸（光桃仁二两，䗪虫、炙蜣螂虫、五灵脂炒各一两，桂枝尖五钱，蜀漆炒黑三钱，用老韭根白捣汁泛丸，每服二钱，桑枝尖、青松针各五钱，煎汤送下）、龙鲤宣痹丸（干地龙酒炒一两，蜣螂、全蝎、穿甲俱用酒炒各五钱，露蜂房炒、制川乌各三钱，明乳香二钱，麝香三分，用酒煮黑大豆汁泛丸，每服一钱，陈酒送下）、当归䗪虫丸（归须二两，䗪虫炙、光桃仁、延胡酒炒、山楂肉炒各一两，蜣螂虫焙、川甲片酥炙、五灵脂酒炒各五钱，酒煮黑大豆、赤小豆汁泛丸，每服一钱，陈酒送下。以上三丸，皆叶天士先生验方）、地龙汤（地龙焙干、独活、黄芪酒炒各一钱，当归梢、羌活各钱半，苏木、炙甘草各八分，紫瑶桂、麻黄蜜炙各五分，光桃仁十粒，专治瘀积督脉，腰脊痛不可忍）之属皆通也；寒者温之使通，如乌附椒姜汤（制川乌炒黑、川附子炮黑各三钱、川椒炒黑一钱，黑炮姜钱半）、桂苓二姜汤（川桂枝八分，浙茯苓三钱，蜜炙生姜钱半，高良姜、延胡索、姜半夏各一钱）、加味瓜蒌薤白汤（瓜蒌仁炒香、干薤白烧酒洗捣、姜半夏、浙茯苓各三钱，川桂枝一钱，生姜汁四滴冲）、良附蠲痛汤（高良姜一钱，制香附、光桃仁各二钱，姜半夏、云茯苓各三钱，酒炒延胡一钱，红豆蔻三分，研冲）、厚朴温中汤（川朴、广皮、赤苓各一钱，草豆蔻、广木香、干姜各五分，炙甘草四分。以上五剂，皆叶氏验方）、神香圣术煎、加味小建中汤、当归建中汤（小建中汤加当归三钱）、当归四逆汤、正阳四逆汤、尤氏灵香丸（白胡椒、炒枳实、白檀香、广木香、杜红花各一两，五灵脂去砂五两，水泛为丸，如梧桐子大，每用七丸噙化，痛即止）、铁弹丸（川乌炮一两五钱，乳香、没药各一两，五灵脂酒研，澄去砂石，晒干净四两，麝香一钱，为末，滴水为丸，弹子大，食后薄荷，临卧温酒各服一丸，专治阴湿风毒、入伤血络、筋挛骨痛、麻痹不仁）、丁香烂饭丸（丁香、木香各一钱，香附、益智、青皮、三棱、莪术各三钱，甘草二钱，蒸饼糊丸，每服一钱，淡姜汤送下，专治胃弱饮冷、脘腹滞痛）、金匮九痛丸（淡附子三钱，炙野狼牙、淡吴萸、干姜、党参各一钱，巴豆霜一分，研细，炼白蜜丸，梧子大，温酒送下，强人三丸，弱者二丸，兼治猝中恶，腹胀痛，口不能言，又治连年积冷，流注心胸痛，并冷冲上气，落马坠车血疾等皆主之）、胡芦巴丸（胡芦巴、川楝子、小茴香各两半，吴茱萸一两，炒黑丑八钱，巴戟肉六钱，酒糊丸，每服一钱，专治奔豚疝气，小腹有形如卵，上下来去，痛不可忍，及绕脐绞结，攻痛呕吐等症）、良附丸之属（高良姜、生香附各四两，蜜丸，每服二三钱，米饮送下，专治胃寒气滞，胸膛软处一点痛，经年不愈，或母子相传，最宜服此）；热者清之使通，如枳连二陈汤（枳实一钱拌炒川连八分，竹沥半夏、广皮、赤苓、山楂各钱半，滑石包三钱，木通、葛根各七分，生炙草各二分，专治食积痰饮，脘痛痞胀）、统旨清中汤（川连、姜半夏各一钱，焦山栀二钱，广皮、茯苓各钱半，草豆蔻七分，清炙草六分）、清中蠲痛汤（焦山栀、制香附各钱半，姜炒川连六分，焦六曲一钱，川芎、苍术、橘红各五分，炮姜三分，专治中脘火郁痛作，即发寒热）、梅连泄肝汤（乌梅肉三分拌炒小川连六分，生白芍二钱，川楝子一钱，左牡蛎生打三钱，桂枝木二分）、连梅安胃汤（川连六分，乌梅肉三分，生白芍三钱，川楝子一钱，归须、橘络各八分，淡姜渣三分，炒川椒二粒）、五汁一枝煎、新加酒沥汤、清肝达郁汤、龙胆泻肝汤、连梅安蛔汤、加味金铃子散（金铃子三钱，蜜炙延胡、赤芍、焦山栀各钱半，枳壳、青皮、橘红、通草各一钱，生甘草五分，善治怒动肝火，胁肋作痛，呼吸不利，手不可按）、芎犀丸（川芎、龙脑、石膏各四钱，西洋参、浙茯苓、细辛、炙甘草各二钱，犀角、生山栀各一钱，阿胶钱半，麦冬三钱，蜜丸如弹子大，辰砂为衣，每服一丸，食必细嚼，茶酒任下）、枳实消痞丸（枳实、川连、川朴各五钱，党参、白术、茯苓、仙半夏、炮姜、麦芽各二钱，生甘草一钱，蒸饼糊丸，每服三四钱，开水送下，专治心下虚痞，腹中胀疼，食难运化，欲成痞块）、左金丸之属（川连六两，吴茱萸一两，研细，水法丸，每服一钱，开水送下，专治肝火郁结，胁肋攻痛，吞酸吐沫，疝气痞结。此丸如生白芍二两，名戊己丸，专治肝脾不和，脘腹作痛，热泻热痢）；虚者助之使通，如外台建中汤（炙黄芪、生白芍各三钱，姜半夏五钱，桂心、炙甘草各一钱，生姜二钱，大红枣六枚，饴糖一两，善治气血虚寒，不能荣养心脾，其痛绵绵不绝，轻按反痛，重按则缓，正是虚痛，奇效）、景岳暖肝煎（甘杞子、当归各二钱，乌药、沉香、小茴、赤苓各一钱，紫瑶桂五分，蜜炙生姜八分，专治肝肾虚寒，小腹疝疼，再加桃仁五粒，山萸肉八分，防风五分，细辛二分，治肝虚胁痛奇效）、胶归四逆汤（即当归四逆汤加陈阿胶钱半，专治肝脏虚寒，四肢厥逆，两旁季胁窜痛，吞下乌梅丸十粒，尤效。若当脐左右而痛，此属冲脉虚寒，加吴萸五分，蜜炙生姜一钱，水酒各半煎服）、延胡川楝汤（蜜炙延胡钱半，酒炒川楝子、炙甘草各一钱，熟地二钱，淡附子、紫瑶桂各七分，治脐下冷撮痛，及阴内冷如冰，最效）、地黄双桂汤（熟地三钱，桂枝尖、紫瑶桂各五分，酒炒白芍钱半，当归、茯苓各一钱，治怯寒脉虚，当脐痛，便尿不利，多效）、疏肝益肾汤（即六味地黄汤加川柴胡七分，酒炒白芍三钱。加肉桂、沉香各五分，名香桂六味汤；加归身、白芍各三钱，名归芍六味汤。皆能疏肝益肾，善治虚寒疼痛）、胶地寄生汤（陈阿胶烊冲钱半，细生地、桑寄生、黄草川斛各三钱，甘杞子、浙茯苓各钱半，九孔石决明生打一两，专治血虚络空，肝厥胃痛，痛引背胁，头晕嘈杂，两膝胫冷，多效）、制肝益胃汤（炒白芍钱半，炒焦乌梅三分，蜜炙化橘红五分，真伽南香磨汁四小匙冲，吉林参一钱，云茯苓切小块五钱，善治体虚动怒，肝乘脾胃，痛不饮食，上吐涎沫，下泄腹痛，以上皆叶氏验方）、魏氏一贯煎（细生地、北沙参各三钱，归身、白芍各钱半，甘杞子、川楝子各一钱，口苦燥者，加酒炒川连四分，善治胸脘胁痛，吞酸吐苦，疝气瘕聚，一切肝病。魏玉横先生验方）、胶艾绛覆汤（陈阿胶烊冲二钱，醋炒艾叶三分，墨鱼骨三钱，真新绛、旋覆花包煎各钱半，青葱管三寸冲，善治虚体郁结伤中，脘胁窜痛，胡在兹先生经验方）、小安肾丸（制川乌、川楝子、制香附各四两，食盐二两，河水二升，煮尽为度，晒干后，入药。小茴香三两，熟地二两，花椒一两，酒糊丸，每服二三钱，温酒送下，专治肾气虚寒，男子睾丸肿痛，妇女小腹胀疼，及阴盛格阳，牙龈动摇出血）、香砂六君丸（党参、於术、茯苓、制香附各二两，姜半夏、广皮、炙甘草各一两，春砂仁两半，水法为丸，每服两三钱，专治中虚气滞，饮食不化，呕恶胀满，胃痛，腹鸣泄泻等症）、乌梅安胃丸（乌梅炒三十枚，干姜一两，川连一两六钱，淡附子、党参、桂枝、细辛、川柏各六钱，当归、川椒炒各四钱，将乌梅肉酒浸和蜜捣丸，每服一二钱，米饮送下，专治胃虚脏寒，得食则呕，及厥阴证蛔厥吐蛔，腹痛久痢等症）、乌龙丸（川杜仲盐水炒八钱，於术五钱，九香虫五两，广皮、车前子各四钱，玫瑰膏捣丸，每服二三钱，淡盐汤送下，专治脾肾阳虚，肝郁犯胃，脘胁胀疼，腹痛溺涩）、小安胃丸（熟地、四制香附各四两，炒川椒、小茴香、金铃子各二两，蜜丸，每服二三钱，治肝肾虚寒，犯胃疼呕）、虎骨木瓜丸（虎骨炙、淡附子、木瓜、淮牛膝各二两，天麻两半，淡苁蓉三两，将虎骨酒拌透，共为末，蜜丸，每服二三钱，淡盐汤送下，专治肝肾两亏，腰腿酸疼，脚膝拘痛，或热痛如火，或冷疼若冰。加当归三两，秦艽二两，名虎骨四斤丸，治症同前，更加步履艰难，似瘫似痪，多由酒色所伤，寒湿所袭）、虎骨四斤丸之属；实者攻之使通，如陷胸承气汤、枳实导滞汤、蠲饮万灵汤、六磨饮子、加味凉膈煎、桃仁承气汤、解毒承气汤、雪羹送更衣丸、厚朴七物汤、厚朴三物汤（即七物汤去桂、甘、姜、枣，专治湿热裹食，不得化而闷痛便闭者）、千金备急丸（生川军、干姜各二钱，巴霜一钱，蜜丸，如绿豆大，红灵丹为衣，开水送下，先服一二丸，不应，服三丸。治冷冻饮料食过度，心腹猝痛，如针刺状，腹中肠鸣，下行便愈）、局方神保丸（全蝎酒炒十枚，巴霜一分，广木香、白胡椒各二钱五分，研细极匀，绿豆粉丸，如麻子大，辰砂为衣，每服三五丸，不应，可服七丸，姜汤温酒任下。善能宣通脏腑，诸积气痓痛，及胸腹胀疼皆治）、小胃丹（即控涎丹加川柏姜酒炒一两，生川军酒炒两半，研匀，白术膏捣丸，每服一钱，临卧空心淡姜汤送下。专治湿热痰饮、郁结胸膈胃肠之间、痞满胀疼）、木香槟榔丸（广木香、槟榔、广皮、青皮、枳壳、三棱、莪术、黑丑、川连、川柏、生川军、制香附各二两，芒硝三两，水法丸，每服一二三钱，善治实积腹痛便闭，痢疾里急后重）、沉香化气丸（沉香四钱，党参、於术各三钱，生川军、青子芩各一两，姜汁竹沥和丸，每服二三钱，善治胸膈痞结，短气喘促，嗳气吐酸，心腹疼痛）、消痞阿魏丸（阿魏、川连、制南星、姜半夏、瓜蒌仁、白芥子、连翘、神曲、川贝、麦芽、山楂、莱菔子各一两，风化硝、食盐、胡连各五钱，蜜丸，辰砂为衣，每服一二钱，开水送下，服后，食胡桃肉以除药气）、三物䗪虫丸（䗪虫酒炒十个，光桃仁十粒，生川军酒炒一两，研匀，蜜丸，陈酒送下五丸，日三服，专治干血内滞，目暗腹疼及妇人经闭作痛）、沉香化滞丸（沉香六钱，山楂、生军各两半，川朴、枳实、槟榔、条芩、广皮、於术、广木香、姜半夏、鲜杜藿香、砂仁各一两二钱，姜汁竹沥泛丸，每服二三钱，专治过食生冷油腻，停滞不化，胸膈饱闷，腹胁满疼，一切气痰痞积诸症）、钱氏泻青丸（龙胆草、生川军、焦山栀各一两，川芎、当归、羌活、防风各五钱，蜜丸，每服二三钱，薄荷竹叶汤下，专治外感风热，内夹肝火，多怒善惊，筋热发痉，目赤肿痛）、沉香至珍丸、枳实导滞丸、礞石滚痰丸、控涎丹、代抵当丸、当归龙荟丸之属，无非通之之法也。如偏执痛无补法，专以行气下泄为通，则执一不通，安能免人痛苦哉？盖因胸腹上下诸痛，寒热虚实皆能致之。温清消补诸剂，及发表攻里诸法，皆所以止其痛，故止痛无定方也。今因俞氏夹痛伤寒疗法，简漏殊多，爰胪举[1]以补述之，方法粗备，庶免道少之患焉。

第十节　夹胀伤寒（一名伤寒夹肿胀，又名肿胀兼伤寒）

【因】宿病肿胀为本，新感风寒为标，当察其肿之为阴为阳，胀之属寒属热，属虚属实，或但肿而不胀。或但胀而不肿，或先肿而后胀，或先胀而后肿，或胀而兼喘，或胀而变臌，或胀而成蛊，必先其所因，伏其所主为首要。

【证】但肿而不胀者，属水被邪结，当辨阴阳。阴水则肢厥体重，先肿下焦，继则一身悉肿，阴股间寒，足胫肿甚，按之陷而不起，口淡不渴，大便自调，或竟溏泻，小便虽少，却不赤涩，甚或不利，舌苔白滑，或淡白而胖滑；阳水则面浮恶风，自汗心烦，先肿上焦，遍身尽肿，按之热而即起，口苦而渴，小便黄浊，或竟赤涩，大便坚燥，或多胶闭，甚则二便不通，阴囊肿大，舌苔黄滑，或深黄而厚腻。但胀而不肿者，属气被邪裹，气裹食胀，即胃胀，一名谷胀，胸腹满，胃脘痛，上支两胁，妨于食，食即益甚，鼻闻焦臭，大便甚难，甚则少腹䐜胀，引腰而痛，舌苔黄腻而厚。气裹痰胀，即肺胀，一名喘胀，胸中痞满，气喘咳逆，目突如脱，鼻塞涕出，甚则肠鸣濯濯，满腹胀痛，飧泄不化，舌苔白滑而腻。气裹水胀，即脾肾胀，一名寒胀，肢懈体重，不能胜衣，气闷善哕，睡卧不安，甚则腹满引背，腰髀胀痛，小便癃闭，舌苔灰滑而腻。气裹血胀，即心肝胀，一名血胀，烦心短气，卧寐不安，甚则胁下满痛，痛引小腹，腹起红丝，重则青筋亦露，舌色深紫而赤。气裹虫胀，即大小肠胀，一名腑胀，腹大而硬，以指久按，其硬即移他处，又就所移者按之，其硬又移他处，或大腹，或脐旁，或小腹，无定处，或有物如蚯蚓蠢物，隐然指下，或凝结如箸而耕痛，起伏聚散，上下往来，浮沉出没，变幻多端，舌苔现槟榔纹，隐隐有点如粞。先肿而后胀者，属水凝气结，先目窠上微肿，如新卧起之状，颈脉动而时咳，身尽肿，手足尤甚，继即由四肢而入

①胪（lú 卢）举：列举。

腹，腹乃胀大，初以手按其腹，随手而起，其状如囊裹水，甚则按之陷而不起，如糟如泥，舌苔灰黑而腻，舌本胖大而滑。先胀而后肿者，属气化水行，初则胸腹胀满，起于骤然，按其腹陷而不起，腹色不变，后乃渐散于四肢，气满于皮肤中，身尽肿而皮厚，箜箜[①]然而不坚，舌苔滑白，或薄或厚不一。胀而兼喘者，属脾水久渍，逆行犯肺，始则腹胀浮肿，小便不利，继即咳嗽气喘，甚则坐不得卧，俯不得仰，舌苔灰白而滑，或黄白相兼而腻。胀而变臌者，属脾肾阳虚，阴浊满布，独胀于腹，腹膨如鼓，外虽坚满，中空无物，任人揉按，痛痒不关，初则旦食不能暮食，继即稍进饮食，饱闷难受，四肢日见瘦削，大便溏而溺涩，舌苔淡白胖滑。胀而成蛊，则非血即虫，非虫即血。虫蛊则腹大如箕，时或胀痛，重按则痛始缓，四肢瘦削，饮食乍进乍退，面色或红或白，口唇独红，内有白点，多嗜肥甘，饥即口吐涎沫，嘈杂难忍，饱则腹虽不痛，脘满难受，舌苔有点如粞。血蛊则腹胀如鼓，青筋横绊腹上，或手足有红缕赤痕，甚则爪甲青紫，小便利，大便黑，舌色紫赤而黯，甚或青紫。总之肿本乎水，胀必有滞，一兼外感风寒，外证虽有头痛身热，恶寒畏风，而无不先犯胸膈，而为烦闷不舒，气逆呕恶。

【脉】左浮弦，右沉小者，风寒夹阴水肿也；左浮弦，右沉数者，风寒夹阳水肿也。浮大而坚，按之反涩者，《内经》所谓坚大以涩者，胀也。沉迟者为寒胀，沉数者为热胀，沉小者为虚胀，沉滑者为实胀。弦大浮洪者易治，沉微细小者难治，沉细虚数者不治。

【治】阴水肿，初用麻附五皮饮，温下发汗以消肿；继用胃苓汤，实脾利水以除根；终用香砂理中汤，健脾阳以培元气。阳水肿，初用五皮饮加荷、翘、浮萍，宣上发汗以消肿；继用大橘皮汤去桂、术，加木通、车前、琥珀、灯心，通利小便以除根；终用百合茅根汤（苏百合、生桑皮、通草各一钱，鲜茅根五十支），清肺气以滋化源。胀病兼感风寒者，初用十味流气饮，先散其表，兼通其里，使表气达，里气亦松；继治其胀，胀有食、痰、水、血、虫之别，虽是气阻，总属邪滞，统以五胀分消丸为主（萝卜子四两，巴豆肉十六粒拌炒去油，炙牙皂两半，枳壳四两烧酒煮

① 箜（kōng）箜：空疏貌。箜，古代弦乐器。

干，切片炒，生川军一两醋酒同炒，琥珀末一两，紫降香五钱，蝼蛄十只去足、翅上截，酒炒，各研细，再研极匀，水法丸，如芥菜子大，用景岳十香丸半料为衣，每服五分，日二夜一，空心吞下。附十香丸方：沉香、木香、丁香、广皮、皂角刺各二钱半，荔枝核、小茴、香附、乌药、泽泻各五钱，生晒为末），通用消胀万应汤（地蛄蝼三钱，大腹皮二钱，真川朴一钱，莱菔子二钱拌炒春砂仁五分，六神曲钱半，陈香团皮八分，鸡内金两张，人中白煅透五分，灯心五小帚），送下消臌万应丹（治黄胆变臌，气喘胸闷，脘痛翻胃，痞胀结热，伤力黄肿，噤口痢等症。煅透人中白一两，地蛄蝼、莱菔子、六神曲各五钱，砂仁二钱以上俱炒，陈香团一个，共研细匀，蜜丸，每服五七丸，灯心汤下），分消其滞以通逐之。一俟胀退十之七八，即用白术和中汤，除其根以善后。胀而兼喘，初用五子五皮饮，降其气以平喘；气降喘平，即用大橘皮汤加川朴、腹皮，快脾利溺以消胀；胀消十之六七，终用香砂六君子汤去草，加朴，送下加减肾气丸（熟地四两，茯苓三两，官桂、泽泻、萸肉、山药、丹皮、车前、牛膝各一两，淡附子五钱，为末，和熟地同捣蜜丸，每服七八十丸），通补脾肾以善后。胀而变臌，名曰气臌，俗称单腹胀，又称为膨，全属脾肾阳虚。故《内经》谓足太阴虚则膨胀，又曰脏寒生满病。《内经》鸡矢醴、东垣分消汤，每不济事，予用神香圣术煎为主，朝送天真丹（青化桂五分，沉香、琥珀、巴戟肉酒浸、小茴香、补骨脂炒香、葫芦巴炒香、川杜仲炒去丝、川萆薢酒浸炒香、黑丑炒香各一两，研极细匀，如桐子大，每服二钱至三钱，专治阳虚湿胜，腹胀坚大，按之不陷，脐腹痼冷，甚则腿肿如斗，囊肿如升），夜送禹余粮丸（禹余粮石、蛇含石、真针砂同醋煮透，煅研各三两，制附子、紫瑶桂、干姜、茯苓、当归、羌活、川芎、炒蒺藜、淮牛膝、青皮、大茴、蔻仁、广木香、莪术、三棱同醋炒各五钱，同研细匀，蒸熟为丸，如桐子大，每服二钱至三钱。叶氏去附子、莪术、青皮，加赤苓三两，名铁砂丸。忌盐，一毫不可入口，否则发疾愈甚。善治湿滞伤脾，食不运化，肝郁乘脾，气臌虚胀，小便短涩，久则腿膝脚肿，上气喘息等症。许学士、朱丹溪云：此方乃治臌胀之要药，病从小便内旋去，不动脏腑真气，兼以温和调补气血药助之，真神方也），峻补其下，疏启其中，往往十全三四。胀而成蛊，虫蛊易愈，小儿居多；血蛊难痊，妇女为甚。初起通用五胀分消丸，虫蛊用槟榔大枣汤送下（枣儿槟榔炒研三钱，炒香使君子肉每岁一枚照此递加，大红枣十枚，清晨空心服），血蛊用当归大戟汤送下（全当归一两，红牙大戟五钱，蜣螂虫焙四只），一俟虫下瘀降，胀退十之六七，即以白术和中汤随证加，调补脾胃以善后。总而言之，腰以上肿宜发汗，腰以下肿利小便，即《内经》开鬼门、洁净府，治水肿之正法也。荡涤胃肠，直清阳明，即《内经》去郁陈莝。工在疾泻，近者一下，远者三下，治一切实胀，胀必有滞之正法也。临病求源，对症发药，皆可反掌收功，惟气臌一症，最为难痊。虽属脾肾阳虚，亦必由阴浊填满，《内经》所谓浊气在上，则生䐜胀也。所以直攻不可，蛮补不能，必须温补之中，佐以辛通，通补兼施，以渐取效。必俟阴散阳通，浊降清升，腹皮日渐宽软，胀大日渐收小，渐次康复，近者一月，远者百日，乃可克奏全功。但临证时，必先明告病家，此病仍瘫痨臌膈之一，古今医法，从无速愈痼疾之方，务必耐心调养，戒忿怒，绝房劳，慎起居，节饮食，调剂则缓缓图功，不可以小不效见疑，亦不可以小见效中止，方有黍谷春回，转危为安之一日。若病者求速愈，医生图速效，概从峻削直攻，其始非不暂消，其后攻之不消矣；再后愈攻则愈胀，腹皮绷急，以手按之，坚如铁石矣，而其病从此必死不治矣。予于胀病吃煞苦辛矣，敢将阅历所得者，缕析条陈，以教后学，庶患胀病者，鲜入枉死城中焉。

【秀按】肿、胀、臌、蛊四端，辨明因证，分际极清。妙在五胀分消丸，取精用宏，执简御繁，以少胜多，较之王金坛尊重丸（沉香、母丁香、青木香、炙槟榔、枳实、青皮、广皮、白芷、葶苈、蔻仁、木通、车前、滑石、参须各四钱，海金砂、胡椒拌炒蝎尾各二钱半，莱菔子炒六钱，白丁香钱半，郁李净仁两半，共研细而极匀，姜汁、竹沥和为丸，如桐子大，每服五七八丸，日二夜一，莲须葱白三枚、生姜皮一钱煎汤下，专治便闭溺涩之实胀水肿，与琥珀散相间服，服后先大便爽利，六七日则小便渐长，腹胀渐消，屡收捷效，但要食淡粥百日，诸般鱼、蟹、虾及猪、羊肉，一不可犯，犯则复发不治。附琥珀散方：琥珀末五钱，黑丑炒香二两半，葶苈子隔纸炒二两，猪苓、泽泻各炒取末两半，同研细匀，每服三钱，五更时用酸糯米泔水，长葱三根，煎至一碗，取起去葱，入好酒一杯送下），尤为力大而效速。即消胀万应汤、白术和中汤两方，看似寻常，实有成绩。予治胀病，审其起于骤然，先胀于内，后肿于外，小便赤涩，大便秘结，气色红亮，声音高爽，脉滑数有力者，实胀也。每用万应汤，取其消而不峻，随证佐丸散以缓下之。气胀，调下香砂宽中散；水胀，调下王氏琥珀散；痰胀，送下竹沥达痰丸；谷胀，送下枳实导滞丸，不应，即用木香槟榔丸（木香、川连、槟榔、川柏、广皮、青皮、香附、枳壳、三棱、莪术二味醋炒、黑丑炒香、生军酒炒各二两，芒硝三两，水法丸，每服二三钱）；血胀送下琥珀人参丸（党参、五灵脂酒炒各一两，紫瑶桂、生附子各五钱，赤苓、川芎、沉香、穿甲酒炒各三钱，共研细匀，浓煎苏木汁为丸，每服钱半至二钱，早晚各一服。张石顽曰：此方人参与灵脂并用，最能溶血，为血蛊之的方也）；蛊胀，送下消疳金蟾丸（大癞蛤蟆十只，将砂仁填满其腹，以线系其脚，倒挂当风处阴干，炙脆为末，同山楂、枳实、广皮、槟榔、胡连、雷丸、使君子肉炒香、麦芽各一两，党参、於术各五钱，共研匀细，丸如米粒大，炙甘草粉为衣，每服十丸至十五丸，五更空心时糖汤吞下，善治小儿疳胀，面黄胀大，肌瘦骨立，奇效）。小便不通，危在旦夕者，送下沉香琥珀丸（琥珀另研、光杏仁、沉香、广皮、防己、苏木、赤苓、泽泻各五钱，郁李净仁捣如泥、葶苈隔纸炒各一两，麝香一钱，共研细匀，蜜丸如绿豆大，每服四五十丸）；阴囊胀大，二便不通者，送下三白散（白丑炒取头末二两，桑白皮姜汁炒、广皮、木通各一两，生白术五钱，共研细匀，每服二钱）；酒毒伤胃，积成酒臌者，送下解酲[①]猪肚丸（雄猪肝一个，装入小川连末一两，槟榔末五钱，春砂仁末二钱，煨甘遂二钱，白酒药炒二钱，用河水煮极烂，捣透为丸，每服一钱。如有酒缸内不化之糯米，团成一段者，焙干研细，加入三钱，尤妙）；积久成痞，痞散为臌者，送下消痞丸（生香附醋炒四两，延胡索醋炒两半，归尾二两，川芎、红花、浮海石、瓦楞子火煅醋淬各一两，醋打面糊为丸，如桐子大，每服四五十丸），每多默收敏效。审其成于积渐，先肿于外，后胀于内，小便淡黄，大便稀溏，气色枯白，语言低怯，脉细微无力者，虚胀也。每用和中汤，取其补而不滞，随证佐丸散以

① 酲（chéng 成）：酒醉昏沉的样子。

缓消之。气喘，冲下四磨饮（即六磨饮子去枳实、木香、大黄，加高丽参汁两匙，和匀同冲），不应，吞下局方黑锡丹（黑铅、阿硫黄、煨肉果、紫瑶桂各五钱，淡附子、沉香、广木香、小茴香、葫芦巴、补骨脂、阳起石、金铃子各一两，将黑铅熔化，入硫黄候结成片，研细，入余药再研极匀，绿豆粉为丸，每服四五十丸，专治阴气上冲，痰壅气喘，肢冷脉伏，不省人事）；有痰，原方去神曲，加姜汁炒霞天曲，烊冲戈制半夏[1]。继即调下理中化痰丸（党参、白术、茯苓、干姜各四两，姜半夏六两，炙黑甘草二两，姜汁糊丸，每服二三钱，专治脾胃虚寒，痰饮内停，食减便溏，咳吐涎沫等症）。脾虚肝旺，腹胀如鼓者，送下小温中丸（醋煅针砂、制香附、炒於术各四两，姜半夏、云茯苓、广皮、六神曲、川连、苦参、生甘细梢各一两，共研细匀，醋制神曲糊为丸，每服二三钱，服至尿利者即效，忌盐）；黄胖水臌，腹膨肿满者，送下大温中丸（制苍术二两，炒山楂两半，川朴、广皮、青皮、云苓、炒白术、醋炒针砂各一两，生甘细梢二钱，六神曲糊丸，每服二三钱），屡多奏效。惟酒客好色，脾肾大虚，病由足股先肿，渐渐胀及于腹，按之如鼓，坚而且硬，咳吐涎沫，气短喘息，脉虽浮大，重按即空，两手脉皆不及于寸口。初用白术和中汤加霞天曲、戈半夏，服二剂，少腹愈胀，痰涎愈多，二便不利，不能睡卧；继用薛氏加减肾气汤，服两剂，虽无所碍，亦不见效。遂仿景岳大剂温补法，用理阴煎加参、术、附子，五剂后足肿渐消，十剂后腹胀大退；终以六君子煎（即异功散加干姜），善其后以除根。益信《内经》久塞其空，塞因塞用之法。以治病起于经年累月，臌胀全属虚寒者，为精确不磨也。此证却为俞君所未及，爰赘言之。此外应有尽有，意美法良，足焉。肿胀之准绳，自谓吃煞苦辛，将所心得者，一一指教后学，其信然欤，其薪传之率真欤。

【廉勘】肿胀、蛊臌诸病，俞氏多从原因疗法，法固至当。然予推求其成病之总因，浅言之，不出外因、内因、及不内外因之三端；深言之，必从生理上推求病理，从病理上推求病源，汇通古今中外，始有精当之学识，而后能下正确之诊断。试先论肿，原其病因。陈无择水肿叙论：冒风

[1] 戈制半夏：由姜半夏、龙涎香、橘红、伽楠香制成，功能舒气降逆，化痰止喘。

寒暑湿属外，悲怒忧思属内。饮食劳逸，背于常经，属不内外，皆致此病。张筱衫曰：肿分阴水、阳水。脾肺肾虚，致水泛者为阴水；湿热浊滞，致水溢者为阳水。《内经》谓水为至阴，其标在肺，其本在肾，其制在脾，故水溢为肿，无不本于脾、肺、肾三经。必先辨明虚实，虚因情志操劳，酒色过度，病后气虚，其肿渐至；实因六淫外客，饮食内伤，忽然浮肿，其来必速。惟西医谓回血管先有阻塞，然后水溢胞膜而为肿。如心以上大回管有一处阻塞，脑颈手之血，难返心房，上半身即见肿证；心以下大回管有一处阻塞，肝肾足之血，难返心房，下半身即见肿证。若水但聚在周身皮膜间，则手足肿，或全体肿；若水聚于腹，则为腹胀。其外因劳倦时，汗气被冷风雨湿遏止，不得外泄于汗孔，势必由吸管内泄，泄于大小肠则泻，泄于皮膜则为肿。内因身虚心弱，则心房失功用，其力不足以逼血，血行阻碍，因而血中之水汁，妄从他处渗泄，泄于外膜则为肿，泄于内膜则为胀。故血管水泄为肿，最宜分别虚实。此与陈无择所云，肾虚则火亏，致阴水凝滞，肺满则泛溢，使阳水沉潜，沉潜则气闭，凝滞则血淖，经络不通，枢机不转，水乃不行，渗透皮肤，皮肤浮肿，足胫尤甚，两目下肿，腿股间冷，胸腹坚胀，不得正偃，偃则咳嗽，上为喘急，下为肿满，其说大同而小异。辨其病状，阴水肿，先肿下体腰腹胫跗，后遍身肿，皮色青白，口不渴，大便溏，小便少；阳水肿，先肿上体肩背手面，后遍身肿，皮色黄赤，口烦渴，大便闭，尿热涩。气肿，皮厚色苍，一身尽肿，自上而下，按之不成凹而即起，四肢削瘦，胸膜痞满；水肿，皮薄色泽，肿有分界，自下而上，按之成凹不即起，小便不利，上气喘咳。痛风肿，头痛恶风，面浮身肿，皮粗麻木，流走注疼；黄胆肿，身目俱黄，面浮肢肿，便溏腹满，尿短赤热。妇女水分肿，病发于上，先水肿而后经断，皮无赤痕，心下坚大，便溏尿少；血分肿，病发于下，先经断而后水肿，皮现赤缕，小腹硬痛，便黑尿清。更有湿渍于脾，脾气横泄，四肢浮肿，喘不得卧，心腹胀满，饮食难进；湿流于脚，脚气支满，上攻心胸，脘中胀闷，甚则呕逆，二便不利。此皆水肿之类症，首当甄别。西医谓皮肤水肿，大约有七。

（一）心脏性水肿：皮现青色，呼吸困难；

（二）肾脏性水肿：先肿颜脸，尿含蛋白；

（三）炎症性水肿：寒战发热，头痛恶心，皮色赤浊，尿短赤混；

（四）恶液质性水肿：用手压之，皮不凹陷，先肿于眼睑、唇鼻、颊颈，后及于腰腹、四肢；

（五）血管神经性水肿：起自血管运动神经障碍，时用手指压之，不留痕迹，有硬度弹力性；

（六）局部性水肿：多起于水血症或恶液质，或偏肿左侧，或偏肿右侧，或偏肿上肢，或偏肿下肢，或但头面肿，或但肾囊肿；

（七）麻痹性水肿：多生于组织液缺及筋肉援助，或半侧麻痹，或四肢全麻。

予按：心脏、肾脏性等水肿，多因于情志操劳，酒色过度，吾国通称阴水肿，症虽属虚，而有虚寒、虚热之不同；炎症恶液质局部性等水肿，多因于六淫外客，饮食内伤，吾国通称阳水肿，症虽属实，而有风热、湿热、积热、瘀热之各异。至于血管神经性水肿，吾国通称气肿，《内经》所谓肤胀是也；若麻痹性水肿，即吾国所云痛风身肿是也。惟陈氏谓经络不通，枢机不转，水乃不行，渗透皮肤，此四语实为肿病之总因，与西医回管阻塞，水溢胞膜，其学说病理，可谓中外一揆[1]矣。叶天士先生曰：初病治气，久必通络。予尝推其理以治肿，及先肿后胀，先胀后肿，每于治肿各方中，佐以行气通络之品，往往获效。因此予治肿症，但执简以御繁，首分寒热虚实，临病求原以用药。如因寒客皮肤而成气肿者，林氏所谓肤胀属肺是也，每用叶氏五皮饮，加生香附、紫苏旁枝、鲜葱须等，辛通络气以消肿；寒郁下焦而成水肿者，《金匮》所谓石水、正水是也，每用麻附五皮饮，重用泽兰梗五六钱，温通络气以退肿；寒饮浸肺，肺气不化而先喘后肿者，《金匮》所谓溢饮肢肿，支饮咳逆是也，轻则用麻杏三皮饮（蜜炙麻黄八分，光杏仁三钱，浙苓皮四钱，新会皮钱半，生姜皮一钱，紫菀、前胡各二钱，牛蒡子钱半。以上即叶氏验方），稍重用白果定喘汤，重则用小青龙汤加苓皮、石膏（生石膏、浙苓皮各一两，先煎代水），宣肺降气以行水；寒湿滞脾，脾气失运而先肿后喘者，《内经》所谓诸湿肿满，皆属于脾是也，轻则用大橘皮汤，稍重用

① 揆（kuí 魁）：准则，原则。

杏苏胃苓汤（光杏仁三钱，苏子钱半，制苍术八分，真川朴一钱，赤苓、桑皮各三钱，广皮、猪苓、泽泻、大腹皮各钱半，春砂仁五分，生姜皮八分。此方去杏、苏，李惺庵先生名加减胃苓汤，统治水肿，随证寒热虚实加减，用之多验），重则用加减实脾饮（老於术二钱，浙茯苓三钱，川朴一钱，青化桂、黑附块各五分，广木香、酒炒木瓜各八分，生姜皮一钱，大红枣三枚，上沉香磨汁冲四匙。此方去沉香、肉桂，加草果、炮姜、大腹皮、陈皮、炙甘草，《济生方》名实脾饮，统治阴水发肿，随证加减），温脾利湿以降气。风热入肺，肺气肿盛，不能通调水道，致上身肿而喘息者，此中医所谓肺痹，西医所谓肺积气也。风重热轻者，越婢加半夏汤，散风热以降肺气；热重风轻者，苇茎苈枣汤（鲜苇茎即活水芦根之青色者、冬瓜子各一两先煎代水，光桃仁七粒，生苡仁五钱，葶苈子二钱，大红枣两枚），或用荷杏石甘汤（苏薄荷八分，光杏仁、瓜蒌皮各三钱，霜桑叶、青连翘各二钱，焦栀皮钱半，用生石膏研细八钱，生甘细梢八分，先煎代水。此皆叶氏验方），送下清肺葶苈丸（葶苈隔纸炒、川贝、木通各一两，光杏仁、木防已各二两，为末，红枣肉丸，每服二三钱。李惺庵先生验方），泻气热以消肿痹。湿热壅肺，肺水肿满，不能下输膀胱，致小便闭而喘肿者，此中医所谓肺水，西医所谓肺积气与水也。湿郁热蒸者，枇杷叶煎（枇杷叶去毛筋净，剪碎一两，浙苓皮五钱先煎代水，光杏仁十粒，生苡仁三钱，淡香豉、飞滑石各钱半，黑栀皮、川通草各一钱。《叶案》验方），肃肺气以平喘肿；热重湿轻者，茅根清络饮（海金砂五钱拌包飞滑石六钱，生川柏、川通草各钱半，猪苓三钱，杜赤豆四钱，北细辛一分，鲜葱须二分，用鲜茅根二两，全丝瓜络一枚，煎汤代水。《叶案》验方），清三焦以定肿喘。积热壅脾，脾气横泄，或上肢肿而目金黄，或下肢肿而脘腹痞满者，此中医所谓黄肿及脚气肿者，东医所谓局部性水肿也。手肿面黄者，加味二金汤（鸡内金五钱，川朴、猪苓、焦山栀、大腹皮各三钱，通草二钱，用西茵陈一两，海金砂五钱，煎汤澄清代水。吴氏《条辨》方加味），去积热以退黄肿；脚肿腹满者，加味大承气汤（川朴、广皮各二钱，枳实、槟榔、苡仁、元明粉各三钱，生川军四钱，木瓜钱半），泻积热以退脚气。瘀热阻肝，肝络郁塞，或先经断而后水肿，或先水肿而后经断者，中医所谓血分肿及水分肿者，西医所谓恶液质性水肿也。先经停而后水肿者，三合绛覆汤（新绛、旋覆花包各二钱，乌贼骨四钱，茜草根一钱，光桃仁九粒，归尾二钱，泽兰五钱，青葱管五寸冲），送下理冲丸（生黄芪两半，生水蛭一两，当归、桃仁、知母各六钱，生三棱、生莪术各五钱，共研细匀，蜜丸，每服二钱。以上《叶案》方及张寿甫验方），通经闭以退水肿；先水肿而后经停者，加减千金鲤鱼汤（归尾、泽兰、赤芍各三钱，绛通草钱半，生姜皮一钱，连须葱白十个，用活鲤鱼一尾，约重十二两，马鞭草一两，煎汤代水），送下沉香琥珀丸，退水肿以通经闭。至若虚肿，或外感病后，失于调养，或内伤情志，不能解脱；或平素恣酒贪色，日积月累，酿成肿病。皆由肺、脾、肾三经气化失司，此即西医所谓心脏性及肾脏性水肿也。肺气虚不能通调水道，致水溢外膜而成肿者，黄芪秫米煎（生黄芪四两，北秫米一酒钟，煎一大碗，用小瓢逐渐呷服。许珊林《观察》验方），大补宗气以退肿；脾气虚不能为胃行津液，致水聚膜络而为肿者，乌鳢鱼汤（生於术、云茯苓各二钱半，广皮红、木瓜蜜炙、桑皮各二钱，秦艽酒洗三钱，生姜皮钱半，苏叶一钱，用大乌鳢鱼一枚，河水五碗，煎至三大碗，去鱼骨，滤清煎药。缪仲淳验方），不应，则用水肿至神汤（浙茯苓二两切小块，生於术黄土炒、杜赤小豆、车前草各一两，大麦须五钱，小枳实二钱，六神曲四钱，大罐浓煎，须一日夜服尽，连服三剂，溺畅肿消。汪氏方，原名水肿神方），大补中气以消肿。肾气虚不能下输膀胱，致水积肾盂而为肿者，先用林氏肾气汤（桂心五分后煎，黑附块三分，浙茯苓三钱，淮牛膝、炒车前各二钱，大腹绒钱半，川椒目二十粒。林佩琴验方），温化肾气以通尿道；继用加减金匮肾气汤（熟地、生淮药、云茯苓各四钱，萸肉、泽泻、丹皮各钱半，紫瑶桂五分后入，知母三钱，生白芍五钱，治阴虚不能化阳，致溺闭积成水肿。张寿甫验方），补化肾气以消水肿。若夫实肿，或由胸膈停饮，或由腹膜积水，或由胃肠积滞，忽然浮肿，肿必兼胀。停饮以蠲饮万灵汤为主（俞根初方），积水惟逐水至神汤最效（炒黑丑三钱，煨甘遂三钱，炒车前一两，紫瑶桂五分。《傅青主男科》方），积滞以枳实导滞汤最稳（俞根初方）。他如舟车神佑丸之逐饮（煨甘遂二钱，芫花醋炒一钱，红牙大戟三钱，黑丑拌炒生川军各四钱，青皮、广皮各钱半，广木香、轻粉各一钱，尖槟榔三钱，红枣肉煮熟去皮核炼丸，如梧桐子大，先服三十丸，次服二十丸，三服十丸，以肿退为度。张子和方），神芎导水丸之泄水（黑丑拌炒生军各五钱，川芎、薄荷叶各三钱，条芩、川连各二钱，滑石一两，水泛丸，每服三四钱。张子和方），阴阳攻积丸之祛积（茱萸、干姜、官桂、川芎各一两，黄连、半夏、橘红、茯苓、槟榔、厚朴、枳实、菖蒲、延胡、人参、沉香、琥珀、桔梗各八钱，巴霜另研五钱，皂角六两，煎汁泛丸，每服八分，渐加至一钱半，姜汤下。此丸通治五积六聚，七癥八瘕，痃癖蛊血痰食，皆效。乔三余方），对证酌用，皆有捷效。其次论胀，胀病头绪甚繁，先宜辨有形、无形。无形多属气郁，故治以理气为主；有形多属血瘀，故治以通络为君。此胀病之大要也。然必辨寒热虚实，继辨痰水谷虫，约计十种，分证条治。

（一）气胀

多因于七情郁结，气道壅隔，上不得降，下不得升，胸腹胀满，四肢瘦削，《内经》所谓浊气在上则生䐜胀是也。治宜升清降浊，达郁宽中汤（沉香片五分，蚕[①]沙散一钱，生鸡内金三钱，白芍五钱，归须、真川朴、陈香橼皮各一钱，川柴胡五分，用晚蚕沙五钱，鲜茅根二两，葱须五分，煎汤代水。廉臣验方），磨冲聚宝丹一丸（真沉香、广木香、春砂仁各二钱，血竭、乳香各钱半，玄胡索一钱，麝香八分，没药五分，共研细末，糯米为丸，如弹子大，约重五分，用辰砂钱半为衣。《和剂局方》。善治气胀，兼治男妇翻胃呕吐，饮食不降，胃脘寒痰结阻，及诸气胀痛，产后血气攻心，小儿天吊作痛，啼叫不已，通用葱汤磨服），先通其气以宽胀；继用宣清导浊汤加减（晚蚕沙四钱拌包飞滑石四钱，赤苓、猪苓各五钱，蜜炙皂荚子一钱，两头尖一钱包煎，泽兰三钱，鲜葱须三分。《叶案》验方），降浊分清以除根。

（二）血胀

多因络瘀，或早服截疟药。胀在右边者为肝胀，在左边者为脾胀。或妇人寒郁子宫，子宫积瘀。胀在少腹者为石瘕，《内经》所谓恶血不泻，血不以留止，日以益大，可导而下是也。治宜行血通络，二仁通幽汤（光桃仁九粒，郁李净仁二钱，归尾钱半，小茴三分拌炒川楝子一钱，藏红花

① 蚕：原作“莱”，据文义改。

五分，酒炒生锦纹钱半，桂枝尖四分。《叶案》验方），磨冲良方桃奴丸（桃奴、延胡索、猳鼠粪、香附、官桂、砂仁、五灵脂、光桃仁各三钱，共研匀细，如弹子大，约重一钱，辰砂为衣。陈氏《妇人良方》），先通其瘀以消胀；继用四物绛覆汤，养营活络以善后。

（三）寒胀

阴气凝聚，久而不散，内攻胃肠，则为寒中胀满，便泄尿涩等证，《内经》所谓脏寒生满病是也。治宜温中泄满，苓术朴附汤（浙茯苓五钱，生於术钱半，真川朴一钱，淡附片七分，广皮一钱，木瓜五分。《叶案》验方），送下木香塌气丸（公丁香、胡椒各三钱，郁李净仁四钱，炒白丑、枳实各一两，槟榔、广木香、蝎尾各五钱，为细末，饭丸，绿豆大，每服十丸，加至十五丸。王好古《医垒元戎》方），先温其中以宽胀；继用白术和中汤，送下加味桂苓丸（紫瑶桂五钱，浙茯苓二两，生於术、真川朴各一两，姜汁和丸，如桐子大，每服二十粒至三十粒。《叶案》验方），温中通阳以除根。若命门火衰，脾胃虚寒，不能克化水饮，致成寒水臌胀者，必服神效虎肚丸（虎肚一具，川朴片十五两，大戟四两，杜酥[1]五钱，烧酒米糊打丸，金箔为衣，每服三四钱。凌晓五《饲鹤亭集》方。善治寒水臌胀，兼治痰饮痞结、翻胃噎膈、呕吐泄泻等症），始克收温中宽膨之功。其他扁鹊玉壶丸（制透倭硫黄八两，糯米糊为丸，每服一钱，开水送下）、局方半硫丸（生半夏、倭硫黄各一两，开水泡七次，姜汁为丸，每服一二钱，米饮下）亦皆寒胀之要药（张寿甫曰：生倭硫黄治愈沉寒锢冷之病甚多，先由己徐徐尝试，确知其功效甚奇，又甚稳妥，然后敢以之治病，较之制熟者其效更捷。愚谓近来上海药房，皆备析净毒质之倭硫黄，尤无流弊）。

（四）热胀

多因于肝郁络瘀，或湿热盘踞中焦，少腹坚胀，左胁聚气，口苦不饥，尿赤便艰，形瘦肢冷，舌赤苔黄，《内经》所谓诸胀腹大皆属于热是也。治宜通络泻肝，龙荟绛覆汤（新绛二钱，旋覆花、蜜炙延胡、川楝子各钱半，生白芍五钱，青皮一钱，鲜葱须二分，用淡海蜇四两，大地栗六

① 杜酥：杜蟾酥。

个，鲜刮淡竹茹五钱，煎汤代水。王孟英验方），吞送当归龙荟丸二三钱，极苦泄热，略佐微辛以通络。若湿热郁积于中，而成胀满者，只须清热导湿，朴果四皮饮（川朴、广皮、猪苓各钱半，浙苓皮、大腹皮各三钱，草果仁、青皮各一钱，用冬瓜皮子各一两，煎汤代水。《叶案》验方），送下中满分消丸（子芩一两二钱，川朴一两，川连、枳实、仙半夏各五钱，炒知母四钱，广皮、泽泻各三钱，浙苓、砂仁、干姜各二钱，党参、於术、猪苓、姜黄、炙草各一钱，共研匀细，蒸饼为丸，如小桐子大，每服三钱。李东垣验方），苦辛通降，略佐疏郁以和中。

（五）虚胀

多因于脾胃衰弱，气虚中满，腹虽膨胀，按之不痛，便溏肠鸣，舌白脉软，暮宽朝急气虚，朝宽暮急血虚，朝暮急气血俱虚，《内经》所谓足太阴虚则膨胀也。治宜温养阳气，初用参术健脾汤（太子参、生於术、浙茯苓、姜半夏、广皮、川朴各钱半，生麦芽、炒山楂、春砂仁各一钱。尤在泾《金匮翼》方），继投健脾制肝汤（太子参、生於术各钱半，制苍术、浙茯苓、陈广皮各一钱，炒子芩、原麦冬、真川朴各八分，广木香四分。气下陷者，加川柴胡五分，升麻三分；血虚，加归身、生白芍各钱半；痰盛者，加姜半夏三钱，远志肉钱半。丹溪翁方），补中理气以宽胀；胀消十之七八，则用香砂理中汤，温健脾胃以善后。

（六）实胀

虽属气郁，然或由积水，或由积饮，或由积食，或由湿热陈积，而无不由回血管之障碍。余每于治胀药中，佐以行血通络之品，大旨以四七绛覆汤为君（川朴、仙半夏、紫苏嫩枝、旋覆花包煎各钱半，新绛二钱，赤苓三钱，鲜葱须五分，广橘络八分，用鲜茅根、杜赤豆各一两，煎汤代水。廉臣验方），随证佐以丸散，屡奏殊功。如积水，轻则送下神芎导水丸，重则送下三化神佑丸（煨甘遂、红牙大戟、醋炒芫花各五钱，黑丑拌炒生锦纹各一两，轻粉一钱，共为细末，再同轻粉拌匀，熟红枣肉为丸，如赤小豆大，初服五丸，每服加五丸，加至快利为度。张子和《儒门事亲》方）；积食，轻则送下木香槟榔丸，重则送下秘制五香丸（杜藿香、甘松、降香各一两，枳壳八钱，沉香、母丁香各五钱，巴霜三钱，共研极匀，米糊为丸，如芥菜子大，辰砂为衣，每服四五分。廉臣验方）；湿热陈积，轻则送下枳实导滞丸，重则送下三霜散（百草霜三钱，薄荷霜、巴霜各六分，生锦纹、生三棱、生莪术、萹蓄、瞿麦各二钱，共研极匀，每服四五分。廉臣验方）。惟积饮，千金五香汤最灵（千金霜一钱煎汤，磨上沉香、广木香、白檀香、紫降香、母丁香五汁各两小匙，和匀同服。薛生白验方）。

（七）痰胀

证治方药，已详于夹痰伤寒勘语中。惟妇人血裹痰饮，汪朴齐名曰痰臌类孕，腹大异常，偶一腹痛，即肠鸣辘辘，如车水声，尿涩便艰，甚则气喘倚息，不能平卧，六脉滑大无伦，按之坚实。予曾三遇其证，皆由专门产科家，于痰体停经症，误认为妊，连进清滋安胎药，致痰饮不行，与血互结而成，每仿汪氏法，用滚痰二陈汤（姜水炒生锦纹钱半，青礞石火硝煅透三钱，竹沥半夏、赤苓、槟榔、广皮各三钱，川朴、制南星、生三棱、生莪术各钱半，桂心五分。汪朴斋《产科心法》方），日下二三行，所下者皆色如赭石成块，挑开内裹白濞，从此腹渐消而宽。继用林氏香橼丸（炒莱菔子六两，陈香橼四两，醋制香附、广皮、赤苓、泽泻、生三棱、生莪术各二两，净楂肉、小青皮各一两，神曲糊丸，如绿豆大，每服一二钱，日三服，空心用绿萼梅七朵，泡汤送下。林药樵验方），煎香砂二陈汤送下，疏中蠲痰以除根；终用六君子汤去炙草，加制香附、竹沥、姜汁，补中涤痰以善后。

（八）水胀

体实暴病者易治，方法已详于前。体虚久病者难疗，予于临证实验上，用济生实脾饮送下济生肾气丸，或用东垣补中益气汤送下扁鹊玉壶丹，或用参术健脾汤送下天真丸，或用香砂理中汤送下禹余粮丸，如水投石，一无成效。益信洄溪云胀俱在肠外三焦膈膜之间，其为病虽是正虚，终属邪实，慎用补法，其言确有卓识也。由是改变方针，从疏达三焦，开泄膈膜着想，竟用修园消水圣愈汤加味（桂枝尖、黑附块、北细辛、蜜炙麻黄、生甘梢各一钱、知母三钱、焙蝼蛄下截七只、生姜皮钱半，大红枣二枚，用生芪皮一两，干蟾皮一只，煎汤代水），温凉并用，通补兼施。要在生芪皮善达三焦，干蟾皮专通肾络，蝼蛄又为利水之能品，故加用之；外用蓖麻油，品松节油，用药制棉浸擦膈脘腹，自上至下，日擦四五次。似此内外并治，始得肠鸣如桴鼓，初则津津汗出，继则小溲如注，腹胀骤退，而两足仍肿。内用牡蛎泽泻汤（左牡蛎生打四钱，泽泻、花粉各钱半，川桂枝五分，白茯苓三钱，川朴一钱。叶案验方），外用毫针浅刺足跗，以放其水之出路，乃奏全功。此为阴水之寒胀而设，然阳水之热胀，较阴水寒胀为尤多。王孟英曰：水胀初起，虽有寒有热，久则寒少而热多。每因肝气不疏，则郁而为火；肺气不肃，则液郁为痰；脾气不达，则滞其枢机；胃气不通，则废其容纳。四气皆愆，愆则邪留着而为胀，不愆则气健运而渐消。前哲治胀，多用温补，反阻气机，是不调其愆而反锢其疾。疾日锢，腹愈胀；气日愆，血愈枯。此酿成单腹胀之由来也。治法首重调愆，展以轻清，每用北沙参、淡竹茹、丝瓜络、银花、川楝子、枇杷叶、冬瓜皮、川柏、归须、生白芍等，以气蒸水煮芦根生藕汤煎药；继参以西洋参、细生地、川连、花粉、生苡仁、焦山栀等，出入为方。服至匝月，忽然汗出涔涔，肿胀皆退。予每仿其法而治此症，参以行血通络之品，如鲜茅根、杜赤豆、绛通草、马鞭草、念篦须、鲜葱须、天仙藤、络石藤等，随证加减，每多获效。

（九）谷胀

即食胀。多由肝气怫郁，恣饮贪食，停滞中焦。其证恶闻食臭，吞酸嗳气，恶心呕逆，胸膈痞塞，食入则脘腹益胀，便艰尿涩。《内经》所谓饮食自倍，肠胃乃伤。又云：饮食不节，起居不时者，阴受之，阴受之则入五脏，入五脏则䐜满闭塞，中满者泻之于内是也。治法轻则消而去之，疏郁消滞汤（莱菔子三钱拌炒川连六分，川朴、广皮、丹皮各钱半，焦山栀、双钩藤各三钱，小青皮、薄荷梗各一钱。《叶案》验方），送下枳实导滞丸；重则攻而下之，二陈平胃汤（仙半夏、新会皮、小枳实、川朴各钱半，六神曲、净楂肉、赤苓各三钱，制苍术八分，生甘梢四分。《简明医要》验方），送下木香槟榔丸。若屡下而胀仍不消，此由肝郁络瘀，或由湿热入络，用开郁通络饮合雪羹（陈香橼皮、酒炒延胡、新绛、木瓜各钱半，广郁金生打三钱，远志、通草、佛手片各一钱，生苡仁四钱，蜜炙蜣螂一对，先用丝瓜络一枚，路路通十枚，淡海蜇四两，大地栗六个，煎汤代水。若消滞，加红曲二钱，鸡内金三钱；达下，加车前子五钱；降气，加苏子二钱，川贝三钱。薛瘦吟验方），或用三露五汁饮（银花露、藿香露、枇杷叶露各一瓢，用生藕汁、芦根汁、梨汁、广郁金汁各四瓢，生姜汁四滴，重汤炖温，冲入三露，和服。孟英验方），送下木香三棱丸（青木香、破故纸、茴香、黑丑、甘遂、芫花、大戟、京三棱、蓬莪术、川楝子、胡芦巴、巴戟各一两，巴霜四分，陈仓米三合，砂仁一两五钱，上细切，用好米醋二升，除砂仁、木香外，余药入醋中浸一宿，入锅内煮醋尽干为度，同木香、砂仁为细末，醋煮面糊为丸，如绿豆大，每服五丸或七丸。载虞花溪《医学正传》），仿洄溪胀必有滞、缓缓下之之法，始克胀消肿退而痊。

（十）虫胀

多因于脾胃虚弱，恣食甘肥生冷，留而为积，积久生虫，如扁虫（即姜片虫）、线虫（即钩虫、蛔虫）、圆虫（即鳖瘕）等。其证腹虽胀大，时发攻痛，以手摸之，腹内有块，或一条埂起，痛有来去，乍作乍止，痛止即能饮食，甚至一痛即厥，呕恶吐涎，口流清水，面白唇红，口馋好甜，或喜食泥土、茶叶、火炭等物，《内经》所谓肠中有虫瘕蛟[①]蛔，虫动则胃缓，胃缓则涎出是也。治宜攻积驱虫，轻则使君子汤（煨香使君子肉二钱，青糖一钱拌炒净楂肉三钱。何廉臣验方），送下蒋氏遇仙丹（黑白丑头末炒香各五钱，枣儿槟榔半生半炒各一两，三棱、莪术醋炒各五钱，炙牙皂三钱，共研细匀，青糖为丸，如赤小豆大，小儿服一钱，大人二三钱。蒋仲芳验方），或单服鸡肝药（白雷丸一两，用苍术一两同煮一二十滚，去苍术，切片，使君子肉一两，二味焙干研细，用不落水鸡软肝一具，男用雌、女用雄，将末药一钱掺上，饭上蒸熟，小儿食之，轻则二三服即愈，重则六七服而痊。吴门王仙师验方）；重则必须蒋氏珍珠丹（皂荚八钱，枣儿槟榔肉六钱，黑白丑各四钱，巴豆肉六分，槌碎，包夏布中，四味用阴阳水各一汤碗，煮干取起，去巴豆肉，晒干研细，瓷瓶收藏，每服男用三五分，女用四六分，小儿只服三分，黑砂糖拌，青糖茶送下，或白蜜汤调下。蒋仲芳验方），及沉香至珍丸（每服三五粒，方载前夹痛伤寒勘语中）。

又次论蛊症，程钟龄谓非虫即血，非血即虫，但从字面象形，尚非成蛊之原理。惟石芾南谓郁怒伤肝，肝热血燥，经络凝滞不通，下部回血

① 蛟：原作“蚊”，据《灵枢·厥病》改。

癯胀，即有水血溢于胁膈之里，渐渍渐深，终成蛊胀，实由肝叶撑张则胀也。肚大筋青不治。夫青筋，非筋也，血络也。青者，血燥而结也。血结则不独血滞于中，即水饮亦无由吸摄，不能循其常道，下输膀胱，故蛊胀多水，医者见水行水，不审水由肝血燥结所致，所以不效。其说中西合参，言之成理，语甚精当，惜未对证立方耳。余于临证实验上，每用辛润通络，以行肝血。自制三仁绛覆汤（瓜蒌仁四钱，柏子仁三钱，光桃仁、泽兰、新绛各二钱，归须、旋覆花各钱半，鲜葱须三分，用鲜茅根二两，全丝瓜络一钱，煎汤代水），送下诸蛊保命丹（肉苁蓉三两，红枣、青矾各一斤，入罐内煅烟尽，为末，再将四制香附、生麦芽各一斤为末，和前末糊丸，每服二三十丸，专治单腹胀大，四肢极瘦。王孟英《内科简效》方），及通络消蛊丸（即当归䗪虫丸，方载夹痛伤寒勘语中，专治络瘀单胀。叶氏验方），遵叶氏络瘀则胀之法，往往十全二三，久服收功。终论臌证，通称单腹胀，前哲如程钟龄、陈修园辈，皆谓腹胀如鼓，中空无物，遵《内经》足太阴虚则臌胀之旨立言。此为脾虚成臌之一种，然臌胀亦不尽属纯虚证，就予临证实验，约有五臌。

一、气臌

多因于情志内伤，愤怒抑郁，无不动肝，肝纵乘肺，气逆息粗，胸满膈塞，腹虽胀大，按之尚软，《内经》所谓诸气𪿍郁皆属于肺，叶天士所谓初病在气也。每用四七绛覆汤，送下陈香橼散（陈香橼连穰一枚，大胡桃肉连皮二枚，春砂仁去壳二钱，各煅存性，研为细末，每服一钱。方载张石顽《本经逢原》），理气宽膨以消胀；继用陈麦草汤（陈麦杆草五钱，生麦芽二钱，陈大麦须、莱砂散各一钱。何廉臣验方），送下佛手丸（鲜佛手用银胡三钱煎汤，拌炒切片，鲜香团去子，用川楝子三钱，煎汤拌炒，冬桑叶、京川贝、炒枣仁、建神曲、湘莲肉各五两，太子参一钱，另研擂丸，共研细末，先将佛手枣仁煎浓汁泛丸，再用糯米饮汤泛上，每服一钱。凌氏《饲鹤亭集》方），舒畅气机以善后，往往十全七八。若失治，及病患不能戒怒，势必肝横乘脾，脾失健运，腹胀减食，食益䐜胀，按之如鼓，形瘦肢削，尿涩而急，《内经》所谓鼓之如鼓皆属于热，叶天士所谓久必入络也。每用三仁绛覆汤，送下消臌蛛连丸（白蜘蛛十只，蚕绵灰五钱，紫瑶桂、麝香各五分，小川连五钱，共研细匀，藕粉为丸，如小绿豆大，每服一钱，专治气郁成臌。何廉臣验方），泄肝运脾以消臌；俾腹胀转软而宽，用五汁一枝煎，送下绿萼梅花丸（方载夹痛伤寒勘语中），辛润通补以除根。似此治法，亦可十全一二。

二、疟臌

即疟母成臌。多因于疟邪未净，截之太早，误服甘肥滋补，留邪入络，腹胀如鼓，按之左边尤坚，此中医所谓疟母，西医所谓脾胀也。治以活血通络，叶氏二仁绛覆汤（用马鞭草一两，紫苏嫩枝三钱，煎汤代水），送下鳖甲煎丸，外贴鳖苋膏以消块。

三、疮臌

多因于周身疥疮，误用熏法，及凉药涂布，将疮遏进，湿热盘踞膜络，初则腹痛便泄，继则囊肿腹胀，下至少腹，此王洪绪所谓疮臌，叶天士所谓疮蛊，徐洄溪所谓疮臌也。治以解毒发表，银翘败毒散（薄荷钱半，青连翘三钱，羌活、独活各八分，柴胡、前胡各一钱，枳壳、桔梗各七分，用银花、杜赤豆各八钱，煎汤代水），送下疮臌红枣丸（白僵蚕、红枣各四两，先用水煮红枣一二滚，取枣汤洗白僵蚕，弃汤，以枣去皮核捣烂，僵蚕晒干为末二两，同枣捣和为丸四两，丸如小赤豆大，每服二钱。王洪绪《外科全生集》），使周身仍发疥疮，则疮臌全消。或用紫苏一两，煮大长脐蟹，约重斤余，饮酒将蟹吃完，覆被而睡，不两时，身仍发疮，更狠于前，而臌全消，然后再治疥疮，以竟全功。

四、水臌

多因于湿滞肿满，大剂峻逐，频进不休，力求速愈，初服少效，久必伤残脾阳，始由四肢归腹，腹大如箕（俗称筲箕胀），手足反瘦，逐渐坚胀，按之如鼓，旦食不能暮食，此西医所谓恶液汁病，东医所谓肝癌也。不知增液通络，又用攻坚分消，更损肾阳，重伤气化，腰酸足软，尿色淡黄而少，甚至小便癃闭，病势至此。本不可为，即遇明医，亦惟用加减金匮肾气汤，送下桂附理中丸，温补脾肾，以救残阳，尽人事以挽天机而已。予屡遵嘉言三法，初用辛甘通阳，如桂甘姜枣、麻辛附子汤加味；继用培养元阳，如真武汤送金匮肾气丸；三用转旋大气，如补中益气汤重用芪、术，送下局方禹余粮丸。外用罨脐法以通尿（大水田螺一个，雄黄、甘遂末各一钱，麝香一分，同捣为饼，罨脐上）。病家虽甚信从，而医者药无一效，无任惭汗，末遵张景岳大补法，用参附理阴煎仍加於术，送服蜘蛛散（白蜘蛛十六只焙焦，青化桂一钱，同研极细，每服一钱。《金匮》方），终归无功。从此信景岳虚证难医、百补无功之语，真虚损专家之名论也。急嘱病患赴西医处开臌放水，讵知放水而水全无，但有淡血黏液，西医即将腹皮缝好，劝其速回，后至一旬而毙。于是专觅单方，约有十剂。

（一）丑冰散（先将黄牛粪阴干，微炒黄香为末，每服一两，煎十余滚，滤清，冲入梅冰一厘，乘热顿服）；

（二）猪肚煎（雄猪肚子一个，入大蒜头四两，尖槟榔、砂仁末各三钱，广木香二钱，砂锅内河水煮熟，空心但服猪肚汤）；

（三）千金散（千金霜二分半，飞滑石二分，陈芭蕉扇去筋，烧灰存性五分，用湿豆腐皮包好，开水送下）；

（四）黑鱼羹（乌鳢鱼一尾，重七八两，去鳞甲，将肚剖开去尽肠杂，入好青矾五分，松萝茶三钱，男子用大蒜八瓣，女用七瓣，同入鱼腹内，放在瓦罐中煮熟，令病患吃鱼，连茶蒜吃更好）；

（五）葫芦散（三五年陈葫芦一个，悬放于炭火上炙热，入酒浸之，如此五次，将葫芦壳煅存性为末，每服三钱，酒下）；

（六）宽膨散（大癞虾蟆一只，剖开，用大砂仁填满腹中，黄泥封固，炭火煅红，冷定去泥，研末，每服一钱，陈皮汤调服，至频频矢气而宽）；

（七）瓜灰散（西瓜一个，开去盖，挖去子、肉，加鸡内金四张，车前子四两，入西瓜中，仍用旧盖盖好，瓜外遍涂烂泥，在瓦上炙灰存性，去泥研末，每服一钱，用青糖拌好，用陈葫芦壳一钱，煎汤调下）；

（八）丝瓜络丸（丝瓜络一个，用小巴豆十四粒，拌炒巴豆黄色，去豆不用，再用陈仓米，如丝瓜络之分量，同炒，米黄，研匀，玫瑰膏捣丸，如梧桐子大，每服一钱，用绿萼梅五朵，泡汤送下）；

（九）鸡矢白散（腊月用雄鸡五只，饲以煮干大麦一二日，鸡矢中自有白块，逐渐取出，随取随用酒洗，阴干，藏入瓷瓶，每服三分，和入广木香末一分，随酒送下）；

（十）败鼓皮丸（破旧铜鼓皮一张，切碎，河砂拌炒松脆，研末，陈烧酒和糯米粉糊丸，每服一钱，陈酒送下）。其间临病实验，一旬至二旬间臌胀，效者颇多，若至一二月，不效者多。

五、疳臌

多因于失饥伤饱，鱼肉中误服虫子，虫吸血液，生长繁殖，积久而成臌，形如蜘蛛，故俗称蜘蛛胀，《万氏全书》谓之疳臌。治以驱虫消疳，轻则七味保婴汤（莱菔子、生麦芽各一钱，薄荷叶三分，嫩竹叶七片，灯心一小帚，陈仓米二十粒，白蜜一匙，袋盛煮汤），调下癞蛤散（癞蛤蟆一只，酒洗净，将白豆蔻四十九粒，从口徐徐灌入，外涂酒渣盖泥令遍，炭火烘脆，去泥，研末，筛净，每服三分至五分。《良方集腋》）；重则加味五香汤（五灵脂用青糖拌炒五分，醋制香附八分，黑白丑头末炒香各六分，白雷丸一钱，煨香使君子肉三枚，炒川椒一粒，乌梅肉二分。何廉臣验方），调下灶马散（蟑螂肉十只，莱菔子五钱拌炒，研服五分），屡奏捷效。综而言之，肿胀蛊臌，皆以病状定病名他。《内经》云：治病必求其本。其本即中医所谓病源，东医所谓原因也。余临斯证，必先辨其病属何因，继必察其质性何似，更审其有无宿恙，然后权其先后之宜，对症发药，庶可药到病除，无枘凿之不入矣。至于辨证，尤在泾曰：腹胀属脾胃者，则饮食少；属他脏腑者，则饮食如常。其胀在皮肤脉络之间者，饮食亦如常。其在肠胃肓膜之间者，则饮食亦少。其气亦壅塞于五脏，则气促急不食而病危矣。是故病在表者易治，在腑者难治，入脏者不治。此亦扼要之论也。

卷之十

第九章　伤寒夹证下

第十一节　夹泻伤寒（一名伤寒夹泄泻）

【因】素有脾虚泄泻，或肝邪侮脾作泻，或寒邪先中太阴而为泄泻，或先伤食物，欲泻不畅，再感风寒而犯太阳证者。

【证】头痛身热，胸闷或不闷，溲短，大便泄泻，舌苔白为中寒泄泻；舌黄而厚，胸满腹疠痛，头痛身热，口黏而秽，为宿食化泻。若舌淡红，苔青白色，脘闷腹满，鸣响作痛而泄泻，得泻则腹满痛鸣响皆瘥，为肝邪侮脾化泻，再新受外感，亦头痛发热。

【脉】左脉濡数，右脉沉弱，为寒泻。若左弦坚或弦劲，右软弱或沉缓，肝强脾弱，为肝邪侮脾。

【治】中寒感邪，用葱豉胃苓汤（即胃苓汤去甘草，加葱豉）；夹食化泻身热，用楂曲平胃散，加豆豉、藿香、薄荷、猪苓、茯苓、泽泻之类；肝邪侮脾，腹鸣痛泻，用扶土抑木煎（炒白芍六钱，炒白术三钱，煨防风钱半，新会皮一钱，炒黄芩二钱，煨葛根一钱），加豆豉、焦栀之类。

【秀按】俞氏所分泄泻为三种，乃先因泄泻，后受风寒感邪，而病头痛身热，与伤寒自病之下利不同。所谓伤寒下利者，不因攻下，自然溏泻也。要在辨寒热而治之，庶几无差。大抵阳热之利，渴欲饮水，溺色赤，发热后重，粪色必焦黄，或为肠垢，所下皆热臭，脐下必热，得凉药则止，得热药愈增；阴寒之利，口不渴，小便色白，肢或厥冷，脉沉迟无力，必洞下清谷，或为溏，粪色或白或淡黄，脐下多寒。三阳证下利，身热；太阴下利，手足温；少阴、厥阴下利，身凉无热。此其大概耳。太阳阳明合病下利，葛根汤；太阳少阳合病下利，黄芩汤；阳明少阳合病下利，小柴胡汤加葛根、芍药。合病发热自利，则为表邪，不可例以为里证也。温热病，发热而渴，小便赤色，大便自利，五苓散去桂，加黄芩。热内盛而利不止，黄连解毒汤。躁闷狂乱者，三黄石膏汤，或大柴胡汤。自利不渴属太阴，以其脏有寒故也，当温之，宜服四逆辈；以太阴脏寒，或用理中汤。若寒甚逆冷，脉沉细者，理中汤加附子；若腹满小便不利者，五苓散合理中汤主之；若呕者，加半夏、生姜。自利而渴属少阴虚，故引水自救，白通汤主之，以通其阳而消其阴。与白通汤利不止，厥逆无脉，干呕烦者，白通加猪胆汁汤主之，借猪胆汁向导之力，以引阳药深入。服汤后，脉暴出者死，正气因发泄而脱也；脉微续者生，阳气渐复也。少阴病，腹痛，小便不利，四肢沉重疼痛，自下利者，此为有水气，其人或咳，或小便利，或下利，或呕者，真武汤主之，以运脾渗水为务。少阴病，下利清谷，里寒外热，手足厥冷，脉微欲绝，身反不恶寒，其人面色赤，通脉四逆汤主之。少阴病，吐利，手足厥冷，烦躁欲死者，吴茱萸汤主之。自汗不止，里寒下脱，此利在下焦，赤石脂禹余粮汤主之。少阴病四逆，其人或咳或悸，或小便不利，或腹中痛，或泄利下重者，四逆散主之。此阳邪传至少阴，陷入于里，而不能交通阳分，故不宜苦寒攻之，而但以此利解之。少阴病，自利清水，心下必痛，口干燥者，急下之。热邪传入少阴，逼迫津水，注为自利，质清而无滓秽相杂，色青而无赤黄相间，此正阳邪暴横，反类阴邪。但阳邪传自上焦，其人心下必痛，口必干燥。设系阴邪，则心下满而不痛，口中和而不渴，必无此枯槁之象，故宜急下以救其阴也。厥阴下利清谷，里寒外热，汗出而厥者，通脉四逆汤主之。下利腹胀满，身体疼痛者，先温其里，乃攻其表，温里四逆汤，攻表桂枝汤。此总以温里为急也。大汗出，热不止，内拘急，四肢痛，又下利厥逆而恶寒者，四逆汤主之。恶寒脉微而复利，利止亡血也，四逆加人参汤主之。亡血本不宜用姜、附以损阴，阳虚又不当用归、芍以敛阳气。以利后恶寒，阳虚下脱已甚，故用四逆以复阳。为阳脱加人参，则阳药愈加得力，阳生则阴长。设误用阴药，必致腹满不食，或重加泄利呕逆，转成下脱矣。下利，手足厥冷，无脉者，灸之。下利谵语者，有燥屎也，宜小承气汤下之。盖下利则热不结，胃不实，何缘得有谵语？此必邪返于胃，内有燥粪，故虽下利而结者自若也，爰用小承气以微攻其胃。大抵下利脱气至急，五夺之中，惟此为甚，故不厌详审。下利日十余行，脉反实者死；伤寒发热下利至甚，厥不止者死。厥证但发热则不死，以发热则邪出于表，而里证自除，下利自止也。若反下利厥逆，烦躁有加，则其发热又为真阳外散之候，阴阳两绝，故主死也。伤寒发热下利，厥逆，躁不得卧者死，躁不得卧，肾中阳气越绝之象也。下利而手足厥冷，皆为危候。加以发热躁不得卧，不但虚阳发露，而真阴亦以烁尽无余矣，安得不死乎？《金匮要略》云：六腑气绝于外者手足寒，五脏气绝于内者利下不禁，气已脱矣。此参合陈素中[1]辨证之大略也。

【廉勘】伤寒协热下利，十有七八。俗人不识，呼为漏底伤寒，往往妄用温燥止涩之剂，以助热邪，转变危症。可悲也夫！然据前辨，皆以伤寒之下利以立法，其他泄泻类证甚多，原因尤别。今举其重要者，再辨于下。景岳云：泄泻之本，无不由于饮食不节，起居不时，脾胃受伤，则水反为湿，谷反为滞，水谷精华之气不能输化，而泄泻作矣。泄者，大便溏薄，或作或止；泻者，大便直下，水去如注。虽分轻重，总属脾伤。脾受湿而不能渗泄，伤阑门之元气，而分利无权，并入大肠，遂致成泄。故肠鸣溺少，大便反快，是泄固由于湿矣。《难经》云：湿多成五泄，曰飧，曰溏，曰骛，曰濡，曰滑。飧泄者，完谷不化，湿兼风也。兼恶风自汗，肠鸣，脉弦者，宜胃苓汤加升麻、煨防风。又有久风入中，令清气下降而不升，则风邪入胃，是木贼土也。故冲和之气不能化，能令腹鸣而痛，完谷出而为泻也，宜痛泻要方合四苓散（焦白术三钱，炒白芍五钱，新会皮钱半，煨防风钱半，茯苓四钱，猪苓三钱，泽泻三钱）。若飧泄脉弦，腹痛而渴，及头痛微汗，宜防风芍药汤（煨防风三钱，炒白芍五钱，炒黄芩三钱）。或饮食太过，肠胃受伤，亦致水谷不化，下者举之，宜加减木香散（木香一钱，干姜八分，党参二钱，六神曲二钱，肉豆蔻一钱，新会皮一钱，焦白术二钱，阳春砂五分，升麻八分，槟榔一钱）。溏泄者，肠垢污积，湿兼热也，其证脉数，溲赤涩，所下稠黏垢秽，宜黄芩芍药汤合益

---

①陈素中：即明末清初医学家陈尧道，字素中，西安府三原县人，撰《伤寒辨证》一书。

元散（黄芩三钱，白芍五钱，益元散八钱）。骛溏者，澄清溺白，湿兼寒也，其证大便如水，其中稍有结粪者是也。若清冷如鸭粪，脉见沉迟，小溲清白，理中汤加橘红、茯苓治之；若泄不已，更加附子。濡泄者（一名洞泄），身重脉软，湿自胜也，由脾虚不能制湿，湿反胜而成病，故腹不痛，而肠鸣溺少，利下多水，宜五苓散主之。滑泄者，久下不禁，湿胜气脱也，其证大泻如竹筒直下不止，宜用扶脾丸（炒白术二钱，茯苓三钱，新会皮钱半，姜半夏钱半，诃子皮钱半，炙甘草八分，乌梅二枚，干姜钱半，藿香二钱，杜赤豆三钱，肉桂一钱，炒麦芽三钱，六神曲二钱，荷叶包烧饭为丸），或补中益气汤加诃子、肉蔻，或四柱饮（人参、附子、茯苓、木香，加生姜、盐、少许），或六柱饮（即四柱饮加肉蔻、诃子）。其他尚有胃泄，则面黄而饮食不化，宜理中汤；脾泄则呕吐而腹胀注下，如食后饱满，泻出即宽，宜香砂六君子汤；大肠泄则食已窘迫，大便色白，而肠鸣切痛，宜五苓散加木香；小肠泄则溲涩而便脓血，小腹痛，先宜下之，继用清利；肾泄则五更便泄，足冷腹痛，宜四神丸（肉豆蔻、破故纸、五味子、吴茱萸，姜、枣为丸）；肝泄则木来侮土，腹痛兼胀，脾虚故泻，宜泄肝培土，刘草窗痛泻方（炒白术、炒白芍、新会皮、煨防风）。有因痰而泄者，胸满泻沫，右脉弦滑，甚则呕吐，腹中觉冷，隐隐作痛，宜厚朴二陈汤（川朴、半夏、茯苓、陈皮、甘草）。肥人滑泻，多属于痰，不食不饥，亦责之痰，宜青州白丸子（半夏、南星、白附子、川乌）。有因食而泻者，泻下臭腐，噫气作酸，腹痛，泻后痛减，宜香砂胃苓汤（即胃苓汤加木香、砂仁），或保和丸加砂仁、豆蔻。有大瘕泄者，里急后重，每至圊而不能便，似痢非痢，所下皆是粪水，茎中痛，乃寒湿化为湿热也，宜八珍散（木通、车前子、焦栀子、萹蓄、瞿麦、滑石、甘草梢、大黄、灯草）加木香、槟榔。有伤酒而泻，晨起必泄，素嗜饮，经年不愈者，宜葛花解酲汤（葛花、豆蔻、木香、陈皮、青皮、神曲、茯苓、干姜、人参、白术、泽泻、猪苓、砂仁），或理中汤加葛根，吞酒煮川连丸（酒煮黄连一味为丸）。夏月暴注水泻，脉虚细，口干烦闷，肠胃之暑湿也，宜五苓散加煨葛根。兼胀者，加厚朴、茅术；小便赤涩，加木通；兼烦，加山栀、淡竹叶；暑火泻者，去官桂，加川连、黄芩炭；暑食泻者，加神曲、木香；暑湿泻者，加茅术、滑石；兼呕，加半夏、厚朴、竹茹、藿香。若伤暑又伤生冷而化泻者，宜连理汤（川连、人参、白术、甘草、炮姜）。泄泻虽有多端，大要不离乎脾伤积湿，治法则初用调中分利，继用风药燥湿，久则升提，滑须固涩，风兼解表，寒佐温中，食者消之，痰者化之，虚者补之，热者清之，随证施治，自无不愈。此条乃参合吴云峰[①]治泄泻之心法也。

第十二节　夹痢伤寒（俗名伤寒夹痢疾）

【因】痢疾古称滞下，皆由暑湿与食积胶固腑中，流行阻遏而成。或饱餐饭肉浓鲜之后，再食瓜果生冷，令脾胃之血不行于四肢八脉，渗入胃肠而为痢。再复感表邪，如身热恶寒头痛，或染时疫成痢，或有外感陷里而化痢。

【证】凡痢疾兼夹寒邪者，如下痢里急后重，腹有痛有不痛，恶寒头痛身热，或兼寒热恶心，舌苔厚腻，口渴不食，变态多端。

【脉】痢脉微小滑利者，吉；浮弦洪数者，凶。浮大者未止，微弱者自愈，此无外感者，大旨如此。若兼表邪，初痢身热脉浮者，先解表；初痢身热脉沉者，可攻下。久痢身热脉虚者，属正虚可治；久痢身热脉大者，属邪盛难医。

【治】凡夹表邪之痢，与时行疫痢，皆有身热，但当先撤表邪，如恶寒头痛身热之类，因其表而行散之，表邪解而痢亦轻矣。如仓廪汤（人参、茯苓、甘草、柴胡、羌活、独活、枳壳、桔梗、川芎、薄荷、生姜、陈廪米）以解表化滞，自然身凉痢止。因于湿热者，以苦辛寒为治，苦以燥湿，寒以清热，稍加辛热佐之，以为发散宣通之用，无不效矣。因于气者调之，因于血者和之。邵氏谓：在气分，有苦辛调气，及辛甘益气等法；在血分者，有苦辛行血，及咸柔养血诸方。治赤痢者，气分药必不可少，气行而血自止也；治白痢者，血分药必不可兼，恐引邪入于血分，反变脓血也。此治痢者，不可不知也。

【秀按】痢疾一证，大人以赤者属热，白者属寒。然白色亦多属湿热

① 吴云峰：清朝咸丰年间浙江嘉善名医，著《证治心得》。

者，如肌肉腐熟而成脓也；赤色亦有属寒湿者，因血瘀凝涩而入肠也。不可据赤白分寒热，当以舌苔脉象辨之。大抵赤属血，自小肠来；白属气，自大肠来；赤白相杂，气血俱病。盖心主血，肺主气，凝滞则伤气，郁热则伤血，气血既病，则心肺亦病矣。而小肠者，心之合也；大肠者，肺之合也。二经皆出纳水谷，转输糟粕之官也。而胃又为大小肠之总使，肺移病于大肠，则气凝涩而成白痢；心移病于小肠，则血凝涩而成赤痢；大小肠俱病，则赤白互下。其血与气之凝结，必夹饮食痰涎，始成积滞，其饮食痰涎，皆聚于胃，故痢证亦不离乎胃，谓由心肺而及于胃也。此辨致痢之原因也，再详证候，以定疗法。所云里急后重，其证在广肠最下之处。里急与后重不同，里急者，急迫欲便；后重者，肛门重坠。里急有虚实之分，实为火邪有余，虚为营阴不足。里急而不得便者，火也，重者承气汤，轻者芍药汤。久病见之为气脱，里急而至圊反不能出者，气滞也，以疏通为主。后重亦有虚实之异，实为邪实下压，虚由气虚下陷。因邪压大肠，大肠不能升上，而下坠乃后重，宜大黄、槟榔，或香连丸，泻其所压之邪而愈。若积滞已行，后重不减，脉无力，不食者，此脾气下陷，或大肠虚滑，不能自收，治以升涩之剂，固其脱，升其坠而愈。二者何以辨之？凡邪迫而后重者，至圊稍减，未甚复甚；虚滑而后重者，圊后不减，而得解愈虚故也。亦由积滞已去，过服肉面生冷而后重者，运脾消导为主。但虚坐努责，不得大便，此为无血证，倍用四物汤，加新会皮，和胃生血自安。如痢后后重不除者，宜三奇散（枳壳、黄芪、防风）最妙。若下痢脓血，里急后重，日夜无度，或渴者，宜导气汤（白芍、大黄、归尾、黄芩、黄连、木香、枳壳）。下痢赤白，里急后重，宜香连丸，或木香槟榔丸，审证用之。冷热不调，里急后重，腹痛口渴，小便不利，宜黄连阿胶丸（黄连、阿胶、茯苓。此方去茯苓，加黄柏、山栀，海藏名黄连阿胶汤），后重当调气。亦有积与气坠下者，当兼升兼消。凡用诸承气等药，攻积之后，仍后重者，乃阳气不升，药中当加升麻升其阳，其重自去也。至于腹痛，亦有寒热虚实之不同。实痛者，非食积即火邪，食必痛而拒按。若脉洪实有力，腹胀坚硬，为积滞作痛。若火则畏热喜寒，脉洪而数，口渴喜冷，兼见热证，为火邪作痛。邪实于中，每多气逆，故治痛之法，皆以行气为主，食则消之，火则清之。丹溪云：初病得之亦可用大承气、调胃承气下之，看其气病、血病，然后加减用药。治痢止痛，宜如神汤（川连、枳壳、槐花），或芍药甘草汤（芍药、甘草），热痛加芩、连之类。虚寒之痛，未有不宜乎温脏也，寒在中者宜温脾，寒在下者宜温肾。总以拒按喜按，好冷恶冷为辨。若守痛无补法，不知因虚而痛者，愈攻则愈虚愈痛矣。若因积滞治法，有新旧不同。旧积者，气血食痰所化也；新积者，旧积已去，未几复生也。然旧积宜下，新积禁下，其故何哉？盖肠胃之腐熟水谷，皆营卫洒陈六腑之功。今肠胃有邪，则营卫运行之度，为之阻滞，故卫气郁而不舒，营血涩而不行，于是结痰饮食停于胃，糟粕留于肠，气郁血涩之积相夹，而成滞下矣。必当下之，以通其壅塞。既下之后，升降仍不行，清浊仍不分，则气分复郁，营血复涩，又成新积焉，可复下乎？但理气分以宣通脾胃，和营血以调顺阴阳，则升降合节，积自化矣。然旧积亦有不可下者，或先因脾胃之虚，不能转输，其食积，必当补脾胃兼行气以治之。马元义曰：痢证经久，未有不伤其正者，但有伤阴、伤阳之分。伤阴者，精血脂膏悉从痢去，必有烦渴燥热之候，急宜清润以养其阴，用黄连阿胶丸与四物汤等是也；伤阳者，脾肾元神悉从痢散，必有滑脱厥逆之象，急行温补以回其阳，用理中与八味丸等是也。古人谓痢而后泻，自肾传脾则易治；泻而后痢，自脾传肾则难疗。叶天士云：命门火衰，泄泻则有，若讲痢疾，断无此理。又云：寒无上迫之理，火性急速，故下迫，脾肾气虚泄泻者有之。夏秋之痢，属湿热下迫者多，补脾补肾之法，惟久泻而无积滞腹痛者可用，非夏秋之痢，所可用也。然又不可轻用涩药，早投兜涩，积聚不去，多至死亡。更须慎用参，误服则为胀满。误服升麻，即为噤口，惟气虚下陷者宜之，否则下焦湿热与积，升至上焦，速死之道也。饮食之油腻酒面，尤宜禁戒也。凡痢时吃酒则难愈，愈后吃酒则复发。痢之最危险者，莫如噤口。大抵初痢噤口，多属湿瘀热郁，胃气伏而不宣，脾气因而涩滞者，宜香连枳朴之类，清疏肠胃。亦有积秽在下，浊气薰蒸，宜下之，如香连加大黄。若久痢而致噤口，是胃气虚惫，独活、理中尚难为力也。若脉细弱者，宜参苓白术散（人参、茯苓、白术、扁豆、山药、米仁、桔梗、陈皮、砂仁、莲肉、甘草、大枣）加菖蒲末，米饮调下。沈金鳌云：石菖蒲治噤口痢，屡试屡效。古人云：胃虚有火。丹溪用人参、川连、石莲、粳米，加姜汁，细细呷之，如吐再服；或用姜炒川连、人参汤和之，叶氏半夏泻心汤减去大枣、甘草守中之品。又有休息痢，乃屡止屡发，经年累月，未得霍愈者也。多因兜涩太早，湿热未清，加以调摄失宜，或因饮食不节，遂令脏腑受伤，漫无止期，用补中益气汤为最妥，有加肉果、木香，吞驻车丸。亦有阴虚多火，不能胜任升麻、木香、白术者，只用驻车丸加人参、乌梅之类。有积加枳实、楂炭，积热未清，用清六丸（滑石、甘草、红曲）加香连。又有疟后痢、痢后疟、疟痢并作者，既疟而后痢，非表邪内缩，即元气下陷，此似痢非痢证。若多食肉面，亦有疟后痢，宜葛根、炒麦芽、六神曲之类化之。既痢而后疟，是邪从外达，迎其机而达之可也。初起即疟痢并作，即宜专用发散，如荆、防、柴、葛，佐以赤苓、神曲，血痢则参加归、芎，使在腑之邪，提并于经而外解之。如不应，则辨其夹热夹寒，表里分消之。热者去荆、防，加芩、连；寒者去柴、葛，加桂、姜。下痢兼证，亦当辨之。如痢而呕者，胃气不和，宜加姜炒川连、竹茹、广郁金，虚则加参。因食消之，因痰化之。有痢而小便不通者，由邪热在里，迫于大肠，必郁结于膀胱，则气不化，宜清膀胱之热，兼清肺气。喻氏有急开支河一法，令气化行，而厘清其热势也，以小便涩痛，方是真热。轻者用六一散，凉水调服亦效。有兼大孔痛者，须辨其新久寒热。热留于下，黄芩芍药汤清之；虚寒而痛，理中汤温之。此证宜食淡味，可用薰法，以熟艾、黄蜡、诃子烧烟薰之。热则肛门闭，寒则肛门脱。所以兼脱肛者，虚寒多而实热少也。若久痢寒滑脱肛，宜诃子皮散（诃子、粟壳、炮姜、橘红）。一法，以磁石末，食前米饮下，外以铁锈汤洗肛门。有痢后呃哕，为胃气虚寒，最为恶候，橘皮干姜汤（陈皮、干姜、竹茹）。误食生冷而呃者，理中加丁香。此秀积年经验，并参考吴云峰心得治痢法也。

【廉勘】伤寒变痢，而痢亦能化为伤寒。既夹下痢，犹当辨其下痢之色，参合外证，庶几不致误治也。如初起里急后重，痢下色白，此为湿热凝滞，气分受邪，宜胃苓汤加香砂，兼热者加炒黄芩、滑石。色如豆汁者，亦属脾中湿热，燥脾分利，亦宜胃苓汤为主。或如鱼脑及鼻涕冻胶者，脾虚冷痢也，宜二术、炮姜等味。如白脓努责而出者，气与热结也，宜木香、槟榔、黄芩之类；如屋漏水尘腐色者，皆元气虚惫也，宜理中汤，加煨葛根、炒黄芩、茯苓。至于赤痢为血分之邪，湿热多者，以行湿清热为主，如炒黄芩、炒银花、滑石、木香、楂炭之类。兼见紫块或稠黏，用黄芩、延胡索、桃仁、赤芍、行瘀治之。若血色鲜浓紫浓者，则为热盛，宜用白头翁汤。或初起势盛，里急后重，脉有力者，加制大黄下之。若纯下清血，而脉弦者，风入胃也，宜用炒枳壳、荆芥炭、煨防风。血色紫黯，屡服凉药，而血愈多者，寒湿也，宜理中汤，加芎、归、木香。或如猪肝，如苋菜汁者，皆寒也，非炮姜不治。若血色稀淡，或如玛瑙色者，为阳虚不能制阴而下，非温理其气，则血不清也。若辨黄黑二色。凡深黄而秽臭，热证也；浅黄色淡不甚臭，或兼腥馊气者，寒证也。黑而焦浓浓大臭者，火证也；黑如漆光者，瘀血也。若青黑而腥薄者，肝肾腐败之色也。又有五色痢，亦有虚有实。丹溪云脾胃有食积，及四气相并，则痢有五色之相杂，当先通利，宜归连丸（当归、黄连、黄柏、黄芩、阿胶、熟艾）。亦有因湿毒内盛，马元仪云：五色痢乃五脏之气化并伤，而治法则求之于肾，仲景所谓五液注下者是也。宜益火消阴，实脾堤水，兼分理其气，或可救其万一。张三锡云：诸痢坏证，久下脓血，或如死猪肝色，或五色杂下，俗名刮肠痢。乃脏腑俱虚，脾气下脱，若再投痢药则误矣，宜用真人养脏汤。大抵下痢属里证，不当更见表热，如头痛身热之类。若表证有热，则外内俱困。故俞氏治法，以先撤表邪，冀清其痢。举其一以例其余，亦可谓扼要之论也。

第十三节　夹疝伤寒（一名伤寒夹疝气）

【因】素有疝气，时发时止，复伤寒湿，直入太阳之里，膀胱气化失利，则诸状发矣。疝名有七，其始皆因于气，故曰疝气，然有内外之别。或发时诸状复现，发过全无形迹；或素有定所，发则心腹胀痛绞切，冲逆攻突，发过则罢。而腹部仍有瘕聚者，均名内疝。或睾丸肿坠掣痛，牵引小腹；或外肾肿溃，脓水淋溢。二便滞涩，阴络不利者，皆名外疝。考之古训，多责之肝。其实内外诸气散列，而病踞阴部，皆足以致之。

【证】发热头疼，脘腹满痛，阴囊肿硬，茎肿溺涩，大便燥结，此为寒湿直入太阳之里，气化不利之一例。其余七疝，不克备载。

【脉】疝脉弦急搏指。凡弦数有热，弦紧有寒，弦细亦为寒湿，弦濡而数为湿热。牢急者生，弱急者死。

【治】伤寒寒湿，直入太阳之里，膀胱化气不利，引动素因疝气者，宜五苓散加独活、防己。其他疝证，别有治法。惟仲景独以寒疝为名，所立三方，亦以温散祛寒、调营补虚为主。而子和治法，又以辛香疏气为主，谓肝得疏泄，而病愈矣，用金铃子散、虎潜丸等法，可谓发前人所未发。且治疝之方，必加治气之药。

【秀按】疝气之病，虽多责之于肝，实与诸经亦多有关系。《内经》云：任脉为病，男子内结七疝，女子带下瘕聚。又云：督脉生病，从小腹上冲心而痛，不得前后为冲疝。又曰：脾传之肾，病名疝瘕。又曰：三阳为病发寒热，其传为㿗疝。又曰：邪客于足厥阴之络，令人猝疝暴痛。此《素问》言诸经之疝也。《经脉篇》云：足阳明之经病，㿗疝腹筋急；足太阴之经病，阴器纽痛，下引脐，两胁痛；足厥阴之经病，阴器不用。此《灵枢》言诸经之疝也。《难经》云：五脏谓之疝，六腑谓之瘕。又云：男子谓之疝，女子谓之瘕。《病源论》云：阴气积于内，复为寒气所加，故使营卫不调，血气虚弱，故风冷入于腹内而成疝也。疝者痛也，或小腹痛，不得大小便，或手足厥冷，绕脐痛，自汗出，或冷气逆上抢心腹，令人心痛，或里急而肠痛，此诸候非一，故云诸疝也。《病源论》又云：七疝者，厥逆心痛，足寒，诸饮食吐不下，名曰厥疝；腹中气乍满，心下尽痛，气积如臂，名曰癥疝；寒饮即胁下、腹中尽痛，名曰寒疝；腹中乍满乍减而痛，名曰气疝；腹中痛在脐左旁，名曰盘疝；腹痛在右脐下有积聚，名曰胕疝；腹与阴相引而痛，大便难，名曰狼疝。皆由血气虚弱，饮食寒温不调之所生也。《录验方》七疝丸，治前七疝证，方用（人参、桔梗、黄芩、细辛、干姜、蜀椒、当归、芍药、厚朴、乌头各五分）凡十物，治下筛和，以白蜜丸，如梧子大，食先服四丸，日三，不知稍增，禁生鱼猪肉。按《僧深方》有八物（桔梗、细辛、桂心、芍药、厚朴、黄芩各一两半，蜀椒二两半，乌喙[1]二合），服三丸，日三。《范汪方》有十二物（蜀椒五分，干姜、厚朴、黄芩、细辛、芍药各四分，桔梗二分，乌喙、柴胡、茯苓、丹皮各一分，桂心二分），先晡食，以酒服七丸，日三。

---

①乌喙：附子的别称。

张子和因有筋、水、狐、癞、气、血、寒、七疝之名，与《病源论》以厥、癥、寒、气、盘、胕、狼为七疝，其病名与证候多不相同，特将张氏七疝病状及疗法，汇录于下，以备参考。筋疝者，即经之疝瘕，《病源》谓之癥疝，有因房劳及服壮阳邪方得之。其证阴囊肿胀，或溃或痛，而里急筋缩，或茎中痛，甚则兼痒，或挺纵不收，小腹热痛，出白物如精，随溺而下。宜治肝经湿热，以龙胆泻肝汤加减。丹溪谓内郁湿热之证，用乌头栀子汤（乌头末、山栀子）。水疝者，即经之癞疝。得之酒醉使内，过劳汗出而遇风，寒湿之气，聚于囊中。其证囊肿而痛，阴汗时出，或囊肿如水晶，或囊痒搔之出黄水，或小腹按之有水声。由寒湿乘虚下注，故内宜逐水之剂下之，如禹功散（黑丑、茴香，为末）加肉桂末，或加生姜汁、木香汁调服一二钱，或用胃苓，外宜用漏针去水法。狐疝者（狐则昼出穴溺，夜入穴不溺，此疝出入与狐相类，故名），经云：肝所生病为狐疝。其状如仰瓦，卧则入小腹，行立则出小腹入囊中，如狐之上下出入无定也。与气疝同，宜逐气温经之药，如金匮蜘蛛散（蜘蛛十四枚微炒，桂心五分，共为末，白汤调服），或酒煮当归丸（当归、附子、茴香、川楝子、丁香、木香、玄胡、全蝎为末，酒和丸酒下）治之。癞疝者，得之地气卑湿所生，其证阴囊肿而如斗，不痒不痛，甚则溃流脓水，二便涩滞，宜辛香燥利之方，如荔枝散（荔枝核、沉香、大茴香、小茴香、木香、川楝子、青盐，共为末）、三层茴香丸（大茴香、川楝子、沙参、木香各一两，为末，饭糊丸，每服三钱，空心盐汤下。此第一层服完，照前方加荜茇一两，槟榔五钱，丸法服法如前；此第二层再不愈，服第三层，即前二方，加入茯苓四两，附子一两，丸法服法如前。此方虽数十年之久，囊肿如升如斗，皆可除根），或香附散（香附、青皮二味为末），或越鞠丸加茯苓皮、海藻、昆布、白术、泽泻等治之。气疝者，其证上连肾俞，下及阴囊，偏坠而痛或不痛，此得之忿怒号哭，气郁而胀，悒郁不泄故也。内服辛香利气，如气疝饮（吴萸、炒川连、人参、白术、白芍、陈皮、甘草、生姜）、聚香饮子（乳香、沉香、檀香、藿香、木香、丁香、广郁金、乌药、桔梗、延胡、肉桂、甘草、姜、枣），外治以微针出气而愈更速。婴儿患此者，名胎疝。因父阴痿，强力入房，或父素有疝疾，或母怀孕，悒郁不伸，皆能致此。惟灸筑宾穴（穴在内踝上腨分中阴维之）可消。大抵睾丸偏坠，有大小左右之不同。在左因怒气伤肝，外寒内郁；在右因肾气亏损，湿痰食滞。皆使真气不升，客邪下陷故也。又有阴虚偏坠一证，用一味龟板为末，茴香煎汤送下；如不应，乃入厥阴也，加醋炒蝎尾三分更效。血疝者，得之盛暑入房，气血失道，渗入脬囊，留而不去，或情欲太浓，当泄不泄而成，其状如黄瓜，在小腹两旁，横骨两端约纹中，结成痈肿，脓少血多，俗名便痈，宜调气通瘀为治，如当归尾、赤芍、牛膝梢、延胡、木香、五灵脂、鼠粪、乳香、没药、人中白、郁李仁肉等味治之。寒疝者，得之坐卧湿地，及寒月涉水，或坐卧砖石，或当风凉处使内过劳，其证阴囊冷，结硬如石，阴茎不举，如控睾丸而痛，久不愈则无子，宜辛热散寒，以吴茱萸加附子汤（吴茱萸、附子、人参、姜、枣）。《小品方》治寒疝心痛如刺，绕脐绞痛，用蜀椒、附子、干姜、半夏、粳米、大枣、甘草等治之。若疝气在小腹左右，久不愈而聚坠者，高丽昆布一斤，米泔浸去咸味，切细煮烂，和以盐醋、生姜、橘皮、花椒粉，作服。小肠气，奔豚偏坠，及小腹有形如卵，上下走痛不可忍，大人小儿均宜用（胡芦巴八钱，小茴香六钱，巴戟肉、炮乌头各二钱，川楝子四钱，淡吴萸五钱，并炒为末，酒糊丸，如梧子大，每服钱许，淡盐汤下，日三服）。凡外疝掣引肿冷，用大荔枝核十枚，炒焦黑存性，小茴香二钱，炮川乌一钱，研细酒调，空腹温服。凡小肠疝气，阴囊偏坠或肿大，得热称快，小便清白，内无渴热者，用生姜切薄片，铺凑板上，上堆蕲艾一尖丛，点火烧之，候将完，即连姜并艾，捣极烂，盛生菜叶内，随手兜托于肾囊，更护以棉絮，令其坐定，初时其冷如冰，须臾便热，直至有汗自愈。此法甚验，弗轻视之。

【廉勘】疝气虽有因虚而得者，不可以虚而骤补。经云：邪之所凑，其气必虚。留而不去，其病则实。故必先涤蓄邪，然后补之。至有虚甚迫痛，上为呕逆，或下有遗精者，此邪实正虚之甚，恐补之无益，泻之则正气愈虚，幸而获生者鲜矣。总之内外邪气所感，攻于脏腑，则为腹中之疝；会于阴器，则为睾丸之疝。李士材云：疝之为病，受热则挺纵不收，受寒则腹中牵引作痛，因湿则胀满重坠，因虚则其痛必轻。在血分不移，在气分多动。患左丸者，痛多肿少；患右丸者，痛少肿多。其论甚确。王肯堂云：疝与小肠气、膀胱气不同。小肠气，小肠之病；膀胱气，膀胱之病；疝气，肝经之病。疝必睾丸先痛，次连小腹，次攻胸胁，有自下而上之象。小肠气者，脐旁钓痛，连及腰脊，或绕脐走注，少腹攻刺。若膀胱气，在毛际之上，则小腹之分肿痛，不得小便是也。又有肾气，脐下绕身撮急，周身皆痛，便数而清，诸脉洪缓，惟肾脉弦急，宜肾气丸，及酒煮当归丸治之。三证之发，必从腹而下及睾丸，有自上而下之可辨也。因小肠膀胱，并于厥阴之经，所以受病连及于肝，亦控引睾丸而痛。然只是二经之病，不可以为疝也。又有木肾一症，外肾则坚硬顽痹，不痛不痒，阴茎不垂，常如麻木，便溺之时，闷胀不顺，此因肾虚，而沉寒痼冷凝滞其间，先当温散温利，以泄其邪，如二妙丸加肉桂、吴萸、半夏、茯苓之类。亦有囊痒不已，甚则疙瘩顽麻，破流脂水，谓之肾囊风证。是由肝经风湿，宜敷药，或薰洗以治之。宜蛇床子、绣球花，或大叶杨柳，煎汤，乘热薰洗。再以蚯蚓焙为末，掺之即愈。如无脂水，以井水调敷，或吴萸煎汤薰洗。若但阴囊开花，以枸橘七枚，煎汤薰洗，三日可愈。

【炳章按】疝气初病在气分之间，聚则塞痛，高突攻冲，散则鸣响，上嗳气，下泄气而休，宜青木香散（青木香、槟榔各二钱，川楝子三钱，淡吴萸、炮川乌、小茴香各一钱，乌药、橘核、木通各钱半，降香八分，公丁香四分，食盐少许，生研为末，以酒水各半，葱白五枚，煎汤调送之，少顷再进，一日三服）最效。若癞疝、水疝，因败精恶血结气凝湿，伏风积在阴囊所致，延及胀大、麻木、钓痛、奔突等候，宜七制金铃子丸（大川楝子四十九个，分七处，每处七个，各以酒浸胀取起，俟干，秤小茴香五钱，阿魏三钱，破故纸三钱，黑丑三钱，槟榔三钱，巴豆肉十四粒去衣，斑蝥十四个去头足，各以炒川楝子七个，炒至焦黑为度，惟巴豆、斑蝥炒后拣去不用，余药与川楝子共研末，再加肉桂、广木香、香附各三钱，合为细末，酒面糊为丸，梧子大，空心每服三十丸，青盐汤送下，日一服）。二方皆屡经效验，故附录之。亦有因春温、风温、时毒、喉痧，先发热自汗，曾经发颐[1]，误用凉遏，余毒由少阳循经，传入厥阴，下流睾丸，亦偏坠肿痛，形似疝气，宜疏通血络。以鲜生地五钱，捣豆豉二钱，黑山栀、延胡索各二钱，土贝母二钱，川楝子三个，蝉衣钱半，苏木、红

① 发颐：指热性病后余毒结聚于颐颔之间的急性化脓性疾病，类似于现代医学化脓性腮腺炎。

花各八分，赤芍钱半，丹皮二钱，桃仁十四粒，水煎服。此证甚多，是方亦验，古今方书多未载，特附志之。

第十四节　夹阴伤寒（一名伤寒夹阴证）

【因】世俗谓伤寒犯房室，为夹阴伤寒，其实此证是房复也。若真正夹阴伤寒者，乃食阴者，壳如白，外感头疼，发热口干，身痛恶风等证，其中有夹阴一二分者，有夹阴二三分者，从古至今，无人议论及此，亦不见于方书也。余遇此等证，见其夹阴证候，察其六脉毫厘丝忽之间，明知夹阴之深浅，投温暖之剂，酌其轻重，一药而愈矣。夫阴有三阴，足太阴脾，足厥阴肝，足少阴肾，此阴非少阴、厥阴之阴，乃阴寒之阴。正当感冒风寒，而误食冷物，或先食冷物，而又感冒风寒，此冷物入于胃，邪传于脾，而为太阴之夹阴，是曰夹阴伤寒。

【证】其证胸膈膜满，腹胀闭塞，面目及唇，皆无色泽，手足冷，脉沉细，或腹痛少神，亦不因嗜欲，但内伤冷物，直中太阴，及损动胃气而成。若误投巴豆之类，必愈不快，或吐而利，一二日后，遂至不救。盖不知寒中太阴也，太阴者，脾之经也。

【脉】大抵寒中太阴者，脉多沉细，如外感夹阴，脉得浮大而软，浮大主外感，濡主阴寒。若纯阴证，脉当沉迟而微；若纯系外感，脉当浮大而紧。俗医安知之？

【治】若伤冷物，阴寒之夹阴，宜理中汤（方见前）加青皮、陈皮，或枳实理中丸（即理中丸加枳实）及五积散之类，阴寒既退，元阳复而愈矣。又或饮食之时，恣意一饱，伤阳明胃，及太阴脾，是曰夹食伤寒，须用兼消导之类，如保和丸、楂曲平胃散（方均见前），肠胃流通，其病即去。又有咳嗽痰喘，伤食夹阴者；有咳嗽痰喘，伤寒夹阴者；有感寒夹阴者，有伤风夹阴者；有伤食腹痛夹阴者；有腹痛呕恶，伤寒夹阴者。治法不一，方不备列，各随现证治之。

【秀按】若房室后饮冷，致孤阳飞越者，多为阴盛夹阳证，亦非夹阴伤寒也。伤寒折衷，类证篇四，辩论甚详。近世因色欲而兼感伤寒，误作夹阴伤寒，其治法亦有用理中汤加减者，此大谬特谬，实速死之道，不可不禁戒之也。

【廉勘】辟夹阴伤寒之说，前《康健报》有谢金声君，采先哲陆九芝、徐灵胎、喻嘉言诸说，辨证甚详，兹补录之，以辟世俗之谬妄。谢金声曰：此读陆九芝论曰：夹阴之说，天下同之，而吾苏为尤甚。试问阴而曰夹，通乎不通？天下岂有不通之说，而谓生死系之者，此所谓阴，其为阴经之阴乎？抑竟以男为阳、女为阴乎？自平人惟虚是尚，而无奈病症是男，其年正强，其形体又充盛，则气血两亏，小船重载，素体娇弱之三虚字，皆不得出诸口，而潜窥其人，或当新婚，或蓄少艾，一有寒热外感，即无不以夹阴为辞。不幸病者偏有太阳病之恶寒脉浮弱，伤暑病之脉弦细芤迟，足胫冷，洒洒然毛耸，厥阴证之热深厥深，而脉沉伏等象，为之凑集于其间，适足以实其夹阴之言，而病家亦不敢不信。或其父兄问之而对曰无者，则曰不问可也，即问之亦不肯说，吾于脉自有凭。盖即借此数种之脉，与证言之耳，黠者又遁而之他，改作病前夺精之说，则夺字即足耸听。且有梦遗梦泄，或并本人亦未经心，而其言更无扞格[①]，此所以可作三虚外一条出路也，否则如此年壮气盛何？徐灵胎曰：阴证无发热之理，药亦无补寒之法。乃有温热之邪，认作阴证。又以梦泄房劳之后，而得外感，谓为阴证，更属奇谈。吴又可云：即使房事后得病，病适至行房，亦不过比他人略重，到底总是阳证，即四逆亦为阳逆。刘松峰曰：世间原有一种寒疫，其人必不发热也。或因过服寒凉所致，其时亦必无身热。周扬俊曰：房劳亦有属阳证者，前因会患房劳，便用温药，杀人多矣。综数说以观之，惟有发热不是阴证，阴证必不发热，则世间夹阴伤寒一说，真可消而去之，以救天下之馆甥，以全少年之伉俪。乃津津乐道者，只用桂枝三分，谓为夹阴秘法，而三分之桂枝，尚不见十分坏象。因即以未见坏象之桂枝为据，而一切赖以澈热，赖以救阴之要药，悉付一勾。转以箝不言夹阴之口，而病始不以门外汉目之，及其表不解，而成为壮热，乃用犀角之凉，邪既陷而发为阳厥，又有鹿角之温，凡所谓寒热温凉，皆用过者，此即夹阴说阶之厉者，而其时病者之妇，有因此而贻笑于于戚党[②]者矣，有因此而失欢于舅姑者矣，且有因此而以身殉者矣。若无其事，不容

① 扞（hàn 汉）格：互相抵触。

② 戚党：亲族。

置辩，即有其事，亦不知病不因此。如灵胎诸人之言者，而病家一闻夹阴，方且引为己咎。一若本是不起之证，非医药所能为，哀哉病家。其如太阳证，有恶寒脉弱，伤暑证，有足冷脉芤迟，厥阴证，有厥逆而脉沉者，皆为外感病应有之事。且皆是阳证，并非阴证，而果为阴证，又必无发热哉。然此种常见之脉证，而一作夹阴，则动关生死，他人即未能悉知此，则不可不理会也。若其人果荒淫无度，以至于病，自当如经言，醉饱入房太甚，发为筋萎白淫。《金匮》所言，卧不时摇动，当得血痹虚劳之证，而不必作发热宜汗之病也。又况其所谓夹阴病，不可救者，但指一次如房而言，岂有一次之入房，而真可因此殒命哉。

【炳章按】宋爱人曰：徐灵胎《医学源流论》曰：今之医者曰：有人入房之后，或遗精之后，其复感风寒发热者，谓之阴证。不问其见证若何，总用参、术、附、桂、姜、萸等温热峻补之药，此可称绝倒者也。阴虚之人而感风寒，亦由太阳经入，仍属阳邪，其热必盛，兼以燥闷烦闷，尤宜清热解邪，岂可反用热药？若果真入三阴，则断以发热之理，必有恶寒蜷卧，厥冷喜热等证，方可用温散也。然亦终无用滋补之法者。即如伤寒瘥后，房事不慎，又发寒热，谓之女劳复，此乃久虚之人，复患大证，依今人之见，尤宜峻补者，而古人治之，仅用竹茹一升煎汤后。故凡治病之法，总视目前之现证状况。如果六脉沉迟，表里皆寒，的系三阴寒证者，即使其人本体强壮，又或绝欲十年，亦从阴治；若使所见脉证，的系阳邪，发热，烦渴，便闭，并无三阴寒证者，即使其人本体虚弱，又复房劳过度，亦从阳治。如《伤寒论》中，阳明大寒之症，宜用葛根、黄芩、白虎、承气之类；设使转瞬之间，转入三阴，即改用温补。若阴证转变阳证，治法亦可于温补后，改用凉法，此一定治法也。喻嘉言治黄长人犯房劳，病伤寒十余日厥逆，医将投以姜、桂温散之药，作阴证治矣。喻氏改进调胃承气汤，而厥还热透，继以大柴胡汤，而热退身安，归而告门人曰：凡伤寒病，初起发热，煎熬津液，鼻干，口渴，便闭，渐至发厥者，不问而知发热也。若阳证忽变阴厥者，万中无一也。盖阴厥得之阴证，一起便真中阴证，唇青面白，遍体冷汗，便利不渴，身倦多睡，醒则人事了了，与伤寒传经之热邪，转入转深，人事昏厥者，万万不同。如是证先犯房事，后成伤寒，世医无不为阴证之名所惑，往往投以四逆等汤，促其暴亡，而卒至阴竭莫救，致冤鬼夜号，尚不知悟也。夫房劳而至伤寒者，其势不过比常较量。如发热则热之极，恶寒则寒之甚，头痛则痛之剧，所以然者，以阴虚阳往乘之，非阴盛无阳之比也。伤寒初起，便觉发热发渴，定然阴分先亏。是以治阴证以救阳为主，治伤寒以救阴为主。伤寒纵有阳虚，治当看其人之血肉充甚，阴分可受阳药者，方可还阳。面黧舌黑，身如枯柴，一团邪火内燔腑脏，则阴已先尽，何阳可还耶？故见厥除热，存津液之气于什一，已失之晚，况敢助阳劫阴乎？汪苓友《伤寒辨证广注》曰：人身一阴阳耳，而阴阳之根蒂，皆本于肾。好色之徒，两肾受伤，阴虚者多，阳虚者少。阳虚者，命门火衰也；阴虚者，肾中水竭也。凡人入房过度，则精多所遗，所遗之精，皆为水而属阴，况其作强之时，心火必炽，火炽则水流，水愈流则火愈热，五内燥热，外复伤寒而病邪热，两热相交，肾水必枯，其人发烦躁，而舌黑生芒，则就死矣。语曰：伤寒偏打下虚人者，正此谓也。或曰：诚如子言，则是人病伤寒，无所为阴证矣。余曰：有之，阴证中寒也。其证乃是阳虚，阳虚之人，命门火衰，其平日必言语低[①]微，饮食不化，四肢萎厥，腰以下冷，前阴不举，小便清白，此为正气不足，复为寒邪所袭，表里四末皆冷，是为真寒之症。然亦不全为入房所致，即小儿亦有阴证者，斯恍然于房后不可尽作阴证观矣。据炳章经验所得，风寒感冒于表，食物生冷，由胃传脾，为真夹阴伤寒。若行房后，伤寒身热，其病不从行房而得，无夹阴可言，其治法亦照表证用药。惟伤寒热退新瘥，即犯房事，名曰房劳复，身热，下身沉重疼痛。大病初瘥，元气精血本虚，犯房事失精，重虚其虚，新邪乘虚而入故身热；败精留于精室，而下身沉重作痛。治宜扶元清热，化瘀导浊，仍大小便而出。凡房劳复，详明治法，已另补于第六章伤寒复证条下，本节不复重赘。

第十五节　夹痨伤寒（一名伤寒夹虚痨）

【因】痨之一症，皆因气虚怯弱之人，困乏劳伤之后，中气不足，下

① 低：原作“底”，据文义改。

流肝肾。阴火独旺，则发热头痛；营卫失守，则恶风恶寒。或兼感风寒，内外生热，其势更剧。《医林绳墨》云：若劳伤气血，不能周流，雍滞脉络，郁而成湿，遏而成热，湿热生虫，谓之劳虫；热烧内聚，盗汗外泄，谓之骨蒸；自汗咳嗽，谓之劳嗽。热多痰盛，肌肉消瘦，痰胶则重，肉消则死。盖致劳之由，不外劳伤心肾而成劳者；或色欲过度而成劳者；久疟不止而成劳者；久病咳嗽而成劳者；久病脾虚而成劳者；伤寒瘥后，元虚不复而成劳者；久病泄泻而成劳者；有因劳病人传染而成劳者。吾尝考色欲无节，斫伤无穷，精血耗散，腰痛拘急，精滑胫酸，此劳伤于肾；喜乐太过，耗散精神，神不能守，自汗心烦，惊悸不寐，此劳伤于心；肝火上烁，郁遏生虫，咳血痰嗽，咽痛声哑，此劳伤于肺；郁怒为甚，不能发越，久而蓄积颈项结核，胁痛善怒，此劳伤于肝；忧愁悲苦，日夜思虑，阴不能静，泄泻食少，腹胀嗜卧，此劳伤于脾。此所谓劳其五脏，即生五虫者何也？虫因气化气聚即生，气热则长，气衰则胶，气去则出，所以治虫之药不能形于五脏，而五虫之症，不能效验于今古也。经久而愈，皆能传变，男子自肾传心、肺、肝、脾，女子自心传肺、肝、脾、肾，五脏复传于六腑而死。

【证】头痛发热，或肌肤壮热，恶风恶寒，烦渴引饮，日晡转甚，或昼夜不息。证似阳明白虎，但脉不长实洪数为异，或气短而烦，气高而喘，怠惰嗜卧，而四肢不收，自汗不敛，而口不知味。亦有阴火沸腾，歇息凉处，阳气抑遏而不行，无以卫外，故不任风寒，与外感相似。惟气息短促，懒言困倦有别，凡元气不足，而心火独旺，上乘阳分，则头痛口渴，烦躁肌热，脉虽洪大，重按无力，名曰热中；若脾胃久虚，阳气衰少，则骨乏无力，足不任身，不渴不烦，而多溺多汗，脉盛大而涩，名曰寒中。阴病则胃冷恶心，饮食难化，痰涎倦怠，溏泻溺多。阳病则口干声哑，咽痛心烦，嗜味，燥结溺赤，蒸上则喘咳痰血，唇焦面，耳鸣目眩，肺痿肺痈；蒸中则胁肋疼胀，肢体倦怠，多食易饥，善食消瘦；蒸下则阳强盗汗，腰痛脚酸，燥结便闭，淋浊遗精。盖思虑劳倦，外感等症则伤阳，伤于阳者，病必自上而下也；色欲醉饱，内伤等症则伤阴，伤于阴者，病必自下而上也。自上而下者，先伤乎气。故一损损于肺，而病在声息肤腠，肺主皮毛，故皮聚毛落；二损损于心，而病在血脉颜色，心主血脉，血脉虚少，不能荣于五脏六腑；三损损于胃，而病在饮食不调，胃主肌肉，故肌肉消瘦，饮食不润肌肤；四损损于肝，而病为瘛疭疼痛，肝主筋，筋缓不能自收持；五损损于肾，肾主骨，故骨痿不能起于床，肾司二便，故二便不禁。此先伤乎阳，后及乎阴，阳竭于下，则孤阴无以独存，而不可为也。自下而上者，先伤乎精，故一损于肾，而病为泉源干涸；二损于肝，而病为血动筋枯；三损于脾，而病为痰涎壅盛；四损于心，而病为神魂失守；五损于肺，而病为短气喘呼。此先伤乎阴，后及乎阳，阴竭于上，则孤阳无以独存，而不可为也。然二者之损，又皆以脾胃为生死之大关。盖脾胃者，土也，万物之本也。若上过乎此，则传肝、肾不可治矣；下过乎此，则传心传肺，不可治矣。故曰心肺损而神衰，肝肾损而形敝，脾胃损而饮食不归血气。迨其传变已深，而希望回生，不亦戛戛[①]乎其难哉。

【脉】内伤从内而出，故右脉阔大；外感从外而入，故左脉浮盛。平人脉大为劳，脉虚极亦为劳。内伤劳倦，豁大不禁，若损胃气，则隐而难寻。劳损之脉，或弦或大。大而无力为阳虚，甚则脉细；弦而无力为阴虚，甚则脉数。大者易治，血气未竭，犹可敛而正之；弦者难治，血气已耗，挽回补救需难。尺脉洪大，为阴虚火旺。左细右劲，为正虚邪盛。脉细而数，或濡而散者，皆不治。男子气口强则生，弱则死；女子尺脉盛则生，衰则死。

【治】外感风寒，是伤其形；内伤脾胃，乃伤其气。伤其形为有余，有余可泻；伤其气为不足，不足当补。故汗之、吐之、消之，皆泻也；温之、和之、养之、调之，皆补也。如虚劳兼夹外感，宜扶正祛邪而治之。大抵劳伤脾胃，兼夹外感，以补中益气汤，随六经见证，加减治之。若肝肾阴虚，复感表邪，宜滋阴降火汤，或四物汤加味为治。故治劳过用大寒，则愈虚其中，过用大热，则愈竭其阴。惟滋阴降火，以澄其源，化痰和血，以洁其流，虽有外感表邪，解表之中，仍须理劳。若外感轻微而心虚者，主以归脾汤；脾虚，补中益气汤；肺虚，生脉散；肝虚，逍遥散；肾虚，地黄汤。若肺脾兼病，邪郁劳嗽，食少痰多，便溏溺涩，清宁

---

①戛戛：形容困难，费力。

膏（生地十两，麦冬六两，制白术六两，桔梗四两，米仁十两，炒川贝二两去心，橘红一两，薄荷三两，桂圆十两去壳核，米仁、川贝、薄荷研细末，桂圆捣烂，余药煎，去滓，搅和，收炼成膏，噙化咽下）；肝肾俱虚，生熟地黄丸（生地熟地各五两，白芍、茯苓、天麻、地骨皮、元参各一两五钱，川芎一两，当归、石斛、黑豆各三两，为末蜜丸，白汤送下三钱）；心肺俱虚，人参养荣汤（方见前）；气血两虚，八珍汤（方见前）。任劳伤肾，困乏精虚，阴阳两虚者，十补丸（熟地八两，莲肉、淮药各四两，附子、肉桂、泽泻、丹皮、五味子各一两，鹿茸三两，制为末，炼蜜捣千下丸，滚水下三五钱）。至脾肾俱虚者，补脾之中，加以沉香、砂仁；壮肾之中，加以五味、肉桂。若风劳郁劳，当辨脉证调治。传尸劳瘵，以黑虎丹三方。初服黑虎丹，下诸般劳虫，黄白可治，青黑不治（真西黄一钱，真阿魏一钱，南木香三钱，鸡内金焙二钱，真雷丸三钱，为细末，用使君子二两，研细和前药一两，面糊为丸任用）；次服小红丸，通肠逐虫，继前药之不及，脉数实者可用（锦纹大黄一两，晒脆为末，和前药末一两，炼白蜜丸，朱砂为衣听用）；三服打虫化积丸，逐虫未尽，脉沉实者可用（大黄末三两，和槟榔末三两、黑丑末三两，面糊为丸听用）。以此三方，取下恶物，烧以烈火，埋之深坑，葱粥调养，以希徐复其元。各随脏腑见证用药，当滋补药中，加青蒿、百部、乌梅、朱砂之类。近世多有以四物加知柏治劳，不知四物皆阴，行秋冬之令，非所以生万物者也。且血药常腻，非痰多食少者所宜；血药常润，久用必致滑肠。况知柏苦寒，能泄实火，名曰滋阴，其实燥而损血；名曰降火，其实苦先入心。久而增气，反能助火；至其败胃，固不待言，亦不可不知也。

【秀按】大抵外感寒热，齐作无间；兼内伤寒热，间作不齐。外感头痛，如破中裂；兼内伤头痛，时作时止。外感恶寒，虽近烈火不除；兼内伤恶寒，得就温暖即解。外感恶风，不耐一切贼风；兼内伤恶风，偏恶些少隙风。外感发热，无有休息，直待汗下方退；内伤发热，昼夜不常，略自袒裸似凉。外感筋骨疼痛难支，便着床褥；内伤四肢不收，无力倦怠。间有气衰火旺，日久变成骨消筋缓，为痼疾也。内伤神思昏倦，语言懒惰，先重而后轻；外感神思壮猛，语言强健，先轻而后重。内伤手心热，手背不热；外感手背热，手心不热。内伤证显在口，故口不知味；外感证显在鼻，故鼻息不利。此劳伤兼外感、外证之鉴别法也。阴虚于下，逼阳于上，两颧发红，面唇亦红。即仲景云：其面戴阳者，下虚故也。

【廉勘】虚劳之辨证尤详者，莫如汪缵功之论。曰：虚劳一证，皆由内伤。如酒伤肺，则湿热薰蒸，肺阴消烁；好色伤肾，则精血空虚，相火无制；思虑伤心则血耗，而火易上炎；劳倦伤脾则热生，而内伐真阴。惟忿怒伤肝有二：郁怒则肝火内炽而灼血，大怒则肝火上升而吐血。此五者，皆能劳其精血。《道经》云：涕唾津精汗血液，七般灵物皆属阴。阴虚内热，而成虚劳之证，大约酒色为多。然有童子未室，而患此证者，或由先天不足，或禀母气阴虚。其师尼寡妇，室女愆期，气血郁结，致寒热如疟，朝凉暮热，饮食不思，经期不准，或致闭绝，而成此病者，多由郁火内蒸也。方书言此证者，皆以气虚血虚，阴虚阳虚，混同论治。不知气虚者，面白无神，言语轻微，四肢乏力，脉来微弱；阳虚者，体冷畏寒，手足逆冷，溺清便溏，脉沉小迟。此二者，能服参、芪温补，乃为受补可治，此气虚、阳虚之证也。虽血脱亦有补气之法，乃指猝暴失血，素非血虚之人，如妇人新产之类耳。其余患此证者，皆纵欲伤阴居多。其为病也，在肾则为腰脊腿酸，或攸隐而痛，为骨蒸盗汗，或至夜发热，为遍身骨酸，或疼痛如折，为梦泄遗精，或耳中鸣，为足心热；在心则为惊悸怔忡，为掌中干热，为虚烦不寐，或梦魇不宁，为口苦舌干，或口舌糜烂；在肺则为痰嗽干咳，为气逆喘促，为鼻中气热，为颧红吐衄，甚则吐涎白沫，侧眠咽痛，音哑声嘶；在肝则为寒热如疟，为颈项瘰疬，为胁胀肋疼，为两目涩痛，为头晕眼花，为多怒，为吐血；在脾则为食减不化，为恶心呕吐，为胀满腹疼，为肠鸣泄泻，肌肉消瘦。此皆五脏虚劳之本证。经云：治病必求其本。须审其因何致损，何脏受伤。如因于色者，则知肾伤，纵有他经夹证，亦当补肾为主，而兼治夹证。若因于酒者，以清肺为先也。

【炳章按】景岳曰：虚损之症，必有所因，而似损非损之症，其来则骤。盖以外感风寒不为解散，而误作内伤，或用温补，或用清凉，或用消导，以致外邪郁伏，久留不散，而为寒热往来，及为潮热咳嗽。其证全似劳损，若用治损之法，滋阴等剂以治，愈更留邪，热蒸日久，非损成损矣。欲辨此者，但当审其并无积渐之因。或身有疼痛，而微汗则热退，无汗则复热，或见大声咳嗽，脉虽弦紧，而不甚数，或兼和缓等症。则虽病至一二月，而邪有不解，病终不退者，本非劳损，误治以假弄真也。如寒热往来不止者，宜用一二三四五柴胡等饮，斟酌用之。兼咳嗽者，柴陈煎；若脾肾气虚，而兼咳嗽者，金水六君煎；或邪有未解，而兼寒热者，仍加柴胡（诸方均见景岳《新方八阵》）。有一种血分郁滞，气行而血不行，徒为蒸热，俟蒸气散，微汗而热退者，此宜活血为主。总之外感多而虚劳少者，以解外感表邪为重，惟避忌刚燥伤阴之味足矣。若外感轻微、内虚甚者，则阳虚护阳，阴虚滋阴，见证施治，必须详辨属虚属实，属寒属热，斟酌尽善，庶几不误治矣。

又按：吴又可曰：凡人向有他病尪羸，或久疟，或内伤瘀血，或吐血，便血，咳血，男子遗精白浊，精气枯涸，女人崩漏带下，血枯经闭之类，以致肌肉消烁，邪火独存，故脉近于数也。此际稍感疫气，医家、病家见其谷食暴绝，更加胸膈痞闷，身疼发热，彻夜不寐，指为原病加重，误以绝谷为脾虚，以身痛为血虚，以不寐为神虚，遂投参、术、归、地、茯神、枣仁之类，愈进愈危。知者稍以疫法治之，发热减半，不时得睡，谷食渐进，但数脉不去，肢体时疼，胸胁锥痛，过期不愈。医以杂药频试，补之则邪火愈炽，泻之则损脾坏胃，滋之则胶邪愈固，散之则经络益虚，疏之则精气愈耗，守之则日削近死。盖但知其伏邪已溃，表里分传，里证虽除，不知正气衰微，不能托出，表邪留而不去，因与血脉合而为一，结为痼疾也。肢体时疼者，邪与荣气搏也；脉数身热不去者，邪火病郁也；胁下锥痛者，火邪结于膜膈也。过期不愈者，凡疫邪交卸，近在一七，远在二七，甚至三七，过此不愈者，因非其治，不为坏症，即为痼疾也。夫痼疾者，所谓客邪胶固于血脉，主客交浑，最难得解，且愈久益固。治法当乘其大肉未消，真元未败，急用三甲散（鳖甲、龟甲炙各一钱，炒穿甲、蝉衣、僵蚕、煅牡蛎、当归各五分，䗪虫三个，炒白芍七分，甘草三分，为末，水二钟，煎八分，滤清温服），多有得生者。若素有老疟，或瘅疟者，加牛膝、首乌各一钱；若胃弱作泻者，各药宜用九蒸九晒；若素有郁痰者，加贝母一钱；老痰者，加瓜蒌霜五分，若呕者勿用；若咽干作痒者，加花粉、知母各五分；若素有干咳者，加甜杏仁捣烂二钱五分；若素有内伤瘀血者，倍䗪虫，加桃仁研一钱。是证外感夹体虚，若非审慎周详，一或误治，死生随之。

第十六节　临经伤寒（又名行经伤寒）

【因】吴又可云：妇人伤寒时疫，与男子同。惟经水适来适断，及崩漏产后，与男子迥然不同。夫经水之来，乃诸经血满，归注于血室，下泄为月水。血室者，一名血海，即冲任脉也，为诸经之总任。经水适来，疫邪不入于胃，乘势入于血室，故夜发热谵语。盖卫气昼行于阳，不与阴争，故昼则明了；夜行于阴，与邪相搏，故夜则发热谵语。至夜止发热而不谵语者，亦为热入血室。因有轻重之分，不必拘于谵语也。《伤寒折衷》云：冲脉为血之海，即血室也。男女皆有此血气，亦均有此冲脉。冲脉得热，血必妄行。在男子则为下血谵语，邪气传入正阳明腑也；在妇人则为寒热如疟，邪随经而入也。皆为热入血室，逼血下行，夹热而痢，是热入血室，男女皆有之也。

【证】妇人中风，发热恶寒，经水适来，得之七八日，热除，而脉迟身凉，胸胁下满，如结胸状，谵语者，此热入血室也，当刺期门，随其实而取之。

妇人中风七八日，续得寒热，发作有时，经水适断者，此为热入血室。其血必结，故使如疟状，发作有时，小柴胡汤主之。程云：前条之热入血室，由中风在血来之先，邪热乘血空而入之，室中略无血，而深是邪，故可用刺法，尽泻其实。此条之热入血室，由中风在血来之后，邪乘血半离其室而内之，血与热搏所以结，正邪争，故如疟状，而休作有时，邪半实而血半虚，故只可用小柴胡汤为和解法。钱天来云：小柴胡汤中，应量加血药，如牛膝、桃仁、丹皮之药。其脉迟身凉者，或少加姜、桂，及酒煮大黄少许，取效尤速，所谓随其实而泻之也。若不应用补者，人参亦当去取。按热入血室，许叔微小柴胡汤加生地黄，张璧加丹皮。杨士瀛云：小柴胡力不及者，于内加五灵脂。方氏云：适来者，因热入血室，迫使血来，血出而热随遗也；适断者，热乘血来，而遂入之，与后血相搏，俱留而不出，故曰血必结也。妇人伤寒发热，经水适来，昼日明了，夜则谵语如见鬼状者，此为热入血室，无犯胃气，及上二焦必自愈。成无己曰：伤寒发热者，寒已成热也。经水适来，则血室空虚，邪热乘虚入于血室。若昼日谵语，为邪客于腑，与阳争也；此昼日明了，夜则谵语如见鬼状，是邪不入腑，入于血室，与阴争也。阳盛谵语则宜下，此热入血室，不可与下药，犯其胃气。热入血室、血结寒热者，与小柴胡汤散邪发汗；此虽热入血室，而无血结寒热，不可与小柴胡汤发汗，以犯上焦。热入血室，胸胁满如结胸状者，可刺期门；此虽热入血室，而无满结，不可刺期门，犯其中焦。必自愈者，以经行则热随血去而下也，已则邪热悉除而愈矣。方中行云：无，禁止之辞；犯胃气，言下也；必自愈者，言伺其经行血下，则邪热得以随血而俱出，犹之鼻衄红汗，故自愈也。盖警人勿妄攻，以致变乱之意。程林云：上章以往来寒热如疟，故用小柴胡以解其邪；下章以胸胁下满如结胸状，故刺期门以泻其实；此章则无上、下二证，似待其经行血去，邪热得以随血出而解也。许叔微《本事》方，记一妇人患热入血室证，医者不识，用补血调气药，涵养数日，遂成血结胸，或劝用小柴胡汤。予曰：小柴胡用已迟，不可行也。无已则有一焉，刺期门穴斯可矣。予不能针，请善针者治之。如言而愈。或者问云：热入血室，何为而成结胸也？予曰：邪气传入经络，与正气相搏，上下流行。或遇经水适来适断，邪气乘虚而入血室，为邪迫上入肝经，受肝邪则谵语如见鬼，复入膻中则血结于胸也。何以言之？妇人平居，水当养于木，血当养于肝也，方未受孕，则下行以为月事；既妊娠，则中蓄之以养胎；及已产，则上壅之以为乳，皆血也。今邪逐血并归于肝经，聚于膻中，结于乳下，故手触之则痛，非汤剂可及，故当刺期门也。此语甚确，即辨证着眼处。

【脉】尺脉洪大，阳陷入阴；寸大尺衰，阴虚阳盛。血虚脉虚，血枯脉涩；涩大血瘀，洪数热蒸。《折衷》云：夹血之脉，乍涩乍数，或伏或沉，血热交并，则脉洪盛。大抵男多应于左手，女多右手见之。

【治】《伤寒折衷》云：男子热入血室，下血谵语，但头汗出，宜刺期门；妇人热入血室，经水适断，寒热如疟，发作有时，小柴胡汤加生地、丹皮、桃仁。经水适来，热除身凉，脉迟，胸胁满如结胸，谵语，刺期门；经水适来，昼日明了，暮则谵语如见鬼状，不须治自愈。陶节庵云：妇人热入血室有三：经水适来，二条不言药者，盖以经血方来，热气乘虚而入，经血出则热亦出矣，故不可用汗下药，犯其胃气。及上二焦，如其胸满谵语，此则实也，刺期门以泻之。若经水适断，续得寒热，其血必结，故用小柴胡汤加丹皮、红花、桃仁。若阳明热入血室，此男子失血之症，但当刺以泄热也。又云：太阳不解，热结膀胱，其人如狂，而血自下者，宜用桂枝汤。阳明下血谵语，胸膈满如结胸，夜则如见鬼，此为热入血室，小柴胡汤。下焦蓄血，其人如狂，小腹急结，小便自利，大便黑，与夫下利，无表里证，脉数不解，消谷易饥，多日不大便，此为瘀血，桃仁承气汤下之。吴又可云：无犯胃气，及上二焦必自愈。言其胸膈并胃无邪，勿以谵语为胃实，而妄攻之，但热随血下则自愈。若有如结胸状者，血因邪结也，当刺期门以通其结。《活人书》治以柴胡汤，然不若刺期门者之功效。《活人书》治妇人伤寒解后，热邪内陷，血结胸膈，二便不通，晡夜发热而语妄如狂等证，用海蛤散（海蛤、滑石各一两，炙甘草五钱，芒硝一两，上为末，每服以鸡子清调之）。盖小肠通利，则胸膈血散；膻中血聚，则小肠壅。小肠壅，膻中血不行，宜此方。若因经水适断，血室空虚，其邪乘虚传入，邪胜正亏，经气不振，不能鼓散其邪为难治。且不从血泄，邪气何由即解？与适来者，则有血虚、血实之分，宜柴胡养荣汤（柴胡、黄芩、陈皮、甘草、当归、生地、白芍、知母、花粉、生姜、大枣）。凡新产后亡血过多，冲任空虚，与素善崩漏，经气久虚，皆能受邪，与经水适断同治。

【秀按】冲为血海，即血室也。冲脉得热，血必妄行，在男子则下血谵语，在妇人则月事适来。阳明病下血谵语，兼男子言，不止谓妇人也。但以妇人经气所虚，邪得乘虚而入，故病热入血室为多。然妇人热入血室，有须治而愈者，有不须治而愈者，仲景皆有明文，已详证治条下，兹不复赘。云岐子曰：妇人伤寒，身热，脉长而弦，属阳明少阳。往来寒热，夜躁昼静，如见鬼状，经水适断，热入血室。不实满者，小柴胡汤去参、枣，加丹皮、桃仁、归尾、穿山甲以消之；大实满者，桃仁承气汤下之。妇人伤寒，表虚自汗身凉，四肢拘急，脉沉而迟，太阳表病，少阳本病，经水适断，桂枝加附子红花汤；妇人伤寒，汗解表除，热入血室，扰其经水过多，不受补益，芍药甘草汤治之。徐灵胎曰：妇人伤寒，经水才来，邪入血室，寒热，见鬼如狂，脉紧细数者，以姜桂柴胡汤（干姜六分，桂枝三分，柴胡六分，牡蛎三钱，瓜蒌根三钱，甘草六分，水煎去渣），热服取汗。若中风伤寒，表罢后经至，而上犯心包，神明失措，而意志不清，如狂见鬼不已，脉涩微数者，以牛黄丸（牛黄、郁金、丹皮、朱砂各一钱，冰片三分，生甘草五分，研为末，蜜丸，新汲水化下三分）治之。

【廉勘】周澹然云：妇人经水适来，温邪恰受，血为邪遏，多致腹痛胀满，治温法中，再加桃仁、红花、元胡、丹皮、鳖甲之类。经水适去，血室空虚，邪因虚乘入，多致谵妄神昏，舌黑潮热，又当以增损小柴胡，加养阴之品。如患温时，经自行不间断，热随血泄，只治其经行自已。朱瑞生云：妇人病温，经水适来或适断，热入血室，耳聋口苦，昼则脉静身凉，夜则发热脉数，柴蒿鳖甲汤（柴胡二钱，青蒿钱半，生鳖甲三钱，黄芩二钱，白芍三钱，丹皮三钱，鲜生地四钱，麦冬二钱，栀子二钱，生甘草一钱，水五杯，煎二杯，分两次服）。渴者，加花粉；胸胁痞满而痛者，加枳实、瓜蒌仁、牡蛎各三钱。热入血室，少腹痛硬，大便闭，或通而色黑，脉沉实，夜热甚时，则脉洪数，昏狂谵语，加减桃仁承气汤（桃仁三钱，生锦纹三钱，芒硝三钱，生甘草二钱，黑犀角二钱，磨汁冲入；丹皮三钱，鲜生地八钱，水四杯，煎取二杯，纳芒硝煎化服一杯，历三小时许，当下瘀血。不下再服，得下弗服）主之。热入血室，邪少正虚，夜微烦热者，柴胡人参汤（柴胡三钱，人参一钱，麦冬三钱，白芍二钱，鲜生地三钱，阿胶三钱，炙甘草三钱，水三杯，煎取一杯，顿服之，不愈再服）。此温病与伤寒不同之异点，有司命之责者，不可不知也。

【炳章按】朱丹溪云血室。方氏云：血室为营血停留之所，经血集会之处，即冲脉，所谓血海是也。诸家皆从其说，惟柯氏云：血室，肝也。肝为藏血之脏，故称血室。陈自明云：巢氏《病源》并《产宝方》，并谓之胞门、子户。张仲景谓之血室。《卫生宝鉴》云：血室者，《素问》所谓女子胞，即产肠也。程式《医彀》云：子宫，即血室也。张介宾《类经附翼》云：子户，即子宫，俗谓子肠。医家以冲任之脉盛于此，则月事以时下，故名曰血室，据最近西医学说，亦名子宫。许叔微所谓方未受孕，则下行之，以为月事，既妊娠，则中蓄之以养胎，及已产，则上壅之以为乳，皆血也。据炳章意察，为月事，为养胎，皆血是也。其既产以为乳者，乳非血也，乳者，乃饮食入胃化出之乳糜汁而为乳，实未成血之物也。若不为乳，以此汁再入循环器，则化赤而为血。再经营运于周身，后清血荣经，其浊血流入血室，下行为月事，已妊娠者以养胎。盖血室即子宫，平时则蓄血以行经，妊娠则系胎。凡行经时，则子门开张而下泄，故伤寒中风，适值经来，而邪热得直入血室。亦有经未至期，因热盛蒸迫血室，则血亦下行，顺则热随血泄，经行后热反化轻，否则热甚冲入胞门，阻拒其行经，下泄之血，留蓄胞门为瘀，以致血室之热，无从得泄，病必增剧。炳章前治偏门快阁姚性妇伏暑，初病时尚食荤腥肉面，兼服补品，迨热重胃闭始停，而后身灼热，胸痞便闭，小溲短涩，因热逼血室，经水受迫而来，以致热入血室，俄倾未净经止。证现耳聋目闭，手足瘛疭，神昏谵语，便闭溲涩。前医皆遵热入血室例，治多罔效，至病势危殆，始邀余延医。余诊其脉，弦数搏指，舌底苔灰黑黄焦，浮铺苔上，且腻厚板实，舌尖深绛，边紫兼青。询其前由，阅其服方，参考现证，断其为热入血室，瘀塞胞门。胞门瘀阻不除，清血室热之药，无从得进，故诸治不应。余主先去除胞门积瘀，冀以清热息风。遂重用蚕沙、鼠粪、蜣螂，化浊道以通胞门之瘀塞；硝、黄，攻坚积；牙皂，涤污垢；地鳖、桃仁，逐瘀通络；鲜地合大黄，能化瘀泄热；鲜大青、钩藤、羚羊，清血热而息肝风；鲜菖蒲、天竺黄，豁痰而开心窍。服一剂，逾五六句钟[①]，大便即下黑垢瘀血块，成团成颗粒者甚多，热退其半，瘛疭即定，神识略清。次晨复诊，脉势已平，而舌苔松腐，黑垢满堆，刮去瓢余，未减其半，超时又厚。继进桃仁承气汤，加化滞清热之品。服至五剂，苔垢始净，身热亦退，胃纳渐动，调理而痊。考此证先病伏暑夹湿，继则夹食，再则阻经停瘀，湿蒸热灼，便闭溲涩，血室伏热内灼，胞门凝瘀阻塞，以致邪无出路。前医以凉血清热之剂，以清血室，然药力不能直入瘀塞之胞门，故皆罔效。余之收效，在通瘀导浊，以二矢浊味，攻胞门之浊道也。前证若用小柴胡汤，则大误矣。盖温暑治法，与正伤寒不同。叶氏《温热论》已辨之甚详，再节录于下，以资参考。叶天士云：经水适来适断，邪将陷入血室，少阳伤寒言之详悉，不复多赘。但数动（数动，辨脉也。温病之脉数

① 句钟：小时，绍兴方言。

动，与伤寒热入血室之脉迟者不同）与正伤寒不同，仲景立小柴胡汤，提出所陷热邪，以参、枣扶胃气，冲脉隶属阳明也。此惟虚者为合法，若热邪陷入，与血相结者（较热入血室，不与血相结者为重），当从陶氏小柴胡汤去参、枣，加鲜生地、桃仁、楂肉、丹皮或犀角等，凉血散血，使血不与热相搏，而后能和解。如陶氏之法也，若本经血结自甚，或夹有瘀伤宿血，夹热而得者，其证必少腹满痛，轻者刺期门（期门二穴，在第二肋端，不容穴旁各一寸五分，上直两乳，足太阴、厥阴、阴维之会，举臂取之，刺入四分，灸五壮，肝募也），以泄其实，使气行瘀散也；重者小柴胡汤，去参、枣之甘药，加延胡索、归尾、桃仁以利其气、破其血也。夹寒加桂心，气滞加香附、陈皮、枳壳。然热陷血室之证，多有谵语如狂之象，与阳明胃实相似，此种病机，最须辨别。血结者，身体必重，非若阳明之轻转便捷，何以故？盖阴主重浊，络脉被阻，身之侧旁气痹，连及胸背，皆拘束不遂，故去邪通络，正合其治。往往延久，致上逆心胞，胸中痹痛，即陶氏所谓血结胸也，用犀角地黄汤，加大黄、桃仁、红花、枳实，最为合法。诸本于此节下，有王海藏出一桂枝红花汤，是方断非可治血结胸者，故删去之。

第十七节　妊娠伤寒（一名胎前伤寒）

【因】妇人怀孕，寒邪外束，营气不能灌注，故发热恶寒，身疼腰痛，谓之伤寒；头痛恶风，身热心烦，谓之伤风。邪在半表半里，则往来寒热。

【证】邪在表身热，恶寒无汗，头疼身痛；在里则腑热壅闭，大便不通。若寒在半表，热在半里，则往来寒热，烦渴不解。若寒侵于表，风伤营气，则身疼头痛，发热恶寒。妊娠气血不足，不能营卫于外，而风邪乘虚袭入经中，则身热自汗，倦怠恶风；妊娠营血不足，寒即袭入经中，则身疼无汗，发热恶寒。

【脉】妊娠人迎紧盛，伤于寒，营气虚者，脉必浮弱，气口浮缓；伤于风，卫气虚者，脉必浮软；营卫两虚，邪不解散，脉必细微。

【治】疏邪解表，以治其标；扶元托散，以培其本。营虚者，养血为先；卫虚者，补气为亟；营卫两虚，温补并施。邪在表者，其证恶寒身热，头痛无汗，脉浮者，主以香苏饮（生香附、紫苏、陈皮、甘草、生姜、葱头）；病在里者，其证里热壅闭，大便不通，脉洪数者，治以三黄解毒汤（黄连、黄芩、黄柏、焦栀子、大黄）；在半表半里者，寒热往来，烦渴不解，脉弦数者，主以黄龙汤（柴胡、黄芩、人参、甘草、生姜、大枣）。营虚者，寒多热少，不烦不渴，脉弦浮涩者，主以当归桂枝汤（当归、桂枝、白芍、甘草、煨姜、大枣）；卫虚者，寒邪留恋经中，则寒热不解，脉浮软者，主以黄芪建中汤（炙黄芪、桂枝、白芍、炙甘草、生姜、大枣）。伤寒寒已外解，脾气虚馁，热乘虚陷，胎动不安，主以安胎散（生白术、黄芩、炒白芍等分，为散，以生姜二片，大枣三枚，煎浓汁，调服三钱）；兼有潮热者，主以安胎阿胶散（炒阿胶三两，党参一两五钱，白术一两五钱，茯苓一两五钱，桑寄生三两，炒制为散，米饮调下三钱）。妊娠伤寒，侵表伤营，头痛发热，恶寒身痛，胎孕不安，脉浮紧涩者，主以羌活散（羌活、生白术、防风、炒白芍、黄芩各一两五钱，当归三两，白芷、川芎各一两，甘草六钱，制为散，水煎五钱，去渣温服）；妊娠伤风，风邪乘虚袭入经中，身热自汗，倦怠恶风，胎孕不安，脉浮缓者，主以黄芪解肌散（人参一两五钱，黄芪三两炙，当归三两，炒白芍一两五钱，川芎一两，炙甘草五钱，制为散，紫苏汤下三钱）。妊娠营血不足，寒袭经中，身疼无汗，发热恶寒，胀浮弱者，主以桂枝芍药汤（桂枝、芍药各钱半，当归三钱，生姜两片，葱头三枚）。妊娠伤寒表解后，里气不和，腹中痛，下利胎动，脉沉者，主以芍药汤（炒白芍三钱，炒白术、茯苓各钱半，炙甘草八分）；妊娠伤寒表解后，腹中不和，协热下利，胎不安，脉数者，主以加味黄芩汤（炒白芍、炒白术、黄芩、茯苓各钱半，炒阿胶二钱，炙甘草五分）。妊娠伤寒，火郁不解，营阴受伤，而夹湿热，发斑紫黑，胎因不安，脉数弦大者，主以栀子大青汤（鲜生地五钱，升麻五分，焦栀子三钱，鲜大青四钱，黄芩二钱，葱头三枚）；妊娠伤寒，热郁阳明，热极而发紫黑斑，脉洪数者，若不急治，胎殒在即，主以青黛石膏汤（真青黛钱半，鲜生地二两捣汁，生石膏八钱，升麻六分，黄芩二钱，焦栀子三钱，葱头三枚）。妊娠伤寒后，余热阻膈，血气暗耗，潮热不解，胎孕不安，脉数濡弦者，主以黄龙四物汤（鲜生地五钱，党参、黄芩、白芍各钱半，柴胡五分，当归三钱，川芎、甘草各八分）。妊娠伤寒发汗后，余热内陷，卫气无所止息，漏汗不止，胎孕不安，脉浮数者，主以加减当归六黄汤（大生地五钱，清炙芪皮三钱，炒白芍、炙甘草、黄芩各钱半，白芷盐水炒黑二钱，当归、炒阿胶各三钱，浮小麦三钱）；妊娠伤寒汗下后，津液暴亡，虚烦不眠，胎孕不安，脉濡数者，主以加味竹叶汤（淡竹叶三钱，北沙参三钱，鲜生地五钱，麦冬、炒阿胶各三钱，炙甘草五分）。妊娠伤寒，热极伤营，血室受病，恐损坏其胎，徐洄溪以白药脂八两研末，以鸡子清调涂油纸上，贴脐下胎存处，干则以水润之，解毒润燥以护胎元。叶天士亦谓胎前病，以护胎为要，恐邪来害娠也。如热极，用井底泥，蓝布浸透，覆盖脐腹上，此亦保护胎元之法，然亦须看其邪之可解而用之。如用血分滋腻之药不效，又当审察应下则下。惟中病则止，不可固执成法，仍须步步保护胎元，恐正损邪陷也。

【秀按】妊娠伤寒治法，前论已备，不复再赘。凡邪热壅盛之症，不可固执成例，以滋腻安胎之药投之，以助长邪热，反损胎元。即经云有故无殒，亦无殒也。大积大聚，不可犯也，损其大半而止，过则杀也，亦为治妊娠伤寒之要诀。吴又可云：孕妇伤寒时疫，设应用三承气汤，须随证施治，慎毋惑于参、术、阿胶之说。病家见用承气，先自惊疑，或更左右嘈杂，必致医家掣肘，为子母大不祥。若应下之证，反用补剂，邪火壅郁，热毒愈炽，胎更不安，耗气搏血，胞胎何赖？是以古人有悬钟之喻，梁腐而钟未有不落者。惟用承气逐去其邪，火毒消散，炎顿为清凉，气回而胎自固。当此证候，反见大黄为安胎之圣药，历治历当，子母俱安。若腹痛如锥，腰痛如折，此胎将堕欲堕之候，服药亦无及矣。虽投承气，但可愈疾而全母，昧者以为胎堕，必反咎于医也。或诘余曰：孕妇而投承气，设邪未逐，先损其胎，当如之何？余曰：结粪瘀热，肠胃间事也。胎附于脊，肠胃之外，子宫内事也。药先到胃，瘀热才通，胎气便得舒养，是以兴利除害于顷刻之间，何虑之有？但投药之际，病衰七八，余邪自愈，慎弗过剂耳。即经所言损其大半而止也。

【廉勘】周澹然云：妊娠之妇，一受温邪，胎为热伤，势在必下，胎下母亦难全。处此危急之际，不妨向病家帮助原委，急当速彻其热，以希侥幸。往往如此施治，不但胎不下坠，而反安然无事。岐伯云：有故无殒，亦无殒也。诚哉斯言。吴又可又有悬钟之喻，于理更切。要之此时下胎亦坠，不下胎亦坠。然下之胎坠，母犹可救十中二三，不下则母无生理，胎亦焉能独存？更有妊妇一病温证，舌即干红，苔或黑或焦燥，此属邪热过重，非大剂重剂，不能破格救人，攻下药中，惟减去芒硝，恐损胎也。亦有胎死腹中，舌见青黑，又非芒硝，死胎不能下也，尤宜向病家声明再用，不致受人谤毁，至于幸与不幸，天也命也，而人事不可不尽也。

第十八节　产后伤寒

【因】产妇始生，气血俱虚，外失卫护，内无主持，最宜调养。设受风寒，岂非难治。故产后伤寒，邪得以深入，非比寻常伤寒，内有郁热，与邪相拒，循经渐入之缓也。产后伤风，腠理空虚，风邪得以留恋，非若寻常伤风，元气壮盛，邪易解散，自无留邪致损之患者不同。

【证】症状多与妊娠同，兹不复赘。

【脉】伤寒脉紧，产后伤寒，脉必紧细；伤风脉浮，产后伤风，脉必空浮。

【治】寒宜温中达邪，俾中气温，而寒自散；风宜扶元托表，俾元气充，而风自解。若血气大虚，生阳不振，虽大温大补，不能破其范围。大抵产后血亏夹滞，营气不能布护，寒邪得以直入冲任，恶寒无汗，发热不休，脉紧细涩者，主以建中汤（当归三钱，赤芍钱半，肉桂一钱）。无汗，加炒黑荆芥；腹痛，加炒焦砂糖。产后卫气空，腠理不密，风邪得以留恋经中，故恶风无汗，发热不休，脉浮软者，主以玉屏风散（炒黄芪、炒白术各三两，防风一两五钱，砂糖炒黑为散，水煎，五钱服）；产后气血两虚，风寒得以伤之，故发热无汗，而恶风寒，脉浮涩者，主以疏风芎归散（当归三两，人参、川芎、紫苏、葛根各一两五钱，砂糖炒黑为散，生姜两片，葱白三枚，水煎）。产后冒风，手足烦热，面赤气喘，脉浮数者，主以人参竹叶汤（人参钱半，竹叶三钱，防风钱半，甘草、桔梗各八分）；产后冒风，留恋不解，风热陷入少阳，身热烦渴，时作时止，脉弦数者，主以黄龙汤（人参钱半，柴胡八分，黄芩、甘草各钱半）。产后伤寒身热，恶露为热搏不下，烦闷胀喘狂言者，抵当汤及桃仁承气汤主之。伤寒小产，恶露不行，腹胀烦闷欲死，大黄挑仁汤（朴硝、大黄等分，末之，每一钱或二钱，桃仁去皮尖碎之，浓煎汤调下），以通为补。此皆庞安常之法也。

【秀按】陶节庵治产后伤寒，十余日不解，头痛恶寒，时时有热，心下坚，干呕汗出，以阳旦汤（即桂枝汤倍桂枝，加附子）；产后亡津液，大便多闭，或谵语烦躁，以神功丸（麻子仁、人参各二两，大黄、诃子皮各四两，为末，麻仁研匀，蜜丸桐子大）；产后头痛身热，兼腹内拘急疼痛，以桂心牡蛎汤（桂心、牡蛎、白芍、地黄、黄芩）；产后伤风发热，面赤而喘，头痛，以竹叶防风汤（竹叶一把，防风、桔梗、桂枝、人参、甘草各一两，葛根三两，生姜五两，大枣十五枚）。

【廉勘】周澹然云：若产后受邪，较胎前更难施治。缘气血已亏，温邪直入难化。此时攻之不可，补之亦不可。惟审明证候，以固本为主，去邪佐之。邪轻宜大复苏饮（白僵蚕、蝉衣、当归、人参、生地、茯神、麦冬、天麻、犀角、丹皮、栀子、黄芩、知母、甘草、滑石）、小复苏饮（白僵蚕、蝉衣、神曲、生地、木通、车前子、黄芩、黄柏、焦栀子、黄连、知母、桔梗、丹皮、白蜜后入），或神解散合四物汤（白僵蚕、蝉衣、神曲、金银花、生地、木通、车前子、黄芩、黄柏、黄连、桔梗、当归、赤芍、川抚芎）；邪重以复苏为主，攻里邪如升降散（白僵蚕、炒蝉衣、广姜黄、生锦纹），或太极丸（白僵蚕、蝉衣、广姜黄、大黄、天竺黄、杜胆星，冰片为丸），至于放手攻里则不可。若果邪热深重，舌干黑，神昏，已成燎原之势，非大剂凉下急救，不能有济，或兼扶元，或佐育阴。总须临证时细心审察，攻补得宜，方治产后温热病之要诀也。

【炳章按】叶天士云：至于产后之法，按方书谓慎用苦寒，恐伤其已亡之阴也。然亦要辨其邪能从上中解者，稍从证用之，亦无妨也。不果弗犯下焦，且属虚体，当如虚怯人病邪而治，总之毋犯实实虚虚之戒。况产后当气血沸腾之候，最多空窦，邪势必乘虚内陷，虚处受邪，为难治也。吴鞠通云：无粮之师，利于速战。若畏产后虚怯，用药过轻，延至三四日后，反不胜药矣。又云：治产后之症，自有妙法，手下所治系实证，目中、心中、意中注定是产后，识证真，对病确，一击而罢。治上不犯中，治中不犯下，目中清楚，指下明了，治产后之能事毕矣。可为后学者之圭臬，吾人宜熟读而瑾记之。

第十章 伤寒坏证

第一节 伤寒转痉

【因】痉者，强直反张之象。《说文》云：痉，强急也。《玉篇》：痉，风强病也。吴鞠通云：痉，筋病也，以其筋肉牵引，身体强直也。伤寒有变痉病者，项背强是也。太阳中风，重感寒湿则变痉，或太阳病发汗太多因致痉。余谓痉即脑筋病也。如《金匮》所谓痉病者，身热足寒，颈项强急，背反张者，乃脊髓之脑筋病。《内经》《骨空论》所谓督脉为病，脊强反折是也。恶寒时头热面赤，独颈动摇，猝口噤者，乃头巅之脑筋病。《难经》所谓督脉为病，病脊强而厥。《内经》所谓厥成为癫疾是也。有强直性、迭代性二种：局部筋肉收束成反戾弯曲挺伸之类，谓之强直性痉挛，《内经》所谓太阳所至为痉，又云诸暴强直皆属于风是也；收缩弛缓，相为更代，其处频觉震动，谓之迭代性痉挛，《内经》所谓少阳所至为瘛，又云诸热瞀瘛皆属于火是也。此即吴鞠通遵经旨，总论痉病、瘛病之原理也。徐灵胎云：诸痉项强，皆属于燥；诸暴强直，皆属于风。燥乃太阴燥金之气，风乃厥阴风木之气。大抵气血虚弱，有火有痰。陈无择云：人之筋脉，各随经络结束于身。血气内虚，筋失所养，则风寒湿热之气乘之则痉；或七情六欲内扰，均必夹痰火而后发痉。吴鞠通曰：痉证必兼风而后成。风为百病之长，六淫之邪，皆因风而入，其强直、背反、瘛疭之状，皆肝风内动为之也。吴云峰云：痉证体劲直而背反张，头摇戴眼，筋之病也，原其所因，多由亡血，筋无所荣，故邪得以袭之。所以伤寒汗下过多，与夫病疮人，乃产后致斯疾者，概可见矣。景岳云：其病在筋脉，筋脉拘急，所以反张；其病在血液，血液枯燥，所以筋挛。仲景以汗下为言，谓其误治亡阴所致，如太阳病发汗太多因致痉，风家下之则成痉，疮家发汗亦成痉。盖发汗必伤血液，误下必伤真阴，阴血伤则筋失所养，反张强直之病，势所必至也。无择谓气血内虚，邪客为痉，斯言不无有误。若其所云，则仍是风湿为邪，而虚反次之。不知风随汗散，而既汗之后，何复言风湿；随下行，而既下之后，何反致湿。岂误治之外，必再受邪而后成痉？无邪则无痉哉。喻嘉言云：小儿体脆神怯，外感壮热，多成痉病。后世妄以惊风立名，有四证生八候之说。实则指痉病之头摇手痉者，为惊风之抽掣；指痉病之口噤脚挛急者，为惊风之搐搦；指痉病之卧不着席者，为惊风之角弓反张。幼科翕然[①]宗之，病家坦然任之，不治外淫之邪，反投金石、冰、麝之药，十中九死而不悟也。又如新产妇人，血室空虚，外感袭入而成痉，仲景之所明言，乃辄称产后惊风，妄投汤药，亦千中千死。俗医谓产后宜温之说，最足误人。产后外感，生化汤加荆芥穗之方，亦最足误事。余历年临证，窃见产后病寒者十中二三，病热者十中七八。轻年少妇，肝阳盛者，尤易病热，时医罔不误治，轻则烦闷不宁，重则痉厥殒命者，比比然也。张石顽云：痉病有不因误治者，必阴虚血少之人，不能荣养筋脉，以致筋挛僵仆。如产后之去血过多，冲任竭也；疮家之血随脓出，营气涸也。小儿之有此者，或以风热伤阴，或以汗泻亡阴，遂为慢惊，总属阴虚。盖精血不亏，虽有邪干，断无筋脉拘急之病，而病至坚强，其枯可知。故治此者，必以气血为主，而邪甚者兼治邪，若邪微者，不必治。盖此证所急在元气，元气复，血脉行，则微邪自不能留，何足虑哉。

【证】发热恶寒，搐搦无汗为刚痉；不发热，但恶寒，厥冷汗出为柔痉。病者身热足寒，发其汗已，其脉如蛇，产后血虚，腠理不密，风邪搏之则成痉。病后身软时醒为痫证，身强直反张不醒为痉证。伤寒有变痉病者，项背强直是也。经曰：病身热足寒，头项强急，恶寒时，头热面赤，目脉赤，独头而摇，猝口噤，背反张者，痉病。夫仲景所谓刚痉、柔痉

① 翕然：一致貌。

者，并属太阳，以太阳行身之后，故头项强急而反张也。《要略》云：痓之为病，胸满口噤，卧不着席，脚挛急，必龂齿（筋脉屈伸，齿牙作响，是为龂齿），此属阳明。盖阳明行身之前，不能为反张之证，与太阳痓，自是两般也。《此事难知》云：头低视下，手足牵引，肘膝相构，阳明痓也。然欲行大承气，必须察其内实，脉沉有力者可下之。若经来寒热，或左右一目斜牵，或左右一手搐搦，脉弦数者，少阳痓也。又有伤寒结胸证，项亦强为柔痓状，此似痓而非痓也，不可以风药误治之。夫风病下之则痓，复发汗必拘急，太阳病发汗太多者，因致痓。太阳病，发热，脉沉细，名曰痓，为难治。疮家身虽疼痛，不可发汗，汗出则痓。太阳病，其证状身体强，几几然，脉反沉迟，此为痓。此张仲景辨痓之证候也。

【脉】痓脉紧急，如经直上下行者，急实为阳痓，沉细为阴痓。浮紧数者属阳，沉细涩者属阴。浮盛为风热，洪滑为痰火，虚濡为气虚，涩数为阴虚。脉浛浛[1]如蛇者，汗虚致痓也。《活人书》云：痓病，外证发热恶寒，与伤寒同，但脉沉迟弦细为异耳。若脉沉弦而迟及伏弦，或散于指外者，皆危候也。徐洄溪云：痓脉，雨溅出指外者，死。

【治】阳痓，宜滋阴养血；阴痓，宜扶脾抑肝。至清痰降火，祛风利湿，各随证治。暴起多属邪盛，久病必是血虚。痓病虚为本，邪为表。太阳证备，身体强，几几然，脉反沉迟者，主以瓜蒌桂枝汤（瓜蒌根三钱，桂枝八分，白芍钱半，甘草五分，姜二片，枣三枚）。刚痓发热，无汗恶寒，小便反少，脉浮紧者，属中风，重感于寒，葛根汤，或加独活防风。脉弦细数者，属风热伤筋，血脉失约束之权，致搐搦反张者，主以如圣饮（羌活、秦艽、川芎、白芍、当归、白芷、黄芩、人参、半夏、甘草）。风痰多，加竹沥、姜汁；无汗，加苍术、麻黄；热痰，加贝母、瓜蒌；火盛，加山栀、花粉；口噤便闭，加大黄；气虚口闭，加参、芪；血虚筋急，加归、地；舒筋，加秦艽、川断、钩藤；活血，加丹参、红花、牛膝。柔痓则汗出，不恶寒，脉沉细者属中风，重感于湿，瓜蒌桂枝汤，或桂枝加葛根独活防风汤（即桂枝汤加葛根、独活、防风）。表有风邪未解，为寒所袭者，宜风药解散；风寒为湿所袭者，风药亦能胜湿。阳明痓，胸

---

① 浛（hán涵）浛：同“涵涵”，水波晃动貌。

满口噤，卧不着席，挛急龂齿，宜大承气汤，或防风通圣散，去麻黄下之。必须察脉有力可下，无力切不可下。少阳痉往来寒热，或一目斜牵，或一手搐搦，小柴胡加防风汤；发热头摇，反张口噤，脉弦者，防风当归饮（生地、防风、当归、川芎）主之。若汗下太过，亡失血液，致筋脉失养，不柔和而痉，无外邪可解者，惟宜补养气血为主，以八珍汤加减，或十全大补汤加竹沥、姜汁。气虚筋纵，加参、芪以补之。血虚筋挛，加归、地以润之。脉小虚甚者，加熟附子，或大建中汤加羌活、防风。产后去血过多，筋无血养，挛急发痉，脉浮软者，加味当归补血汤（炙黄芪五钱，当归三钱，炙甘草钱半，炒防风、羌活各钱半，竹沥一杯，姜汁一瓢）主之。新产亡血，腠理疏豁，风邪乘虚袭伤筋脉，遽尔发痉，脉浮者，举轻古拜散（荆芥穗四两，炒黑为末），每服三钱，酒淋大豆黄卷净汁调下。吴仁斋云：仰面卧，开目者为阳，合面卧闭目者为阴；口燥渴者为阳，口中和者为阴。属阳易治，属阴难治。口张目瞪，昏昧无知者治；戴眼反折遗溺者，必死；手足瘛疭，汗出如油如珠者，不治；反张离席一掌者，死；小儿离席一指者，亦死。

【秀按】云峰注云：几几者，头不舒也。头独阳明，与太阳伤卫中，才见阳明一证，即于桂枝汤中加葛根一味，则两经尽解。喻氏曰：伤寒中项背几几，用桂枝加葛根汤，因时令不同，故方亦少变。彼之汗出恶风，其邪在表；此脉沉迟，知其表邪为内湿，所持而不解。即系湿热，二邪交合，故用瓜蒌根生津撤热，合桂枝汤和营卫，养筋脉，以治痉也。又云：太阳病无汗，而小便反少，气上冲胸口，噤不得语，欲作刚痉者，葛根汤主之。喻氏曰：邪在太阳、阳明之界，两经之热并于胸中，伤肺金清肃之气，故水道不行，而小便少津液，不布而无汗也。阳明之脉环口，热并阳明，斯筋脉牵引，口噤不得语也。然刚痉无汗，湿邪内郁，必从汗解，故用此汤，和解两经之湿热也。又云：痉为病，胸满口噤，卧不着席，脚挛急，必龂齿，可与大承气汤。喻氏云：仲景用此，其说甚长，乃死里求死之治。经谓热而痉者，腰折瘛疭，龂齿也。兹云卧不着席，即腰折之变文；脚挛急，即瘛疭之变文。且龂齿加以胸满口噤，上中下三焦，热邪充斥，死不旋踵矣。故用大下之，以乘领其一线之阴气。阴气不尽，为阳热所劫，则因而得生者必多矣。陈修园云：此节为痉之既成，出一救治之正方，大旨在泻阳明之燥气而救其津液，清少阴之热气而复其元阴，大有起死回生之妙。或一下之后病势已减，审以阳明，以人参白虎汤滋阳明之燥，审以少阴，以黄连阿胶汤救少阴之阴，而方可以频服，后又以竹叶石膏汤收功。陈灵石云，竹叶石膏汤去秫米之，逗留热气，以竹沥半杯易竹叶，可从古法而变通之。

【廉勘】吴氏鞠通谓，痉当分寒、热、虚、实四大纲，小儿痉病、瘛病复列九大纲，较方中行痉书，更精且密，实可补仲景之不足，兹节述于后。如六淫致痉，实证也；产妇亡血，病久致痉，风家误下、温病误汗、疮家发汗者，虚痉也。风寒湿致痉者，寒证也；风温、风热、暑、燥、火致痉者，热证也。俗称慢脾风者，虚寒痉也；本论后述本脏自病者，虚热痉。此四大纲也。再将小儿痉病、瘛病之九大纲论，亦分条列后，以资参考。

（一）寒痉

仲景先师所述方法具在，但须对症细加寻绎，如所云太阳证项强，几几然，脉沉迟之类。有汗为柔痉，为风多寒少，而用桂枝汤加法；无汗为刚痉，为寒痉，而用葛根汤。汤内有麻黄，乃不以桂枝立名，亦不以麻黄立名者，以其病已至阳明也。诸如此类，须平时熟读其书，临时再加谨慎，手下自有准的矣。风寒咳嗽致痉者，用杏苏散辛温例，自当附入寒门。

（二）风温痉

此即瘛症，少阳之气为之也。乃风之正令，阳气发泄之候，君火主气之时（廉按：其证候，则头身热，面目赤，猝口噤，背反张，自汗出，足反冷，或恶风，或咳嗽，甚则气逆痰涌。风盛者，颈项强急，头亦动摇，目眶瞤动，手足抽掣；热盛者，灼热大汗，神昏谵语，口燥渴饮，咂唇弄舌；痰盛者，一痉即厥，喉间痰鸣，语言不出，不省人事。此张仲景所谓风温之为病，剧则状如惊痫，时瘛疭，而若火薰之候也。亦即徐嗣伯所谓痰气相触而动风，风火相乱则闷瞀也）。宜用辛凉正法，轻者用辛凉轻剂，重者用辛凉重剂，如本论上焦篇银翘散、白虎汤之类。伤津液者，加甘凉，如银翘散加鲜生地、麦冬、玉女煎，以白虎合冬、地之类；神昏谵语，兼用芳香以开膻中，如清宫汤、牛黄丸、紫雪丹之类。愈后用六味、三才、复脉辈，以复其丧失之津液。风温咳嗽致痉者，用桑菊饮、银翘散辛凉例，与风寒咳嗽迥别，断不可一概用杏、苏辛温也。

（三）温热痉

即六淫之火气，消烁真阴者也，《内经》谓先夏至日为病温者是也，即同上风温论治。但风温之病痉者，轻而少；温热之致痉者，多而重也。药之轻重浅深，视病之轻重浅深而已（廉按：吴氏此言未免笼统。夫吴氏所谓风温者，即叶氏论温二十则。所云温邪上受、首先犯肺、逆传心胞之证，乃新感风热之为病也。若温热之为病，《素问》所谓冬伤于寒、春必病温，《灵枢》所谓冬伤于寒、春生瘅热是也。病之轻重浅深，一因新感，一因伏气，原因既异，证治自不得混同，况在温热痉乎？就廉实验所知，凡伏温化火，刺激神经，而发痉者，则为温痉；伏热化火，冲动神经而发痉者，则为热痉。温痉之中，有因胃肠燥火而发痉者，有因心肝壮火而发痉者，有因劫烁肾阴而发痉者，有因热伏冲督而发痉者；热痉之中，有因胎热而发痉者，有因痫热而发痉者，有因丹毒胎毒而发痉者。且温、热二痉之中，以夹积食、积热为多。若不查明原因，辨明证候，鲜不误殇人命。鞠通曾谓只治致痉之由，而痉自止，不必沾沾，但于痉中求之。若执痉以求痉，吾不知痉为何物。此说诚然，果如其说，未免前后自相矛盾矣。故余特将温热二痉，分作两节论治，庶几分际清晰，以免笼统之弊）。

（四）温痉

【因】其因有四：一因胃肠积热，二因心肝壮火，三因热烁肾阴，四因热伏冲督，皆足以刺激神经，而致痉瘛之原因。

【证】其证灼热自汗，渴不恶寒，面赤唇红，手足瘛疭，口噤鼻煽，此因于胃肠积热致痉，即《内经》所谓气上不下、搏阳而为巅疾也。若初起目赤唇红，上视惊啼，角弓反张，手足发搐，嗌干喉塞，甚或头摇，此因于心肝壮火致痉，即《内经》所谓诸风掉眩，皆属于肝也；若初起暮热朝凉，渴不喜饮，颧红齿槁，脊强反折，手足厥冷，溺短或闭，此因于热烁肾阴，即《内经》所谓病藏于肾，阴虚阳盛也；若初起脊强头摇，腰背反张，手足抽搐，昏厥不语，牙关紧急，啼声不出，此因于热伏冲督，即《内经》所谓诸热瞀瘛，皆属于火也。

【脉】胃肠积热者，脉必洪数而实，舌必绛红，苔多黄腻，甚或焦黄；心肝壮火者，脉必弦数，舌必紫赤，苔多深黄，指纹皆青紫浮红；热烁肾阴者，脉多沉数，舌红胖嫩，苔或焦紫；热伏冲任者，脉必弦劲，舌多紫赤，苔或焦黄，指纹多青紫而黯滞。其证皆因伏温发痉，而其间实热窒塞，阴液耗伤，及有无痰涌，最宜明辨。

【治】胃肠积热证，便闭者，三黄五色丸（小川连、青子芩、生锦纹各五钱，为末，雪水泛丸，如芝麻大，分作五份，一份辰砂为衣，一份青黛为衣，一份腰黄为衣，一份轻粉为衣，一份芦荟为衣），乳子服五粒，小儿服十五粒，余视年龄酌加，通用竹叶灯心汤调下；便通者，羚麻白虎汤（羚羊角、天麻、生石膏、知母、生甘草、粳米），或加减竹叶石膏汤（鲜竹叶、知母、瓜蒌仁、生石膏、天花粉、川连、竹沥半夏、鲜枇杷叶，淡海蜇、大地栗二味煎汤代水），临服药，调下紫雪丹二分。心肝壮火症，便闭热盛者，用当归龙荟丸。夹痰上涌者，用何氏小红丸（羚羊角屑一钱，飞辰砂五分，真猴枣三分，巴豆霜一分，为末，绿豆粉糊为丸，如黍米大），乳子服一丸，一岁者二丸，二三岁者三丸，冰糖汤化下。便通溺塞者，用导赤泻心汤（鲜生地、黄芩、淡竹叶、小川连、汉木通）。热烁肾阴证，火盛便燥者，青蒿地骨皮汤（青蒿子、地骨皮、冬桑叶、知母、丹皮、生川柏、元明粉、白蜜）。阴虚溺塞者，用三汁饮（鲜生地汁两瓢，鸭梨汁一瓢，解晕草根汁一瓢，重汤滚数沸），调下知柏六味丸十粒。热伏冲督症，冲动者，加味青铅镇冲汤（鲜生地四钱，生白芍钱半，生甘草三分，鲜石斛二钱，天冬钱半，鸭梨汁一瓢，淡竹沥一瓢，鲜石菖蒲汁一匙，先用青铅一斤化烊，倾入水盆内捞起，再烊再倾三次，取此清水，煎鲜生地等五味，滚百余沸，滤清，再将梨汁竹沥，滚十余沸，出，冲入鲜菖蒲汁，乘热即服），或用龙牡潜镇汤（青龙齿、珍珠母、左牡蛎、生白芍、海蛤壳、东白薇）；髓热者，黄柏猪脊髓汤（生川柏、猪脊髓、木通、石决明、鲜生地、生甘梢，冰片少许，童便冲入）。

（五）热痉

【因】其因有五：一因胎热，二因痫热，三因丹毒，四因胎毒，五因积热，皆能使热极生风，刺激神经而发痉。

【证】其证面色深红，口中气热，目赤唇紫，便闭溺少，呵欠顿闷，手足瘛疭，此因于胎热致痉，即钱仲阳所谓热盛生风、时发惊搐也。若猝然仆倒，项强瘛疭，眼翻不转，口噤痰鸣，或作畜声，或吐涎沫，此因痫热致痉，即孙真人所谓小儿痫热甚，亦发痉也。若身热如火，赤若丹砂，形似锦纹，其痛非常，项背反张，手足瘛疭，此因于丹毒致痉，即孙真人所谓丹毒皆风热恶毒所为，入腹则杀人也。若面赤目闭，浑身壮热，小溲红黄，大便闭结，口鼻气粗，手足瘛疭，此因于胎毒致痉，即万密斋所谓半岁之真搐，乃胎毒至酷至烈者也。若壮热惊啼，面红目赤，上视龂齿，便闭溺涩，角弓反张，手足瘛疭，此因积热致痉，即陈无择所谓小儿积热者，表里俱热也。

【脉】胎热发痉，脉多沉数，舌多深红，指纹多青；痫热发痉者，脉多弦滑，舌多灰滑，指纹青紫；丹毒发痉者，脉多浮数，舌多鲜红，指纹紫青；胎热发痉者，脉多洪数，舌多紫红，纹亦青紫；积热发痉者，脉多数实，舌多焦黄，指纹紫滞。已[①]上五症，若指纹三关纯黑，推之不动者，症皆不治。

【治】胎热发痉，宜四顺清凉饮（鲜生地、当归、生锦纹、生甘草），调下秘授珍珠丸（西黄五分，琥珀三钱，珠粉一钱，雷丸、天竺黄、胡连各五钱，银胡、广木香、陈胆星各三钱，鸡内金一两，槟榔七钱，赤金箔五十张为末，神曲糊为丸，如芥子大，金箔为衣），每服五七丸，专治小儿急惊风，痰迷心窍，抽搐昏晕，牙关紧闭，口不能啼，命在须臾，急用此丸，立可回生。痫热发痉，初用羚角钩藤汤（羚羊角、双钩藤、九制胆星、天竺黄、嫩桑芽、鲜竹叶心），调下猴马二宝散（真猴枣一分，真马宝一分，共为末），药汤调下，或用菊花天麻汤（真滁菊、明天麻、白知母、生玳瑁、石决明、蜣螂虫），调下痫症镇心丹（真珠粉、真马宝、羚羊角各五分，川贝母二钱，为末，糊丸，如绿豆大），每次一二丸，药汤调下。丹毒发痉，初用银翘浮萍汤（金银花、连翘、牛蒡子、生甘草、苦桔梗、鲜竹叶、水芦根、紫背浮萍草），药汤调下五福化毒丸，或用五味化毒汤（金银花、野菊花、紫花地丁草、蒲公英、紫背天葵草），调下犀角解毒丸。胎毒发痉，初用胡连甘草汤（胡黄连、生甘草、淡竹叶、鲜生地、木通），调下解毒延龄丹（收儿脐带寸许，焙研末五分，小川连二分

① 已：通“以”。《孙子兵法·作战篇》：“故车战，得车十乘已上，赏其先得者。”

半，飞辰砂一分，蜜和为丸）三分，药汤下，以逐毒定痉，或用三豆银翘汤（生扁豆、生绿豆、黑料豆、银花、连翘、生甘草），调下生熟解毒丸（生炒子芩、生炒川柏、生炒胡连各一钱，生炙甘草各八分，上擂水为丸，如小米大，辰砂雄黄为衣，每服十丸）。积热发痉，便闭者，凉膈加羚羊汤（薄荷、连翘、生锦纹、焦山栀、青子芩、生甘草、羚羊角、元明粉、淡竹叶、白蜜）；便通者，四物镇痉汤（羚羊角、浙茯苓、生石膏、淡竹沥）。善后之法，或用鞠通五汁饮（鸭梨汁、麦冬汁、荸荠汁、生藕汁、鲜芦根汁，或用蔗浆）和匀凉服，重汤炖温。

（六）暑痉

暑兼湿热后，有湿痉一条。此则偏于热多湿少之病，经谓后夏至为病暑者是也。按：俗名小儿急惊风者，惟暑月最多，而兼证最杂。非心如澄潭，目如珠智，笔如分水犀者，未易辨此。盖小儿肤薄神怯，经络脏腑较小，不耐暑气发泄，邪之来也，势如奔马，其传变也，急如掣电，岂粗疏者所能当此任哉！如暑月小儿身热头痛，项强无汗，此暑兼风寒者也，宜新加香薷饮。有汗，则仍用银翘散，重加桑叶；咳嗽，则用桑菊饮；汗多，则用白虎汤；脉芤而喘，则用人参白虎汤；身重汗少，则用苍术白虎汤；脉芤面赤，多言喘喝欲脱者，即用生脉散；神识不清者，即用清营汤，加钩藤、丹皮、羚羊角；神昏者，兼用紫雪丹、牛黄丸等；病势轻微者，如清络饮之类。方法悉载上焦篇，学人当与前三焦篇、暑门中细心求之。余按：婴儿头脊两部脑筋最灵。凡猝然伤暑，即风翔火炽，藉乳酿痰，激动脑筋。发痉而似惊者，夏月最多，其因有二：一为猝冒暑风，一为骤中暑秽，世俗通称急惊。皆不查病因，见形取名，以欺病家。盖暑风初起，其证有二：一头痛壮热，项强无汗，角弓反张，咳痰惊啼，吴鞠通所谓暑兼风寒者也；二面红灼热，目赤自汗，脊强肢瘛，此张寿甫所谓热动肝风而脑筋妄行者也。暑秽初起，壮热面红，目赤上视，龂齿弄舌，手足瘛疭，神识昏迷，四肢厥逆，二便不通，或泻不爽，此叶天士所谓热气闭塞、孔窍昏迷若惊、是为暑厥也。凡暑兼风寒者，苔白微黄，脉左浮紧，右浮滑，指纹浮红带青，或兼淡紫，无汗宜用加味香薷饮（西香薷、制川朴、羌活、扁豆衣、秦艽、钩藤），或用新加香薷饮（香薷、制川朴、金银花、扁豆花、连翘、竹叶），有汗则用加减凉膈散（牛蒡子、滁菊花、明天麻、连翘、天水散、荷叶包、鲜竹叶、桑芽、灯心），暑重加西瓜翠衣，兼咳则用桑菊饮。暑动肝风者，舌黄或赤，脉多弦数，甚或弦滑，指纹青紫窜出气关，热渴汗多者，古方竹叶石膏汤主之（方见前），或新加白虎汤（生石膏、益元散、知母、西洋参、竹叶、荷花露）。营热昏痉者，暑陷营分，舌必绛赤，痉而且厥，再夹乳汁酿痰，蒙蔽心包，堵其神气出入之清窍，不论暑风、暑温、暑痉、暑厥，皆宜羚羊清营汤（羚羊角、金银花、生山栀、鲜生地、青连翘、淡竹沥），调下紫雪丹三分。面赤多言，喘喝欲脱，急用生脉散（太子参、麦冬、五味子）救之。暑秽闭窍者，舌多黄赤浊腻，脉多沉伏，指纹紫赤不鲜。若脉芤而喘，大汗息促，指纹青黑，直出命关者，此内闭外脱之危候，治宜清芬宣窍为主。舌苔垢腻者，清芬辟疫汤（苏薄荷、佩兰叶、活水芦根、青蒿脑、鲜石菖蒲、鲜茅根），调下玉枢丹二粒，或至宝丹一颗；舌上无苔者，石氏犀角地黄汤（犀角尖、银花、鲜生地、连翘、活水芦根、鲜石菖蒲、广郁金、梨汁、竹沥，姜汁少许）调下瓜霜紫雪丹二分，或用陆氏犀羚镇痉（犀角、羚羊角、鲜生地、元参、银花、连翘、人中黄、竹沥）调下至宝丹一颗。痉定神苏以后，或用清肺轻剂，清络饮（鲜荷叶边、鲜银花、西瓜翠衣、鲜扁豆花、鲜丝瓜皮、鲜竹叶）主之，或用清凉血分，四汁二心汤（鲜生地汁、雪梨汁、西瓜汁、生藕汁，先用卷心竹叶五十支，用水两碗，煎取清汤，将四汁和入，约煎二十余沸，冲入莲子心二十支，时时灌饮）主之。

（七）湿痉

按：此一条，瘛疭兼有。其因于寒湿者，则兼太阳之气，其泄泻太甚，下多亡阴者，木气来乘则瘛矣。按：中湿即痉者少，盖湿性柔而下行，不似风刚而上升也。其间有兼风之痉，《名医类案》中有一条云：小儿吐哯[①]欲作痫者，五苓散最妙。本论湿温上焦篇，有三仁汤一法。邪入心包，用清宫汤，去莲心、麦冬，加银花、赤小豆皮一法，用紫雪丹一法；银翘马勃散一法；千金苇茎汤加滑石、杏仁一法。而寒湿例中，有形似伤寒，舌白不渴，经络拘急，桂枝姜附汤一法。凡此非必皆现痉病而后治，盖既感外邪，久则致痉，于其未痉之先，知系感受何邪，当以何法治

①哯（xiàn 现）：不作呕而吐。

之，而痉病之源绝矣，岂不愈于见痉治痉哉！廉按：中湿即痉者少，其间必有兼证，约有二因：一因湿滞兼风，外袭太阳经，发汗太多，致项脊强而痉挛者，但痉不搐；一因湿热动风，直窜脑神经，致脑膜炎而发痉瘛者。痉厥兼搐，古时皆称柔痉，惟方吴二家则名湿痉。盖风湿过汗而发痉挛者，必身热自汗，肌肉烦疼，项强口噤，四肢拘急，角弓反张，手足微冷，此《内经》所谓诸痉项强皆属于湿是也，亦即《金匮要略》所谓太阳病发热汗出，而不恶寒者，名曰柔痉也。湿热动风而发痉瘛者，猝然口噤，角弓反张，壮热自汗，口燥渴饮，手足瘛疭，目瞪昏厥，此《内经》所谓诸热瞀瘛皆属于火是也，陈平伯所谓湿热化火，火动则风生，风煽则火炽，外窜督脉则成痉，上窜脑中则为厥。正《素问》所谓血之与气并走于上，则为大厥，厥则暴死是也。凡痉挛脉多浮弦，甚或弦急，舌多白滑，或白而糙，首当活络舒筋为君，佐以息风化湿，古方观音散加减（生苡仁、生明乳香、川桂枝、竹茹、生没药、茯苓、天麻、桑枝），时方陈氏熄风胜湿汤（羚羊角、竹茹、秦艽、钩藤、丝瓜络、飞滑石、梗通草、鲜桑枝）。痉瘛脉多弦数，甚则弦劲，舌多黄腻，甚或焦黄，指纹色多青紫而显明。若天庭青黯，目瞪直视，脉细劲，或伏坚，纹则粗硬如露青筋，推之血不流利，昏厥过二十四小时不醒者，则必其气不复返而死矣。痉瘛者，首当息风定瘛为君，佐以豁痰泄热，古方竹叶石膏汤加减（方见前），时方羚麻白虎汤加减（方见前）。善后之法，总以濡血养筋为君，佐以健胃，加减四物汤（细生地、生白芍、黄草石斛、当归、炙甘草、桑枝）。尚有余热者，仍佐清热，见有气虚者，当佐益气。如见关节处微肿且疼，不能屈伸者，则用茅根桑枝煎（鲜茅根、嫩桑枝各五钱，阿斯必林[1]片一片冲），退筋节之炎，以定挛痛。薛生白云：或问仲景治痉，原有桂枝加瓜蒌根，及葛根汤二方，岂宜于古而不宜于今也？今之痉者与厥相连，仲景不言及厥，岂《金匮》有遗文耶？余曰：非也。药因病用，病源既异，治法自殊。伤寒之痉自外来（谓由外风），证属太阳，治以散外邪为主；湿热之痉自内出（谓由内风），波及太阳，治以息内风为主。盖三焦与肝胆同司相火，中焦湿热不解，则热盛于里，而少火悉成壮火，火动

① 阿司必林：即阿司匹林。

则风生，而筋挛脉急，风煽则火炽，而识乱神迷（雄按：设再投桂、葛以助其风，则燎原莫救矣），身中之气随风火上炎，而有升无降，当度尽失，由是而形若尸厥，正《内经》所谓血之与气并走于上，则为暴厥者是也。外窜经脉则成痉，内侵膻中则为厥，痉厥并见正气犹存一线，则气复返而生胃津不克支持，则厥不回而死矣。所以痉者与厥往往相连，伤寒之痉自外来者安有是哉？

（八）燥痉

燥气化火，消烁津液，亦能致痉，其治略似风温，学者当于本论前三焦篇秋燥门中求之。但正秋之时，有伏暑内发、新凉外加之证燥者，宜辛凉甘润。有伏暑则兼湿矣，轻则苦辛淡，甚则苦辛寒矣，不可不细加察。如燥气化寒，胁痛呕吐，法用苦温，佐以甘辛。

廉按：燥痉其因有二：一因五气化火，火必就燥，液涸动风，每致痉瘛。一因秋燥时，伏暑内发，新凉外搏，燥热动风，亦多发痉瘛。液涸动风者，舌绛且干，口干齿燥，手指蠕动，继则目窜斜视，手足瘛疭，或厥或呃，却无痰涎，脉左细劲，右浮大，指纹淡红带青，或兼淡紫，此胡在兹所谓阴虚阳亢，肝风上翔，猝发痉厥也。初用阿胶鸡子黄汤（陈阿胶、生白芍、生牡蛎、鲜生地、女贞子、黄甘菊、鸡子黄），并治妇女血虚生风，见有头晕心悸，耳鸣躁扰，或发痉，或猝厥者，屡投辄效；或小定风珠（陈阿胶、生龟版、淡菜、鸡子黄、童便），或鸡子黄煎（鸡子黄十枚，乱发一团，沸汤洗净，二味入铜锅内，以炭火缓缓拌熬，令同化如水，即置地上出火气，频频灌之），并治胎毒丹毒火疮，涂之亦效。若肝络尚有伏热者，用加减阿胶黄连汤（陈阿胶、小川连、生白芍、羚羊角、鸡子黄，童便冲）；肺经有痰者，用青铅镇冲汤（方见前），加竹沥、梨汁。终用五汁饮以善后。燥热动风者，舌干苔焦，唇焦齿干，头痛身热，继则脊强肢瘛，气升痰壅，或喘或厥，神烦惊啼，脉左弦数，右滑搏，指纹青紫，直窜命关，此吴鞠通所谓燥气化火，消烁津液，亦能致痉也。便通者用清离定巽汤（青连翘、冬桑叶、鲜生地、鲜竹叶、滁菊花、元参、木瓜、钩藤），便闭者用元蜜煎（元明粉四分，白蜜四钱泡汤），调下瓜霜紫雪丹二分，终用四汁二心汤（方见前）以善后。不论虚燥实燥，若津液未能回复，指纹或淡或紫，透关射甲者，症多不治，惟虚燥尤为危险。

（九）内伤饮食痉（俗名慢脾风者是也）

按此证必先由于吐泻，有脾胃两伤者，有专伤脾阳者，有专伤胃阳者，有伤及肾阳者。参苓白术散、四君、六君、异功、补中益气、理中等汤，皆可选用。虚寒甚者，理中加丁香、肉桂、肉果、诃子之类。因他病伤寒凉药者，亦同此例。《叶案》中有阴风入脾络一条，方在小儿痫痉厥门中。其小儿吐泻门中，言此证最为详细，案后华岫云驳俗论最妙，学者不可不静心体察焉，再参之钱仲阳、薛立斋、李东垣、张景岳诸家，可无余蕴矣。再按此证最险最为难治，世之讹传妄治已久，四海同风，历有年所，方中行驳之于前。诸君子畅论于后，至今日而其伪风不息，是所望于后之强有力者，悉取其伪书而焚耳。细观《叶案》治法之妙，全在见吐泻时，先防其痉，非于既痉而后设法也。故余前法六淫之痉，亦同此法。所谓上工不治已病治未病，圣人不治已乱治未乱也。

（十）客忤痉（俗所谓惊吓是也）

按小儿神怯气弱，或见非常之物，听非常之响，或失足落空跌仆之类，百证中或有一二，非小儿所有痉病，皆因于惊吓也。证现发热，或有汗，或无汗，面时青时赤，梦中呓语，手足蠕动，宜复脉汤去参、桂、姜、枣，加丹参、丹皮、犀角，补心之体，以配心之用。大便结者，加元参；溏者，加牡蛎；汗多，神不宁，有恐惧之象者，加龙骨、整琥珀、整朱砂块（取其气而不取其质），必细询病家确有所见者，方用此例。若语涉支离，猜疑不定者，静心再诊，必得确情，而后用药。愚儿三岁，六月初九辰时依门落空，少时发热，随热随痉，昏不知人，手足如冰，无脉，至戌时而痉止，身热神昏无汗。次日早，余方与复脉汤，去参、桂、姜、枣，每日一帖，服至三四杯，不饮不食，至十四日巳时，得战汗而愈。若当痉厥神昏之际，妄动乱治，岂有生理乎？盖痉厥则阴阳逆乱，少不合拍，则不可救。病家情急，因乱投药石，胡针乱灸，而死者不可胜纪也。按朱遂生云，痉不待治而自止。此证不必责其痉也，发热无汗纯是外感，自初九至十四，凡六日，恰合经尽汗解之期。复脉汤非其治也，若以浮萍银翘汤治之，不过一药病愈矣。若包络热重，唇舌干燥，目睛有赤缕者，牛黄清心丸。本论牛黄安宫丸、紫雪丹辈，亦可酌用之。汪瑟庵云：世妄传惊风之证，惟此一证，乃副其名，其因风因热等项之惊，神气昏愦，往往对面击鼓放铳，全然不知。客忤之证，则神惊胆怯，畏见异言异服，极易分别也。朱遂生曰：客忤痉，轻者仅神惊胆怯，重者则神气昏愦。王氏子年十七，夜出为疯狂人所逐，因而成痉，背反张，腿强直，气闭肢冷，呼唤不应，用通窍散吹其鼻孔，复用水磨紫金锭灌之，立愈。又按无论大人、小儿，猝遭惊吓，往往失魂，其重者则昏不知人，其轻者在大人虽起居饮食，诸事如恒，而若疑若迷，尚觉清爽，在小儿则睡梦中无故啼哭。相传招魂、收魂二法，神道设教，虽近于迷信，然亦属心理疗法，颇多应验。招魂法，用本人贴身衣服置扫帚上，其人在何处受惊，即于夜静时，持帚往何处呼其名招之归，则覆衣令卧熟睡一觉自愈；收魂法用瓦罐一，瓦盆一，中置清水，深约半寸，夜静时焚香，虔祷灶神，剪纸钱些许，焚诸罐内，乘其火势正燃，即覆罐于盆中，沸然有声，安置于病人床下，次日自愈。因论客忤痉，附此二法，皆素所习见，履经履验者也。

（十一）本脏自病痉（此证则瘛病也）

此证由于小儿之父母恐儿受寒，覆被过多，着衣过厚，或冬月房屋热炕过暖，以致小儿每日出汗，汗多亡血，与产妇亡血致痉一理。肝主血，血足则柔，血虚则强，故曰本脏自病。此一痉也，又实为六淫致痉之根。盖汗多亡血者，本脏自病，汗多亡卫外之阳，则易感六淫之邪也。全赖明医参透此理，于平日预先告谕小儿之父母，勿令过暖汗多亡血，暗中减少无穷之病矣，所谓治未病也。治本脏自病法，一以育阴柔肝为主，与治产后亡血病痉同法，所谓血足风自灭也，复脉汤、三甲复脉三方，大小定风珠二方，皆可选用。专翕膏，在痉止后，每日服四五钱，分两次，为填阴善后计也。六淫无汗致痉者，亦同此例。救风温、温热误汗者，先与存阴，不比伤寒误汗者，急于护阳也。盖寒病不足在阳，温病不足在阴也。

【炳章按】石氏《医原》，论痉病证治一则，颇有发明，录之以备参考。石芾南云：世俗未解六气致病之理，不知六气最易化燥，及小儿尤易化燥之理。见儿发热，不问何邪，概曰风寒，辄与辛燥升散，杂以苦温、苦涩消导，津液耗伤，致成痉瘛。乃见儿痉瘛，便称惊风，乱投冰、麝、金石，苦寒慓悍毒药，以为开窍镇惊，清热祛风。家藏丹丸，世传秘方，多系如此，误治甚多。又或将惊字误作筋字，挑筋刺血，强推强拿，其在富贵之家，酿祸尤速。尝见荐医荐方，接踵而至，此医用热，彼医用寒，一日之间，七方十剂遍尝，刀针金石全施。又或送鬼叫神，此摇彼唤，使儿无片刻之安，重棉厚絮，炉火壶汤，使儿在热盒之内。假使延一明理之医，对症施治，夫何至于此极？大抵痉病多由于燥热化风，虽名曰风，实是肝阳为病，筋失滋养，故致强急。试举其大略言之：风寒初起，发热无汗，无论痉与不痉，治以辛润，如杏仁、牛蒡、桔梗之类。寒重者，加温润，如葱白、生姜之类。风温温热，治以辛凉，于辛润法中，酌加微苦，如桑叶、姜皮、栀皮、连翘、蔗皮、梨皮、沙参之类。热重者，酌加凉润轻品，如银花、菊花、知母、羚角、竹叶、芦根、梨汁、蔗汁之类。湿痰，加半夏、蜜炙橘红之类；热痰，加川贝母、天竺黄、瓜蒌霜、花粉、胆星之类。燥火甚者，清燥救肺汤，在所必用。湿夹热者，加辛凉辛苦，如蔻仁、通草、茯苓、滑石、鲜竹叶、鲜荷叶、扁豆花、姜炒川连之类。阴液亏极，色悴窍干，无涕无泪，口喑不能言，宜速救液，如鲜生地、麦冬、元参、鲜首乌、阿胶、鸡子黄、鲜石斛、生玉竹、女贞子、牡蛎、龟版之类。液虚燥极，必多进方回，切勿中途易法，致令不救。

又按：王勋臣小儿抽风之论，实亦瘛疭之类，即吴鞠通所谓内伤饮食痉，世俗所谓慢脾风是也。王清任曰：夫抽风一症，今人治之不效者，非今人错治，乃古方误人。此证多由于伤寒温疫，或痘疹吐泻等证，病久而抽，则名曰慢惊风。慢惊风三字相连立名，不但文义不通，亦未细察病源。若真是风，风之中人，必有由皮肤入经络，亦必有由表入里之证可查。既查无外感之表证，何得总言是风？其所以言风者，因见其病发作之时，项背反张，两目天吊，口噤不开，口流涎沫，咽喉痰声，昏沉不省人事，以为中风无疑。殊不知项背反张，四肢抽搐，手指固握，乃气虚不固肢体也；两目天吊，口噤不开，乃气虚不上升也；口流涎沫，乃气虚不归原也。元气既虚，必不能达于血管，血管无气，必停留而瘀。以一气虚血瘀之证，反用散风清火之方。服散风药，无风则散气；服清火药，无火则凝血。再服攻伐克消之方，气散血亡，岂能望生？每见业小儿科阅历多者，绝不误人，因抽风古方不效，见抽风则弃而不治，亦有看小儿现下之证，知必抽风，虽无方调治，亦必告知病家，此病恐将来抽风。凡将欲抽风之前，必先见抽风之证。如见顶门下陷，昏睡露睛，口中摇舌，不能啼哭，哭无眼泪，鼻孔煽动，咽喉痰声，头低不抬，口噤无声，四肢冰冷，口吐白沫，胸高如碗，喘息气促，面色青白，汗出如水，不能裹乳，大便绿色（大便色青，有寒有热），腹内空鸣，下泻上嗽，肌肉跳动，俱是抽风先兆。前二十证，不必全见，但见一二证，则知将来必抽。其中有可治者，有不可治者。若露睛天吊，不食不哭，痰鸣气喘，病虽沉重，乃可治之证。若天庭灰黑，肾子收缩，或脉微细，或脉全无，外形虽轻，乃不治之证。可治者，宜可保立苏汤主之（生黄芪一两五钱，党参三钱，白术二钱，甘草二钱，当归二钱，白芍二钱，炒枣仁三钱，萸肉二钱，枸杞子二钱，破故纸一钱，桃核肉一枚，水煎服。此方专治小儿因伤寒瘟疫，或痘疹吐泻等证，病久气虚，四肢抽搐，项背反张，两目天吊，口流涎沫，昏沉不省人事。至其分两，指四岁小儿而言，若两岁者可减半，若一岁者可用三分之一，若二三月者，可用四分之一，不必拘于剂数。余治此证一日之间，用至二三剂者，服至不抽，必告知病家，不可因不抽，遂不服药，必多服数剂，气足方妥）。

又按：所述二十余证，皆虚寒之象，故尚可救药。若虚中夹热，则难治矣。余治马氏小儿，甫匝月[1]患痉病，发表攻里，汤丸杂投，针刺兼施，而痉不止，昼夜十数作。诊之左臂上伸，右臂下垂，手固握，目斜视，口流涎，肢搐搦，身微热。用灯草、薄荷、白蜜，煎汤，少点姜汁，磨紫金锭灌之，痉减半，再服热退而痉未全止，改用可保立苏汤两剂全愈。

第二节　伤寒转厥

【因】厥有二症，曰阳厥，曰阴厥。阳厥者，热厥也，必先自三阳传入阴分，故初起必因头痛发热，自浅入深，然后及于三阴，变为四肢逆冷，或时乍温。其证由邪热内结，或伏阳失下之所致也。阴厥者，寒厥也，初无三阳传经实热等证。仲景曰：凡厥者，阴阳气不相顺接，便为厥。厥者，手足逆冷是也。夫厥由三阳所传，是为阳厥，此固然矣，即以传经者言之，又岂尽无阴证乎？凡病真阳不足者，即阳中之阴厥也；脉弱

---

①匝月：满一个月。

无神者，亦阳中之阴厥也；攻伐清凉太过者，亦成阳中之阴厥也。使非有实结、烦渴、胀实等证，而见厥逆者，皆由阳气不足也。成无已曰：大抵厥逆为阴所主，寒者多矣。又曰：厥为阴之盛也。故凡属夹虚伤寒，则虽自阴经传入者，是亦阳中之阴厥也。阴中之阴者宜温，阳中之阴者，果宜凉乎？学者勿谓其先有头疼发热，但自三阳传至者，便为阳厥，而寒因热用之，则为害不小矣。陈修园云：伤寒论厥，以手足厥冷而言。俞东扶云：《内经》、仲景所谓厥者，手足逆冷耳，故有寒厥、热厥之辨。徐灵胎云：人之气血流注于经脉之间，刻刻流行，绵绵不息，一昼夜当五十度周于身。或六淫外客、七情内伤及气痰食，皆能阻遏其运行之机，阴阳二气不相接，继而厥作也。凡猝然昏冒，不醒人事为厥，手足逆冷亦为厥。厥乃气逆而阴阳不相顺接也，移热移寒，皆能发厥。或伏热深而战栗，或虚寒甚而发躁，不独手足厥冷而已。

【证】阳厥证初起，必头痛发热，然后入于三阴，变为四肢逆冷，或时乍温。其证必便结躁烦，谵语发渴，不恶寒，反恶热。吴云峰云：阳厥者，外感六淫初起，头疼身热，口干脉数，或变乍凉乍冷，有似阴证，但寒不过肘膝，冷不过一时，大便闭结，目红溺赤，此热邪入里，气血不得宣通，所谓阳极发厥，火极似水也。阴厥证，畏寒厥冷，腹痛吐泻，战栗不渴，脉沉无力者，此阴寒厥逆，独阴无阳也，故为阴厥。吴云峰云：阴厥者，素有内寒，或食凉物，或中寒邪，或因病后自汗自利，变而身寒厥冷，倦卧不渴，面青溺白，脉沉细迟。忽然烦躁不宁，欲坐卧泥水井中，此阴极发躁，阴竭似阳也。脏厥证，仲景曰：伤寒脉微而厥，至七八日肤冷，其人躁无暂安时者，此为脏厥，其人必心腹痛。脏厥者死，阳气绝也。蛔厥证，其人当吐蛔，令病者静而复时烦，此为脏寒。蛔上入膈故烦，须臾复止，得食而呕。又烦者，蛔闻食臭出，其人当自吐蛔。蛔厥者，乌梅丸主之。成无已云：蛔厥虽厥而烦，蛔吐已则静，不若脏厥而躁无暂安时也。病患脏寒胃虚，故宜与乌梅丸，温脏安蛔。此仲景之论厥也。至于《内经》论厥则不同，以猝然倒仆，昏冒不知人，手足冰冷，色脱口噤，状若中风，但无歪斜搐搦之异。夫厥者，尽也；逆者，乱也，即气血败乱之谓也。景岳云：凡厥之将作，则寒热麻痹，必先由手足而起，猝然仆倒，手足冰冷，面色不泽，昏冒不知，牙关紧闭，或六脉沉伏，状若中风，而无痰声搐搦之异。

【脉】凡伤寒阳厥，脉沉有力；阴厥，脉沉无力。李士材云：阴厥，脉沉弱，指甲青而冷；阳厥，脉沉滑，指甲红而温；脏厥，脉微而厥。寸口脉沉实滑大，为痰气食厥诸有余之证；微濡而弦，为阴阳虚厥诸不足之证。大小无常为尸厥，沉细无力为蛔厥。浮大者风，紧细者寒，芤数暑热，促急瘴湿，涩滞血逆，无脉脱元。

【治】阳厥，厥微则热亦微，宜四逆散（柴胡、芍药、枳实、甘草）；厥甚热亦甚，宜承气汤，或三黄石膏汤。中寒阴厥，轻则理中汤，重则四逆回阳等汤。寒厥，三建汤（用川乌、附子、天雄、生姜水煎）加人参；热厥，人参白虎汤；蛔厥，理中汤加乌梅炒花椒。煎厥，因于烦劳过度，阳气外张，阴精内竭者，宜六味地黄汤，加知母、黄柏、龟版；因于元气虚衰，不能收摄阴火，而昏昧猝仆发厥，脉软数者，宜黄芪人参汤（人参、黄芪、生地、麦冬、五味子、天冬、黄柏、炙甘草）。薄厥，因大怒则形气绝，血菀于上，使人薄厥，宜犀角地黄汤，加消瘀降气之品，或八味顺气散（人参、白术、青皮、陈皮、茯苓、白芷、乌药、甘草）。痰厥者，忽然气闷痰鸣，吐涎肢冷，脉见沉滑，重者不醒为痰中，轻者渐醒为痰厥，宜导痰汤（制半夏、制南星、枳实、茯苓、陈皮、甘草、姜），或四君子汤加竹沥、姜汁。尸厥，因冒犯不正之气，如登冢入庙，吊死问丧，猝中恶气，忽然肢冷口噤，昏晕妄言，则为尸厥，治以苏合香丸，姜汁调灌之，更宜醋炭薰鼻即醒。气厥之证有二，气虚、气实，皆能为厥。实则形气愤然，猝倒肢冷，口无涎沫，其脉沉弦或伏，治宜顺气调肝，四磨饮。乌药顺气汤之类，与中风身温多痰涎者大异；虚则形气索然，色青脉弱，肢体微冷，治当大补元气，如补中益气汤、八珍汤，皆可选用。血厥之证亦有二，血逆、血脱，皆能为厥。逆则因产后适有恚怒而见者，血从气逆，必先调气，与薄厥相似，气行则血亦行，重者宜桃仁承气汤。血脱如大吐大崩，或产后恶露过多不止，则气随血散，猝仆无知。宜先掐人中，或烧醋炭，以收其气，急服独参大剂，血脱益气之法也。因醉得者为酒厥，宜葛花解酲汤。因饱得者为食厥，如饮食醉饱之后，或感风寒，或着恼怒，食填胸中，胃气不行，须臾厥逆，名曰食厥，证必昏迷不醒，肢不能举，气口脉形急大，或沉伏为辨，先以盐汤探吐，吐不出者危，再以和平消导治之，如二陈汤加枳、朴、楂、曲。他如喘而强直为阳明厥，宜调胃承气汤，醋炭熏鼻，葱饼熨脐，俱可急救。外有骨枯爪痛，为骨厥；身立如橼，为骭厥。二者俱属气逆，宜四七汤（半夏、川朴、茯苓、苏叶、姜、枣），或八味丸治之。又有男女交接而厥脱者，多致不救。男子名脱阳，宜参附汤加鹿茸，其死后阳事不倒；女子名脱阴，宜参附汤，合龟鹿二仙胶。或梦中遗泄而脱者，名脱元，其阳必举，精必遗泄，形容犹带喜笑。体温者，宜参附汤，加熟地，急煎灌救之；体冷则不治矣。

【秀按】《内经》所谓阳气衰于下则为寒厥，必肢冷脉沉微数，或虽数无力。然似热非热之证尤多，故凡手足逆冷，而脉证无实热者，即寒厥也，宜益元汤、附子理中汤。阴气衰于下则为热厥，必先多热，脉沉滑而数，畏热喜冷，或烦躁便闭，形证多昏冒，因乘醉入房，湿热下陷，酒气慓悍，肾水日衰，阳气独盛，阴水渐涸，令人发厥，宜壮水之主，六味地黄汤。以足三阳起于足趾之端，足三阴聚于足心之下。故热厥必从足下始，而阴虚之病，足心多热也；寒厥必起于足五趾，而上行于膝，所以阳虚之病，四肢多不温也。故寒厥补阳，热厥补阴。正合王太仆壮水之主以制阳亢、益火之源以消阴翳之法也。经云：血与气并走于上，则为大厥，厥者暴死。又云：内夺而厥，则为瘖痱。此肾虚也，或曰肾厥。沈又彭云：厥证猝倒，是下气逆上之病。经云：气复返则生，不返则死。言气复返于下，非散而复聚之谓。首章言病状，次章言病因，一由于肾，一由于肝也。经言内夺，病发于肾。肾脏藏精，即真阴也，而真阳亦寓矣。肾络上夹舌本，阳喜升浮，藉阴涵吸。若内夺其精，则阳气无根据，升浮于上，涎随气逆，填塞舌络，故舌瘖不能言；阳气既升，而下焦存阳必微，故足痱不能履。倘能绝欲戒怒，犹未至大厥也。经云：大怒，病发于肝也。肝为风木之脏，性最喜升，其络循喉咙之后，上至巅顶，精血足则肝阳有所附，虽怒亦不至大厥。惟精血衰少之人，失于涵蓄，肝阳本自易动，怒则勃然而上，通身之气血随之，则下焦之气脱矣，故猝倒；上焦之气壅矣，故不言。是名大厥，又名暴厥。此解甚是。吴云峰云：蛔厥者，其人素有食蛔在胃，又犯寒伤胃；或饥不得食，蛔求食而上攻；或外感证，不应发汗，而妄发其汗。以致胃气虚寒，虫上入膈，舌干口燥，漱水不欲咽，烦躁昏乱，手足逆冷，不省人事，甚至吐蛔，宜理中安蛔汤（人参、白术、茯苓、炒川椒、乌梅、生姜）治之。勿用甘草，勿食甜物，盖蛔虫得甘则动，得苦则安，得酸则静，得辛则伏故也。亦有食填太阴，脘腹痛而吐蛔者，温中化滞为宜。厥证，身温汗出，入腑者生；身冷唇青，入脏者凶。如手冷过肘，足冷过膝者死。指甲红赤者生，青黑者死。或醒或未醒，或初病，或久病，忽吐出紫红色痰涎者死。如口开手撒，五脏绝症已见一二。惟大剂参、芪，兼灸气海、丹田，间有得生者。

【廉勘】厥者，从下逆上之病也。惟厥症返魂丹（方见前），可以统治诸厥。邵新甫云：大抵杂证变生之厥，与伤寒门所载者有间，想是证气血日偏，阴阳一并而成，譬如风雷之猛烈郁极而发也。若发而渐复者，犹可转危为安；若发而转逆者，必至直拔根荄[1]乃已。斯存亡之机，在乎命脏之盈亏耳。考方书之名目不一，致病之因由亦繁。大抵可吐者，如痰食填塞于胸中，用瓜蒂散之类，及烧盐探引方法；可清可折者，如厥阴壮火升逆而无制，用玉女煎，及宣明龙荟丸法；可开可降者，如气厥薄厥，而形气暴绝，五磨饮子，及菖蒲酒法；秽浊蒙邪，而昏乱无知，有牛黄至宝丹，及苏合香丸之两法。飞尸猝厥，先宜酒醋以引导，并可按穴而施针法及灸法。若从虚而论者，如内夺而厥，则为瘖痱，或谓风厥，有地黄饮子之通摄下焦法；烦劳阳张，令人煎厥，有人参固本丸，加入金箔方。血厥而阳腾络沸，参乎从阴从阳法；色厥而精脱于下，急与大剂挽元法。肾厥宗许学士椒附以通阳，蛔厥有仲景之安蛔法。阳极用救阴峻剂，阴极有扶阳方法。种种规模，已属全备，参考叶案中自明。香岩于是证独重在肝，盖肝者将军之官，善于他脏者也。要知肝气一逆，则诸气皆逆，气逆则痰生，遂火沸风旋，神迷魂荡，无所不至矣。若犯于上者，不免凌肺烁液，有麦门冬汤，及琼玉膏之补金柔制法；若犯于中，而为呕为胀者，用六君子去术，加木瓜、姜、芍之类，及附子粳米汤加人参，为补胃凝肝法。若震及心脾，而为悸为消者，用甘麦大枣汤，合龙牡之属，为缓急重镇法；若夹少阳之威，而乘巅摇络者，用羚角、钩藤、玄参、连翘之剂，为息风清络法。若本脏自病，而体用失和者，以椒、梅、桂、芍之类，为益体宣用法；若因母脏之虚，而扰及子脏之位者，用三才，配合龟甲、磁朱，及

[1] 根荄：比喻事物的根本，根源。

复脉减辛味，复入鸡子黄之属，为安摄其子母法。至于痿厥之法，尤觉神奇，取血肉介类，改汤为膏，谓其力味着实，填隙止厥最速。此岂非补前人之未备，开后学之法门者乎？参阅叶案者，幸毋忽诸。朱遂生云：按吴氏所谓冷如冰，热如火，乃厥逆之厥。若经所谓大厥、薄厥、阳厥、风厥、阴厥、尸厥等类，治法宜通阴纳阳，降气镇肝，开窍行血涤痰。王氏妇，病气厥，昏不知人，腿强直，两臂忽上忽下，忽左忽右，脉不得诊，用铁落饮，和紫金锭，灌之立愈。二年中，连发三次，如法治之皆效。乙己岁腊月十有一日三句钟，沙氏妇突患奇病，骨如播鼓，动摇不已，二三人力不能持，言语迷离，自云头为人窃去，在九里以外，叩魂送祟者纷纷然。诊之脉如平人，因思诸风掉眩，皆属于肝，足厥阴逆传手厥阴，则风邪上乘心包而窍闭，用铁锤烧赤淬水，煎钩藤、芍药，和紫金锭一枚，灌之，移时神清，而形不复摇动矣。此亦厥病之类也。

第三节　伤寒转闭

【因】其因有三：一热邪烁营，逆传心包而闭者；二痰因火动，蒙蔽神明而闭者；三湿热薰蒸，上蒙心包如闭者。

【证】

（一）身热口渴，烦躁而动，揭去衣被，扬手掷足，循衣摸床，撮空理线，便闭溲短，舌质绛，苔黄焦，或黑糙，此因实热转闭。

（二）面赤气粗，口噤目张，两手握固，语言蹇涩，身热便闭，神志昏沉，舌苔黄腻，胖短，此因痰火转闭。

（三）壮热口燥，不喜饮水，脘闷懊侬，神识昏沉，如痴如醉，嗜卧懒动，好向壁卧，懒与人言，或眼喜闭，或开目不欲见光明，此因湿蒙转闭。

【脉】由于热闭者，脉必沉实而数，有力者为实热，濡数者为暑热；由于痰闭者，脉必滑大；由于湿蒙者，脉必濡数，或软弱无力。

【治】由于实热而闭，便闭者，宜服犀连承气汤（犀角一钱，川水连一钱，生锦纹三钱，小枳实钱半，元明粉二钱，真川朴五分），加鲜生地六钱，连翘三钱主之，牛黄丸、紫雪丹、至宝丹，临证酌加之。由于痰热而闭，口闭不语如厥者，宜先用卧龙丹（西黄、金箔各四分，梅冰、荆芥、闹羊花各二钱，麝香、辰砂各五分，牙皂角钱半，细辛一钱，灯心灰二钱四分，共研极细末），搐鼻取嚏，以通肺窍；次用导痰开关散（见过玉书《治疔汇要》），开水调服八分，以吐稠痰；再用雪羹汤（陈海蜇漂淡二两，大荸荠五枚去脐蒂）煎汁，加萝卜汁、鸭梨汁各一杯，鲜石菖蒲钱半捣汁，合调牛黄清心丸，徐徐灌下，分作两次服。由于湿蒙者，宜芳香逐秽汤（藿香、佩兰、蔻仁、白芥子、飞滑石、广郁金、真川朴、光杏仁、生苡仁）加鲜芦根二两，紫金片八分，调冲；便闭者，加陆氏润字丸（生锦纹一两，漂半夏、前胡、生楂肉、天花粉、广皮、白术、枳实、槟榔各一钱二分半，晒干为末，神曲糊为丸）三钱，另吞服。湿蒙偏于热重者，加叶氏神犀丹（犀角六钱磨汁，鲜石菖蒲六钱，鲜银花一两六钱，鲜生地四两，三味捣汁，青连翘一两，人中黄四钱，上青黛九钱，青子芩六钱，淡香豉八钱，元参七钱，老紫草四钱，天花粉四钱，上药各生晒研细，以各汁捣和，将豆豉煮烂为丸，每重三钱），开水调服之。

【秀按】周澹然云：温邪初起，腰痛身疼，脉伏神昏，咽燥不语者，乃邪热内闭，治不合法，死期最速。大凡邪来迅速，直传心包，乃有内闭神昏之候，或热传胃腑，与浊滞相合，亦令谵语神昏。湿与浊最能昏人神智，往往温病初起，即能令人神识模糊，烦躁不知所苦。间有神清，而能自主者，梦寐亦多不安，或闭目即有所见，有所见即谵妄之起蒂。若湿热甚，则薰蒸膻中，蒙蔽心胞，则神智昏沉，如醉如痴，嗜卧懒动，渴不多饮，好向壁卧，闭目不欲见光明。宜芳香化浊，辛淡宣气（全青蒿、佩兰、白蔻仁、光杏仁、连翘、滑石、广郁金、鲜石菖蒲、生米仁、白薇、棉茵陈），使气行浊化，加拨去云雾，即见青天，此即湿蒙之治法也。若夫热邪传营，舌色必绛而无苔，其有舌绛中兼黄白苔者，及似苔非苔者，此气分遏郁之热，非血分也。宜用辛润达邪，轻清泄热法，最忌苦寒冰伏，阴柔滋腻，致气分之邪，遏伏内陷，反成纯绛无苔。其有不因冰伏，而舌纯绛鲜泽，神昏者，乃邪传包络，宜犀角、鲜生地、黄连、银花、连翘、郁金、鲜石菖蒲、竹沥、姜汁等味，清化之中，佐以辛润开闭。若舌色紫黯，扪之且湿，乃其人胸膈中素有宿瘀与热相搏，宜鲜生地、犀角、丹皮、丹参、赤芍、郁金、花粉、桃仁、藕汁，凉血化瘀。否则瘀热为互，阻遏机窍，遂变如狂发狂之证。亦有夏令新受暑热，昏迷若惊，此为暑厥，即热气闭塞孔窍所致，其邪入络，以牛黄丸、至宝丹，芳香利窍可效。神苏已后，用清凉血分，如连翘心、竹叶心、元参、鲜生地、银花、绿豆衣、麦冬之属。此症初起时大忌风药，暑火之邪，得风药而更炽矣。

【廉勘】邪热内闭，神昏谵语，必先辨其陷入之浅深，别其轻重以定方。如热初蒸及心之经，心烦多言，间有糊涂语，其邪虽陷，尚浅而轻，但须丹溪清心汤去硝、黄，以泄卫透营可也。迨陷入心包，妄言妄见，疑鬼疑神，其邪渐深而重，先以茶竹灯心汤（细芽茶五分，卷心竹叶三十片，灯心两帚）调下万氏牛黄丸一二颗，每多奏效。若厥后犹不清醒，反昏冒不语，全不省人事者，则邪热直陷心脏，极深而重，急用新定牛黄清心丸，或安宫牛黄丸，甚或瓜霜紫雪丹，调入石氏犀地汤（黑犀角、鲜生地、青连翘、银花、广郁金、鸭梨汁、淡竹沥、姜汁、鲜石菖蒲、活水芦根、灯心）以开透之，犹可十全一二。或用加减服蛮煎（鲜生地五钱，鲜金钗、知母、丹皮、辰茯神各二钱，麦冬、木通、广皮、鲜石菖蒲各一钱，犀角汁一瓢，西黄一分（祝春渠《歌方集论》方），调入厥症返魂丹四五丸，亦可幸全十中之一。如或不应，必至内闭外脱而毙。此热陷浅深之次第，用药轻重之方法也。然昏虽系热深，却有夹痰浊、夹湿秽、夹胃实、夹血结、夹毒攻、夹冲逆之分，而无不关系于神经。其分布于心肺胃三经者，即第十对迷走神经，主心、肺、胃之知觉运动。凡结邪在此神经，其人知觉即昏迷，即肝肾冲督，亦有交感神经反射之作用。由是推之，肺主气，气闭而神昏迷者，由于痰浊迷漫神经也，故曰痰迷，亦曰痰厥。治宜先用卧龙丹（西牛黄、金箔各四分，梅冰、荆芥炭、闹羊花各二钱，麝香、辰砂各五分，猪牙皂钱半，细辛一钱，灯心灰二钱五分，共研极细末），搐鼻取嚏，以通肺窍；次用导痰开关散（方载过玉书《治疔汇要》），开水调灌一钱，以吐稠痰。若痰虽吐，而神犹不醒，急用犀角二汁饮（犀角汁五匙，生萝卜汁半碗，梨汁两瓢，雪水三杯煮沸，和入三汁即服），调入炼雄丹（明雄黄一分，牙硝六分，研细同入铜勺内，微火熔化拨匀，俟如水时，即滤清者于碗内，候其将凝，即印成锭）三厘或五厘，徐徐冷灌，一日三服，每见有吐出清痰黏涎数碗，而神识全清。终以枇杷叶饮子（《外台》方），调岩制川贝（廉臣经验方）一二块，去余痰以整肃肺气，或用二陈汤善其后。此治痰迷重症之方法也。其夹湿秽而神迷者，由于湿热郁蒸过极，迷蒙神经也，故曰湿蒙。治以芳香辟秽，辛淡开闭，藿朴夏苓汤去蔻、朴，加细辛三分，白芥子八分，芦笋一两，滑石五钱，煎汤代水，乘热即饮，蒙闭即开；甚则调入太乙紫金丹一丸，投无不效。若热势稍重者，宜以清凉透热，芳烈宣窍，清芳透邪汤（鲜石菖蒲钱半，泽兰叶二钱，薄荷叶八分，青蒿脑钱半，鲜茅根四十支，活水芦根一两，紫金片五分），亦屡投辄验。樊师每用藿朴二陈汤，亦屡奏功。或去本方中紫金片，磨冲苏合丸一颗，尤效。若夹胃实而神昏迷者，属胃热蒸脑，脑筋起炎，神即昏蒙，头摇目瞪矣。延及脊髓筋亦发炎，则手足发痉，甚则角弓反张矣。盖胃为五脏六腑之海，其清气上注于目，其悍气上冲于头，循咽喉，上走空窍，循眼系，入络脑，脑为元神之腑，所以胃热蒸脑，无不发现神经诸病也，此为温热病最多之候。其夹血结而神昏迷者，蓄血迷乱神经也。蓄血在上焦者，属心包络，证必脉细肢厥，胸痹痛厥，故曰血结胸，法宜横开旁达，加味桂枝红花汤（桂枝汤加红花、桃仁、海蛤壳）。若舌红燥，脉弦数者，陶氏用犀角地黄汤，加大黄、桃仁、红花、枳实，最为合法。蓄血在中焦者，属脾络，证必脘痛窜胁，脉涩肢厥，胀痛在左胁者居多，故名脾胀，和血逐邪汤（鳖血柴胡、荆芥、制香附、嫩苏梗、秦艽各钱半，川朴、枳壳各一钱，川芎八分，益母草、泽兰各三钱，绛通一钱，生姜皮五分）甚效。五枝松针汤（紫苏嫩枝钱半，川桂枝五分，樟枝、桃枝各六钱，酒炒嫩桑枝二尺，青松针八钱。何氏验方）亦验，重则加《金匮》鳖甲煎丸四五钱，或加宽膨散（叶氏验方）一钱，奏效最捷。蓄血在下焦者，属肝络冲脉，证必左脉弦涩，手足厥冷，大便溏黑，小便自利，神昏如狂，治宜宣气解结，透络通瘀，叶氏加减小柴胡汤（鳖血柴胡、黄芩、炙甘草、鲜生地、丹皮、桃仁、楂肉或犀角），或舒氏增损小柴胡汤（舒驰远《伤寒集注》方），随证酌用。延久而变肝胀血蛊，治宜开郁通络，如新加绛复汤（旋覆花包煎、真新绛、原桃仁、柏子仁、当归须、乌贼骨、延胡、川楝子、茜根、青葱管。徐氏《医学举要》方）、开郁通络饮（陈香团、广郁金、延胡、远志、真新绛、宣木瓜、蜣螂虫、通草、佛手片、丝瓜络、路路通、生米仁）、开郁正元散（生白术、陈皮、青皮、香附、山楂、海粉、桔梗、茯苓、砂仁、延胡、麦芽、甘草、神曲)、代抵当丸(酒炒锦纹四两,桃仁三十粒,炒穿甲、醋炒莪术、归尾、细生地、元明粉各一两,官桂三钱,为末,蜜为丸,如萝卜子大。如蓄血在上部者,黄昏去枕仰卧,以津咽之,令停喉以搜逐瘀积,在中部食远服,下部空心服,俱丸如梧子,百劳水煎汤下之。如血老成积,攻之不动,去归、地,倍莪术、官桂)、桃仁承气合逍遥散加味(原桃仁、全当归、赤苓各三钱,生锦纹钱半,赤芍二钱,风化硝一钱,川柴胡、苏薄荷、炙甘草、官桂各五分,生晒术八分,细辛三分,蝼蛄十只,研末包煎)之类,临时对证选用可也。若夹毒攻而神昏迷者,血毒攻心也,名曰血闭。其证有三:一为温毒烁血,血毒攻心,法当峻下,如桃仁承气汤、合抵当丸之类;二为产后积瘀,血毒攻心,宜回生至宝丹(华氏妇科方)最灵。黑神丸(百年陈京墨二锭,无根水磨成浓汁,倾入瓷盘中,晒燥刮下,研细,每料约用净墨粉四钱,陈百草霜二钱烧各种野草者佳,取灶门上积烟,明天麻二钱,淮小麦粉二钱,赤金箔五十张,各研极细,称准份量,再研匀,即将淮麦粉一钱,打糊为丸,金箔为衣,每丸约重一分,外用蜡封固,轻者服一丸,重者服二三丸,童便陈酒合送下)最稳而效;三为溺毒入血,血毒攻心,甚则血毒上脑,其证极危,急宜通窍开闭,利溺逐毒,导赤泻心汤(鲜生地、木通、甘草梢、淡竹叶、小川连、青子芩、山栀、知母、辰砂拌茯神、麦冬、益元散)调入犀珀至宝丹,或导赤合加味虎杖散(鲜生地一两,淡竹叶钱半,生甘梢、木通各一钱,鲜杜牛膝一两,茺蔚子三钱,琥珀末五分冲,麝香一分冲),调入局方来复丹二三钱,尚能幸全一二。此皆治实闭之开透法也。

【炳章按】心为一身之主宰,心藏神,其体清虚,外衣膜络(即心包络),乃神之宫室,即神气出入之里窍也,上通于脑。盖神以心为宅,以囟为门,故心为藏神之脏,脑为元神之腑,神明出焉,灵机发焉。若为痰火所蒸,瘀热所闭,则心灵顿失,神明内乱,谵语如狂,或为痉为厥,急则内闭外脱。若不细辨明晰,焉能起死回生?吴鞠通云:内闭谵语之由,载《伤寒论》中,已有八条。有被火劫谵语者,有汗出谵语者,有下利谵语者,有燥屎在肠谵语者,有三阳合病谵语者,有过经谵语者,有亡阳谵语者,皆当色脉合参,详辨因证而救之。至于叶案、《温病论治》,尚有心阳素扰,神不安而谵语者;暑邪烁营,逆传心胞而谵语者;痰因火动,蒙蔽神明而谵语者（以上俞、何二公已各有经验治法）。他如伤寒误遏，邪闭血管，变血结胸而谵语者；暑湿邪闭血脉，热甚神昏谵语者，较伤寒为尤多。章虚谷云：如风寒等邪发表汗出，病仍不退，而又表之，反加神昏谵语，于是更用凉泻，误而又误，以至于死。此因初起不明，或止用卫分之药，賸开汗泄，而营分之邪反陷，或夹寒湿阴邪。应用辛温，而表药中杂以凉药，既重虚其卫，而凉药闭其邪于血脉之中。心主营血，故亦神昏谵语。若胃腑邪重热盛，心胞近心，心受胃热蒸逼，故其神昏，皆全然不知人事；若由邪闭血脉者，离心稍远，故呼之即觉，与之言不知人事。若任其自睡而心放，即神昏谵语矣。其脉必兼涩滞，以邪闭血脉，使脉涩滞也。此叶氏用桂枝红花汤，加海蛤壳、桃仁以开邪闭，或佐归须、赤芍之类以通血脉。如热甚，略佐凉味；无热，必须温通。盖血得凉则愈闭也。又有暑湿邪盛，至下午晚间身热更甚，神昏谵语，至早上午前，则神识清楚，身热亦微，此邪在三焦脾胃，因湿重遏热不得透发，湿为阴邪，旺于下午阴分，热不得外泄，则内扰而神昏，至早上阳旺气升，则神清矣。此与热入血室相似，而病因治法大异。其舌苔无论黄白，必兼滑腻。宜辛香苦温，先开逐其湿秽，使三焦气通，热邪得透发，再用辛凉清之自愈。若治不如法，轻则变疟痢，重则必死也。此皆似闭非闭，欲闭未闭之证，特重为揭出辨之，使后学不致误入歧路，以误人也。

第四节　伤寒转脱

喻嘉言云：人生之阴阳，本相抱而不脱。故阳欲上脱，阴必下吸之而不脱；阴欲下脱，阳必上吸之而不脱。人病则阴阳偏胜，偏胜至极则脱矣。然脱有上下之分。上脱者，身轻快而汗淋漓，妄见妄闻，如有神灵所附；下脱者，身重着而肉色青紫，不闻不见，如聋聩之形。且阳者亲上，所以汗多亡阳也；阴者亲下，所以下多亡阴也。故回阳之中，必佐阴药（如真武汤重用白芍，其义显然）；摄阴之内，必顾阳气（生脉散之义可见）。务使阳潜阴固，不致有偏胜之虞。至于内闭外脱之症，乃由脏腑之窒塞，而不尽关乎元气之虚脱。爰将致脱之原因证治，分列四例于下：（甲）汗下清消后大虚将脱例；（乙）邪陷正虚内闭外脱例；（丙）热深阳郁外闭内脱例；（丁）真阴下竭虚阳上脱例。

（甲）汗下清消后大虚将脱例

【因】一因过汗误汗，以致自汗不止，几有亡阳气脱之虞；二因消伐攻下太过，下泻不止，以致阴脱；三因多服寒冷药，致伤肠胃，命火式微，食减下利，脾阳下脱之症生矣。

【证】一误汗气脱者，自汗不止，四肢厥冷，面色苍白，气少息促，二便通利，神识困倦而昏，似寐非寐，呼之不应；二因妄下阴脱者，心中懊侬，起卧不安，下泻不止，神志昏沉，肢冷息微，语不接续，如痴如迷，舌色淡晦少神；三因凉药太过，脾阳下脱者，不喜食物，下利清谷，及下脓血，或漏底不止，肢体厥冷，面色淡白，舌色淡红无神，动则出汗，独语如见鬼，声颤无力，喜向里卧，似寐非寐，呼之不应。以上三症，皆属大虚将脱之候。

【脉】一气脱者，脉必沉细而软弱。二阴脱，及三脾阳脱者，脉必沉伏，或微弱无力。若脉阴阳俱盛，重按无根，大汗出，是正气已脱，顷刻即死也。脉至乍疏乍数者，为脾败，阴阳散乱者亦死。凡大虚欲脱之症，脉浮而洪，身汗如油，喘而不休，水浆不下，形体不仁，乍静乍乱，五脏之气皆脱，命根已绝也。然未知何脏先绝。若汗出发润，喘而不休者，此为肺先绝也；阳反独留，形体如烟薰，直视摇头者，此为心绝也；唇吻反青，四肢漐极者，此为肝绝也；环口黧黑，柔汗发黄者，此为脾绝也；溲便遗失，狂言，目反直视者，此为肾绝也。

【治】

（一）误汗气脱。凡过汗误汗，自汗不止者，宜卢氏桂枝参芪煎（桂枝、太子参、生芪、白芍、白术各二钱，新会皮八分，炙甘草五分，浮小麦五钱，麻黄根三钱醋炒）；若仍不止，几有亡阳者，宜固汗屏风散（生黄芪、生白术、防风、煅牡蛎各三钱，浮小麦五钱，麻黄根四钱醋炒，五味子一钱）。阳虚自汗，脉沉细者，宜回阳正气饮（人参、附子各一钱，生芪三钱，生白术、当归、枣仁各二钱，炙甘草五分，麻黄根二钱醋炒）。

（二）妄下阴脱。凡伤寒温热，攻下太过，脾胃受伤，心中懊侬，起卧不安，下泻不止者，宜举陷参芪煎（文元参[1]、黄芪各二钱，炒白术、茯苓、陈皮、柴胡、升麻各一钱，炙甘草五分，泽泻二钱，姜、枣、灶心土引）。

（三）寒凉过剂，伤脾损胃，下利清谷，及下脓血，漏底不止者，宜固下人参煎（党参、炒白术、附子、化龙骨、肉果霜各钱半，诃子、炮姜、木香各一钱，陈粳米、大枣引）。

（乙）邪陷正虚内闭外脱例

【因】伤寒温热，已经汗下清透后，内伤气血精神，其人由倦而渐昏，由昏而渐沉，乃大虚将脱，邪热乘虚内陷之兆。

【证】舌红燥起刺，欲伸无力，神昏谵语，或不语如尸，气短息促，手足厥冷，烦躁不得卧，冷汗自出，扬手掷足，大便闭，在男子则囊缩，在妇人则乳缩。叶天士云：平时心虚有痰，外热一陷，里络就闭，人即昏厥发痉。若不急开其闭，或开闭不得法，必致心气与肺气不相顺接，而其人肤冷汗出，躁扰不卧，脉细而急疾，便为气脱之症矣。

【脉】内闭外脱之症，脉细而急疾，或沉细而数。

【治】急救之法，先宜开其内闭，固其外脱，如叶氏加减复脉汤去米仁、枇杷叶，加芪皮五味子方（炙甘草、燕窝各一钱，真阿胶钱半，鲜生地四钱，麦冬三钱，吉林参五分，北沙参三钱，绵芪皮钱半，五味子五分，南枣二枚），调入王氏牛黄清心丸，或神犀丹亦可酌用。

（丙）热深阳郁外闭内脱例

【因】凡伤寒温热病，多由兼风兼寒之候，不先祛风散寒以解表，早用苦寒直降，致表不解，而邪反陷入内。外闭者，邪束阳郁之谓也；内脱者，阳盛阴涸之谓也。

【证】目眦赤，或眼白现红丝，鼻干，唇红燥，耳聋心烦，渴喜凉饮，舌苔黄黑而燥，小便黄赤涩痛，大便黄黑稠黏，或溏泻而极臭，或下鲜血，下时肛门热痛，胸至少腹热甚，按之灼手，一身肌表反不发热，虽热亦微，恶寒无汗，反欲拥被向火，甚则四肢厥冷，指甲青紫。

【脉】浮虚兼数，重按濡数无力。

---

① 文元参：党参的别名。

【治】先以轻扬发表解其外，而外不闭，如邵氏热郁汤（苏薄荷一钱，青连翘、瓜蒌皮、青子芩、青蒿脑各钱半，焦山栀、广郁金各三钱，桔梗一钱，生甘草六分，鲜竹叶三十片）、五叶芦根汤（藿香叶、薄荷叶、佩兰叶、荷叶各钱半，先用枇杷叶一两，活水芦根一两二钱，鲜冬瓜二两，煎汤代水）之类；以撤热存阴者救其内，而内不脱，如缪氏竹叶石膏汤（生石膏五钱，苏薄荷、荆芥、蝉衣、炒牛蒡子、生葛根、知母、麦冬各钱半，生甘草一钱，元参二钱，鲜西河柳五钱，竹叶三十片，冬米一撮。凡温毒痧疹，热壅于肺，逆传心包，喘咳烦闷，躁乱狂越者，非此方不治）、加减竹叶石膏汤（西洋参一钱，生石膏五钱，生甘草八分，麦冬钱半，仙半夏一钱，青蔗浆三钱，生姜汁两滴，淡竹叶三十片，鲜茅根一两，鲜稻穗三支），皆可酌用以奏功。一方并治，表里双解，如外台三黄石膏汤（麻黄六分，淡豆豉三钱，小川连、生山栀、生川柏各一钱，青子芩二钱，生石膏五钱）。若表里三焦大热，五心烦灼，两目如火，鼻干面赤，舌黄唇焦，形如涂朱，燥渴引饮，神昏谵语，宜杨氏增损三黄石膏汤（炒僵蚕三钱，蝉衣十只，苏薄荷二钱，知母二钱，生石膏五钱，小川连、生山栀、生川柏各一钱，青子芩二钱）。如热郁腠理，能内外分消，若胸腹胀满，痛而拒按，大便不通者，宜斟酌下之。

（丁）真阴下竭虚阳上脱例

【因】凡阴虚人，病伤寒温热，误用刚燥汗下药过量，缠绵日久，以致真阴虚极于下，致无根之火，仓猝飞腾，气壅痰升，上蒙清窍，忽然痉厥。此属元阴告匮，真气不续；若厥而不回，其命遂倾。

【证】舌红短，面青，目合口开，手不握固，音嘶气促，甚则冷汗淋漓，手足逆冷，二便自遗，气息俱微，是为龙雷暴动之脱证。若兼有虚寒者，面色唇色多淡白无华，甚且青黯，必不红润。亦有四肢清冷，而两颧独红，是为虚火上炎之戴阳证，非温补不可。

【脉】真元式微，龙雷暴动欲脱之际，脉必沉伏不见，或微弱无神，或不应指。

【治】急宜固扶元气，敛阴益液，摄纳真阴，镇潜虚阳，宜龙牡复脉汤（吉林参一钱，陈阿胶钱半，鸡子黄一枚包煎，生龟版、生牡蛎各八钱，化龙骨二钱，生鳖甲四钱，真玳瑁钱半，生白芍三钱，麦冬三钱，大生地四钱，炙甘草钱半，大坎气一条酒洗，水两碗，煎至半碗服）。若肢冷脉伏，自汗头汗，汗出如油者，则阴亡而阳亦随亡，吉林参易别直参二钱，加淡附片钱半。若痰塞喉间，欲吐无力，药不能下者，先用真猴枣末四分，煎鲜石菖蒲汤，先服，暂平其上逆之痰；继续服药，再用局方黑锡丹三钱，煎服，以镇纳浮阳，温养下元；苟能痰涎一开，神醒气续，则育阴潜阳，固元摄纳之药，急急续进，不可间断，必能元气渐回，形神渐振，神志清明。惟倦怠嗜卧，尤须照前方大剂投之，以固根基，而扶正气。若确是热痰上涌之闭症，此方切不可用，反能阻凝痰涎于喉间，更速其死矣。

【秀按】《内经》云：阴平阳秘，精神乃治；阴阳离决，精气乃绝。夫至精气绝则真元脱矣。然脱之先，必有形状也。经又云：精脱者耳聋，宜龟鹿二仙胶；气脱者目不明，宜生脉散合保元汤；津脱者，腠理开，汗大泄，宜人参固本汤合生脉散；液脱者，骨属屈伸不利，色夭，脑髓消，胫酸，耳数鸣，宜保阴煎、斑龙丸之类；血脱者，色白，夭然不泽，其脉空虚，宜归脾汤、人参养荣汤之类。《难经》又言：脱阳者见鬼，脱阴者目盲。备考古书，证象显然可指，设明理者预为挽救，何致阴阳枢纽不相交，以至厥脱哉？

【廉勘】伤寒温病，已经汗下后，内伤气血精神，故其人常多肢体倦怠，神志昏沉，乃元气精神大虚欲脱之兆，急宜强壮心机，兴奋神经，不得不于开透法中。筹一特开生面之峻补提陷法，庶几九死尚可一生。一为强壮心脑，如参归鹿茸汤（吉林参三钱，白归身一钱，炙绵芪二钱，炙甘草五分，鹿茸血片三分，龙眼肉三枚，鲜生姜一片，上药煎成，冲陈酒一杯，或冲入葡萄酒一瓢）、人参养荣汤（西党参、炙芪、熟地各三钱，归身、生晒术、浙苓、生白芍各钱半，远志、炙甘草各八分，炒广皮一钱，官桂五分，五味子九粒）冲鹿茸酒一瓢、补中益气汤加鹿茸血片三分之类。能治脑气衰弱，心神虚散者，惟此三方，最力大而效速，为急救大虚昏沉之峻剂。凡治伤寒热病，用凉泻太过，克伐元阳，而阳虚神散者，必须阴阳并救，如陶氏回阳救急汤（黑附片、官桂、炮姜各五分，别直参、湖广术、辰茯神各一钱，姜半夏、炒橘白各七分，炙甘草五分，五味子三分，麝香三厘冲）最妙，妙在参、附、桂与麝香同用。世俗皆知麝香为散气通窍之药，而不知其实为壮脑补神之要药。丁氏《化学实验新本草》、曹氏《麝香辨》皆已发明之，惜吾医界多茫茫耳。次如冯氏全真一气汤（别直参二钱，提麦冬五钱，北五味子三分，大熟地五钱至一两，江西术二钱，淡附片一钱，酒蒸淮牛膝二钱）亦佳。凡治湿热证，劫伤太甚，阴损及阳，而神沉不语者，颇验。此为冯楚瞻《锦囊》中得意之方，功在于一派滋养阴液之中，得参、附气化，俾上能散津于肺，下能输精于肾。且附子得牛膝引火下行，不为食气之壮火，而为生气之少火，大有云腾致雨之妙，故救阴最速。陶、冯二方，虽同为急救阴阳之良剂，而一则注重阳气，一则注重阴气，临证用方时，务宜注意。而复脉振神如复脉汤，冲入参桂养荣酒一瓢，奏功最速。其次千金生脉散煎汤，冲鹿茸酒一瓢，亦灵。二方之效，效在酒能提神刺激血液之循环，以强壮心机，而复经脉之营运，庶几脉无歇止，而神亦因之清醒矣。

卷之十二

第十一章　伤寒复证

第一节　伤寒劳复

【因】大病瘥后，血气津液未平复，余热未尽，若因劳动，再发热为劳复。孙真人云：新瘥后，当静卧以养血气，慎勿早起梳洗，以劳其体，亦不可多言语用心，使意劳烦，凡此皆令劳复。喻嘉言云：劳复乃起居作劳，复生余热之病。

【证】舌红淡，或微有白苔，身发热，肢体疲倦，懒于言语，或自汗出，神志虽清，沉迷欲睡，饮食无味。陶氏云：劳役使血气沸腾，而邪热遂还于经络而发热也，谓之遗热。

【脉】凡劳后发热，在表脉浮，在里脉沉，气弱脉细。

【治】大凡热在表者，脉浮，宜汗解；热在里者，脉沉，宜下解。小柴胡汤，随证增损和解之，或濈然汗出而解，或战而汗解。气弱脉细而复者，补中益气汤；劳神而复者，宜归脾汤。王海藏云：大抵劳者动也，动非一种，有内外气血之异焉。若劳乎气，则无力与精神，法宜微举之，以补中益气汤；劳乎血与筋骨，以四物之类补之；若劳在脾，内为中州，调中可也，此为有形病也。若见外证，则谓之复病，非但劳也，如再感风寒是已。杨仁斋云:《千金》治劳复，以麦门冬汤（麦冬、甘草、粳米、人参、黄芪、当归、柴胡、知母、姜、枣，水煎服）。若身热食少无力，以柴胡三白汤（人参、茯苓、白芍、白术、柴胡、姜、枣，煎服）。心烦不安者，加麦冬、五味；口渴，加花粉、知母；阴火动，加黄柏、知母；走精，加煅牡蛎；心烦，口苦，痞满，加枳实、黄连；不眠，加远志、竹茹、辰砂。吴又可云：劳复者，大病后因劳碌而复，复则复热，诸症复起，惟脉不沉实为辨，轻者静养自愈，重者必大补，以调其营卫，待其表里融和方愈，误用攻下清凉，必致不救，安神养血汤（茯神、枣仁、当归、远志、桔梗、甘草、地黄、陈皮、龙眼肉引）。若身热虚烦不寐，或食少无力，用参胡温胆汤（人参、柴胡、茯苓、枳实、橘红、半夏、甘草、姜、枣），加枣仁、远志。气虚烦呕，竹叶石膏汤，渴甚去半夏，加知母，倍花粉。若虚热不止者，千金麦冬汤（方见前）。

【廉勘】劳复之证，吴坤安分夹邪劳复、气虚劳复、阴虚劳复，更为清明，采录于后。

（一）夹邪劳复

感症瘥后，元气未复，余邪余热，留结于中，稍加劳动，或复受外邪，其热复作，即或多语、梳头、洗面、更衣，皆能致复。既复复热，宜枳实栀豉汤主之。以豆豉彻表邪，栀子清里热，枳实开胸中余邪之结。凡治夹邪劳复，当以此方为主。如兼呕恶痞满，痰结胃脘，加半夏、竹茹；如阳明胃热，舌黄口渴者，加黄芩、连翘；如食滞中宫，胸脘饱闷者，加楂肉、麦芽；如复受表邪，必兼头痛恶寒，加薄荷、葱白；如兼寒热，寒多加桂枝、苏叶，热多加柴、芩。一二剂后，必复汗而解，此屡试屡验者，不可妄投补中，以致闭邪增病。

（二）气虚劳复

亦有瘥后，余火余邪已尽，止因正气大虚。因劳复热，微兼恶寒，四肢倦怠，无气以动，脉虚右大，舌润无苔，胸膈宽畅者，此真气虚劳复也。宜补中益气汤，甘温补中，升、柴须蜜炙。若汗多恶寒者，归建中汤最妙。

（三）阴虚劳复

热病伤阴，肾气已亏，稍加劳动，微夹风寒，其病复作（热伤阴液，肾精亏乏，劳动即复，受外邪亦是劳复）。症仍头痛，发热恶风，舌燥口渴，六脉浮数者，此阴虚劳复也。凡复症必兼风寒外邪，仍宜栀子豉汤，加葱白、薄荷、鲜生地、淡竹叶、麦冬、骨皮之类微汗之。如见太阳，加羌活；阳明，加葛根；少阳，加柴胡。

第二节　伤寒食复

【因】热病热退之后，胃气尚虚，余邪未尽，先进清粥汤，次进浓粥汤，次进糜粥，亦须少少与之，切勿任意过食也。若纳谷太骤，则运化不及，余邪假食滞而复作也，名曰食复。大抵强人足两月，虚弱人足百日，则无复病矣。

【证】发热头痛，烦闷不纳，轻则日暮微烦，此食谷早，或多食故也。胃虚弱不能消谷食，宜损谷则愈，甚则发热，大便难，谵语。

【脉】轻者脉滞缓，若重者，烦渴，谵语，大便闭，关脉实者。

【治】若邪食上蒸，发热头痛，此伤食而兼有外邪，宜枳实栀豉汤，加生楂肉、麦芽、连翘、莱菔子等凉疏之。无火，舌润不渴者，调中汤、香砂枳术汤皆可用。若发热，燥渴，谵语，大便闭，关脉实者，用枳实栀子豉汤（枳实、栀子、豆豉、石膏、鼠屎），加大黄下之。如热不解，大便如常者，参附三白汤加减治之。心下痞满，加枳实、黄连、桔梗；有痰呕，加半夏、竹茹；米食不化，加神曲、麦芽；肉食不化，加生楂肉、草果。

【炳章按】热病瘥后，饮酒而复热。盖酒味辛而大热，伤寒前热未已，而又饮酒，则转加热甚而增剧，必兼烦闷干呕、口燥不纳等症，急用川连、葛花、连翘、生栀、枳实、乌梅、银花解之。林澜用小柴胡汤，加葛根、黄连、乌梅。脉洪大者，人参白虎汤加葛根、黄连，或竹叶石膏汤加枳椇子，亦妙。《千金方》云：大病瘥后，食猪肉及羊血、肥鱼、油腻等，必大下利难治。食饼饵、粢黍、饴餔、鲙鲑、枣栗诸果，坚实难消之物，胃气虚弱，不能消化，必更结热，不下必死，下之复危，皆难治也。瘥后，食一切肉面者，病更发；饮酒又食蒜、韭菜者，病更发。食生鱼鲊，下利不止；食生菜及瓜，令颜色终身不复；食生枣羊肉，膈上作热蒸；食犬羊等肉，作骨蒸。新汗解后，饮冷水者，损心胞，令人虚，虽补不复。《金匮》云：时病新瘥，食生菜者，手足必肿。此皆瘥后食物之禁也。

第三节　伤寒房复附阴阳易

【因】喻嘉言云：伤寒瘥后，热毒遗于精髓中者，无由发泄，骤难消散，故新瘥人与不病患交媾，而无病之人反得病也。男病新瘥，妇人与之交合而得病，名曰阳易；妇人病新瘥，男子与之交合而得病，名曰阴易。所以呼为易者，以阴阳相感动，其毒遗着于人，如换易然也。若新瘥人，因交合而自病复发，不遗传与人，谓之房劳复。钱天来云：男女一交之后，自然元气空虚，余邪错杂于精气之中，走入精隧，溢入经络，乘其交后虚隙之中，入而浸深于脏腑、筋骨、脉络、俞穴之间，则正气因邪而益虚，邪气因虚而益盛，故有此阴盛阳衰之诸证也。邪入阴经，身体必重，真阳亏虚，三焦不运，宗气不行，所以少气。邪从阴窍而溜入少阴厥阴，故少腹里急。若里急之甚，或引阴中拘挛，皆阴邪之所致也。阴邪在下，而虚阳上走，故热上冲胸，头重不欲举，眼中生花。下焦虚冷，所以膝胫拘急也。此真所谓阴阳之患，故以烧裈散主之。

【证】其候身重气乏，百节解散，头重不举，目中生花，热上冲胸，火浮头面，憎寒壮热。在男子则阴肿，少腹绞痛；在妇人里急，连腰胯内痛。甚者，手足冷卷挛，男子卵陷入腹，妇人痛引阴中，皆难治也。其有不即死者，筋脉缓弱，血气虚，骨髓竭，恍恍翕翕（《千金方》作嘘嘘吸吸），气力转少，着床不能动摇，起止仰人，或牵引岁月方死矣。舌出数寸者死，若卵缩入阴，手足拳亦死。

【脉】虚弱者，脉微；四肢逆冷者，脉沉。离经脉见者，死。

【治】《伤寒蕴要》云：房劳复，阴阳易，仲景治以烧裈散（治男子病，用妇人裈裆近阴处，一般样，剪取一块，烧灰，调入药服，或白汤下。亦治妇人，取男子裈裆如前法），水服方寸匕，日三服，小便即利，阴头微肿，此为愈矣。（方义）钱天来云：男女之交媾，《易》所谓二气感应，以相与也。以未净之邪随交合之情，精神魂魄，无不动摇，翕然而感，感而遂通，混入于少阴之里，故以近阴处之裈裆，引出其阴中之邪。所谓物从其类，同气相求之义也。

【炳章按】王士雄云：阴阳二易，余谓之热入血室症。第阴易较重于阳易，以女人病热之气，本从阴户出也。古人用烧裈之义最精，取其能引热邪，仍由原路去，故阴易须剪所交接女人未浣裈裆。《千金》用月经赤帛，亦从此脱胎。《活人书》治房劳头重眼花，小腹绞痛，用豭鼠粪汤（鼠粪两头尖者十四粒，韭白根一握，水二钟煎），不可热服，随证加减，有黏汗为效，或调烧裈散同服。女劳复，头重目花，腹中绞痛有热者，用刮青竹皮半升，煎服，随证加减，调烧裈散、赤衣散（治女劳复并阴易，以室女月经布近阴处，剪一方，烧灰，调药服下）。虚弱脉微者，以四君子汤，送烧裈散；或人参三白汤，调赤衣散服之。小腹里急，脉沉逆冷，当归四逆汤加附子、吴萸，送赤衣散，仍以吴萸一升，酒炒熨少腹。大便不通，昏乱惊惕者，宜妙香丸（辰砂三钱，冰片三分，腻粉、麝香、牛黄各三分，金箔五张，巴豆霜一钱，上为末，另研入黄蜡三钱，蜜一匙，同炼匀，和药为丸，每两作三十丸），弱者服三丸，壮者五丸，米汤送下，大便通即止。若妇人病未平复，有犯房事，小腹急痛，连腰胯痛，四肢不仁，无热者，宜当归白术散（当归、白术、附子、桂枝、炙甘、白芍、黄芪、人参、姜、枣，水煎），调服烧裈散。阴阳易病，热气上冲，胸中烦闷，手足挛拳，搐搦如风状者，宜瓜蒌竹茹汤（瓜蒌根、青竹茹，水煎），吞服烧裈散。易老则分寒热而治：若伤在少阴肾经，有寒无热者，以附子汤，调下烧裈散；若伤在厥阴肝经者，以当归四逆汤，加吴茱萸、附子，送下烧裈散主之；如有热者，以鼠屎竹茹汤之类，送下烧裈散主之。要在审察脉证，分其寒热而治矣。《阴证略例》云：阴阳房劳，果得阴脉，当随证用之。若脉在厥阴，当归四逆汤，送下烧裈散；若脉在少阴，通脉四逆汤，送下烧裈散；若脉在太阴，四顺理中丸，送下烧裈散。王肯堂曰：尝治伤寒病未平复，犯房室，命在须臾，用独参汤，调烧裈散，凡服参一二斤余，得愈者三四人。信哉！用药不可执一也。

【廉勘】病后气阴两虚，早犯房事，真元大伤，而复触外邪，深入下焦阴分，销烁阴精，为病极重。其证头重不举，目中生花，腰胁痛，小腹里急绞痛，憎寒发热，或阴火上冲，头面烘热，胸中烦闷是也。宜用吴氏六味饮，加麦冬、豆豉、栀子，煎汤，调下烧裈散。若小腹急痛，脉沉足冷，须用当归四逆，加吴茱萸汤，煎成，调下烧裈散。

【炳章按】余尝治温热瘥后房复，头重眼花，腰背痛，小腹里急绞痛，窜胯筋挛，身热，心胸烦闷，便闭溲短，用鼠屎二钱，人中白三钱，晚蚕沙三钱，鲜生地五钱，捣生锦纹一钱，蜣螂虫一钱，桃仁钱半，冬葵子三钱，川黄柏一钱，木通钱半，甘草梢八分，取其以浊导浊，效如桴鼓。经治验多人，而不用烧裈散亦能取效。王士雄云：竹茹、花粉、韭白、滑石、白薇、川楝子、槐米、绿豆、甘草梢、土茯苓等药，亦可采用。考古人房劳复，多为不治之证。如《千金方》曰：魏督邮顾子献，伤寒瘥后，请华佗视脉曰：虽瘥尚虚，未得复，阳气不足，慎勿劳事，余事尚可，女劳则死，当吐舌数寸。其妇闻其夫瘥，从百余里来省之，经宿交接，三日发热口噤，临死舌出数寸。凡大病新瘥，未满百日，气力未平，复而房事者，略无不死。有盖正者，疾愈后六十日，已能射猎，以房事，即吐涎而死。近一大夫小得伤寒，瘥已十余日，能乘马往来，自谓平复，以房事，即小腹急痛，手足拘挛而死。庞安常曰：新瘥精髓枯燥，故犯房事必死。如前举之类是也。

第四节　伤寒感复

【因】瘥后伏热未尽，复感新邪，其病复作。

【证】头痛发热，恶风或恶寒，舌燥口渴，或兼咳嗽。

【脉】兼风者，脉浮缓；兼湿者，濡数；兼寒，脉紧或浮数。

【治】感寒身热恶寒者，葱豉加葛根汤（鲜葱白二枚，淡豆豉三钱，生葛根钱半），加薄荷、连翘壳。寒重骨疼者，加羌活、苏叶；偏于热重者，加花粉、知母；咳嗽者，加光杏仁、前胡、桔梗。兼风热重者，银翘散、桑菊饮、桑杏汤，随证酌用。邪郁于内，见烦躁者，荷杏石甘汤（苏薄荷一钱，光杏仁三钱，石膏四钱，知母三钱，生甘六分，细辛三分，鲜竹叶三十片），或葱豉白虎汤（鲜葱白三枚，豆豉三钱，生石膏四钱，知母三钱，细辛三分，生甘五分，粳米三钱，荷叶包）；营分有伏热者，七味葱白汤（淡豆豉三钱，生葛根钱半，鲜生地三钱，麦冬钱半，葱白三枚，生姜二片，百劳水煎）。

第五节　伤寒怒复

【因】伤寒瘥后，因事触怒，相火暴发，因而余热复作。

【证】身热胸闷，心烦懊侬，气逆喘呼，甚则胁痛呕血，或少腹急痛，不语如喑，形厥如尸者。

【脉】多弦浮躁盛，或弦劲，或弦涩，或沉弦搏坚。

【治】先宜苏子降香汤（炙苏子、制香附各钱半，降香一钱，川贝、广郁金、焦山栀、旋覆花包煎各三钱，淡竹茹、白薇各二钱，葱须三分冲），加桑叶、丹皮、银胡、地骨皮，平其气以清泄之。若瘀血结聚，少腹急痛者，代抵当汤（酒炒锦纹二钱，桃仁钱半，炒穿甲一钱，醋炒莪术、归尾、玄明粉各一钱，细生地三钱，官桂三分）加杜牛膝主之，香壳散（制香附、归尾各三钱，炒枳壳二钱，炒青皮、新会皮、乌药、赤芍、醋炒莪术各一钱，西藏红花、炙甘草各五分，上药共研为散，每用五钱，水煎去渣，调童便半杯，空心温服）加白薇、玄胡索、炒穿甲，尤捷。不语如喑，形如尸者，宜犀角地黄汤（黑犀角一钱，鲜生地六钱，丹皮二钱，赤芍二钱）加桃仁、归尾、白薇，厥症返魂丹等，甘咸以平之，芳香以宣之。虽然，怒复有大怒、郁怒之分。大怒者，其志愤激，则气血易于奔迫，而无所节制，经所谓怒则伤志也。脉多浮弦躁盛，症多失血，甚或痛厥，仍宜苏子降香汤，加蜜炙延胡、醋炒锦纹、盐水炒川连等，以降泄之。血虚火旺者，拔萃犀角地黄汤（白犀角一钱，鲜生地一两五钱，生锦纹三钱，川连一钱，青子芩二钱），加白芍、白薇、童便、金汁等以通降之。郁怒者，其志怫戾，则气血易于瘀壅，而不克宽舒，经所谓怒则气逆也。脉多弦涩，甚则沉弦搏坚，症多瘕疝，久则成痨、成蛊。治法：瘕疝，宜开郁正元散（方见前）、茴香橘核丸（小茴香五钱，橘核炒三两，延胡一两五钱，青皮八钱，桃仁三两，川楝子一两五钱，两头尖五钱，归须一两五钱，杜牛膝一两五钱，炒穿甲一两，柏子仁三两，上为末，葱白汁捣丸，朱砂为衣，每服钱半，淡盐汤下）等选用。成痨，宜紫菀散（紫菀、北沙参各二两，麦冬、桔梗、茯苓、阿胶、川贝母各一两，五味子、炙甘草各五钱，上药为末，每四五钱，水煎，去滓服）、劫痨散（细生地、生白芍各三钱，白归身二钱，潞党参、阿胶、仙半夏、炙绵芪各钱半，炙甘草一钱，五味子五分，以上各药为散，每服三四钱，温汤调下，空心服）、顾氏清金散（生桑皮、百合、冬花、川贝各三钱，生苡仁五钱，地骨皮四钱，麦冬二钱，生甘八分，生藕汁一杯冲，童便一杯冲，枇杷叶去毛一两，鲜茅根一两，煎汤代水）等选用。成蛊，当归活血汤（全当归三钱，桃仁二钱，桂枝钱半，炒枳壳、赤芍、鳖血柴胡各八分，赤苓一钱，黑炮姜四分，藏红花二分，炙甘草五分，鲜生地一两，陈酒一瓢冲入）；服之不应，再加炙穿甲五分；又不应，加附子三分；有实热者禁用，须加大黄一钱亦可。或下瘀血汤（原桃仁三钱，生锦纹钱半，醋炒地鳖虫十只），或桃仁承气汤合逍遥散（原桃仁、全当归、赤苓各三钱，生锦纹钱半，风化硝一钱，川柴胡、官桂、炙甘草各五分，薄荷四分，细辛三分，生白术八分，炒蝼蛄十只，研包），奏功更捷。

【第四编　调理诸法】

第十二章　瘥后调理法

第一节　药物调理法

伤寒温热，大邪退后，余热未尽，元气已虚，胃虚少纳，脾弱不运，稍动则复。若调理失当，不知禁忌，随时可以转复。若非药物调理合宜，瘥后遗症，何能辄除？爰举其要，胪列二十四则于后。

（一）瘥后浮肿

伤寒瘥后，脾虚不能制水，水溢于皮肤络脉间，肢体浮肿者，须实脾利水，宜焦冬术、茯苓皮、米仁、杜赤豆、扁豆、山药、木瓜、车前子、泽泻之属治之，或以糯米、米仁煮粥食最妙。有因食滞中宫者，乃病后脾胃大虚，不能消谷也。病者胃中犹燥，偏欲多食，食停心下脐上，则水不得上输于肺，肺亦不能通水道于膀胱，故溢于肢体而为肿。其证以心下脐上有硬处，按之则痛为异，小便或利或不利。当用平胃散加枳实、山楂、麦芽、莱菔子、六神曲为主，硬处消则肿自愈，或加苓、泽，兼利水亦可。亦有气复未归者，热病大伤阴气之后，由阴精损及阳气，愈后阳气暴复，阴尚亏歉之至，切忌消利。吴又可所谓病后气复血未复，气无所归，故暂浮肿，不可治肿，调其饮食，节其劳役，静养自愈。吴鞠通曰：余见世人，每遇浮肿，便与渗利小便方法，岂不畏津液消亡而成三消证？快利津液，为肺痈与阴虚咳嗽身热之痨损证哉。余治是证，悉用复脉汤，重加甘草，只补其未足之阴，以配其已复之阳，而肿自消。至其辨法，气肿异于停水食滞者，停水身重而小便不利，气肿身轻而小便自利，食滞腹中有结，气肿腹中自和也。又有脾胃气虚，土不制水，溢于下焦，故从腰以下有水气而为肿也。宜牡蛎泽泻散，利小便而泄下焦之水也。

（二）虚羸少气

伤寒解后，肺胃津亏气馁，余热夹胃火上升，致虚羸少气，气逆欲吐者，胃有虚热，气不下降，竹叶石膏汤加竹茹、白薇主之。

（三）日暮微烦

热病新瘥，人强与谷，脾胃气尚弱，不能消谷，故令人微烦，损谷则愈。

（四）瘥后发蒸

热证新瘥，蒸蒸骨热如痨瘵者，乃余热留于阴分也，不可以其羸瘦，而遽用虚损法。必察其六腑有结邪，则仍以攻邪为主；次察其筋络有壅瘀，仍以通瘀为主；次察其气道有痰涎，仍以祛其痰涎为主。数者俱无，方可清热；或无邪而阴伤，方可纯用养阴之药；或分其余邪之轻重，亏损之多少，而兼用养阴清热药进退加减以和之。

（五）瘥后咳嗽

凡热退之后，尚有咳嗽未除，此肺胃津亏，而有余热恋肺，宜滋养肺胃之阴，其嗽自止，如南沙参、麦冬、地骨皮、川贝母、川石斛、花粉、茯苓、杏仁、桑皮、蔗汁、梨汁之类，或加生地、玉竹之类。新感风寒，而症见咳嗽，其病为轻，以其邪传入肺，肺主皮毛，邪从外达也。温热多内伤虚证，见咳则重，五脏传乘，肺受火刑，水源涸竭，每多死症。

（六）自汗、盗汗

瘥后自汗、盗汗，虽皆属虚，然温热瘥后，多由余热未清，心阳内炽，以致蒸蒸燔灼，津液外泄而汗出，为阴虚有火，慎勿骤补、峻补，苦坚清养为宜。苦坚如当归六黄汤加减，以育阴泻火固表；清养如西洋参、生地、麦冬、黄连、甘草、小麦、百合、竹叶、茯苓、莲心之类。若无热恶寒，而盗汗不止者，阳虚也，黄芪建中汤加减。自汗不止者，亦阳虚也，玉屏风散加牡蛎、龙骨收之，以固护腠理，实表固涩之法也。

（七）瘥后喜唾

病后喜唾，久不了了，中土阳虚，胃中有寒，不能收摄津液，而冷涎上泛也，宜理中丸，加益智仁温纳之。亦有胃虚而有余热者，宜用乌梅北枣丸（乌梅肉十枚，大黑枣五枚，俱去核，共杵如泥，加炼蜜丸，弹子大），每用一丸，噙化之。中虚不能摄水者，六君子汤，加益智仁摄之。

若其稠饮自下焦漾漾而起，溢出口中者，此肾气不纳，浊阴上泛也，宜都气饮，加胡桃肉、补骨脂以纳之，或少加淡附片以收之，或佐白术以制之。

（八）皮肤甲错

病后身体枯瘦，皮肤甲错者，乃热伤其阴，阴液不能滋润皮肤也，治法以养阴为主，吴氏人参养荣汤（方见前）、清燥养荣汤，均可酌用，叶氏加减复脉汤尤效。亦有粥食调理自回者，又有热毒为病，气血被其煎熬，瘥后饮食渐进，气血滋生，润皮肤而滋筋骸，或痛或痒，宛如虫行，最是佳境，不过数日，气血通畅而自愈矣。

（九）瘥后发疮

温热新瘥，发疮者最多，乃余热淫于肌肉也。若照寻常疮症，温托妄施，断不能救。惟多服清凉解毒，兼养气血药自愈。

（十）瘥后发痿

瘥后发痿，四肢不能动移者，热伤筋脉也，吴氏诸养荣汤酌用。轻者，粥食调理自愈。

（十一）瘥后不寐

凡伤寒温热病，热退之后，夜不欲寐者，胃不和也，温胆汤加秫米和之；惊悸不寐者，心气虚也，前方合酸枣仁汤，去川芎清敛之。触事易惊，梦寐不安者，乃有余热夹痰也，宜用竹茹、黄连、石菖蒲、半夏、胆星、栀子、知母、茯苓、旋覆花、橘红等味；虚烦不寐者，余火扰动也，黄连阿胶汤清滋之。心火内炽不寐者，慎勿骤补，宜清养为主，如西洋参、生地、麦冬、黄连、甘草、小麦、百合、竹叶、莲心、茯神，或加阿胶，或鸡子黄、珍珠粉，审证酌加。若终夜清醒，目不得瞑，或目眩则惊悸梦惕者，余邪内留肝胆，胆气未舒，肝魂不安也，宜酒浸郁李仁、炒枣仁、猪胆皮、黄连、焦栀、淡竹茹、桑叶等，滑以去着，苦以泄热。

（十二）瘥后昏沉

凡伤寒温热证，新瘥后十余日，或半月，渐至昏沉者，皆缘发汗未尽，余邪在于心包故也，或见潮热，或兼寒热如疟，宜连翘、栀子、豆豉、麦冬、菖蒲、淡竹叶、钩藤、丹参之类清解之。然有痰火内伏包络者，亦见昏沉，其人终日昏睡不醒，或错语呻吟，或独语如见鬼，宜丹参、白薇、麦冬、焦栀子、黄连、竹叶、辰砂染灯心、细芽茶、天竺黄、石菖蒲、川贝母、广郁金等味，再加厥症返魂丹，轻清以开达之；甚或万氏牛黄清心丸、叶氏神犀丹，皆可采用。

（十三）瘥后怔忡

凡热病新瘥，怔忡惊骇，乃水衰火旺，心肾不交也，宜补水养心，朱砂安神丸最妙，半夏秫米汤、合交泰丸尤妙。

（十四）瘥后妄言

凡伤寒温热病，每有热退身凉之后，其人如痴，神思不清，言语谬妄，或倦卧不思食者，此心神虚散不复所致，但当调养气血，兼治其心可也。神复妄言自止，吴氏安神养血汤主之，薛氏参麦茯神汤亦主之。但痰火余邪，内伏包络，亦有此症，当用鲜菖蒲、天竺黄、川贝母、连翘、钩藤、丹皮、竹茹、辰砂之类，以凉开热痰，则神自清而不妄言矣。若犹不应，加万氏牛黄清心丸，清宣之。亦有余热未尽，热扰于心，则多言谵妄者，宜导赤散，加麦冬、莲心、朱砂拌灯心等，熄余焰而清心神。

（十五）瘥后语蹇

伤寒温热证，热退后，其舌转动不灵，而语言蹇涩者，因心、脾、肾三经之脉，皆系绕于舌。心肾虚则舌不灵动，痰阻脾络，肝风内扰，则语言蹇涩不清，多是虚风痰火为病，宜加味逍遥散去白术，加生姜、钩藤、鲜菖蒲、刺蒺藜、僵蚕之类，以息风豁痰。痰多者，宜导痰汤加菊花、钩藤、白蒺藜、鲜菖蒲、姜汁、竹沥等，息虚风而清痰火。若因痰热滞于肺络，有声不能言者，宜顾氏清金散加石菖蒲、竹沥清肃之。如因余热耗伤肺肾之阴，不能上接于阳者，宜清燥救肺汤，加岩制川贝、鸭梨汁以清养之。若声颤无力，语不接续，名曰郑声，乃元气虚而无根也，宜贞元饮合集灵膏峻补之。

（十六）瘥后额热

凡热病热退后，胃中痰食邪热逗留，额属阳明，故额独热，目神似觉呆钝，宜清疏之，二陈汤加连翘、黄芩、山楂、神曲之类，清之、和之。

（十七）瘥后发颐

俗名遗毒，乃余邪留滞络中而成毒也。因汗下清解未尽，其邪结于少阳、阳明二经。发于两颐者，阳明部位也；发于耳之左右者，少阳部位也。治法以解毒清热、活血疏散为主。误则成脓不出，而牙关紧，咽喉不利，多不能食而死。毒内陷而复舌燥神昏亦死，出脓后气虚血脱亦死，故宜早治也。古方以普济消毒饮为主。发在耳后，以柴胡、川芎、为主；在项下，以葛根、白芷为主；在项后或巅顶，加羌活、薄荷。时方以连翘败毒散为主，如羌、独活、荆、防、连翘、赤芍、牛蒡、桔梗、土贝、蒺藜、薄荷、银花、甘草之类。如元气虚者，须兼归、芪补托。溃脓后，当大补气血为主。然发于阳明者易治，发于少阳者难治。总之此症初起，速宜消散，缓则成脓，不可轻补于未溃之前，补早则必成脓，尤不可纯用寒凉于将发之际，恐闭遏而毒不得发，故必兼疏散为要。外治以葱水时时浴之。

【炳章按】余治此症，常用吴氏加减消毒饮，如银花、连翘、蝉衣、僵蚕、牛蒡、马勃、荆芥、元参、薄荷、鲜生地、捣豆豉，便闭加大黄等，辛凉疏散之剂，多则三帖必愈。如耳下有结核者，加粉重楼、天葵子。外治用水仙花根捣烂，和金黄散浓涂核上，数日即消散。此屡经试验法也。

（十八）瘥后耳聋

温热证身凉后，尚有耳鸣、耳聋等症者，其因有三：一因余邪留于胆经，宜养阴药中，加柴胡、鲜菖蒲、钩藤、滁菊、通草、荷叶之类，以清解少阳之郁；二因痰火上升，阻闭清窍，其耳亦聋，宜导痰汤去半夏、南星，加瓜蒌皮、京川贝、枇杷叶、杜兜铃、通草、鲜菖蒲之类，以轻宣肺气之郁；三因肾虚精脱，则耳鸣而聋，宜常服耳聋左慈丸，或磁朱丸等，以滋阴镇逆。此二症不关少阳，皆禁用柴胡升提。外治惟耳聋神丹（鼠脑一个，青龙齿、朱砂、梅冰、净乳香、麝香各一分，樟脑半分，上药各研细末，用鼠脑为丸，如桐子大），用丝绵包裹，纳入耳中，多效。

（十九）瘥后腹热

凡热病后，身大凉，独腹热未除，此脾火内甚也，养阴药中加生白芍，自除。但此症惟伏暑晚发最多，多属肠胃积热，雪羹汤送服陆氏润字丸，最妙。

（二十）瘥后疼痛

热病失治于前，热流下部，滞于经络，以致腰胁疼痛，甚则不能起立，卧不能动，误作痿治，必成废人。宜清瘟败毒散小剂，加木瓜、牛膝、续断、萆薢、黄柏、威灵仙，以祛风通络。

（二十一）瘥后不食

当辨不欲食、食亦不化两端：不欲食者病在胃，宜养以甘凉，金匮麦门冬汤主之，叶氏养胃汤亦主之；食不化者病在脾，当与以温运，香砂理中汤主之，六君子汤亦主之。虽然不欲食一病，又宜分伤食与停食两项。伤食者饮食自倍，肠胃乃伤，病在不及消化。停食不论食之多少，或当食而怒，或当食时病在气结而不能化也。治伤食宜注重于食，或吐、或下、或消；若停食则重在气，惟理气兼之以消，吐下之法，不任用也。医者须分别治之。

（二十二）瘥后不便

凡温热病后，大便不行者，热闭、虚闭俱多，风闭、气闭者少。热闭者，热搏津液，肠胃燥结，及肠胃素有积热者，多有此疾。其证面赤腹热，大腹胀满，四肢反冷，或口舌生疮是也。大黄饮子最妙，三黄枳术丸、枳实导滞丸、陆氏润字丸等，皆可酌用。虚闭有二：一阴虚，一阳虚也。凡下焦阳虚，则阳气不行，不能传送而阴凝于下；下焦阴虚，则阴血枯燥，津液不到，而肠脏干槁。治阳虚者，但益其火，则阴凝自化，苁蓉润肠丸主之，老年者黄芪汤，送服半硫丸。治阴虚者，但壮其水，则泾渭自通，六味地黄汤加淡苁蓉、白蜜主之，益血润肠丸、五仁丸等亦效。风闭者，风胜则干也，由风热搏激肺脏，传于大肠，津液燥烁，传化则难。或其人素有风病者，亦多风闭；或肠胃积热，久而风从内生，亦能成闭。东垣润肠丸主之，加味皂角丸亦主之。气闭者，气内滞而污物不行也，其脉沉，其人多噫，心腹痞闷，胁肋膨胀。若用攻药通之，虽或暂通，而其闭益甚矣。或迫之使通，因而下血者，惟当顺气，气顺则便自通矣。苏子降气汤加枳壳、杏仁主之，重则六磨汤主之。

（二十三）瘥后下血

温热新瘥，或十日，或半月，忽然下血者，由于初起失汗，邪不外达而内入，阳邪热甚，热伤阴络而血下溢也。治以清营凉血和络之法，如生地、丹皮、地榆、川断、槐米、白芍、苡仁、黑荆芥、白茅根、脏连丸，治之自愈。阴虚火旺者，脏连六味丸，尤捷。

（二十四）瘥后遗精

病后遗精，因火动者多，宜清余热，固精封髓丹主之，三才封髓丹加黄连亦主之。以此症黄连、黄柏、二味，最是要药也。

以上瘥后遗症，药物调理各法，大旨已具。其他普通调理，当分补虚、清热两项。补虚有两法：一补脾，一补胃。如其人中气虚者，病退后必纳谷少，运化迟，或大便不实，或恶心吐涎，宜六君子加减以和中；形寒畏冷，宜黄芪建中汤温补之。凡此症脉皆缓大，舌皆白嫩可辨。如其人阴分虚者，必有余邪未尽，舌燥口渴，二便艰涩，脉兼微数等症，宜小甘露饮、叶氏养胃汤等清养之。清热亦有两法：初病时之热为实热，宜用苦寒药清之；大病后之热为虚热，宜用甘寒药清之。二者有霄壤之殊。凡人身天真之气，全在胃口，津液不足，即是虚，生津液即是补虚，故以生津之药，合甘寒泻热之药，以治感后之虚热，如麦冬、生地、丹皮、北沙参、西洋参、鲜石斛、梨汁、蔗浆、竹沥、鲜茅根之类，皆为合法。仲景、河间主用竹叶石膏汤、天水散以清虚热，亦取甘寒之义也。设误投参、芪、苓、术补脾之药为补，宁不并邪热而补之乎？此为瘥后调理脾胃之要诀也。

第二节　食物调理法

伤寒温热之症，多属胃肠伏邪，早已失其消化力，最宜忍饥耐饿，平卧安静，热退舌净无苔，始可渐进粥饮汤，渐进渐厚，不致转复。爰将瘥后进食法，食物之忌宜，食物调补法，胪举于下。

（甲）瘥后进食法

庞安常曰：凡病瘥后，先进清粥汤，次进厚粥汤，次进糜粥，亦须少与之，切勿任意过食也。至于酒肉，尤当禁忌。若有不谨，便复发热，名曰食复。王士雄云：瘥后必小便清，舌苔净，始可吃粥饭、鲫鱼、台鲞之类。油腻、酒醴、甜食、新鲜补滞诸物，必解过坚矢新粪，始可渐渐而进，切勿欲速，以致转病。陈氏云：伤寒初瘥，进食最难。如胃中余热未清，进食过早，则邪热必复发；若胃热已清，舌苔亦净，不与饮食，使几微之元气一脱，从何处续命耶？此际全以验舌苔为主。如胃中有积热者，舌必有苔，苔必干燥，重则焦槁，甚则芒刺，在此时期，止可与白滚汤频频调之，禁绝谷气，全要使胃脘空虚，则邪热易退。今之为父母者，不知伤寒食复之利害，但狃[1]于平昔之爱好，止记伤寒之不吃粥饭，而床头果品，枕边酸甜，一概不禁。不知此等滋味，一入胃肠，则稠黏胶结，反助胃火里邪，其害甚于谷气。如果看得舌苔渐净，即宜渐进谷气，以扶正胜邪。其法：先用荷叶擦洗勺器，次用青竹叶带水一滚，倾去竹叶，止用净水一碗；次入嫩鲜芦根指大数寸，置汤中一滚，再去芦根；次入陈冬米研磨之粉，法以水搅和粉，澄去沉底粗者，止取上浮细者，入前汤中十数沸后，粉糊已熟，芦根、竹叶气清香入胃，能回清气退浊气，有湿化湿，有火清火，有痰消痰，如有燥粪。自能润下之。此伤寒瘥后进食第一法也。其糊初进最薄，续进逐渐加厚，至后进糜粥软饭。若进米糊数日，大便不下，药方中加当归、紫菀、麦冬，大便液足，燥粪自行矣。若误用大黄，多损气血阴液，戒之戒之！

（乙）食物之忌宜

伤寒温热愈后，虽能食糜粥软饭，正气未复，凡饮食居处，俱不可不慎也。如酒肴、甘脆、肥鲜、生冷等物，皆不可犯。少食而频，则易运化，不可过饱，及他有所食，虽思之勿与也。不但油腻、腥发、曲蘖、炙煿，熏灼脏腑者，固宜禁绝，即瓜果生冷，凡能冰伏脾胃者，亦宜禁不入口。最妙以萝卜汤、陈干菜汤，疏导其胃肠。渴则饮清快露，和开水少许，或但饮细芽茶，输运其精液。病势轻减后，佐其点心，可略进流动性之滋养品，如藕粉、燕窝粥，及开水冲鸡蛋等。每次之食量宜少，每日之次数宜多，不过以之略充饥肠而已。病将就痊时，凡各种未熟之果实油类，及一切之固形物而不易消化者，均不宜入口，恐损胃肠，反增病也。

（丙）食物调补法

程钟龄云：药补不如食补。凡病邪未尽，元气虽虚，而不任重补，则从容和缓以补之，相其机宜，循序渐进。脉证相安，渐为减药。谷肉果菜，食养尽之，以底于平康。故饮食之补，但取其气，不取其味，如五谷之气以养之，五菜之气以充之。每食之间，便觉津津汗透，将身中蕴

① 狃（niǔ 扭）：习惯。

蓄之邪热，以渐运出于毛孔，何其快哉！人皆不知此理，急于用肥甘之味以补之，临时虽精采健旺可喜，不思油腻阻滞经络，邪热不能外出，久久充养完固，愈无出期矣。庞安常有鉴于此，如所云凡病新瘥，只宜先进白稀粥，次进厚粥汤，又次进糜粥，亦须少少与之，不得早吃肉食，旨哉言乎！顾松园云：百合麦冬汤，清肺止咳；真柿霜，消痰解热；人乳为补血神品；童便为降火仙丹；雪梨生食能清火，蒸熟则滋阴；苡仁汤，肺热脾虚，服之有益；淡莲子汤、芡实粥，遗精泄泻，最属相宜；扁豆红枣汤，专补脾胃；龙眼肉汤，兼养心脾；鳇鲟鳔、线鱼胶（同猪蹄、燕窝、海参，或鸡、鸭，荤中煮烂，饮汁更佳），填精益髓；凤头白鸭、乌骨白鸡，补阴除热；猪肺蘸白及末，保肺止血。以上诸物，病患如已食饭多日，行动自如，方可随宜恒食，此食补方法之大要也。

（丁）食物寒热鉴别法

虽然食物有寒有热，犹人脏腑之有阴有阳。脏阳而不得性寒之物以为之协，则脏性益阳矣；脏阴不得性热之物以调剂，则脏性益阴矣。脏有阴阳兼见之症，而不用不寒不热之物以为调剂，则脏性益互，杂而不平矣。食之入口，等于药之治病。合则于人，脏腑有益，而可却病；卫生不合，则于人脏腑有损，而即增病促死。此食治所以见重于方书，而与药物并传也。惟食物之种类，不下数百，姑节录日常尝食之物，以为辨别分谷食、瓜菜、果品、禽兽、鱼介等，为六项鉴别与下。

（一）谷食

如谷食之有面曲、蚕豆、豆油、酒醋，是谷之至温者也；若芦粟、稻米、粳米、陈仓米、黑豆、黄豆、白豆、豌豆、豇豆，则称平矣；又若粟米、黍稷、荞麦、绿豆、豆腐、豆豉、豆酱，则性寒矣。此谷食之分其寒热也。

（二）瓜菜

又如瓜菜之有姜、蒜、葱、韭、芹菜、胡荽、白芥、胡萝卜，是性温者也；若山药、韭菜、匏瓠、南瓜，性稍平也；又若苋菜、菠菜、油菜、莼菜、白苣、莴苣、黄瓜、甜瓜、丝瓜、西瓜、酱瓜、竹笋、芋艿、茄子，是性寒者。也此瓜菜之分其寒热也。

（三）果品

至于果品，如龙眼、荔枝、大枣、饴糖、砂糖、白糖、莲子、葡萄、蜂蜜、胡桃、杨梅、木瓜、橄榄、青桃、李子、栗子，性温也；榧实、黄精、枇杷[①]、青梅、花生，性平也；梨子、菱角、莲藕、橘瓤、乌芋、百合、甘蔗、白果、柿干、柿霜，寒性也。但生李性温，食则生痰而助湿；生桃性燥，多则助热而生毒。此果品之分其寒热也。

（四）禽兽

至于禽兽之物，如鸡肉、鸭肉、山雉、鹧鸪、犬肉、羊肉、鹿肉、鹿筋、猫肉，是至温也；燕窝、斑鸠、雁肉、鹳肉、凫肉、竹鸡、猪肉，是至平矣；兔肉、麋肉、麋筋，是至寒矣。但山雉、鸡肉、鹧鸪性虽温，而不免有发风壅毒之害；猪肉性虽平，而不免有多食动痰之虞。此禽兽之分其寒热也。

（五）鱼介

他如鱼鳖、龟介、虫类，其鲫鱼、鲢鱼、鲥鱼、海虾、鳝鱼，皆温性也；鲤鱼、鲨鱼、鲍鱼、鱿鱼、银鱼、乌贼，皆平性也；鳢鱼、鳗鱼、田蛙、螃蟹、鳖肉、龟肉、田螺、蛤蜊肉，皆寒性也。但虾肉性燥，不免动风助火之变；鳖蟹性寒有毒，不免动气破血之虞。此鱼鳖介虫之分其寒热也。

再于诸味之中，又细分为其气辛而荤，则性助火散气；味重而甘，则性助湿生痰。体柔而滑，则性通阳利便；质硬而坚，则食之不化，烹炼不热，则服之气壅。必审其人之病症虚实，是否相符，则于养生之道始得，且胜于药多多矣。以上皆补益方法之纲要也。

第三节　气候调理法

气候调理之法，如冬温夏凉，不失时序，即所以自护其身者也。前贤知摄生者，卧起有四时之早晚，兴起有至和之常制。调养筋骨，有偃仰之方法；节宣劳逸，则有予夺之要则。温凉调节合度，百病不生。《太素》

---

① 枇杷：原作“琵琶”，据文义改。

经云：适寒温者，寒无凄凄[①]，暑无出汗，居处无犯八邪，则身自安矣。不独病后调理如此，平时无病摄生，亦当遵此。兹述四时调理各法，分季列后。

春季：春三月，此谓发陈。天地俱生，万物以荣，早卧晏起，广步于庭，披发缓行，以使志生，生而勿杀，与而勿夺，此春气之应，养生之道也。春阳初生，万物发萌，正二月间，乍寒乍热，人有宿疾伏热，春气一动，遂即遄发。又兼去冬薰衣，烘炙御寒，积藏余热，至春而发泄，致体热头昏，咳嗽脘闷，四肢倦怠。如风温春温稍发，不可使行疏利之药，恐伤肺脏。宜用消风泄热和气，或凉膈化痰之剂。若病后调养，当此春日融和之际，宜处园林宽敞之处，用摅[②]滞怀，以畅生气，不可兀坐久卧，以生化郁。天气寒暄不一，不可顿去棉衣，逐渐减服，稍寒莫强忍，即仍加衣。不可令背寒，寒即伤肺，致鼻寒咳嗽。肺俞五脏之表，胃俞经络之长，皆勿失寒热之节。春夜卧时，间或用热水下盐一撮，洗膝上下至足方卧，能消风邪，利脚气。此春季未病人及病后调理之法也。

夏季：夏三月，此谓蕃秀。天地气交，万物花实，晏卧早起，无厌于日，使志无怒，使华成实，使气得泄，此夏气之应，养长之道也。夏季暑气酷烈，烁石流金于外，心火焚炽于内，即或无病之人，亦应独宿淡味，节嗜欲，定心息气，兢兢业业，保身养生。因一岁惟夏为疾病之生死关也，试看草枯木落，其汁液尽消竭于夏季。故夏季之病，较别季为独多，而夏令调养，尤当谨慎。不论无病、病后，如平居檐下、过街棚、弄堂、无窗屋内，弗纳凉夜卧，勿露卧，勿有汗当风而卧，勿使人扇风取凉。虽大热，不得吃冰水、凉粉、冰淇淋、冷粥，一切生冷、煎炒、炙煿、肥腻、甜辣诸物，勿用冷水洗面。伏热在身，烈日晒热之衣，及汗透之衣，皆不可便穿。饱腹受寒，必起霍乱，莫食瓜茄生菜，腹中方受阴气，食凝滞之品，多为痞积。若患冷气痰火之人，尤宜忌之。此夏季未病患及病后调理之法也。

秋季：秋三月，谓之容平。天气以急，地气以明，早卧早起，与鸡俱兴，使志安宁，以缓秋刑，收敛神气，使秋气平，无外其志，使肺气清，

---

① 凄凄：寒凉貌。

② 摅（shū 书）：抒发；表达。

此秋气之应，养收之道也。秋风虽爽，时主肃杀，万物于此凋伤，顺时调摄，使志安宁。若夏病暑湿将瘥，至立秋后宜善自调摄。秋不宜吐，致脏腑不安。不宜吃炙煿、牛猪各肉，及鸡、生鲙、浊酒、陈臭、咸醋、黏滑、难消之物。若夏月好吃生冷，至秋患痢疟。夏月贪凉露卧，非即病霍乱，至秋必成疟疾。勿食新姜，大热损目。勿贪取新凉（凡人五脏俞穴，皆会于背。酷热之后，贪取风凉，此中风之源也。故背宜常暖护之）。凡清晨睡觉，闭目叩齿咽津，搓手慰眼，可以明目。此秋季未病及病后调理之法也。

冬季：冬三月，此谓闭藏。天地闭藏，水冰地坼，无扰乎阳，早卧晚起，必待日光，去寒就温，毋泄皮肤，逆之伤肾，春为痿厥，奉生者少，此冬气之应，养藏之道也。斯时陷伏在下，于时为冬，当闭精养神，以厚敛藏，如植物培护于冬，至来春方得荣茂。此时若戕贼之，春升之际，下无根本，枯悴必矣。调理之法，有痰宜吐，心膈多热，所忌发汗，恐泄阳气，宜服药酒滋补。寒极渐加棉衣，不得频用大火烘炙，手足应心，不可以火炙手，引火入心，使人烦躁。冷药勿治热疾，热药勿治冷疾。宜减咸增苦，以养心气。冬月阴气在外，老人多有上热下冷之患，阳气在内，不宜沐浴，勿加热汤，逼令大汗，毛孔不密易感外邪，不宜早出犯霜，或略饮酒以冲寒气，勿多食葱，亦防发散阳气。此冬季未病及病后调理之法也。

综观上述，四时应候调理，犹关平时摄生，临病调理，其他病室之气候，亦须寒温适宜。空气流通，使清气能进，浊气可出。室中灯火，尤宜少燃也。吾越病家习惯，凡病伤寒时疫，素重迷信，最怕鬼祟，不但夜间红烛高烧，即日中于病室床内，亦必以多燃灯火为阳光，而满屋皆侍病之人，骈肩并足，交头接耳，七口八啐，汗雾交流，岂知人气最热，灯火最毒，炭气、汗酸、秽气，密布满室，清气反失流通，即使无病之人，久居此室，亦必头目昏晕，胸膈气闷，况在患时病之人乎？口鼻之所吸受，肺胃之所浸淫，往往轻者重，重者即死，此等恶习惯阶之厉也。凡疫皆然，凡病亦皆然，此皆病家乏卫生常识故也。

第四节　情欲调理法

凡费力劳心，过喜过怒，多言多动，皆能致复，因劳而动其既虚之血气，生其未尽之余热，热邪退而病瘥，热邪生而病复，凡病皆然，故欲使其不再复，先调节其情欲不妄动，立情欲调理法于后。

除思虑

经云：思虑伤脾。孙思邈云：思则大损神，神疲精自敝。太益曰：存神可以固元气，令病不生。若终日思虑绕混，则神驰于外，气散于内，营卫昏乱，众疾相攻耳。心牵于事，火动于中，心火既动，真精必摇。《玄觅语录》云：所谓思虑者，乱想耳，只是将以往、未来之事，终日牵念。故知事未尝累人心，乃人心自累于事，不肯放手。又云：世人终日营扰，精神困败，夜间一睡，一点灵明，又为后天浊气所掩，安得复有澄定之时？可知无病之人，思虑伤脾损神，尤关于精神如此重大。若大病瘥后之人，气血精神，皆疲惫已极。若再日夜思虑焦愁，暗耗心血脑神，岂不自速其死耶！

节言语

《养生要术》曰：《中经》云：人语笑欲令至少，不欲令声声高高，由于我论理辨是，非相嘲调诡秽慢，每至此会，当虚心下气，与人不兢。若过语过笑，损肺伤肾，精神不定。又云：行不得语，语须作立乃语。冬日触冷外行，更忽大语言开口，以触冷气中病。又云：寝不得语言，武藏如钟磬，不悬不能出声。《养生志》云：眠讫勿大语，损气，少气力。又云：眠时不得歌咏，及谈不祥事起。又云：多言伤液。可知病后气津血液已亏，岂可再伤其液，且兼耗精神？原探病亲友，皆注意及之。

戒嗔怒

经云：暴怒伤肝。凡病后之人，肝火已旺，最易动怒。如不能吃之物，偏要大吃，稍拂其心，当时动怒。或因事触怒，怒气伤肝，相火暴发，因而助动余热，以致身热胸闷，心烦懊憹，气逆面赤，甚则肋痛呕血，当从前章第五节怒复例治之。或因食物动怒者，在善侍疾看护之人，婉转说明，其物对病之患害，不能吃之理由，劝解开导之，庶几不触其怒。必须静心和气，使病人目见耳闻，心悦情服，而其病不治而愈矣。

其他如久视伤精，久听伤神，久卧伤气，久坐伤脉，久立伤骨，久行伤筋，暴怒伤肝，思虑伤脾，极忧伤心，过悲伤肺，过饱伤胃，多恐伤肾，多笑伤腰，多言伤液，多唾伤津，多汗亡阳，多泪伤血，交媾伤髓，病后百体皆虚，欲火动而行房，撮[①]周身式微之血气精髓，集于命门，化精而泄，轻则为房复，重则精髓枯竭，真阳无寄，如鱼之失水而死，爱护生命者，不可不知也。

第五节　起居调理法

吾绍之病家，一病之安危，多有责之于医。不知侍疾者对于病患，往往居处不合理，身体不清洁，寒温不适宜，卧起不定时，不但无助医家治疗之能力，实则助长病菌之孳生。爰将上述应注意各点，胪举于下。

整居处

《千金方》云：凡居处不得过于绮美华丽，令人贪婪无厌损志。但令雅素净洁，能免风雨暑湿为佳。又云：凡人居止之室，卧处必须周密，勿令有细隙，致有冷风气得入，久而不觉，使人中风。凡诸室内，有强烈之风吹入，勿强忍久坐，必须起行避之。又云：凡近炉灶勿安床，勿面向坐，久思不祥事起。《延寿丹书》云：卧床务高二三尺，则地气不及，邪气不侵。勿阴室贪凉，湿地久坐，免受寒湿新邪。病患卧房宜宽敞，窗户宜开爽，光线宜充满。三者注意室内之空气，常使新鲜，最为病理卫生之至要。王士雄云：人烟稠密之区，疫疠时行者，以地气既热，秽气亦盛也。故住房不论大小，必要开爽通气，扫除洁净，庶几清风自来，疫气自然消散。反是则热气浊气，益为疫气树帜矣。凡时疫流行，罹此者每多被褐[②]藜藿之子，荆[③]户蓬室[④]之人，皆由于此。

---

①撮：取，摘取。

②被褐：穿着粗布短袄，谓处境贫困。

③荆：贫寒。

④蓬室：穷人所住的草屋。

洁身体

病后之人，面要常擦，能使容颜光泽，血气流通。目常宜揩，每静时宜常闭目，能清心安神；或用两指背两相磨擦，能祛火。齿宜常洗擦，以去口秽。腹要常摩，使腹食消磨，秽浊不结。足要常搓，常搓脚心涌泉穴，能去风湿，健步履。睡宜常屈足侧曲睡，不致失精，使不气滞于百节。夏日忌冷水抹脸，洁身体，勤摩擦，皆为病后调和血气法也。

适寒温

凡患病人之衣服，必须间日更换，卧床被褥，尤须清洁。病患被覆，不可过暖，过暖亦能致病加重，重病者死，以热郁于内气不宣达故也。病患背要常暖，暖则不再受风寒。胸要常护，使寒不侵入。忌冷着汗衣，着之侵背伤肺，热着晒衣，久晒之衣，必有热毒。冬日热火烘衣，取快一时，久必生病。凡春水未泮[①]之时，衣宜上薄下厚，养阴收阳。大暑中脱汗衣，不可向风。冬天暴冷，急着棉衣，亦弗顿加，稍觉暖，又宜暂脱。察天时之寒暖，分衣服之绵夹，无论未病患及病后，皆宜随时注意之也。

定卧起

《千金方》云：春欲晏卧早起；夏及秋欲偃息，侵夜乃卧，早起；冬欲早卧而晏[②]起，皆益人。虽云早起，莫在鸡鸣前；虽言晏起，莫在日出后。又云：气力胜正偃卧，睡不厌屈，觉不厌舒。又云：丈夫头勿北首卧，卧勿当梁脊下，卧讫勿留灯烛，令魂魄及六神不安，多愁怨。凡眠先卧心，后卧身，卧讫勿张口，久成消渴及失血。不得久眠，令人失气。又云：夜卧勿覆其头，得长寿。夜卧当耳勿有空吹，久成耳聋。人眠勿以脚悬蹋高处，久成肾虚，及损房足冷。又云：头边勿安火炉，日逼近火气，使头重，目睛赤，及鼻干。《千金方》云：寒跏趺坐[③]，暖舒脚眠。峻坐，以两足作八字，能去冷，治五痔病。简庵[④]云：若贪睡则神离，于气无所

---

① 泮（pàn 盼）：冰雪融解。

② 晏：原作“偃”，据上文义改。

③ 跏趺坐：佛教术语，即互交二足，将右脚盘放于左脚上，左脚盘放于右腿上的坐姿。

④ 简庵：张鎣（1423 — 1493），字廷器，号简庵。松江府华亭县（今上海市松江区）人，明朝刑部尚书。

主，奔溃四溢。饱食勿仰卧，食后勿就寝。此关于卧起之调摄，无论无病患，及病后，若能遵守之，获益必多，诚养生延寿之要法也。

通俗伤寒论跋

夫天地之大德曰生，体天地好生之德，以拯民困而全民生者，莫医若也。然医能生人，亦能杀人，何也？医而精良，则起死回生；医而庸劣，则草菅人命。前哲徐灵胎先生有曰：人之所系，莫大乎生死。王公大人，圣贤豪杰，可以旋转乾坤，而不能保无疾病之患。一旦有疾，不得不听之医者，而生杀唯命矣。夫一人系天下之重，而天下所系之人，其命又悬于医者。下而一国一家所系之人，更无论矣。由是观之，医之责任不亦重且大乎！责任既重且大，则医学安得而不讲求？讲求医学，全在博览群书，方能技进于道，为天下苍生司命之人，厥功岂不伟哉！尝考《伤寒论》一书，汉·长沙太守张仲圣著作于前，晋·太医令王叔和编此于后，梁、隋、唐、宋、金、元、明、清，历朝注释，何止百数十家。然仲圣当时著书之本旨，自建安纪年以来，悯宗族之沦亡，伤横夭之莫救，乃勤求古训，博采众方，撰用《素问》九卷、《八十一难》《阴阳大论》《胎胪药录》，并平脉辨证，为《伤寒杂病论》合十六卷，实祖述黄、岐之经义，推广伊尹之汤液，追神农、体箕子[①]而作也。其书统载于《金匮玉函经》中，华佗见之而欢曰：此书可以活人。晋·皇甫谧作《甲乙经》，其论伤寒唯长沙一人而已。宋·文潞公《药准》云：仲景方为群方之祖。所以后起诸贤，虽千变万化，各鸣其所得，而无能逾越其范围。自西晋·太医令王叔和编次仲景《方论》十卷，附入已意为三十六卷，而《卒病论》六卷，早已遗亡，不复得观。至金·成无己尊奉叔和，又注为《伤寒论》十卷，今所行于世者，究仅七卷，而前后舛错，六经混淆，使读者茫无端绪，检阅者漫难寻讨。如少阳诸证难入“太阳篇”中，合病、并病散处三阳前后，结胸、痞症曾不分别症因，脏结之条分隶四卷首尾，中风、伤寒纷出，麻黄、桂枝杂陈，坏病无从安置。疑为久远遗失，温病不知方法，谓非作者所长，致后人不知随证而治，而坏病遂无治法，概以麻

① 箕子：殷商贵族，名胥余，因封国于箕（今山西省晋中市太谷区东北），爵为子，故称箕子。性耿直，有才能，在纣朝内任太师辅朝政。

黄、桂枝治温，而温病每致云亡。凡此皆叔和编次之失，无已注释之病也。及宋·朱奉议《活人书》出，更变长沙之定法，而搅乱经文，可称作俑。明·陶节庵《截江网》《杀车槌》告成，尽废仲景之原文，而奄为己有，实为僭窃。新安方有执痛辟其非，调辨因之而作；江左喻嘉言指摘其谬，《尚论》由此而成。然皆经义未驯，岂能澄清其浊乱；阴阳莫辨，安能洞悉其渊微。若欲阐发先圣精奥，务使流通远播，俾业医者临证可以辨疑，处方得其精当，庶可以全天下之大德，拯生民之危殆。呜呼！医风不振，邪说横行，渐渍日久，入人甚深，讹伪相沿，俗医难改。深恐一书之绵力，不足以回倾倒之狂澜；半隙之微光，岂能照漫漫之长夜乎。复考《医林列传》云：南阳张仲景，官长沙太守，后在京师为名医，以宗族二百余口，建安以来，未及十稔，死者三分之二，而伤寒居其七，乃著论二十二篇，症外合三百九十七法，一百十二方，其问辞简奥古雅，古今治伤寒者，未有能出其外者也。其书推为诸方之祖，时人以为扁鹊、仓公无以加之，故后世称为医圣也。窃夫仲圣生丁汉季，悯民夭枉，昭揭病源，同于日月，所著《伤寒论》一书，实为群方之祖，众法之宗。昔朱子有言，天不生孔子，万古如长夜。天生仲景，是亦医门之孔子也。惜其书早已散失，仅得诸晋世读者口授，故篇目先后错乱。惟时太医令王叔和取三百九十七法，一百一十二方，编集成书，厥功甚伟。第其编述潦草糊涂，加以妄入序列，谬戾滋多，大为后世诟病。至宋·林亿等，金·成无己，不特校注多差，且将叔和纬翼仲景之词，混编为仲景之书，于是已歧又歧，一误再误，学者穷研无所从入。虽有英贤辈出，如庞安常、朱肱、许叔微、韩祗和、王实之流，究莫能舍叔和之疆畛[①]，追溯仲景渊源。明代王肯堂、张景岳之书，皆脍炙人口，其所称引，尚不免承讹袭谬，况其他乎？嗟乎！《七篇[②]》不作，杨墨[③]之横流不息也；濂、洛、关、闽[④]之传

① 疆畛（zhěn 诊）：地界，界限。

② 七篇：特指《孟子》。该书七篇，故称。

③ 杨墨：战国时杨朱与墨翟的并称。

④ 濂洛关闽：指宋朝理学的四个重要学派。“濂”指周敦颐，因其原居道州营道濂溪，世称濂溪先生。“洛”指程颐、程颢兄弟，因其家居洛阳，世称其学为洛学。“关”指张载，家居关中，其学称关学。“闽”指朱熹，因曾讲学于福建考亭，故称闽学。

注不出，尧、舜、周、孔之道，家殊而户异也。是故义利之辨，圆象[①]性命之问难，其所为不得已者，易地则皆然也。概自叔和而后，伤寒一书，沦于羊肠鸟道[②]中者几千余年。天意未丧，有明·方中行出，著《伤寒条辨》，澄几研理，卓识超越前人，其注虽未能尽达仲景立言之旨，而叔和序列，独首削去，可谓辟尽榛芜[③]矣。至西昌喻嘉言踵[④]而增之，尤为完美，所著前后《尚论篇》，编次则纲举目张，阐发则独开生面。春温一篇，理解尤属创辟，究不于仲景论外，旁溢一词，此真仲圣之功臣，而吾辈之先觉也。《通俗伤寒论》者，吾越陶里乡名医俞根初之先生原著也。其书名通俗者，以文辞浅近易晓，能使雅俗共赏。根初先生，与先会祖秀山公相友善，其原著三卷，秀山公阅之甚喜。先曾祖亦精医术，曾将俞氏原著，选按创刊于前。先君子廉臣公，不忍二公原著湮没，录为校勘于后，已详载先君序中，兹姑从略。但先君为此书，费劲心力，几易寒暑，将欲告成，惜天不假年[⑤]，己巳秋，遽归道山[⑥]，以致功亏一篑，深为遗憾焉。不肖（幼廉）幼承庭调，稍长侍医，备聆教诲，垂三十余年。无如赋性愚鲁，且系先人著作，不敢贸然执笔，因与曹世兄炳章讨论，共同编校，以竟先人遗志。今年冬幸告蒇[⑦]事，亟付印刷，于其将出版业也，爰志其事实于简端，是焉跋。

民国念壹年壬申冬月

越医何佗原名拯华幼廉谨跋于卧龙山麓之宣化坊

---

① 圆象：天象。

② 羊肠鸟道：形容山路狭窄，曲折而险峻。

③ 榛芜：指丛杂的草木。比喻烦琐累赘。

④ 踵：跟随。

⑤ 假年：假以岁月。指延长寿命。

⑥ 归道山：旧时称人死为归道山。

⑦ 蒇（chǎn）：完成，解决。

附　历代伤寒书目考

第一章　伤寒 共计四百九十四种[①]

第一节　商、汉、晋、唐朝 计二十种

《伊尹汤液论》四卷　商·伊尹著　汉·张仲景作伤寒用汤液治病师法此书

《仲景广汤液论》十卷　汉·张机（仲景）著

《仲景大法》四卷　汉·张机（仲景）撰

《伤寒卒病论》十卷　汉·张仲景撰

《伤寒论》十卷　汉·张机（仲景）著　见《薛立斋书目录》

《伤寒钤法》一卷　汉·张机（仲景）撰　张令韶云：乃马宗素伪托

《辨伤寒》十卷　汉·张机（仲景）撰

《辨病要方》二卷　汉·张机撰

《张仲景方论》三十六卷　晋·王叔和编　见高湛《养生论》

《千金伤寒方》二卷　晋·孙思邈著　《千金方》之一

《巢氏伤寒论》一卷　隋·巢元方撰　见《伤寒折衷》附考

《六经要言类方》十六卷　南北朝·崔�撰

《疗伤寒身验方》一卷　见《梁书》

《外台伤寒方论》二卷　唐·王焘著　《外台秘要》之一

《张果仙伤寒论》一卷

《玉川子伤寒论》一卷

《伤寒集论方》十卷　著者缺名

《伤寒总要方》二卷　不著撰人名

① 第一章伤寒共计四百九十四种：原书只见第一章，未见第二章。原因是曹炳章第一章写到民国。1955 年准备第二章时，曹炳章先生不幸与世长辞。特此说明。

《伤寒类要方》十卷　著者佚名

《伤寒辨证急》二卷　不著撰人名

第二节　宋朝计五十七种

《伤寒总病论》六卷 《伤寒修治药法》一卷 《伤寒音训》一卷　宋·庞安时著

《伤寒补亡论》二十卷　宋·郭雍撰

《伤寒微旨》二卷　宋·韩祗和撰

《伤寒论注解》一卷　宋·刘元宾著

《伤寒总括》二卷　宋·刘元宾著

《伤寒论脉诀》二卷　宋·杨介撰

《伤寒摘捷》一卷　缺名

《伤寒类书活人总括》七卷　宋·杨士瀛（登父）著

《伤寒类证活人书》二十二卷　宋·朱肱撰 《医统》正脉本

《伤寒指微论》五卷　宋·钱乙撰

《伤寒百问》二卷　宋·张松著

《伤寒百问经络图》一卷　著者佚名

《伤寒百问》三卷　题无求子即朱肱大观初所著

《伤寒证辨集》一卷 《宋志》不著撰人名

《伤寒辨疑论》四卷　宋·吴敏修著　元·许文正公序刊

《伤寒辨疑》五卷　宋·许叔微著

《伤寒百证歌》四卷　宋·许叔微著

《伤寒百证歌注解》五卷　宋·白沙　许叔微著

《伤寒发微论注解》二卷　宋·白沙　许叔微著

《伤寒九十论》一卷　宋·白沙 （知可）许叔微著

《图翼伤寒论》二卷　宋·学士　许叔微（知可）著

《伤寒辨类》五卷　宋·白沙　许叔微（知可）撰著

《伤寒必用》二卷　宋·刘温舒著

《伤寒证治》三卷　宋·王实撰　按：王系庞安弟子

《伤寒百问》二卷　宋·李知先次韵成歌，名《活人书括》

《伤寒百问歌》九十三首　南宋·钱闻礼撰

《伤寒解惑论》一卷　宋·汤伊才撰

《伤寒要旨》二卷　宋·李柽撰

《伤寒救俗方》一卷　宋·罗适正撰

《伤寒泻痢要方》一卷　宋·陈孔硕（肤仲）撰

《伤寒活人指掌》五卷　宋末·吴恕（蒙斋）撰

《伤寒论赋》一卷　宋·吴恕撰

《伤寒百问》三卷　宋·朱奉议著

《伤寒方口诀》二卷　宋·孙兆撰

《伤寒别次》一卷　宋·沈存中著

《伤寒类纂》二卷　宋·高若讷著

《伤寒秘要》一卷　宋·刘醇著

《伤寒治例》一卷　宋·刘醇著

《证辨伤寒论》一卷　宋·石昌琏著

《伤寒钤法》十卷　宋·李浩著

《长沙石函遗著》宋·缺名

《伤寒玉鉴新书》二卷　宋·平尧卿著

《伤寒证类要略》二卷　宋·汴人　平尧卿著

《会谊伤寒论》一卷　宋·曾谊著

《伤寒式例》一卷　宋·刘君翰著

《伤寒要论方》一卷　宋·上官均著

《朱坦伤寒论》一卷　宋·朱坦著

《伤寒括要诗》一卷　宋·通真子著

《伤寒手鉴》二卷　宋·田谊卿著

《伤寒阴毒形证诀》一卷

《百中伤寒论》三卷　宋·陈昌允著

《孙王伤寒论方》二卷　宋·宋迪撰

《伤寒慈济集》三卷

《伤寒十劝》一卷　宋·李子建撰

《伤寒类证便览》十卷　宋·陆产功著

第三节　金朝计二十种

《伤寒论集注》十卷　金·成无己注

《图解伤寒论》十卷　金·成无己著

《伤寒明理论》三卷　方一卷　金·成无己著

《伤寒直格方》二卷　金・刘完素著

《伤寒医鉴》一卷　金・刘完素撰

《伤寒标本》二卷　金・刘完素编

《伤寒心要》一卷　金・刘完素撰

《伤寒标本心法类萃》二卷　金・刘完素撰

《伤寒遗方家秘》二卷　金・著者缺名

《伤寒保命集》三卷　金・李嗣庆撰

《改正活人书》二卷　金・李嗣庆撰

《伤寒纂类》四卷　金・李嗣庆撰

《伤寒心要》一卷　金・镏洪编　即原名《张子和心镜别集》

《伤寒心镜》一卷　金・张从正撰

《六门二法》一卷　金・张从正撰

《伤寒类证》三卷　金・宋云公述

《内外伤寒辨》三卷　金・东垣李杲（明之）著

《辨伤寒》一卷　金・徐文柏撰

《伤寒语》一卷　金・缺名

第四节　元朝计三十种

《伤寒会要》一卷　元・李杲撰

《伤寒治法举要》一卷　元・李东垣著

《东垣伤寒正脉》一卷　元・李杲撰

《六[1]经活法机要》一卷　元・李杲著

《内外伤辨惑论》三卷　元・李杲著

《伤寒摘疑问目》一卷　元・朱丹溪著

《伤寒辨疑》一卷　元・朱震亨（彦修）著

《伤寒例钞》三卷　元・滑寿（伯仁）著

《读伤寒论钞》一卷　元・滑寿著

《伤寒蕴要》四卷　元・吴绶著

《此事难知》二卷　元・王海藏著

《伤寒内外篇》二卷　元・沧州　吕元膺著

---

①六：原字模糊不清，据文义补。

《伤寒补亡论》三卷　元·徐正善著

《医经溯洄集》一卷　元·王履（安道）著

《伤寒生意》一卷　元·崇仁　熊仲光著

《汤液大法》四卷　元·王好古撰

《伤寒辨惑论》一卷　元·王好古撰

《仲景详辨》一卷　元·王好古撰

《仲景或问》一卷　元·李浩撰

《伤寒大易览》二卷　元·叶如庵撰

《伤寒活人释疑》一卷　元·赵嗣真著

《伤寒心镜别集》一卷　元·镇阳　常德编

《伤寒类要》一卷　元·平尧卿著

《伤寒类症要略》二卷　元·汴人　王尧卿撰

《伤寒歌括》一卷　元·王翼撰

《金镜内台方议》十二卷　元·许宏撰

《伤寒医鉴》一卷　元·马宗素撰

《伤寒类例》一卷　元·胡勉撰

《郑氏伤寒方》一卷　元·著者缺名

《伤寒论后集》六卷　元·撰者佚名

第五节　明朝计九十一种

《证要伤寒论》三卷　明·著者佚名

《伤寒保命集》一卷　明·杜思敬撰

《伤寒指掌》十四卷　明·皇甫中撰

《伤寒钤法》十卷　明·李浩撰

《伤寒活人指掌图论》十卷　宋末·吴恕原著　明初·熊宗立编注

《伤寒运气全书》十卷　明初·熊宗立编撰

《伤寒捷书》一卷　明·仁和　陆圻撰

《伤寒全书五种》　明·海虞　赵开美编述

《仲景伤寒论》一卷　明·卢之颐著　《医种》医经之一

《足本伤寒疏钞金錍》十五卷　明·钱塘　卢之颐疏钞　曹氏家钞　未刊足本

《伤寒全书》五卷　明·余杭　陶华（节庵）著

《伤寒全生集》四卷　明·陶华著

《伤寒六书》 明·余杭　陶华（节庵）著 《伤寒琐言》一卷 《伤寒家秘的本》一卷 《杀车槌法》一卷 《伤寒一提》一卷 《伤寒截江网》一卷 《明理续论》一卷

《伤寒九种书》九卷　明·余杭　陶华（节庵）著　即前六书加《伤寒治例直格》一卷、《伤寒治例点点金》一卷、《伤寒直格标本论》一卷

《伤寒五法》五卷　明·陈养晦著　石临初编刊

《伤寒正宗》六卷　明·吴嗣昌（懋先）撰

《伤寒立法考》一卷　明·王履撰

《伤寒治例》一卷　明·刘纯（宗厚）撰

《伤寒余论》一卷　明·海宁　朱檠撰

《伤寒六经辨证》不分卷　明·永乐盛寅（启东）著

《伤寒石髓》二卷　明·张兼善著

《伤寒驳参》二卷　明·赵嗣真（嘉谟）撰

《新增伤寒蕴要续编》二卷　明·潜溪　彭养光撰　嘉靖刻本

《伤寒诸证辨疑》六卷　明·茭山　吴球著

《伤寒启蒙》六卷　明·兰谷　黄升著

《伤寒指南》二卷　明·三阳　王乾著

《伤寒补遗》二卷　明·王日休著

《伤寒类证》十[①]卷　明·黄仲理撰

《伤寒类证》二卷　明·赵道震撰

《伤寒类编》七卷　明·胡朝臣著

《史氏伤寒论注》十四卷　明·史阊然著

《伤寒指南书》六卷　明·叶允仁集

《伤寒活人书括》二卷　明·李知先撰

《伤寒身验方》一卷　明·王泯著

《伤寒要约》二卷　明·史实撰

《伤寒要格》二卷　明·史实撰

《伤寒要诀》二卷　明·霍应兆撰

《伤寒家秘心法》二卷　明·姚能（懋良）撰

《伤寒秘用》二卷　明·彭浩撰

《伤寒书》二卷　明·方炯撰

《伤寒捷法歌》二卷　明·申相撰

① 十：原著“一”，据黄仲理《伤寒类证》改。

《伤寒备览》二卷　明·吴中秀撰

《伤寒汇言》十卷　明·倪洙龙撰

《伤寒会通》四卷　明·沈贞撰

《伤寒准绳》八卷　明·王肯堂撰

《伤寒治例》一卷　明·汪益敬撰

《伤寒撮要》一卷　明·缪存济撰

《伤寒补天石》二卷　《续编》二卷　明·戈维城（存橘）撰

《伤寒指南》二卷　明·万洪撰

《伤寒全生集》四卷　明·何仁源撰

《伤寒论条辨》五卷　《或问》一卷　《痉书》一卷　《本草钞》一卷　明·方有执（中行）撰

《伤寒选录》一卷　明·汪机（石山）撰

《伤寒翼》二卷　明·程宏宾撰

《伤寒心法大成》四卷　明·会稽　龚太宇撰　清·山阴　陈肇庵刊

《伤寒世验法》八卷　明·张春台撰

《伤寒论注》七卷　明·张卿子刊

《伤寒阐要编》二卷　明末时人撰，缺名

《伤寒括要》二卷　明·云间　李中梓（士材）撰　清顺治年刊

《伤寒指掌详解》十四卷　明·邢增捷撰

《伤寒书》一卷　明·方广撰

《长洲伤寒十释》十卷　明·吕复撰

《伤寒摘锦》二卷　明·万全（密斋）撰

《伤寒纂例》一卷　明·徐彪撰

《伤寒钤法书》一卷　明·高昶撰

《伤寒纂续》二卷　明·王宏翰撰

《伤寒活人心法》四卷　明·著者缺名　明钞本

《伤寒典》二卷　明·会稽　张景岳（会卿）著　《景岳全书》之一

《增删景岳伤寒》二卷　明·张景岳著　清·钱塘　诸朝栋订定　钞本

《伤寒发明》二卷　摘录《景岳法》　钞本

《景岳伤寒摘要》二卷　纂者缺名　参合各家　精钞本

《伤寒指掌提纲》一卷　《医要集览》之一

《伤寒原理》四卷　明·王仲礼撰

《伤寒直指》四卷　明·马云龙编

《伤寒六书纂要辨疑》四卷　明·崇祯　闽中　董养学（壮吾）纂辑　顺治辛丑周亮节精刻　附《活人》、《指掌》、河间各法

《内科伤寒秘法》一卷　明·著者缺名　精钞本

《伤寒要诀》一卷　明·著者缺名　精钞本

《仲景伤寒论原文》一卷　明·旧钞精本

《伤寒证治》二卷　明·缺名　精钞原稿本

《伤寒证治明条》二卷　明·王震撰

《伤寒秘籍方》四卷　明·天启　无锡　钱鸿声（起儒）著

《刘草窗手足证分配四时说》一卷　明·从化　刘邦永撰

《伤寒篇》一卷　明·汪机（省之，又号石山）著　汪氏《医续》之一

第六节　清朝　附民国计一百九十三种

《伤寒尚论篇》四卷《尚论后篇》四卷　清初·喻昌（嘉言）撰

《伤寒答问》一卷　清·西昌　喻嘉言撰

《伤寒古方通》二卷　清初·王子接（晋三）著

《伤寒秘籍方续集》四卷　清·无锡　钱维镛（鸿声）著

《伤寒选方解》二卷　清初·（亮宸）沈晋垣著

《伤寒要旨》二卷　清·无锡　高日震（远声）著　康熙朝人

《伤寒论类疏》不分卷　清·张孝培著　康熙时人

《陈氏伤寒论注》二卷　清·武林　陈亮斯著　康熙朝人　未刊

《伤寒三注》十六卷　清·康熙　周扬俊（禹载）著

《伤寒宗印》八卷　清·康熙　张志聪（隐庵）撰

《伤寒论集注》六卷　清·张隐庵撰

《伤寒溯源集》十卷　清·康熙　虞山　钱潢（天来）注

《伤寒辨证广注》十四卷《中寒论广注》三卷　清·康熙　长洲　汪琥（苓友）注

《伤寒论本义》十八卷首末各一本　清·康熙　魏念庭（荔彤）注

《伤寒六经辨证治法》八卷　清·康熙　携李　沈明宗（目南）注

《伤寒折衷》十二卷《类证》八卷　清·康熙　仁和　林澜（观子）撰

《伤寒缵论》二卷《绪论》二卷　清·康熙　张璐（路玉）著

《伤寒兼证析义》一卷　清·张璐子登（诞先）纂集

《伤寒典要》二十四卷　清·徐国麟著

《伤寒杂病论》二卷　清·澄塘　张畹庵撰　《保命真诠》之一　康熙人

《伤寒择要敲爻歌》一卷　清·康熙　李承伦著

《伤寒大白》四卷　清·康熙　秦之桢（皇士）著

《伤寒论注》不分卷　清·康熙　徐彬（忠可）撰

《伤寒论后条辨》十五卷　清·康熙　新安　程应旄（郊倩）著

《伤寒论条辨续注》十二卷　清·郑在辛（重光）注

《伤寒论辨》三卷　清·郑在辛（重光）撰

《伤寒辨证》五卷　清·康熙　三原　陈素中（尧道）著

《伤寒医宗承启》六卷　清·康熙　歙西　吴人驹疏刊　永思堂刊本

《伤寒论道解》六卷　《附余》一卷　清·康熙　张锡驹撰

《伤寒经论集》十卷　清·携李　篇埙（赓六）著

《伤寒摘要》一卷　选《伤寒摘锦》《李氏伤寒总律》《伤寒证治合例》

《伤寒汇考》二十四卷　《医部全录》之一

《伤寒已任编》二卷　清·高鼓峰著

《伤寒拟论》二卷　清·无锡　王殿表（佩绅）著

《伤寒析义》十四卷　清·无锡　吴延桂（东山）撰

《伤寒大成》五种　清·吴门　张璐父子著　嘉庆辛酉刊本　《缵论》二卷、《绪论》二卷、《舌鉴》一卷、《兼证析义》一卷、《诊宗三昧》一卷，共五种

《伤寒述微》一卷　清·李栻撰

《伤寒翼》一卷　清·蒋示吉著

《伤寒论注》十七卷　清·御纂《医宗金鉴》之一

《伤寒心法》三卷　清·御纂《医宗金鉴》之一

《伤寒辨证录》十四卷　清·山阴　陈士铎（敬之，号远公）著

《伤寒证治明条》六卷　清·歙县岭南　吴澄（师朗）著　乾隆朝人

《伤寒篇》一卷　清·钱塘　董西园（魏如）纂述　《医集宝鉴》之一

《伤寒条辨》一卷　同上　清·乾隆朝人刊　嘉庆年重镌

《伤寒类方》一卷　同上

《伤寒指掌》四卷　清·吴贞（坤安）著　原刻本

《伤寒指掌》四卷　清·吴贞（坤安）著　吴门　陆懋修（九芝）重订

《伤寒撮要》四卷　清·乾隆　王梦祖（竹坪）著

《伤寒贯珠集》八卷　清·乾隆　吴中　尤怡（在泾）著

《伤寒分经》十卷　清·乾隆　武原　吴遵程（仪洛）著

《伤寒集注》六卷　清·乾隆　舒诏（驰远）著

《再重订伤寒集注》十卷 《杂著》五卷 清·江西 舒诏（驰远）著 初稿成于乾隆 重订于庚午 再重订于庚辰

《伤寒六经定法》一卷 清·舒诏（驰远）著

《伤寒卒病论续》四卷 清·乾隆 嘉善 沈又彭（尧封）钞注

《伤寒第一书》四卷 《附余》二卷 清·会稽 车宗辂原著 山阴 胡骏宁辑刊

《伤寒论近言》七卷 清·乾隆 南海 何梦瑶辑刊

《伤寒心悟》四卷 清·乾隆 新安 汪纯粹撰

《伤寒孝慈备览》一卷 清·汪纯粹撰

《伤寒合璧后集》三卷 清·秀水 姚鉴撰 未刊稿本

《伤寒约编》八卷 清·徐大椿（灵胎）著 《医略六书》之一

《伤寒类方》一卷 清·徐大椿著

《伤寒类方》四卷 清·徐大椿著 潘霨增辑

《伤寒来苏集》六卷 《论翼》二卷 《附翼》二卷 清·乾隆 慈溪 柯琴（韵伯）著

《伤寒法祖》二卷 清·柯韵伯原著 即《伤寒论》单删定本 钞本

《余注伤寒论翼》二卷 清·柯韵伯原著 清·余景和批注

《寒温条辨》六卷 清·夏邑 （栗山）杨璇（玉卫）撰

《伤寒论集注》十卷 《外篇》四卷 清·东吴 徐赤臣注

《伤寒活人心法》五卷 清·王文选撰 辨舌甚精

《伤寒辨证集解》八卷 清·黄珏撰

《伤寒论注》四卷 清·朱咏清撰 《医理元枢》之一

《伤寒近编》八卷 清·陈治三农著

《伤寒心印》一卷 清·钱塘 顾敏三著

《伤寒辨证抉微》四卷 清·仁和 郑伯埙著

《伤寒医鉴》二卷 清·著者缺名

《伤寒辨色观验》二卷 清·著者佚名

《伤寒辑要》一卷 清·著者缺名

《孝慈备览伤寒论》四卷 清·汪惇士著

《伤寒证治明辨》不分卷 清·著者缺名 旧钞本

《伤寒类方》二卷 《伤寒证辨》一卷 清·夏白 董恕云编

《伤寒医验》六卷 清·成缥子卢云程著

《伤寒快捷方式》不分卷 清·撰者佚名 嘉庆间钞本

《伤寒论浅注》六卷 清·长乐 陈念祖（修园）撰

《伤寒真方歌括》六卷　清·陈念祖撰

《伤寒医诀串解》六卷　清·陈念祖撰

《长沙方歌括》六卷　清·陈念祖撰

《伤寒心法》不分卷　清·江阴　戚圣俞撰

《伤寒论补注》六卷　清·金山　顾观光著　武陵山人遗书本

《伤寒杂病论述》一卷　清·金山　顾观光著

《时病慈航集》四卷　清·王于圣撰　嘉庆朝人

《伤寒杂病论正义》十八卷　清·会稽　孙桢（松彦）撰　道光甲申序　精钞稿本六册

《伤寒纲目》十八卷　清·沈芊绿（金鳌）撰

《伤寒说意》十卷《伤寒悬解》十四卷　清·黄元御（坤载）著

《伤寒宗印》六卷　清·渭南　严岳莲撰

《伤寒论本旨》九卷　清·会稽　章楠（虚谷）撰《医门棒喝》本

《伤寒论注》六卷　清·王朴庄撰

《伤寒论附余》二卷　清·王朴庄撰

《伤寒例新注》一卷　清·王朴庄撰

《读伤寒论心法》一卷　清·王朴庄读

《时节气候治病法》一卷《洄澜说》一卷　清·王朴庄著

《伤寒杂病录》十六卷　清·武进　胡嗣超著　道光年刊

《伤寒提纲》一卷《伤寒析疑》一卷　清·新安　程文囿（杏轩）述《程氏医述》本之一

《伤寒寻源》三卷　清·钱塘　吕震名（搽村）撰

《伤寒集注》九卷《伤寒类编》八卷　清·马良伯（冠群）著

《伤寒集注辨证篇》十卷　清·毕节秦（克勋）著

《伤寒尚论篇辨似》四卷　清·会稽　高学山（汉峙）注

《伤寒方经解》二卷　清·四川　姜国伊著

《伤寒恒论》十卷　清·蜀南　郑钦安著　光绪丁酉刊

《伤寒补例》二卷　清·周学海（澄之）著

《仲景归真》不分卷　清·陈焕堂著

《伤寒点睛》一卷　清·覃怀孟（承意）著

《伤寒纲要》一卷　上海中医书局铅印　即《伤寒点睛》改名

《伤寒论通解》四卷　清·邹澎（润庵）撰

《伤寒金匮方解》六卷　清·邹润庵撰

《伤寒辨证直解》八卷　清·张兆嘉撰

《伤寒讲义》六册　清·甬　王仲香编　浙江中医专门学校本

《伤寒法眼》二卷　清·岭南　飞驼山人著　光绪己亥广州刊本

《伤寒类证》十卷　清·清江　关耀南述　光绪丙戌刻《澄园医类初集》本

《伤寒说约》不分卷　清·绍兴　俞文起著　下附针灸穴法　原稿钞本

《伤寒论经注》七卷　清·壶隐居清标许政敷撰　未刊精钞稿本

《伤寒提要》不分卷　清·不著撰人名　六经证治各法　精钞一厚本

《感证入门》一卷　清·著者缺名　原稿精钞本

《感证实筏》四卷　清·苕南　吴坤安原著　邵先根评注　何廉臣增订　子幼廉校录

《西塘感证》三卷　清·四明　高鼓峰著

《伤寒全书》不分卷　清·著者缺名　六经证治各法　精钞一厚本

《伤寒浅说》一卷　清·著者缺名　旧精钞本

《仁斋活人书伤寒总括摘钞》一卷　宋·杨士瀛原本　摘要本

《伤寒纲要》二卷　清·著者缺名　摘钞要法　稿本

《伤寒秘诀》二卷　清·著者缺名　证治分论　原稿钞本

《伤寒要略》二卷　清·著者缺名　旧钞本

《伤寒一提金六经证治捷法》一卷　清·著者缺名　集陶氏法　钞本

《删定伤寒论》一卷　清·无锡　丁福保编辑

《伤寒论通论》一卷　清·丁福保（仲祜）编辑

《新伤寒论》三篇　清·丁福保译述

《伤寒百证歌》二卷　清·著者缺名　附杂诀　精钞一册

《伤寒注证治集要》不分卷　清著者缺名　精钞本

《伤寒活人指掌图摘要》二卷　元·吴蒙斋原本　清摘钞本

《伤寒要论》一卷《舌鉴》一卷　清·著者缺名　旧钞本

《伤寒诸证》二卷　清·湖南　罗国纲辑　乾隆人罗氏《医镜》之一

《伤寒审证表医镜》　清·包诚（与言）撰

《伤寒问答医镜》　清·江苏　沈麟（汉卿）著

《伤寒论浅注补正》七卷　清·陈修园浅注　唐容川补正

《伤寒讲义》六卷《余论》一卷　清·长沙　郑兆年编次

《六气感证要义》二卷　清·周严（伯度）撰

《伤寒述微》不分卷　清·李栻撰

《伤寒翼》一卷　清·蒋示吉撰

《伤寒正医录》十卷　清·邵庸济（成平）辑　三当轩刊

《伤寒摘要》二卷　《伤寒分类集成》三卷　清·沈灵犀编　钞本

《伤寒秘旨》一卷　清·阳湖　赵惇著　乾隆刊本

《伤寒三说辨》一卷　清·休宁　汪必昌（燕亭）著　嘉庆年刊

《六淫诸病》十三卷　明·徐春甫撰　徐氏《医统》之一

《感证集腋》四卷　清·武林　毛钟盈辑

《伤寒会参》四卷　清·常德　张拱端著　节修园、容川之要，参以发明

《伤寒论读本》一卷　清·章成选录　钞本

《伤寒新元编》四卷　清·浏阳　王立庵撰　民国十一年铅印

《伤寒释义》六卷　清·吴门　李缵文注

《切总伤寒》一卷　清·道光　廖芸溪辑　《医学五则》之一

《伤寒伏阴篇》二卷　清·汉川　田宗海著刊

《伤寒古本考》一卷　清·四川成都井研　廖平撰

《伤寒杂病论古本》一卷　清·四川井研　廖平撰

《伤寒平义》四卷　清·四川成都井研　廖平著

《伤寒总论》一卷　《补证》一卷　清·四川　廖平著

《伤寒讲义》二卷　清·四川成都井研　廖平著

《仲景三部九候诊法》一卷　清·井研　廖平注

《伤寒杂病论章句》十六卷　《伤寒杂病论读本》三卷　清·湘潭　孙鼎宜撰　中华书局仿宋铅印本

《加批伤寒集注》三卷　清·张隐庵注　陈莲舫批按　广益书局印行

《伤寒汇注精华》九卷　清·婺源　汪莲石著　光绪年刊本

《百名家注伤寒论》十六卷　清·海门　吴考盘编辑

《伤寒杂病指南》二编　清·叶隐衡编纂

《增订伤寒百证歌注》四卷　宋·白沙　许叔微原著　清·越医何廉臣增订　子幼廉、筱廉校录

《伤寒论识》六卷　日本浅田栗园著　清·越医何廉臣校刊

《新增伤寒广要》十二卷　日本丹波元坚著　越医何廉臣增订　子幼廉校刊

《伤寒论述义》五卷　日本丹波元坚著　越医何廉臣校刊

《通俗伤寒论》十二卷　清·山阴　俞根初原本　何廉臣增注　曹炳章参补　幼廉校刊

《伤寒论纲要》二编　清·宾山　朱鸿寿编　以新学理发明　广东印行

《增订伤寒备要》十卷　清·乾隆　古瀛　施涛（源晖）编集　民国十八年及门

弟子孙录刊　上海中医杂志本

《伤寒六经分证表附方》四张　清·鄞县　周隐岐著

《夹阴伤寒论》一卷　民国·四明　曹炳章述　钞本

《伤寒研究》四卷　民国·武进　恽铁樵著

《伤寒论辑义按》七卷　日本　丹波元简著　武进　恽铁樵按

《伤寒论蜕》一卷　民国·吴呇著

《伤寒论发微》一册　民国·江阴　曹颖甫著

《伤寒论今释》八册　民国·陆渊雷辑　废弃六经气化，倒乱经旨，离实验愈远

《伤寒论新注》一册　民国·汉口　王和安注　用科举理论发明

《皇汉医学》三卷　日本　汤本求真著　黄岩　周子叙释述

《皇汉医学》两册　日本　汤本求真著　镇海　刘泗桥释述

《伤寒论校刊诧》一卷　民国·秦又安著　上海中医书局铅印本

《伤寒论新注》四卷　民国·黟县　胡剑华注释　中医书局印行

《仲景学说之分析》不分卷　民国·嘉善　叶劲秋著　民国十九年中医书局印

《伤寒讲义》五卷　民国·闽杭　包识生著　分章节方法，《伤寒表论讲义》《方论讲义》六册

《伤寒新义》一册　民国·山阴　祝味菊著　虽参新理论，并无实验发明，不切实用

《伤寒方解》一册　民国·山阴　祝味菊著

《伤寒纲要讲义》六编　民国·王慎轩著

《伤寒杂病录论义疏》十六卷　汉·长沙　仲景原文　清·江西　张隐君传述　长沙刘仲迈、刘昆湘义疏

《伤寒杂病论》十六卷　汉·张仲景原文　民国·长沙　刘瑞瀜、刘昆湘同编校　湘主席何芸樵手写　刻本

《伤寒论读法》一卷　《微言》一卷　民国·重庆　邹趾痕撰　杭《三三医报》刊本

《伤寒详解》四卷　民国·重庆　邹趾痕撰

《伤寒自疗法》一卷　民国·崇义　萧屏萍寄著　大众书局印

《伤寒汲古》三卷　民国·鄞县　周岐隐纂辑　摘录古本伤寒佚文一百六十四条，订误七十九条，佚方八十有八，别为《汲古》三卷

校注后记

一、作者生平考证及成书

俞根初(1734—1799)，名肇源，浙江山阴(今浙江省绍兴市)陶里人氏，为清代著名医家。其先世祖俞日新公，于明洪武年间即操轩岐业，迄根初已历十数代。俞氏出身世医家庭，自幼耳濡目染，兼之生性慧悟，勤奋肯学，弱冠即通《内经》《难经》，尤于伤寒一门之研究，更见功力。论病议症，诸多卓识，治病每能应手奏效，屡起重笃，而立之年即名噪乡里。俞氏毕生诊务繁忙，无多著作传世。惟于诊余之暇，将临证心得所悟，记录成篇，名曰《通俗伤寒论》。俞氏与清代绍兴名医何秀山常切磋医技，一日，俞氏出示《通俗伤寒论》手稿，并赠送给何秀山。

《通俗伤寒论》约成稿于乾隆四十年(1775)。前后曾经几位医家整理，如何秀山的按语，多系经验之谈；其孙何廉臣等复为校勘，综合了张仲景以后直至近代各家的伤寒、温病学说。1911年《通俗伤寒论》首次在裘吉生主编的《绍兴医药月报》上陆续刊出。并在该社出版的医药丛书中以单行本出版。然而刊行未到三分之二时，1929年8月因何廉臣先生谢世，全书未竟。越三年，何廉臣之子幼廉、筱廉力请曹炳章先生助为整理，并由曹氏执笔。曹氏又补其缺漏，仍将前印之稿，分编、分章、分节，重新编定，卷册匀分为十二卷。其原文不删一字，原书之中下未成二册，如是照何廉臣预定目录编次，整理残稿，依次编述，其原稿有未就缺失者，曹氏根据平时与何氏朝夕讨论的经验学识，为其撰补，之间有实验心得另列“廉勘”之后，附入发明之，历时二载，不苴续成。名为《通俗伤寒论》增订本，于1934年由上海六也堂书药局出版，全书增为四编十二卷十二章。如此，斯书得以完璧，并于1948年以《校勘通俗伤寒论》本由重庆中西医药图书社重版发行。

徐荣斋先生于1944年起，历时11年，潜心研究，系统整理，每节根据自己的体会，进行补充加注，对原书亦做了一定的删减和修订。去芜存菁，益臻完善，复予重订，改名为《重订通俗伤寒论》，并于1955由杭州新医书局出版，1956年上海卫生出版社再版。2002年浙江中医学院（现浙江中医药大学）连建伟在徐氏基础上对此书进行修订，出版了《三订通俗伤寒论》。

二、版本流传考证

《通俗伤寒论》版本历史流传考证情况为：① 1916年绍兴医药学报社铅印本；② 1932、1933、1934年《何氏医学丛书》上海六也堂书药局铅印本；③ 1934年上海千顷堂书局铅印本；④抄本；⑤ 1956年新医书局铅印本；⑥ 1956年上海卫生出版社铅印本：⑦ 1959年科技卫生出版社铅印本；⑧ 1959年上海科学技术出版社铅印本；⑨医药丛书五十六种（1927年绍兴医药学报社铅印本）；⑩何氏医学丛书（1931年上海文也堂书药局、绍兴育新书局铅印本）。此外，《绍兴医药学报》曾经刊登过发行《通俗伤寒论》的通知及册数、书价：①原六十九期丁巳（1917）一月出版第七卷第一号“本报社大增刊目录”第二:《通俗伤寒论》卷上；②原七十期丁巳（1917）二月出版第七卷第二号“绍兴医药学报社代件及印行书目”:《通俗伤寒论》二册八角：③原八十七期戊午（1918）七月出版第八卷第七号“时令要书”:《通俗伤寒论》俞根初先生遗著何廉臣君校勘，四册一元六角。以上3个版本，可能为何廉臣随编随附绍兴医药学报社出版的版本。另有1948年重庆中西医药图书社铅印本《通俗伤寒论》。

目前归纳起来，《通俗伤寒论》有4种传本：① 1916年绍兴医药学报社铅印本《通俗伤寒论》为何秀山增订本，是迄今见到的最早版本（简称何秀山本）；② 1932、1933、1934年上海六也堂书药局铅印本《通俗伤寒论》，为何廉臣增订本（简称何廉臣本），2004年连智华以何廉臣本为底本进行点校，为突出此书经何廉臣校勘，特命名为《增订通俗伤寒论》，福建科学技术出版社出版；③ 1956年杭州新医书局出版及1956年上海卫生出版社出版《重订通俗伤寒论》为同一传本，均为徐荣斋增订本（简称徐荣斋本），1959年科技卫生出版社铅印本及1959年上海科学技术出版社铅印本，为徐氏再吸收各地读者反馈意见后修改再版；④ 2002年浙江中医学院连建伟在徐氏基础上对此书进行修订，出版了《三订通俗伤寒论》（简称“连建伟本”），中医古籍出版社出版。

三、学术渊源

任何重大的理论创新都是在继承前人已取得的各方面成功经验的基础上发展的，俞氏在仲景伤寒学上的卓越贡献，同样是继承前辈的经验，并加以发展创新的结果，诚如何秀山在《通俗伤寒论》一书序曰：“其学识折衷仲景，参用朱氏南阳、方氏中行、陶氏节庵、吴氏又可、张氏景岳；其立方不出辛散、透发、和解、凉泻、温补等五法……”可见，俞根初所创的学术理论渊源可上溯至《黄帝内经》《难经》《伤寒论》，其旁参寒温诸家，形成了独特寒温并论的六经辨证理论体系。

（一）源出《黄帝内经》《难经》

《素问·热论》曰“今夫热病者，皆伤寒之类耳”，本篇采用六经传变来概括伤寒热由表入里的传变次序，概述了外感热病逐日循经传变的规律、证候表现和治疗原则。《素问·六微旨大论》等七篇大论，是探求五运六气及气化学说的。俞氏所倡六经气化辨治体系之六经的内涵虽非局限于《黄帝内经》所言之六经，其气化学说亦较《黄帝内经》有所发展，但其源却正在于《黄帝内经》。俞氏的诊疗思想亦多源于《黄帝内经》，如《黄帝内经》说脾恶湿，俞氏立淡渗法，以“二苓、薏、滑”为主药治之。再如在诊断方面，俞氏根据《灵枢·大惑论》“五脏六腑之精气，皆上注于目”之论而重视目诊，认为“凡病至危，必察两目，视其目色，以知病之存亡也，故观目为诊法之首要”。《难经》说“伤寒有五，一曰中风，二曰伤寒，三曰湿温，四曰热病，五曰温病”，俞氏宗此，以伤寒概外感。由此可见，俞氏之学实源于《黄帝内经》《难经》。

（二）学宗仲景

俞根初崇尚仲景之学，其著作，篇篇以六经展开，法法与仲景相合。其在《六经总诀》中，开首即言“六经钤百病，为确定之总诀”，其描述六经病证，虽与《伤寒论》六经病证有异，但仅是对其展开补充而已。在论述伤寒本证、夹证、杂证、复证时，均不离六经。不过，俞氏论伤寒之六经，与《伤寒论》之六经比较，已有所发展。如“太阳经主皮毛，阳明经主肌肉，少阳经主腠理，太阴经主肢末，少阴经主血脉，厥阴经主筋膜。”又如“太阳内部主胸中，少阳内部主膈中，阳明内部主脘中，太阴内部主大腹，少阴内部主小腹，厥阴内部主少腹。”这种认识拓宽了六经的内涵，其主旨是把六经从线，扩大为面，扩大为与脏腑经络紧密联系的皮肤、腠理、肌肉、四肢、血脉、筋膜，进而密切了六经与脏腑生理、病理之联系。俞氏立汗、下、和、温、清、补六法，亦不出仲景治法范围，不过俞氏悟仲景之意而结合临床，因地制宜，灵活运用而已，如汗法，其用羌活达表汤而不用麻桂二汤，乃虑“浙绍卑湿，凡伤寒恒多夹湿”，故立羌活达表汤一方，辛温发汗虽与麻桂同，而佐使之法则异。由此可见，俞氏之学宗仲景，但又紧密结合临床而有所发展。

（三）旁参寒温诸家

朱肱、方中行、陶节庵等均为伤寒大家，他们从各方面对《伤寒论》有所阐发，其中朱氏认为伤寒为四时外感之统称，同时又强调“因名识病，因病识证”，详列伤寒、伤风、热病、中暑、温病、温疟、温疫、中湿、湿温、温毒等病之鉴别和治法，俞氏则受此启发，将四时感证分为五大基本类型：伤寒本证、兼证、夹证、坏证、复证，将朱氏所列诸病归于伤寒兼证，并各列病名以示区别，将寒温都统一进去又免去混同。陶节庵著《伤寒六书》，言：“夫伤寒二字，盖冬时天气严寒，以水冰地冻而成杀厉之气，人触犯之，即时病者，为正伤寒……其余春夏秋三时，虽有恶寒身热、头痛，亦微，即为感冒非时暴寒之轻，非比冬时气正伤寒为重也。如冬感寒不即病，伏藏于肌肤，至春夏时，其伏寒各随时气改变为温，为热者，因温暑将发，又受暴寒，故春变为温病。”俞氏将伤寒分为小伤寒、正伤寒，实与此论有关，而其所论伤寒兼证，即寒兼他邪或他邪兼寒，也受其启发。而在伤寒诊法中，陶氏主张“先观两目，次看口舌，后以手按其心胸至小腹，有无痛处，再后问其大小便通利若何，有何痛处，及服过何药”，虽其论述过简，但对俞氏观目按腹诊病法的形成具有深刻的影响。方有执则认为《伤寒论》六经辨证，应以六经为纲，六经则以太阳为纲。他说“经为纲，变为目”，即认为六经以太阳为纲，其余五经为之变，这对俞氏不无启发，俞氏首列太阳诸病证，然后再述其余五经或“火化”、或“水化”、或“水火合化”之变，说明其亦是以太阳为纲。方氏对伤寒六经的认识，颇有见地。“六经之经，与经络之经不同”，他将六经称为

"六部"。这对俞氏六经形层概念的形成不无影响。

吴又可、喻昌、叶天士等，皆为温病大师，其学各有专长。吴又可立"杂气论"，创"邪伏募原说"，制达原饮、三消饮等方，认为温疫之邪居于半表半里之募原，"此邪不在经，汗之徒伤表气，热亦不减。又不可下，下之徒伤胃气，其渴愈甚"，"使邪气溃败，速离膜原，是以为达原也"。喻昌认为："温疫之邪则直行中道，流布三焦，上焦为清阳，故清邪从上入，下焦为浊阴，故浊邪从下入，中焦为阴阳交界，凡清浊之邪必从此区分，甚者三焦相溷。"俞氏则从二贤之论中吸取精华，认为疫症传变迅速，难构于一经，感则传变三焦，言"以三焦赅疫证"，仿吴氏创宣上、疏中、达下熔于一炉之柴胡达原饮。叶天士创立卫气营血辨证体系，俞氏吸取了叶氏之部分精华，如用药主张量轻，善用芳香淡渗，喜用枳橘杏藿宣畅气机；在治疗方面，对邪陷心包、热入营血之证，俞氏将其归于厥阴经病证，且发展其治法为八法，较叶氏详细而更有针对性。

张景岳为绍派医学的开山，对俞氏的影响最为深刻。如张氏在《景岳全书·伤寒典》中主张将伤寒称为外感百病之总名，并将温病、暑病隶于伤寒总名之下，又对伤寒热病发斑、发黄、发狂、风湿、下利、温疫等症，从六经的角度加以发挥。俞氏则将上述各症直接定名为"发斑伤寒""发黄伤寒""发狂伤寒""漏底伤寒"等。再如，张氏反对"伤寒无补法"之说，俞氏宗此并结合自己的临床实践，创加减葳蕤汤、九味仓廪汤等多个滋补祛邪之方。张、俞同主张伤寒既传手、亦传足，可谓一脉相承。

综上所述，俞氏之学，源于《黄帝内经》《难经》，崇尚仲景，旁参寒温诸家，可见俞氏既宗经旨，又善拾散金碎玉，熔铸己身且勇于推陈出新而有所建树。正由于《通俗伤寒论》兼寒温两派之精髓，创寒温统一之六经气化辨证体系，被称为"四时感证之诊疗全书"，是对仲景伤寒学一次重大的传承创新。

四、主要学术思想及临证特色

俞根初一生虚怀若谷，敬同道，重医德，为一代名医。《通俗伤寒论》的编写敢于创新，正如连建伟教授所说：从张景岳改写真阴、真阳的辨证关系，凝成《景岳全书》，功泽后世，到俞根初澄清"温邪""寒邪"之说，首创“绍派伤寒”，造福一方，都有高度的原创性。俞氏重于实践、敢于创新、善于总结、知行合一，为一代名家。俞根初治学严谨，结四十余年之经验。何秀山称俞氏“其学识折衷仲景，参用朱氏南阳、方氏中行、陶氏节庵、吴氏又可、张氏景岳”。可见其读书之广，学习之勤。研究“绍派伤寒”的现代学者沈钦荣、沈元良、方春阳等对俞根初治学方法、学术思想及临证特色做了如下归纳。

（一）治学方法

俞根初治病注重临证，何秀山云：“其学术手法，皆从病患实地练习熟验而得，不拘于方书也，一在于其经验耳。”俞氏对读书与临证的关系，有其自己的观点。认为：“谚云：熟读王叔和，不如临证多。非谓临证多者不必读书也，亦谓临证多者乃为读书耳。”把临证比作读书，主张书宜活读，方宜活用，颇有深意。

《通俗伤寒论》以六经辨伤寒（包括寒、温两类感证）。又鉴于江南滨海，地处温湿，其感证自与中原的感寒燥者迥异。因此俞氏拟定了不少清灵稳定的方剂，全书共载 101 方，以精切实用，疗效确切为临床医家所喜用。其中如羚羊钩藤汤、蒿芩清胆汤、葱豉桔梗汤、柴胡达原饮、加减葳蕤汤、柴胡陷胸汤等被收载于现行全国高等中医药类院校《方剂学》教材中，被后世医家誉为“方方切用，法法灵通”的“四时感证之诊疗全书”。

（二）学术思想

对于寒温之争论，俞根初力图使寒温融会，以张景岳《景岳全书·伤寒典》阐述论伤寒之汗法、下法、补法、慎用苦寒药物的学术观点，强调勘病、辨证、论治的统一，干脆把四时外感热病统称之为风温伤寒、春温伤寒、湿温伤寒、秋温伤寒、冬温伤寒等。以六经为支架，融会卫气营血和三焦的外感病辨证施治，无论伤寒还是温病兼收并蓄，参以己见。俞氏认为“伤寒二字，统括四时六气之外感证”，把伤寒分为本证、兼证、夹证、坏证和变证这五个基本类型，明确指出“伤寒为外感百病之总名”，并将“温病”“暑病”专篇，隶于伤寒名下。主张以六经钤百病。《伤寒论》之六经，乃百病之六经，非伤寒所独也，而温热病学说不能赅括一切外感热病。“仲景著《伤寒杂病论》，以伤寒二字，统括四时六气之外感证”；认为“六经钤百病”，强调六经辨伤寒（包括寒、温两类感证）。“以六经钤百病，为确定之总诀；以三焦赅疫证，为变通之捷径”。六经、三焦熔于一炉，创立寒温宜统论，诞生了“绍派伤寒”。寒温统一，实现伤寒与温病的合二为一，俞氏建立了一个较为完整、统一的外感病学。

以六淫之邪的致病特点及外感病发生发展变化的规律性、特殊性与复杂性为基础，由此使寒温统一，促进外感病学的发展。正如邓铁涛教授所说：《通俗伤寒论》，其通俗之处在于发展了仲景的《伤寒论》，书中的“伤寒兼证”，很多内容今天看来已属于温病的范围了。温病学说的创立是历史发展的必然结果，若以“寒温统一论”观点看，则俞根初先生可说是先行者。

（三）临证特色

辨证外感时病，宗仲景，兼参诸家学说，结合六淫致病理论，以六经统摄三焦、气血辨证，从表里寒热论治外感病，既不同于伤寒学派，又异于温病学派，独能探微索奥，自成一家之言，为后世医家辨治外感病奠定了理论基础。

1. 发挥四诊特色，尤以目诊、腹诊发挥更为精妙

望、闻、问、切是中医诊察疾病的重要手段，但由于各种疾病有不同的特点，医家多在“四诊”的基础上各自发明。“诸内必形于外”，俞氏辨治伤寒，注重目及腹诊。四诊合参，望、切二诊，尤以观目、按胸腹为要。俞氏谓：“凡诊伤寒时病，须先观病人两目，次看口舌，以后以两手按其胸脘至小腹。”在《通俗伤寒》专列篇加以探讨，为后世开启源流，使医者能在纷繁的证候中抓住主要矛盾，于危重病人尤为重要。何廉臣谓：“俞氏以观目为诊法之首要，洵得诊断学之主脑。”认为：“五脏六腑之精者，上注于目。目系则上入于脑，脑为髓海，髓之精为瞳子。凡病至危，必察两目，视其目色，以知病之存亡也。”故列观目为诊法之首要，深得伤寒望目之真谛。

腹诊源于《黄帝内经》，经云：“胸腹者，脏腑之郭也。”《通俗伤寒论》特辟专章加以记述，俞氏认为“胸腹为五脏六腑之宫城，阴阳气血之发源。若欲知其脏腑何如，则莫如按胸腹，名曰腹诊”。并把腹诊“推为诊法上第四要诀”（一为观目、二为看齿、三为看舌苔、四为按胸腹）。其部位为“按胸必先按虚里……按腹之要，以脐为先，脐间动气，即冲任脉”。其方法为“宜按摩数次，或轻或重，或击或抑，以察胸腹之坚软，拒按与否，并察胸腹之冷热，灼手与否，以定其病之寒热虚实”。俞氏系统地阐述并应用于临证，实为鲜见。通过腹诊确定虚实真假，具有极高的理论依据及应用价值。徐荣斋先生称俞氏腹诊法“能补中医诊断之不逮，可法可传”。

俞根初望、切二诊中的舌诊、按脉亦有其自己的特点，不落俗习，首创六经之下，每经有其主脉、主舌(苔)统领以为纲，以下细分相兼脉、夹杂苔(舌)为其目，以纲统目，纲举目张，便利分证、识证，对临床诊断有很好的实用价值。

2. 治疗尤其关注攻邪，祛邪留其出路则正自安

俞根初注重祛邪，以发表、攻里为主，使邪留有出路。认为“医必求其所伤何邪而先去其病，病去则虚者亦生，病留则实者亦死。虽在气血素虚者，既受邪气，如酷暑严寒，却为虚中夹实，但清其暑、散其寒以去邪，邪去则正自安”。突显了俞氏以祛邪为主治外感病的学术思想。俞氏认为，伤寒为病，虽千变万化，但究其原因不过是一气之通塞耳，塞则病，通则安。由此在《六经治法》中提出了“凡伤寒病，均以开郁”为先的观点，“如表郁而汗，里郁而下，寒湿而温，火燥而清，皆所以通其气之郁也”。风邪自外而入，必先郁肺气。治法以宣气泄卫，用药轻则薄荷、荆芥，重则羌活、防风，并以杏仁、橘皮、桔梗为宣气之通用药。对寒邪之犯，除了外寒宜汗，里寒宜温之外，根据病变部位的不同用药，如上焦佐以生姜、豆蔻，中焦佐以厚朴、草果，或丁香、花椒，下焦佐茴香、沉香，或吴茱萸、乌药，以辛香开郁。对于暑病的治疗，俞氏以辛凉宣上之药，轻则薄荷、连翘、竹叶、荷叶，重则香薷、青蒿，而芦根、细辛尤为辛凉疏达之品。俞氏谓：“浙绍卑湿，凡伤寒恒多夹湿。”以辨证重湿，施治主化，为俞氏治伤寒之特色，充实了绍兴伤寒学派的内涵。

治风湿，俞氏取“风能胜湿”之意，常通用羌活、防风、白芷，重则苍术、白术、麻黄、桂枝，用温散之品以微汗。再如湿热之病以芳淡之品宣化之，以蔻仁、藿香、佩兰、滑石、通草、二苓、茵陈、泽泻之辈类通用，重则以五苓、三石，取其辛香疏气，甘淡渗湿之功。燥邪为病，虽分凉燥、温燥，治有温润、凉润之异，俞氏采用达郁宣气，轻扬如葱白、淡豆豉、薄荷、连翘，升达如葛根、柴胡、川芎以发散，使郁火为患者发，发则火散而热泄。

祛邪而留出路是俞氏祛邪治法的特点，以发表、攻里为主要内容。俞氏在《六经总诀》中云："邪去正乃安，故逐邪以发表、攻里为先。"并说："余谓发表不仅一汗法，凡发疹、发斑、发瘖、发痘，使邪从表而出者，皆谓之发表；攻里亦不仅一下法，凡导痰、蠲饮、消食、去积、通瘀、杀虫、利小便、逐败精，使邪从里而出者，皆谓之攻里。"并指出发表中发汗、发斑、发疹之不同，由其病位深浅而异。"邪留气分，每易疏透，轻则自汗而解，重则解以战汗、狂汗；邪留血分，恒多胶滞，轻则发疹而解，重则解以发斑、发疮"。

俞氏以外风宜散、内风宜息、表寒宜汗、里寒宜温、伤暑宜清、中暑宜开、伏暑宜下、风湿寒湿、宜汗宜温、暑湿芳淡、湿火苦泄、寒燥温润、热燥凉润、郁火宜发、实火宜泻、阴火宜引等为治疗方法。何秀山高度评价了俞氏云："此语极为明通，凡邪从外来，必从外去，发表固为外解，攻里亦为外解，总之使邪有出路而已……邪早退一日，正即早安一日。此为治一切感证之总诀。"

俞氏组方遣药的特点从治疗邪热内陷心包用玳瑁郁金汤中可以看出，方中除用介类通灵之玳瑁（他药代）、幽香通窍之郁金为主药以外，使以山栀、木通引上焦之郁火屈曲下行，从下焦小便而泄；野菰根、竹叶、灯心草、连翘以轻清透络，使火热、痰邪外达而神清。如加减小柴胡汤方，方中使益元散滑窍导瘀，使邪从前阴而出。又如导赤清心汤，方中以茯苓、益元散、木通、竹叶引其热从小便而泄，以莲心咸苦达下，交济心肾而速降其热。再如蠲饮万灵汤，方中用芫花、甘遂、茯苓、大戟峻下逐水，使胸及胁腹之饮，皆从二便而出。邪留出路，不仅仅是治伤寒一种好的方法，其他疾病也适用。

3. 补不宜峻，以通为补，灵活应用成法

俞氏善于临证，在祛邪留出路之法后，"以通为补"又是一种特色。认为"以通为补"为"庞安常之法也"。治疗妊娠伤寒以"疏邪解表，以治其标；扶元托散，以培其本。营虚者，养血为先；卫虚者，补气为亟；营卫两虚，温补并施"。如孕妇见里热壅闭，大便不通，脉洪数者，以黄芩、黄连、黄柏、栀子、大黄组成的三黄解毒汤。如妊娠而见热郁阳明，热极而发紫黯，脉洪数者，若不急治，胎殒在即，俞氏以青黛、鲜生地黄、生石膏、升麻、黄芩、焦栀子、葱头组成的青黛石膏汤治之。认为，“如用血分滋腻之药不效，又当审察应下则下。惟中病则止，不可固执成法”。故在《妊娠伤寒》中治产后伤寒身热，恶露为热搏不下，烦闷胀喘狂言者，以抵当汤及桃仁承气汤主之。伤寒小产，恶露不行，腹胀烦闷欲死，大黄桃仁汤(朴硝、大黄、桃仁)治之。

4. 尤重护胃气，护胃气全藉阳明，别有新意

俞根初治伤寒尤重阳明，指出“伤寒证治，全藉阳明”，“凡勘伤寒病，必先能治阳明”。认为“邪在太阳，须藉胃汁以汗之；邪结阳明，须藉胃汁以下之；邪郁少阳，须藉胃汁以和之；太阴以温为主，救胃阳也；厥阴以清为主，救胃阴也；由太阴湿胜而伤及肾阳者，救胃阳以护肾阳；由厥阴风胜而伤及肾阴者，救胃阴以滋肾阳。皆不离阳明治也”，“伤寒多伤阳，故末路以扶阳为急务；温热多伤阴，故末路以滋阴为要法。扶阳滋阴，均宜侧重阳明”。设九味仓廪汤以益气发汗，此方妙在人参、茯苓、仓米益气和胃，协济羌活、防风、薄荷、前胡、桔梗、甘草，各走其经以散寒，又能鼓舞胃中津液，上输于肺以化汗，即取“藉胃汁以汗之”之意。如设调胃承气汤缓下胃腑结热，方中较仲景调胃承气汤多姜、枣二味，以助胃中升发之气，秉“藉胃汁以下之”之意，别有新意。俞氏认为，治法虽千变万化，但健脾应放在首位，脾胃若不健，药又岂能收功？如治阴虚火旺，心阴虚者，以阿胶黄连汤出入；肝阴虚者，丹地四物汤为主方；脾阴虚者，黑归脾丸主之；肺阴虚者，清燥救肺汤；肾阴虚者，知柏地黄丸；冲任阴虚者，滋任益阴丸。对脾胃未健者，先作一番修正。俞氏临证顾及阳明，如在清燥养营汤中，以陈皮运气疏中，防碍胃滞气，梨汁醒胃以增汁。

5. 组方严谨，以轻灵见长，切合实用

《通俗伤寒论》开明宗义，设六经、三焦、六淫病用药法，列方剂101方，分汗、和、下、温、清、补六法，以应六经治之。使医者有规可循，有章可依，起到提纲挈领的作用。所制汤方，每出新意。如羚角钩藤汤、蒿芩清胆汤、加减葳蕤汤、调胃承气汤等方至今为常用名方。故何廉臣称其“方方切用，法法通灵”。

6. 疗疾重调护，饮食讲宜忌，瘥后之调理更注重脾胃

俞根初指出“伤寒温热，大邪退后，余热未尽，元气已虚，胃虚少纳，脾弱不运”，应当以清余邪、调脾胃。并告诫“吾绍之病家，一病之安危，多有责之于医。不知侍者对于病患，往往居处不合理，身体不清洁，寒温不适宜，卧起不定时，不但无助医家治疗之能力，实则助长病菌之孳生”。

俞氏认为瘥后调理不慎，常易致复发而前功尽弃，并设瘥后调理一节。在瘥后的调理时，更注重脾胃，俞氏认为瘥后遗症的药物调理，当分补虚，清热两项。补虚有两法，一补脾，一补肾，可以六君子汤、黄芪建中汤、叶氏养胃汤；清热亦有两法，初病时之热为实热，宜苦寒药清之，大病后之热为虚热，宜用甘寒药清之，二者有霄壤之殊。凡人身天真之气，全在胃口，津液不足，即是虚，生津液即是补虚。故以生津之药合甘寒清热之品以治感后之虚热，如麦冬、生地黄、牡丹皮、北沙参、西洋参、鲜石斛、鲜白茅根、竹沥、梨汁、蔗浆之类，皆为合法，丝毫无苦寒之弊，顾护胃气又注重阳明。

方记索引

《浙派中医丛书》总书目

原著系列

格致余论
局方发挥
本草衍义补遗
丹溪先生金匮钩玄
推求师意
金匮方论衍义
温热经纬
随息居重订霍乱论
王氏医案·王氏医案续编·王氏医案三编
随息居饮食谱
时病论
医家四要
伤寒来苏全集
侣山堂类辩
伤寒论集注
本草乘雅半偈
本草崇原
医学真传
医无间子医贯
邯郸遗稿
通俗伤寒论
规定药品考正·经验随录方
增订伪药条辨
三因极一病证方论
察病指南
读素问钞
诊家枢要
本草纲目拾遗
针灸资生经
针灸聚英
针灸大成
灸法秘传
宁坤秘笈
宋氏女科撮要
产后编
树蕙编
医级
医林新论·恭寿堂诊集
医林口谱六治秘书
医灯续焰
医学纲目

专题系列

丹溪学派
温病学派
钱塘医派
温补学派
绍派伤寒
永嘉医派
医经学派
本草学派
伤寒学派
针灸学派
乌镇医派
宁波宋氏妇科
姚梦兰中医内科
曲溪湾潘氏中医外科
乐清瞿氏眼科
富阳张氏骨科
浙江何氏妇科

品牌系列

杨继洲针灸
胡庆余堂
方回春堂
浙八味
王孟英
楼英中医药文化
朱丹溪中医药文化
桐君传统中药文化